国家卫生和计划生育委员会"十三五"规划教材

全国高等学校教材

U0304143

供康复治疗学专业用

康复生理学

REHABILITATION
PHYSIOLOGY

主　　编　王瑞元

第3版

副 主 编　朱进霞　倪月秋

编　　委　（以姓氏笔画为序）

王　艳（北京体育大学）　　　　孙君志（成都体育学院）

王瑞元（北京体育大学）　　　　李利生（首都医科大学）

毛杉杉（北京体育大学）　　　　李鹏云（西南医科大学）

邢国刚（北京大学）　　　　　　罗怀青（长沙医学院）

朱　荣（温州医科大学）　　　　周京军（空军军医大学）

朱进霞（首都医科大学）　　　　倪月秋（沈阳医学院）

许寿生（北京体育大学）　　　　焦海霞（福建医科大学）

编写秘书　许寿生（兼）

　　　　　孙君志（兼）

人民卫生出版社

图书在版编目（CIP）数据

康复生理学/王瑞元主编 . —3 版 . —北京：人民卫生出版社，
2018

全国高等学校康复治疗专业第三轮规划教材

ISBN 978–7–117–26079–4

I.①康… Ⅱ.①王… Ⅲ.①康复医学–人体生理学–高等学
校 – 教材　Ⅳ.①R49 ②R33

中国版本图书馆 CIP 数据核字（2018）第 032102 号

人卫智网	www.ipmph.com	医学教育、学术、考试、健康，购书智慧智能综合服务平台
人卫官网	www.pmph.com	人卫官方资讯发布平台

康复生理学
第 3 版

主　　编：王瑞元
出版发行：人民卫生出版社（中继线 010-59780011）
地　　址：北京市朝阳区潘家园南里 19 号
邮　　编：100021
E - mail：pmph @ pmph.com
购书热线：010-59787592　010-59787584　010-65264830
印　　刷：人卫印务（北京）有限公司
经　　销：新华书店
开　　本：850×1168　1/16　印张：27
字　　数：760 千字
版　　次：2008 年 3 月第 1 版　2018 年 3 月第 3 版
　　　　　2024 年 10 月第 3 版第 11 次印刷（总第 19 次印刷）
标准书号：ISBN 978-7-117-26079-4/R·26080
定　　价：76.00 元
打击盗版举报电话：010-59787491　E-mail：WQ @ pmph.com
（凡属印装质量问题请与本社市场营销中心联系退换）

全国高等学校康复治疗学专业第三轮规划教材修订说明

全国高等学校康复治疗学专业第二轮规划教材于2013年出版，共17个品种，通过全国院校的广泛使用，在促进学科发展、规范专业教学及保证人才培养质量等方面，都起到了重要作用。

为深入贯彻教育部《国家中长期教育改革和发展规划纲要（2010—2020年）》和国家卫生和计划生育委员会《国家医药卫生中长期人才发展规划（2011—2020年）》文件精神，适应我国高等学校康复治疗学专业教育、教学改革与发展的需求，通过对康复治疗学专业第二轮规划教材使用情况和反馈意见的收集整理，经人民卫生出版社与全国高等学校康复治疗学专业第三届教材评审委员会研究决定，于2017年启动康复治疗学专业第三轮规划教材的修订工作。

经调研和论证，本轮教材新增《儿童康复学》和《老年康复学》。

康复治疗学专业第三轮规划教材的修订原则如下：

1. **坚持科学、统一的编写原则** 根据教育部培养目标、卫生计生部门行业要求、社会用人需求，在全国进行科学调研的基础上，充分论证本专业人才素质要求、学科体系构成、课程体系设计和教材体系规划后，制定科学、统一的编写原则。

2. **坚持必需、够用的原则** 根据专业培养目标，始终强调本科教材"三基""五性""三特定"的编写要求，进一步调整结构、精炼内容，满足培养康复治疗师的最基本需要。

3. **坚持紧密联系临床的原则** 强调康复理论体系和临床康复技能的培养，使学生毕业后能独立、正确处理与专业相关的康复常见实际问题。

4. **坚持教材创新发展的原则** 本轮教材采用了"融合教材"的编写模式，将纸质教材内容与数字资源内容相结合，教材使用者可以通过移动设备扫描纸质教材中的"二维码"获取更多的教材相关富媒体资源，包括教学课件、自测题、教学案例等。

5. **坚持教材立体化建设的原则** 从第二轮修订开始，尝试编写了服务于教学和考核的配套教材，本轮19种理论教材全部编写了配套《学习指导及习题集》，其中13种同时编写了配套《实训指导》，供教师授课、学生学习和复习参考。

第三轮康复治疗学专业规划教材适用于本科康复治疗学专业使用，理论教材共19种，计划于2018年秋季出版发行，全部数字资源内容也将同步上线。

希望全国广大院校在使用过程中提供宝贵意见，为完善教材体系、提高教材质量及第四轮规划教材的修订工作建言献策。

全国高等学校康复治疗学专业第三轮规划教材目录

1. 功能解剖学（第3版）
   主编 汪华侨　　副主编 臧卫东　倪秀芹

2. 康复生理学（第3版）
   主编 王瑞元　　副主编 朱进霞　倪月秋

3. 人体发育学（第3版）
   主审 李晓捷　　主编 李　林　武丽杰　　副主编 陈　翔　曹建国

4. 人体运动学（第3版）
   主编 黄晓琳　敖丽娟　　副主编 潘燕霞　许　涛

5. 康复医学概论（第3版）
   主编 王宁华　　副主编 陈　伟　郭　琪

6. 康复功能评定学（第3版）
   主编 王玉龙　　副主编 高晓平　李雪萍　白玉龙

7. 物理治疗学（第3版）
   主编 燕铁斌　　副主编 姜贵云　吴　军　许建文

8. 作业治疗学（第3版）
   主编 窦祖林　　副主编 姜志梅　李奎成

9. 语言治疗学（第3版）
   主审 李胜利　　主编 陈卓铭　　副主编 王丽梅　张庆苏

10. 传统康复方法学（第3版）
    主编 陈立典　　副主编 唐　强　胡志俊　王瑞辉

11. 临床疾病概要（第 3 版）

主编　周　蕾　　副主编　许军英　范慧敏　王　嵘

12. 肌肉骨骼康复学（第 3 版）

主编　岳寿伟　　副主编　周谋望　马　超

13. 神经康复学（第 3 版）

主编　倪朝民　　副主编　胡昔权　梁庆成

14. 内外科疾病康复学（第 3 版）

主编　何成奇　吴　毅　　副主编　吴建贤　刘忠良　张锦明

15. 社区康复学（第 2 版）

主编　王　刚　　副主编　陈文华　黄国志　巩尊科

16. 临床康复工程学（第 2 版）

主编　舒　彬

17. 康复心理学（第 2 版）

主编　李　静　宋为群

18. 儿童康复学

主编　李晓捷　　副主编　唐久来　杜　青

19. 老年康复学

主编　郑洁皎　　副主编　桑德春　孙强三

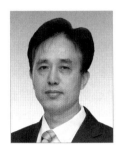

王瑞元

男，1956年生，山东省栖霞市人，北京体育大学运动生理学教授，博士生导师，享受政府特殊津贴专家。曾任北京体育大学运动人体科学学院运动生理教研室主任，运动人体科学系副主任，运动人体科学学院副院长，北京体育大学研究生院院长，北京体育大学运动人体科学院院长，中国学位与研究生教育学会师范类工作委员会副主任委员等职务。现任中国生理学会理事，中国运动生理学专业委员会主任委员等职务。

从事运动生理学教学和科研30多年，主编《人体生理学》《运动生理学》《生理学》等教材12部，出版专著《骨骼肌与运动》，翻译出版《运动生理学》。获得北京市普通高校优秀教学成果一等奖两项，国家教育教学成果二等奖两项，国家体育总局科技攻关一等奖。1998年被评为国家体育总局优秀中青年学术技术带头人。在科研领域曾主持过科技部重大项目课题两项，国家自然科学基金课题5项，教育部博士点基金课题4项，国际合作课题1项。以第一作者发表科研论文90多篇，主要研究领域为运动对骨骼肌电活动的影响、运动对骨骼肌超微结构和收缩蛋白代谢的影响、运动导致骨骼肌蛋白代谢变化的信号转导等。

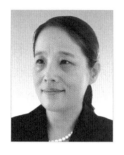

朱进霞

女，1959 年 7 月出生于河南省新乡市。首都医科大学教授，博士生导师，首都医科大学民盟主委，北京市特聘教授、河南省特聘教授。2004 年在香港中文大学获博士学位，曾在美国密歇根大学医学中心进行三年博士后研究。现任中国生理学会理事、中国生理学会消化与营养专业委员会主委、内分泌代谢专业委员会副主委、中华医学会胃肠动力学组委员、中国中医药研究促进会消化整合医学分会执行理事、美国胃肠学会、美国神经胃肠与动力学会会员；《中国生理通讯》副主编、《中国应用生理学杂志》编委。

从事教学科研工作 35 年，主编 3 部、副主编 3 部生理学教材，曾获得省部级电教学成果奖和科研成果奖。先后承担科技部重点专项子课题、国家自然科学基金和北京市自然科学重点基金二十余项，以第一作者和责任作者发表 SCI 收录研究论文 60 余篇。

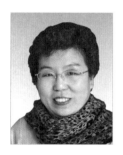

倪月秋

女，1963 年 8 月生于沈阳，沈阳医学院教授，硕士研究生指导教师。现任辽宁省级精品课生理学负责人、辽宁省生理学会常务理事、辽宁省康复医学会听力语言专业委员会委员、辽宁高层次科技专家库专家、《中国组织工程研究与临床康复》执行编委、《生理学报》审稿专家。

从事生理学教学及科研工作 28 年。主持完成国家自然科学基金 2 项，获辽宁省政府科技进步二等奖 1 项，国家发明专利 1 项；主持完成辽宁省教育科学规划研究课题 2 项，获辽宁省教学成果二等奖 1 项；主编或参编教材 10 余部，发表论文 30 余篇。获辽宁省教学名师、辽宁省"巾帼建功"标兵、沈阳市优秀教师、沈阳市优秀科技工作者等称号，并入选"第四届辽宁省百千万人才工程"百人层次。

前言

为了满足我国康复治疗学专业人才培养需求，人民卫生出版社 2017 年初启动了《康复生理学》（第 3 版）教材的修订工作。本书第 1 版和第 2 版使用了《生理学》（供康复治疗专业用）的名称，为了更好地适应康复治疗学专业的特点，新版教材的名称改为《康复生理学》。新版《康复生理学》修订工作认真遵循"三基""五性""三特定"的原则，在完整呈现生理学知识体系的前提下，对第 2 版教材进行了大篇幅的调整和修订，删掉了部分章节，增加了与康复治疗学专业有关的生理学理论和方法。在注重基础理论、基本知识、基本技能的基础上，为了使读者了解各器官、系统康复的生理学机制，以及各种康复治疗措施的作用原理，在各章中增加了一节与康复治疗相关的生理学基础内容。《康复生理学》不但在章节和内容上有创新性调整，同时也及时补充了一些研究领域的新成果，丰富了教材内容，如制动和运动对骨骼系统的影响、骨质疏松症的防治、失用和运动对骨骼肌的影响、神经系统功能康复等新的知识点。新修订的《康复生理学》充分体现了教学内容的科学性、适用性、先进性、启发性和思想性等特点。

本教材适用于康复治疗学专业本科、专科学生学习使用，也可作为其他专业学生、生理学工作者的参考用书。

本教材由王瑞元教授担任主编。参加编写的人员有王瑞元（第一章、第三章）、周京军（第二章）、朱荣（第四章）、罗怀青（第五章）、李鹏云（第六章）、焦海霞（第七章）、李利生和朱进霞（第八章）、孙君志（第九章）、许寿生（第十章）、倪月秋（第十一章）、邢国刚（第十二章）、朱进霞和李利生（第十三章）、毛杉杉（第十四章）、王艳（第十五章）。

各参编院校对本教材的编写给予了极大的支持和帮助，北京体育大学运动生理学教研室吴迎博士和硕士生王之磊、李超君、张宁宁为编写本教材付出了辛勤的劳动，在此向他们表示衷心的感谢。

为了编出适合康复治疗学专业用的《康复生理学》教材，我们一直在努力，但鉴于水平和时间有限，书中难免存在错误或不当之处，恳请广大师生及读者提出批评及改进意见。

王瑞元

2018 年 1 月

目录

07

第七章
呼吸

08

第八章
消化和吸收

09
第九章
能量代谢与体温调节

10
第十章
尿的生成和排出

11
第十一章
感觉器官的功能

12

第十二章

神经系统的功能

15

第十五章
运动促进健康的生理学基础

第一章
绪论

本章主要介绍康复生理学的概念、任务和方法，生命活动的基本特征，人体功能的调节以及人体功能调节的控制等生理学基本内容，使读者了解康复生理学的基本概念、基本理论和生理学研究的基本方法，为进一步学习康复生理学其他内容打下良好基础。

第一节　康复生理学概述

一、生理学的概念和任务

生理学（physiology）是生物科学的一个分支，是一门研究生物机体生命活动现象和功能活动变化规律的科学。生理学依据研究的具体对象分为细胞生理学、植物生理学、动物生理学、人体生理学等。人体生理学的任务是研究正常状态下机体内各细胞、器官、系统的功能及功能调节，以及作为整体，各部分之间的相互协调，并与外界环境相适应过程的规律和机制。例如呼吸系统生理学是研究呼吸运动的正常过程与血液循环、机体代谢等过程的相互作用，以及内外环境中氧、二氧化碳变化时呼吸运动的适应性调节机制等。

生理学也是一门基础医学科学，它以解剖学、组织学、生物化学为基础，同时又是药理学、病理学等基础课程和临床各课程的基础。生理学可以帮助学生了解并掌握正常人体内各种生命活动的过程、机制和规律。生理学对于理解生命现象、分析人体功能异常变化、预测疾病治疗过程和制订康复措施等具有重要的作用。

二、康复生理学的概念和任务

康复生理学（rehabilitation physiology）是运用生理学的基本理论和技术，研究并揭示受损或非健康的组织、器官、系统和机体在复原过程中的生命活动现象和规律的一门学科。

人的生理状态分为健康状态、病理状态及亚健康状态。亚健康（subhealth）状态是指机体虽无明确的疾病症状，却过早表现出疲劳增加，活力、反应能力降低，适应能力减退，介于健康与疾病之间的一种健康低质量状态。世界卫生组织将人体的健康状态、病理状态和亚健康状态分别称为"第一状态""第二状态"和"第三状态"。世界卫生组织认为，人体的健康状态是一种生理和心理身体的完美状态。根据这一界定，经过严格的统计学统计，人群中处于"第一状态"和"第二状态"的人所占比例不足1/3，有2/3以上的人群处在健康和患病之间的过渡状态，也就是"第三状态"或"亚健康"状态。

康复过程就是利用一定的方法和措施，使处于病理状态和亚健康状态的机体回归到健康状态。康复生理学的任务是研究机体由病理状态和亚健康状态回归健康状态过程中，各组织、器官、系统乃至全身的形态和功能变化及其机制，以及康复方法和措施促进康复的作用及其机制。因此，康复生理学对于康复治疗专业人员来说是一门非常重要的基础理论课程。

三、生理学的研究方法

生理学是一门实验性科学，即生理学的知识主要是通过实验获得的。生理学真正成为一门实验性科学是从 17 世纪开始的。在此之前虽有一些经典医学著作对人体器官的生理功能进行描述，但这些描述只是通过尸体解剖和动物活体解剖对身体器官功能的推测。17 世纪初，英国生理学家 William Harvey 首先在动物身上用活体解剖和科学实验的方法研究了血液循环，证明心脏是循环系统的中心，血液由心脏射入动脉，再由静脉回流入心，不断循环。1628 年 Harvey 的著作《心与血的运动》一书出版。这是历史上第一本基于实验证据的生理学著作。作为一门实验性科学，生理学的发展与其他自然科学的发展有密切关系，并且相互促进。其他自然科学的发展以及新技术不断被应用于生理学研究，使生理学研究日益深入，生理学知识和理论不断得到新的发展。

人同动物特别是哺乳动物，有许多结构和功能相似之处，因此，可用动物实验的研究结果间接地探讨人体的生理功能变化及其机制。应当指出，相当多的生理学知识是从动物实验中获得的，动物实验是研究生理学不可缺少的手段，但人和动物，特别是与低等动物间存在着较大的差异，因此在将动物实验资料应用于人体时，必须充分考虑这些差别。

（一）动物实验

生理学作为一门实验性科学，其研究方法多种多样，并随着科学技术的发展而发展。动物实验通常可分为急性动物实验（acute animal experiment）和慢性动物实验（chronic animal experiment）两类。

1. 急性动物实验　所谓急性动物实验就是以完整动物或动物材料为研究对象，在人工控制的实验环境条件下，在短时间内对动物某些生理活动进行观察和记录的实验，实验通常是破坏性的、不可逆的，可能会造成实验动物的死亡。由于急性试验的实验条件易于控制、观察直接、无关因素的影响少，结果易于分析等，所以实验效果比较准确。

2. 慢性动物实验　慢性动物实验是在实验动物清醒状态下，以动物整体为实验对象，长时间内对动物生理参数和反应等进行长期实验和观测。慢性动物实验一般采取温和的、非致死性的实验方法，动物存活时间长，在整体上进行实验观测，更接近生理情况。

根据实验的目的也可将动物实验分为离体实验和在体实验两种：①离体实验（in vitro experiment）是指从活的或是刚被处死的动物体中摘取所要研究的器官、组织或细胞等，放置于人工控制的实验环境中进行观察，分析其功能活动规律及原理的实验。②在体实验（in vivo experiment）是指用药物先将实验动物麻醉后或破坏脑和脊髓等方法，施行手术暴露所需要进行实验的器官，施加各种因素进行各种预定的观察、记录等。在体实验较离体实验的结果更接近于生理状态，但其条件不易控制，结果分析比较复杂，对个别因素的作用和机制的深入研究往往受到一定的限制。

（二）人体试验

人体实验（human subject research）是以人体为受试对象，用人为的实验手段，有控制地对受试者的生理活动进行研究和观察，专指在人体上进行的生理学和医学实验，是生理学和医学研究的重要组成部分。人体实验由于受到伦理学的限制，主要观察或测试一些反映整体功能的无损伤指标，如人体血压、心率、肺活量、肺通气量、血细胞数量等指标。

不论动物实验还是人体试验都有局限性。在研究过程中可根据研究的需要选择适宜的研究对象和研究方法。

（三）生理学的研究水平

机体的最基本结构和功能单位是细胞，不同细胞构成了不同的器官，各种器官又相互联系组成了不同的功能系统，各系统相互协调构成了一个统一的整体（机体）。因此，生理学研究常被划分为细胞和分子水平研究、器官和系统水平研究和整体水平研究。

1. **细胞和分子水平研究** 各器官的功能是由构成该器官的各种细胞的特性决定的，例如肌肉的收缩功能是由肌纤维的收缩特性决定的，因此，研究某一器官的功能首先要从细胞水平上进行。在多数情况下，需将某种组织细胞从整体取下后，在一定的环境条件下对其功能进行研究。在进行细胞和分子水平研究时，分析研究结果必须注意，一定的结果是在某种特定的条件下获得的，不能简单地把在离体实验中得到的结果直接用来推测或解释该细胞在完整机体中的功能或所起的作用。在完整机体内，细胞所处的环境比在离体实验时复杂得多。因此对于某种细胞在完整机体中生理功能的分析，必须考虑到细胞在体内所处的环境条件及这些环境条件可能发生的变化等因素。

细胞的生理特性是由构成细胞的各个分子，特别是生物大分子的物理学和化学特性决定的。例如肌细胞收缩，是由于肌细胞内若干种特殊的蛋白质分子的排列方式在钙离子浓度改变及某些酶的作用下发生变化的结果（详见第三章）。细胞的生理特性又取决于其特殊的基因，在不同环境条件下基因的表达也可发生改变，因此生理学研究又进一步深入到分子水平。

总之，借助于先进的方法和技术以及现代的仪器设备对细胞和构成细胞的分子展开的研究方兴未艾。活细胞分离和培养技术的发展以及激光共聚焦显微技术的应用，可以使我们能在不影响细胞活性的基础上，观察与研究活细胞的形态、成分、结构和功能。这方面的知识称为细胞生理学（cell physiology）。

2. **器官和系统水平研究** 要了解一个器官或系统的功能以及各种因素对它活动的影响，需要从器官和系统的水平上进行观察和研究。例如要理解循环系统中心脏如何射血、血液在血管中流动的规律、各种神经和体液因素对心脏和血管活动的影响，就要以心脏、血管为研究对象，这些研究属于器官和系统水平的研究。一般将器官、系统水平的研究所获得的知识和理论称之为器官生理学（organ physiology）。

3. **整体水平研究** 在整体情况下，体内各个器官、系统之间发生相互联系和相互影响，各种功能互相协调，使机体成为一个完整的有机体。从整体水平上的研究，就是以完整的机体为研究对象，观察和分析各种环境条件下不同器官、系统之间的互相联系、互相协调的规律。例如，人体在运动时神经系统功能、心血管系统功能、呼吸系统功能、内分泌系统功能、物质与能量代谢和肌肉组织利用氧能力等的变化，以及它们对运动的适应都属于整体水平研究。整体水平研究是生理学研究的一个重要方面。

上述三个水平的研究之间并不是孤立的、截然分开的，而是紧密联系、互相补充的。要阐明某一生理功能的机制，一般需要对细胞和分子、器官和系统、整体三个水平的研究结果进行分析和综合，才能全面、完整地掌握人体的生理功能，解开生命的奥秘。

康复生理学作为生理学的一个分支，其基本理论和知识也主要在上述三个研究水平，通过动物实验和人体试验获得的。

第二节 生命的基本特征

人体生命活动的基本特征主要有新陈代谢、兴奋性、应激性、适应性和生殖五个方面。

一、新陈代谢

新陈代谢（metabolism）是生物体与外界环境进行物质与能量交换的过程，是生物体自我更新的最基本的生命活动。新陈代谢包括同化作用和异化作用两个过程。生物体不断地从体外环境中摄取有用的物质，使其合成、转化为机体自身物质的过程，称为同化作用（assimilation）；生物体不断地将体内的自身物质进行分解，并把所分解的产物排出体外，同时释放出能量供应机体生命活动需要的过程，称为异化作用（dissimilation）。在物质合成时，即在同化过程中需要吸收能量；而在物质分解时，即在异化过程中将释放出能量。因此，在新陈代谢过程中，物质代谢（material metabolism）和能量代谢（energy metabolism）是同时进行的，是同一过程的两个方面。任何物质都蕴藏着一定的能量，所以，物质代谢必然伴随着能量的产生、转移和利用；任何能量的转化也必然伴有物质的合成和分解。同化过程和异化过程是同时进行和相互依存的两个生理过程。由此可见，生物体通过同化和异化过程可以不断地自我更新。生物体内的同化和异化过程是一系列十分复杂的生物化学反应过程，这些复杂的生物化学反应过程有赖于酶的存在和作用。新陈代谢是生命活动的最基本特征，新陈代谢一旦停止，生物体的生命活动也就结束。

二、兴奋性

机体所处的环境是经常在变化的，正常情况下，机体会对环境的变化作出适当的反应。在生物体内可兴奋组织具有感受刺激、产生兴奋的特性，称为兴奋性（excitability）。能引起可兴奋组织产生兴奋的内外环境变化称为刺激（stimulus）。神经、肌肉和腺体等组织受刺激后，能迅速地产生可传布的动作电位，即发生兴奋，这些组织被称为可兴奋组织。在生理学中将这些可兴奋组织接受刺激后所产生的生物电反应过程及其表现称之为兴奋（excitation）。因此，可兴奋组织感受刺激产生兴奋能力的高低反映了该组织兴奋性的高低。

刺激引起反应必须具备三个条件，即足够的刺激强度、足够的刺激作用时间和适宜的强度‐时间变化率（单位时间内刺激强度的变化幅度）。如果将刺激作用时间和强度‐时间变化率保持不变，只改变刺激强度，则刚能引起组织细胞产生反应的最小刺激强度称为阈强度，简称阈值（threshold）。刺激强度低于阈值的刺激称为阈下刺激，刺激强度大于阈值的刺激称为阈上刺激。

可兴奋组织有两种基本的生理活动过程：一种是组织细胞的功能由相对静止状态转变为活动状态，这种活动是兴奋活动；另一种是组织细胞的功能由活动状态转变为相对静止状态，这种活动是抑制（inhibition）活动。人体的各种生理功能活动，既有兴奋性活动也有抑制性活动，两者既对抗又协调，并可相互转化。因此，兴奋和抑制二者是对立统一的生理活动过程。

三、 应激性

人体内各种组织对外界环境变化（刺激）具有不同的反应，如肌肉表现为收缩、腺体表现为分泌，神经的反应则表现为发放并传导神经冲动。而其他组织，如上皮、骨骼等组织受到刺激后则表现为细胞代谢发生变化等一系列相应的生理反应，只是这些反应往往不容易被察觉。机体或一切活体组织对周围环境变化发生反应的能力或特性称为应激性（irritability）。活组织应激性的表现形式是多方面的，既可是生物电活动，也可是细胞的代谢变化。而兴奋性则只是指可兴奋组织受到刺激后发生生物电变化的过程。因此，应激性概念的范围要比兴奋性更广泛些。具有兴奋性的组织必然具有应激性，而非可兴奋组织只有应激性而没有兴奋性。

四、 适应性

机体根据内外环境变化而调整体内各器官、系统活动，使机体的功能状态产生与内外环境变化相适应的变化。生物体具有的这种适应环境变化的能力称为适应性（adaptability）。适应性可分为行为适应性和生理适应性。行为适应性常有躯体活动的变化，例如在低温环境中机体会出现趋热活动，遇到伤害性刺激时会出现躲避活动。行为适应性在生物界普遍存在，属于本能性行为。生理适应性是指身体内部的协调反应，例如长期在高原低氧环境中生活的人，血液中红细胞数量和血红蛋白会增加，以增加运输氧的能力；在强光照射下，瞳孔缩小以减少光线进入眼内，减轻对视网膜的损伤。

五、 生殖

生物个体的生命是有限的，必须通过生殖（reproduction）过程进行自我复制和繁殖，使生命过程得到延续。高等动物生殖主要是通过两性的交配实现的，是生命的基本活动。但是，随着生物技术的发展，20 世纪末人类成功实现了通过克隆技术使生命得到复制，传统的生殖理论和观念受到挑战。

第三节 机体的内环境及其稳定

一、 机体的内环境

（一）体液及其组成

人体内的液体总称体液（body fluid）。体液总量约占体重的 60%，按其分布部位不同可分为细胞内液和细胞外液两大类（表 1-1）。细胞内的液体称为细胞内液（intracellular fluid），约占体液的 2/3（占体重的 40%）；细胞外部的液体称为细胞外液（extracellular fluid），约占体液的 1/3（占体重的 20%），包括血浆、组织液、淋巴液和脑脊液。

表 1-1　人体内水量的分布

	成年男性	成年女性	新生儿
总体液	60	50	75
细胞内液	40	30	40
细胞外液	20	20	35
血浆	4	4	5
组织液	16	16	30

所有数值均以体重的百分数表示

（二）内环境的概念

人体内的绝大多数细胞浸浴在细胞外液中而不与外界环境直接接触。因此，细胞外液是细胞直接接触和赖以生存的环境。生理学中常将细胞外液称内环境（internal environment）。内环境是相对于人体所处的外环境而言的。内环境是细胞进行物质交换的场所，这一概念是由法国生理学家 Claude Bernard 于 1852 年首先提出的。他观察到细胞外液的理化性质变化非常小，而且高等动物机体许多特性保持恒定的程度高于低等动物，并指出这种差异是由于在进化过程中维持内环境稳定的能力提高的缘故。机体生存于两个环境之中，一个是不断变化的外环境，另一个是相对稳定的内环境。内环境相对稳定是机体能够在外环境不断变化的情况下生存的首要条件。

二、内环境稳态

（一）内环境稳态的概念

内环境是细胞直接生存的环境，内环境中各种理化因素（如渗透压、酸碱度、温度、各种电解质及营养成分等）保持相对稳定，这是细胞乃至整个机体维持正常生命活动的必要条件。生理学中通常将内环境理化特性维持在相对恒定的状态称为稳态（homeostasis）。稳态的概念是 1929 年由美国生理学家 Cannon 首次提出的。

内环境的理化因素不是静止不变的。由于细胞新陈代谢不断地与内环境进行物质交换，例如细胞不断地从内环境中摄取氧和营养物质，并排出代谢产物，因此就不断地扰乱和破坏内环境稳态。外界环境因素的改变也会扰乱内环境，例如气温的升高或降低可影响内环境的温度。那么内环境的理化因素是如何保持相对稳定的？实际情况是机体各细胞、器官虽然不断地在扰乱和破坏内环境，同时又不断从不同方面来维持内环境的稳态。例如呼吸器官通过呼吸运动补充 O_2 和排出 CO_2，消化器官通过消化和吸收摄取营养成分，泌尿器官通过生成和排出尿液，排出各种代谢终产物，参与水、电解质及酸碱平衡的调节等。因此，内环境稳态的保持是一个复杂的生理过程；是一个不断破坏和不断恢复的过程；是一个动态的、相对稳定的状态。

（二）内环境稳态的维持及其生理学意义

内环境稳态的维持是机体自我调节的结果。外环境变化和机体的代谢活动使内环境稳态不断破坏，机体通过各系统、器官、组织乃至细胞的活动，使失衡的内环境稳态重新达到新的稳态，这一系列的生理活动称为调节。当某些因素（如环境变化或疾病）引起内环境的理化性质发生较大改变时，就会影响机体细胞、组织、器官和系统的正常活动和生理功能。此时，对内环境中各种理化指标进行检测和分析，是评价机体功能和诊断疾病的重要手段。

当环境剧烈变化或疾病时，如果器官组织的代偿活动不能维持内环境稳态，内环境的理化性质可发生较大的变化，整个机体的功能也将发生障碍，严重时危及生命。例如肾衰竭时，由于代谢产物不能通过尿排出体外，可引起尿毒症。在人的一生中，稳态机制的效能是不同的。新生儿体内许多调节机制未完全发育，例如尿浓缩的机制不如成人，因此不能很好耐受缺水；老年人稳态机制逐渐衰退，例如他们对应激温度或温度变化的耐受弱于年轻人。

第四节　人体生理功能的调节

当机体内外环境发生改变时，体内各系统、器官和组织的功能及相互关系将发生相应的变化，以维持内环境的稳态。人体各器官功能的这种适应性反应称为调节（regulation）。机体对各种功能活动的调节方式主要有三种，即神经调节（nervous regulation）、体液调节（hormone regulation）和自身调节（auto-regulation）。

一、人体生理功能的调节方式

（一）神经调节

神经调节（nervous regulation）是指在神经系统的直接参与下所实现的生理功能调节过程，是人体最重要的调节方式。神经调节的基本形式是反射（reflex）。反射是指在中枢神经系统参与下，机体对刺激产生的规律性反应。反射活动的结构基础是反射弧（reflex arc），反射弧由五个部分组成，即感受器（receptor）、传入神经纤维（afferent nerve fiber）、神经中枢（reflex center）、传出神经纤维（efferent nerve fiber）和效应器（effector）。感受器的作用是感受内外环境变化的刺激。感受器可将各种刺激的能量转换成电信号（神经冲动），沿传入神经纤维传至神经中枢；神经中枢包括脑和脊髓，中枢对传入信号进行分析处理并产生反应信息；传出神经纤维将中枢的反应信息传到效应器；效应器对刺激产生相应的生理反应（图 1-1）。例如当血液中氧分压下降时，颈动脉体等化学感受器发生兴奋，通过传入神经将信息传至呼吸中枢导致中枢兴奋，再通过传出神经使呼吸运动加强，吸入更多的氧使血液中的氧分压回升，维持内环境的稳态。反射活动的完成有赖于反射弧结构和功能的完整，反射弧的五个部分中任何一个部分结构或功能遭受破坏，反射活动将不能完成。

反射活动分为两种，一种是非条件反射（unconditional reflex），另一种称为条件反射（conditional

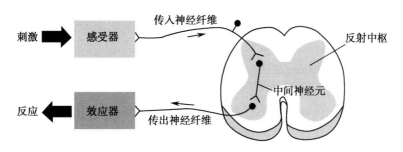

图 1-1　反射弧示意图

reflex）。非条件反射是人体先天就具有的维持生命的基本反射活动，其反射弧和反应都是固定的；条件反射是后天通过学习获得的，是个体在生活过程中逐渐建立起来的反射活动。

神经调节具有反应迅速、准确、作用短暂的特点。

（二）体液调节

体液调节（humoral regulation）是指体内产生的一些化学物质通过体液途径，对机体细胞或组织器官的活动进行调节的过程。这类化学物质主要有：①内分泌细胞或内分泌腺分泌的激素（hormone），如胰岛素、甲状腺素等；②由一些组织细胞产生的特殊化学物质，如组胺、5-羟色胺、细胞因子等；③细胞代谢的某些产物，如CO_2、乳酸等。胰岛 B 细胞分泌的胰岛素能调节组织、细胞的糖与脂肪代谢，促进细胞对血糖的利用。另外，某些细胞产生的一些化学物质虽不能随血液到身体其他部位发挥调节作用，但可在局部组织液内扩散，改变邻近组织细胞的活动。这种调节可看作是局部性体液调节，或称为旁分泌（paracrine）调节。

一般来讲，体液调节是一个独立的调节系统，但人体内很多内分泌腺的活动直接或间接地受神经的支配和调节，在这种情况下，内分泌腺往往是神经反射传出通路上的一个分支（图 1-2），例如交感神经中枢兴奋时，除可通过神经纤维直接作用于心脏外，同时交感神经纤维还作用于肾上腺髓质，使肾上腺的分泌增加，通过血液循环加强心脏的活动。这种神经和体液复合调节的作用方式被称为神经-体液调节（neurohumoral regulation），神经在其中起主导作用。

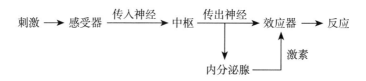

图 1-2　神经 - 体液调节示意图

与神经调节相比较，体液调节的特点是反应比较缓慢、作用持续时间较长、作用范围较广泛。

（三）自身调节

自身调节是指组织、细胞在不依赖于外来神经或体液因素调节情况下，自身对周围环境变化刺激发生适应性反应的过程。例如，骨骼肌或心肌的初长度（收缩前的长度）能对收缩力量起调节作用，当初长度在一定限度内增大时，收缩力量会相应增加，而初长度缩短时收缩力量就减小。肾脏的入球小动脉平滑肌可以发生自身调节过程，使动脉血压在 80~180mmHg 之间时保证肾脏血流量的基本恒定。有时一个器官在不依赖于器官外来的神经或体液调节情况下，器官自身对刺激发生的适应性反应过程也属于自身调节。

自身调节的特点是影响范围小、调节幅度小、灵敏度低。自身调节在维持某些器官功能稳定中具有一定意义。

二、人体生理功能调节系统

运用控制论原理分析人体各种生理学功能的调节时，人体各种功能调节可分为三种控制系统，即非自动控制系统、反馈控制系统和前馈控制系统。

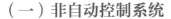

（一）非自动控制系统

非自动控制系统是一个开环系统，其控制部分不受受控部分的影响，即受控部分不能反馈信息改变控制部分的活动。这种控制方式是单向的，即仅由控制部分对受控部分发出活动的指令。在人体正常生理功能的调节中，这种方式的控制系统是极少见的。例如在应激反应中，当应激性刺激特别强大时，可能由于下丘脑神经元和垂体对血中糖皮质激素的敏感性减退，亦即血中糖皮质激素浓度升高时不能反馈抑制它们的活动，使应激性刺激引起促肾上腺皮质激素与糖皮质激素的持续分泌。这时，肾上腺皮质能不断地根据应激性刺激的强度做出相应的反应。在这种情况下，刺激决定着反应，而反应不能改变控制部分的活动。这种控制系统无自动控制的能力。

（二）反馈控制系统

在控制系统中，控制部分不断受受控部分的影响，即受控部分不断有反馈信息返回输入给控制部分，并改变它的活动，这种控制系统称为反馈控制系统（feedback control system）。反馈控制系统是一个闭环系统（closed loop system），具有自动控制能力。

反馈控制系统分为比较器、控制部分、受控部分和感受装置四个主要环节（图 1-3）。输出变量的部分信息经感受装置检测后转变为反馈信息，回输到比较器，由此构成闭合回路。在不同的反馈控制系统中，传递信息的方式是多种多样的，可以是电信号（神经冲动）、化学信号（某些化学成分的浓度）或机械信号（压力、张力等），但最重要的是这些信号的数量和强度变化中所包含的准确和足够的信息。

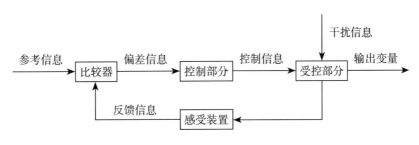

图 1-3 反馈控制系统示意图

根据受控部分对控制部分发生的作用效果不同，可将反馈分为两种：负反馈和正反馈。

1. **负反馈控制系统**　在人体生理功能调节的自动控制系统中，如果受控部分的反馈信息能减弱控制部分活动，这样的反馈称为负反馈（negative feedback）。负反馈是可逆的，是维持人体生理功能活动经常处于稳态的重要调节机制。例如在人体正常体温、血压、心率和某些激素水平等指标的维持过程中，负反馈调节发挥着重要作用。

负反馈普遍存在于机体各种功能的调节过程中，它是维持机体内环境稳态的重要控制机制。

2. **正反馈控制系统**　与负反馈相反，如果反馈信息能促进或加强控制部分活动，这种反馈称为正反馈（positive feedback）。正反馈往往是不可逆的，是不断增强的调控过程，直到整个生理过程结束为止。例如排尿反射、分娩过程、血液凝固等均属于正反馈调控过程。

（三）前馈控制系统

负反馈调节是维持稳态的重要途径，但这种调节方式只有在外界干扰使受控变量出现偏差以后才会发挥作用。所以负反馈调节总是要滞后一段时间才会发挥作用，纠正偏差，且在纠正偏差时容易产生波动。人体中各种功能都能在外界各种干扰因素的不断作用下较好地保持稳态，这显然还有另外的控制系统在发挥作用。

在调控系统中，有时干扰信息在作用于受控部分引起输出效应发生变化的同时，还可以直接通过感受装置直接作用于控制部分。这种干扰信息对控制部分的直接作用称为前馈（feed forward），如图1-4所示。在前馈调控过程中，机体的控制部分可在其输出效应尚未发生偏差而引起反馈之前，就可对受控部分发出纠正信息，使机体的控制过程不出现较大的波动和反应滞后的现象，从而能更有效地保持生理功能活动的稳态。因此，前馈控制系统所起的作用是预先监测干扰，防止干扰的扰乱；或是超前洞察动因，及时做出适应性反应。条件反射活动是一种前馈控制系统活动。例如，动物见到食物就引致唾液分泌，这种分泌比食物进入口中后引致唾液分泌来得快，而且富有预见性，更具有适应性意义。

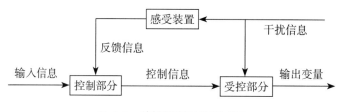

图1-4　前馈控制系统模式图

思考题

1. 康复生理学的任务是什么？
2. 试述康复生理学的研究方法和研究水平。
3. 生命活动的基本特征是什么？
4. 简述物质代谢和能量代谢之间的关系。
5. 试述人体的各种生理活动是如何进行调节的。

（王瑞元）

第二章
细胞的基本功能

本章是康复生理学的一个重要章节，重点掌握细胞膜的物质转运功能、细胞接受外界信号或细胞间相互影响的跨膜信号转导功能、生物电现象及其产生的离子机制、兴奋的引起与兴奋性变化的规律。了解细胞膜的化学组成与分子结构以及兴奋的传导机制。

细胞是人体和其他生物体的基本结构和功能单位。体内所有的生理功能和生化反应都是以细胞为基础进行的。尽管生命现象在不同种属生物体或同一生物体的不同组织、器官或系统表现得千差万别，但细胞的基本生理功能却有着高度的一致性。深入认识细胞的分子组成和功能有助于阐明机体新陈代谢、系统与器官功能活动等生命现象的内在机制。

第一节　细胞膜的基本结构与功能

细胞由一层薄膜所包被，该膜称为细胞膜（cell membrane）或质膜（plasma membrane）。细胞膜具有屏障作用，它把细胞内容物和周围环境分隔开来，使细胞生存于一个相对独立的环境中。细胞膜不仅使细胞的内容物不会流失，其化学组成也保持相对稳定，只有如此，才能维持细胞的正常生命活动。

一、膜的化学组成和分子结构

电镜下可见：细胞膜分为三层，膜的内外两侧各有一层厚约 2.5nm 的电子致密带，中间夹有一条厚约 2.5nm 的透明带，总厚度约 7.0~7.5nm。这种结构也见于各种细胞器的膜性结构，如线粒体膜、内质网膜、溶酶体膜等，被称为胞内膜。细胞膜和胞内膜合称为生物膜，是细胞中普遍存在的基本结构形式。

生物膜由脂质、蛋白质和糖类等物质组成，一般以脂质和蛋白质为主，糖类含量很少。目前尚未有一种可直接观察各种化学成分在膜中排列形式的技术。1972 年 Singer 和 Nicholson 提出了细胞膜液态镶嵌模型（fluid mosaic model）学说，2005 年被 Engelman 进一步完善。该学说认为，细胞膜是以液态的脂质双分子层为基架，其中镶嵌着具有不同分子结构和生理功能的蛋白质，膜的表面存在糖分子，形成糖脂、糖蛋白（图 2-1）。

（一）脂质双分子层

用化学层析法可以分析细胞膜的各种脂质成分。膜的脂质中以磷脂类为主，约占脂质总量的 70%以上；其次是胆固醇，一般低于 30%。磷脂是一类含有磷酸基团的脂类，其中由甘油构成的磷脂称为甘油磷脂，由神经鞘氨醇构成的磷脂称为鞘脂。每个磷脂分子中由磷酸和碱基构成的基团，具有亲

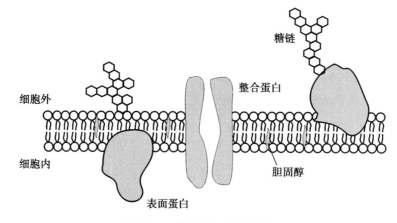

图 2-1 细胞膜的液态镶嵌模型

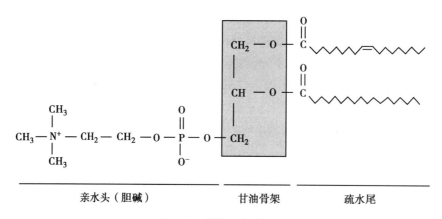

图 2-2 磷脂的分子组成

水性，朝向膜的外表面或内表面，而磷脂分子中两条较长的脂酸烃链则在膜的内部两两相对（图 2-2）。脂质分子的这种定向而整齐的排列是由脂质分子本身的理化特性和热力学定律所决定的。脂质的熔点较低，在一般体温下呈液态，使生物膜具有某种程度的流动性，允许脂质分子在同一分子层内做横向运动。脂质双分子层在热力学上还具有稳定性和它的流动性，可以使细胞承受相当大的张力和外形改变而不致破裂，即使膜结构有时发生一些较小的断裂，也可以自动融合而修复。生物膜的这些特性还同膜中蛋白质和膜内侧某些特殊结构（称为细胞骨架）的作用有关。

胆固醇在两层脂质中的含量无显著差别，胆固醇分子中的固醇环与膜磷脂分子的脂肪酸烃链平行排列，其含量和膜的流动性有一定关系，一般胆固醇含量越多，生物膜流动性越小。

（二）细胞膜蛋白质

细胞膜的主要功能是通过膜蛋白实现的。依据膜蛋白的功能，可分为酶蛋白、转运蛋白、受体蛋白等。膜蛋白主要以两种形式同膜脂质相结合。一种是以其肽链中带电的氨基酸或基团与两侧的脂质极性基团相互吸引，使蛋白质分子附着在膜的表面，称为表面蛋白质（peripheral protein），约占膜蛋白的 20%~30%；另一种是蛋白质分子的肽链可以一次或反复多次贯穿整个脂质双分子层，两端露出在膜的两侧，称为整合蛋白质（integral protein），约占膜蛋白的 70%~80%。

膜蛋白在细胞内合成后，需要运送至靠近细胞膜部位，通过插入运动（insertion）形成膜蛋白。此外，细胞在受到较长时间刺激后，膜内某些蛋白质（受体）会离开细胞膜进入细胞质，这一过程称为内化（internalization），内化是细胞对相应刺激信号失去敏感性的重要机制之一。

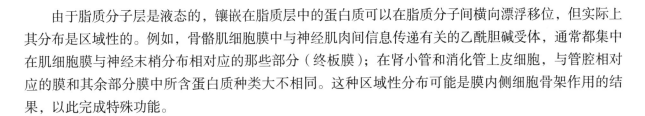

由于脂质分子层是液态的，镶嵌在脂质层中的蛋白质可以在脂质分子间横向漂浮移位，但实际上其分布是区域性的。例如，骨骼肌细胞膜中与神经肌肉间信息传递有关的乙酰胆碱受体，通常都集中在肌细胞膜与神经末梢分布相对应的那些部分（终板膜）；在肾小管和消化管上皮细胞，与管腔相对应的膜和其余部分膜中所含蛋白质种类大不相同。这种区域性分布可能是膜内侧细胞骨架作用的结果，以此完成特殊功能。

（三）细胞膜糖类

细胞膜所含糖类甚少，含量约为 2%~10%，主要是一些寡糖和多糖链以共价键的形式和膜脂质或膜蛋白相结合，形成糖脂或糖蛋白。这些糖链大多裸露在膜的外侧面，称为细胞外衣或糖被。由于糖链上单糖排列顺序的特异性，糖链可以作为它们所结合蛋白质的"特异性标志"。有些糖链可以作为抗原决定簇，表示某种免疫信息；有些作为膜受体的"可识别"部分，特异性地与某种递质、激素或化学信号分子相结合。如，人的红细胞 ABO 血型系统中，红细胞的不同抗原特性就是由结合在膜脂质的寡糖链所决定的，A 型抗原和 B 型抗原的差别仅在于此糖链中一个糖基的不同。

二、 细胞膜的功能

细胞在新陈代谢过程中需要不断从外界得到氧气、营养物质，并排出细胞的代谢产物。这些物质的进出均依赖于细胞膜的物质转运功能。此外，细胞膜时刻在识别各种理化刺激信号，进而将这些信息跨膜转运至细胞内，引起细胞代谢和功能的相应变化，这一过程称为跨膜信号转导（transmembrane signal transduction）。

（一）细胞膜的物质转运功能

一个活细胞不断有各种各样的物质进出细胞，这些物质包括氧、二氧化碳、Na^+、K^+、Ca^{2+} 等电解质、供能物质、中间代谢产物等。这些物质的理化性质各异，且多数不溶于脂质或其水溶性大于脂溶性，所以细胞膜具有复杂的物质转运功能。在小分子物质的跨膜转运中，按转运过程中是否需要消耗能量，可分为被动转运和主动转运。前者包括单纯扩散、易化扩散和渗透；后者分为原发性主动转运和继发性主动转运。至于一些团块性固态或液态物质的进出细胞，则要通过入胞或出胞的方式进行。

1. 单纯扩散 如果将两种不同浓度的同种物质的溶液相邻地放在一起，则高浓度区域中的溶质分子将向低浓度区域移动，这种现象称为扩散（diffusion）。物质分子移动量的大小，可用扩散通量表示，它指某种物质在每秒内通过每平方厘米的假想平面的摩尔或毫摩尔数。在一般条件下，扩散通量与所观察平面两侧的浓度差成正比。如果所涉及的溶液是含有多种溶质的混合溶液，那么每一种物质的移动方向和通量，都只决定于各该物质的浓度差，而与别的物质的浓度或移动方向无关。如果是电解质溶液，离子的移动不仅取决于该离子的浓度差，还将受到电场力的影响。

细胞外液和细胞内液中的各种溶质分子，只要是脂溶性的物质，就可顺着浓度差按扩散原理作跨膜运动或转运（图 2-3），这种现象称为单纯扩散（simple diffusion）。由于在细胞外液和细胞内液之间存在一个主要由脂质分子构成的屏障（细胞膜），因此某一物质跨膜通量的大小，除了取决于它们在膜两侧的浓度外，还要看这些物质脂溶性的大小，以及其他因素造成的该物质通过膜的难易程度，这统称为膜对该物质的通透性（permeability）。

在人体中靠单纯扩散方式进出细胞膜的物质有 O_2、CO_2、N_2 等气体分子以及乙醇、尿素等，它们既能溶于水，又溶于脂质，因而可以靠各自的浓度差通过细胞膜。其他大多数物质通过细胞膜均需

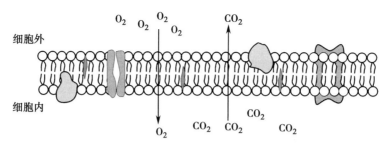

图 2-3　单纯扩散示意图

要依靠膜上某种特殊蛋白质的"协助"才能完成。

2. 易化扩散　在体内很多物质（如葡萄糖、氨基酸和各种离子等）虽然不溶于脂质，或溶解度甚小，但它们也能由膜的高浓度一侧向低浓度一侧较容易地移动。这些过程是在细胞膜上一些特殊蛋白质的"协助"下完成的，被称为易化扩散（facilitated diffusion）。

易化扩散的特点有：①与单纯扩散相同，物质的移动动力来自自身的热运动，扩散方向由高浓度区移向低浓度区；②"协助"蛋白质本身有结构特异性，一种蛋白质只能帮助一种（或少数几种）物质通过，具有选择性；③这些蛋白质镶嵌在膜脂质中，它们的结构与功能受到膜两侧环境因素的影响而改变。根据蛋白质在转运过程中所起的作用，易化扩散有以下两种形式：

（1）由载体介导的易化扩散：介导小分子物质的跨膜转运，膜中蛋白质称为载体（carrier）或转运体（transporter）。被转运物与载体上特异性位点相结合，并因此引起载体蛋白质变构，被转运物移向膜的另一侧，二者分离、完成转运（图 2-4）。葡萄糖以及其他营养物质如氨基酸的进出细

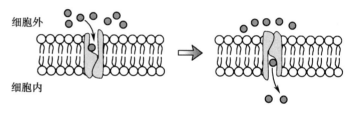

图 2-4　载体介导的易化扩散

胞，就属于这种类型的易化扩散。不同物质通过易化扩散进出细胞膜需要各自特殊的载体蛋白。

以载体为中介的易化扩散都具有如下的共同特性：①结构特异性。膜的各种载体蛋白质与它所转运的物质之间有着高度的结构特异性，即每种载体蛋白质只能转运具有某种特定结构的物质。以葡萄糖为例，在同样浓度差的情况下，右旋葡萄糖的跨膜通量大大超过左旋葡萄糖（人体内可利用的糖类都是右旋的）；木糖则几乎不能被载运。②饱和现象。当膜两侧某种物质的浓度差较小时易化扩散的扩散通量一般与膜两侧被转运物质的浓度差成正比。如果膜一侧的浓度增加超过一定限度时，再增加底物浓度并不能使转运通量增加，这就是所谓的饱和现象。饱和现象的合理解释是：膜结构中与该物质易化扩散有关的载体蛋白质分子的数目，或每一载体分子上能与该物质结合的位点的数目是固定的，这就使对该物质的转运能力有一个极限量，如果超过这个极限量，增加转运物质的浓度也不能再使转运量增加，于是出现了饱和现象。③竞争性抑制。如果细胞膜上某一载体对结构类似的 A、B 两种物质都有转运能力，那么在环境中加入 B 物质将会减弱它对 A 物质的转运能力，这是因为有一定数量的载体或其结合位点竞争性地被 B 物质所占据的结果。

（2）由通道介导的易化扩散：介导 Na^+、K^+、Ca^{2+}、Cl^- 等离子的跨膜转运，膜中蛋白质称为通道（channel）。离子通道有结构特异性，对不同离子的转运，膜上都有结构特异的通道蛋白质参与，可分为 Na^+ 通道、K^+ 通道、Ca^{2+} 通道等。甚至对于同一离子，在不同细胞或同一细胞可存在结构和功能上不同的通道蛋白质，如体内已发现有 3 种以上 Ca^{2+} 通道和 10 种以上 K^+ 通道，这与细胞在功能活动和功能调控方面的复杂化和精密化相一致。与载体不同，通道的结构和功能状态可因细胞内外

理化因素的改变而迅速改变。通道开放时，蛋白质内部出现了一条贯通膜内外的水相孔道使离子能够顺着浓度差（还存在电场力的作用）快速通过通道，其速度远非载体蛋白质的运作速度所能比（图2-5）。通道对离子的选择性决定于通道开放时水相孔道的大小和孔道壁的带电情况。

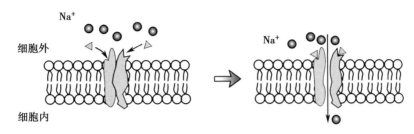

图 2-5　化学门控通道介导的易化扩散

有少数几种通道始终持续开放，这类通道称为非门控性离子通道，如神经纤维膜上的钾漏通道。多数离子通道具有"门"（gate）的结构，能够开放和关闭通道，称为门控（gating）。有些通道由所在膜两侧电位差的改变决定其开闭，称为电压门控性离子通道（voltage-gated ion channel）。有些通道则受化学因素的调节（图 2-5），由细胞内外特定的配体（ligand）与其结合，引起通道蛋白质发生构象改变，使通道的门打开，称为化学门控通道（chemically-gated ion channel）；另有一些通道则对牵张力、剪切力敏感，称为机械门控通道（mechanically-gated ion channel），例如，内耳毛细胞顶部的听毛含有机械门控离子通道，听毛弯曲时，毛细胞会出现短暂的感受器电位。

3. 渗透和水通道　水分子虽然有极性，但因分子小，不带电荷，可自由通过细胞膜磷脂分子结构间的空隙，实现跨膜移动。我们把溶液中的水分子通过胞膜从溶质浓度较低的一侧向溶质浓度较高一侧的扩散方式，称为渗透（osmosis）。由此可知，细胞膜属于半透膜。

渗透现象可用图 2-6 描述。将溶液和水置于 U 型管中，在 U 型管中间安置一个半透膜，以隔开水和溶液，可以见到水通过半透膜往溶液一端跑，即发生渗透现象。若于溶液端施加压力，而此压力可刚好阻止水的渗透，则称此压力为渗透压。溶液渗透压的大小和溶液的摩尔浓度、溶液温度和溶质解离度相关。正常血浆渗透压约为 300mOsm/（kg·H_2O）。

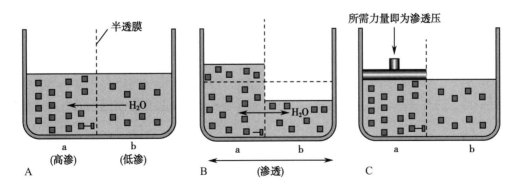

图 2-6　渗透现象和渗透压形成

A. 半透膜两侧存在溶质浓度不等的溶液；B. 水由低浓度向高浓度发生渗透；C. 向高浓度溶液端施加压力以刚好阻止水的渗透，这一外加压力的数值等于溶液的渗透压

某些细胞如肾近曲小管上皮细胞、红细胞等对水的通透性很高，很难以渗透现象来解释。Agre于 1988 年发现并成功分离出一种细胞膜蛋白，其可在细胞膜上组成"孔道"，控制水进出细胞，这就是第一个被发现的水通道蛋白（aquaporin，AQP）。由水通道完成的生理过程是水分子跨膜转运的又一方式。目前已发现 10 多种水通道蛋白，例如 AQP1 主要分布于红细胞膜；AQP2 分布于肾脏集

合管，是受抗利尿激素调节的水通道。

4. 原发性主动转运 主动转运（active transport）指细胞通过本身的某种耗能过程在细胞膜特定蛋白质的协助下将某种物质的分子或离子由膜的低浓度一侧移向高浓度一侧的过程。在膜的主动转运中，所消耗的能量由膜或膜所属的细胞来供给。单纯扩散和易化扩散都属于被动转运（passive transport），其特点是在物质转运过程中，物质分子只能顺浓度差由膜的高浓度一侧向低浓度一侧移动，而它所通过的膜并未对该过程提供能量。被动转运时物质移动所需的能量来自高浓度所含的势能（图 2-7），因而不需要另外供能。被动转运最终可能达到的平衡点是膜两侧该物质的浓度差为零。如果将被动转运比作滑雪者由高坡自动下滑的过程，那么主动转运则如上坡，需要由人体费力。主动转运时膜以某种方式提供了能量，物质分子或离子可以逆浓度或逆电 - 化学势差而移动，由膜的低浓度一侧向高浓度一侧移动，结果是高浓度一侧浓度进一步升高，而另一侧该物质愈来愈少，甚至可以全部被转运到另一侧。如小肠上皮细胞吸收某些已消化的营养物；肾小管上皮细胞对小管液中某些"有用"物质进行重吸收等均属此现象。

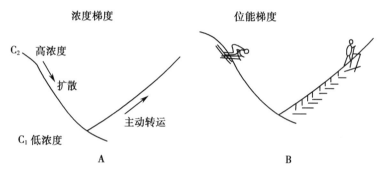

图 2-7 物质的主动转运和被动转运原理示意图
各种溶质分子可由其高浓度处自由扩散向低浓度处，但当其由低浓度处移向高浓度处时则另需供能（A）；恰如滑雪者可由高坡自动下滑，而上坡时人体需要消耗体力一样（B）

活细胞的细胞内、外液中 Na^+ 和 K^+ 的浓度有很大的不同。以神经细胞为例，正常时膜内 K^+ 浓度约为膜外的 30 倍，膜外的 Na^+ 浓度约为膜内的 12 倍。这种明显的离子浓度差的形成和维持，要依靠新陈代谢的进行，是一种耗能的过程。在低温、缺氧或应用一些代谢抑制剂后，细胞内外 Na^+、K^+ 的浓度差减小，而在细胞恢复正常代谢活动后，巨大的浓度差又可恢复，这些现象足以证明了膜对 Na^+、K^+ 的主动转运。现已明确，各种细胞的细胞膜上普遍存在着一种钠 - 钾泵（sodium-potassium pump）的蛋白质，简称钠泵，其作用是在消耗能量的情况下逆浓度差将细胞内的 Na^+ 移出膜外，同时把细胞外的 K^+ 移入膜内，保持膜内高 K^+ 和膜外高 Na^+ 的不均衡离子分布。

钠泵具有 ATP 酶的活性，可以分解 ATP 使之释放能量，并能利用此能量进行 Na^+ 和 K^+ 的主动转运（图 2-8）。因此，钠泵还被称为 Na^+-K^+ 依赖式 ATP 酶。钠泵这种直接分解 ATP 供能，逆浓度差转运离子的方式称为原发性主动转运。钠泵的分子结构中包含一个 α- 亚单位和一个 β- 亚单位。α- 亚单位有 Na^+、K^+ 的结合位点和 ATP 酶活性部位，是实现其功能的主要亚单位。钠泵的启动和活动强度与膜内 Na^+ 浓度升高和膜外 K^+ 浓度升高有关。钠泵活动时，它泵出 Na^+ 和泵入 K^+ 这两个过程是同时进行或"偶联"在一起的。根据在体内或离体情况下的计算，在一般生理情况下，每分解一个 ATP 分子，可以使 3 个 Na^+ 移到膜外同时使 2 个 K^+ 移入膜内。但这种化学定比关系在不同情况下可有所改变。

钠泵活动的意义是：①维持细胞内高 K^+ 浓度，由钠泵活动造成的细胞内高 K^+，是许多代谢反应

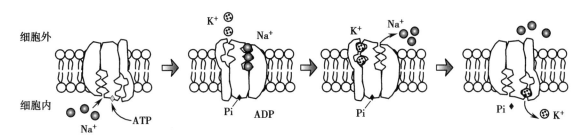

图 2-8 钠泵转运模式图

进行的必需条件；②维持正常的渗透压，如果细胞允许大量细胞外 Na^+ 进入膜内，由于渗透压的关系，必然会导致过多水分子进入膜内，这将引起细胞的肿胀，进而破坏细胞的结构；③它能够建立起一种势能贮备。众所周知，能量只能转换，不能消失，细胞由物质代谢所获得的能量，先以化学能的形式贮存在 ATP 的高能磷酸键之中。当钠泵蛋白质分解 ATP 时，此能量用于使离子作逆电 - 化学势跨膜移动，于是能量又发生转换，膜两侧出现了具有高电 - 化学势的离子（分别为 K^+ 和 Na^+），能量以势能的形式贮存起来。换句话说，泵出膜外的 Na^+ 由于其高浓度而有再进入膜内的趋势，膜内高浓度的 K^+ 则有再移出膜外的趋势，这就是一种势能贮备。由钠泵造成的离子势能贮备，可用于细胞的其他耗能过程。

人体除有钠泵外，还有钙泵（Ca^{2+}-Mg^{2+} 依赖式 ATP 酶）、氢泵（H^+-K^+ 依赖式 ATP 酶）等。钙泵主要分布于骨骼肌和心肌的肌质网膜中，激活时可将胞质 Ca^{2+} 迅速转运至肌质网内，使胞质中的 Ca^{2+} 浓度在短时间内下降到原来的 1/100，诱发肌肉舒张。氢泵主要分布于胃黏膜壁细胞膜中，将 H^+ 主动运送至小管腔内。这些蛋白质在分子结构上和钠泵相似，都以直接分解 ATP 为能量来源，将离子进行逆浓度转运。

5. 继发性主动转运 被转运分子所需的能量不是直接来自 ATP 的分解，而是来自膜外 Na^+ 的高势能，但造成这种高势能的钠泵活性需要分解 ATP，为此把这种类型的转运称为继发性主动转运（secondary active transport）或联合转运（co-transport）。

葡萄糖与氨基酸在小肠黏膜上皮的吸收现象是一个典型的继发性主动转运（图 2-9）。以葡萄糖为例，葡萄糖从肠腔进入细胞是由 Na^+- 葡萄糖同向转运体和钠泵的偶联活动完成。上皮细胞基底侧膜上 Na^+ 泵活动造成细胞内低 Na^+，并在顶端膜的内、外形成 Na^+ 的浓度差。顶端膜上的 Na^+- 葡萄糖同向转运体利用膜两侧 Na^+ 的化学驱动力，将肠腔的 Na^+ 和葡萄糖分子同向转运至上皮细胞内，在这一过程，葡萄糖分子的转运是逆浓度梯度进行的。进入上皮细胞的葡萄糖分子可经基底膜上的葡萄糖转运体扩散至组织液，完成葡萄糖在肠腔的主动吸收过程。此外，葡萄糖、氨基酸在肾小管上皮的吸收现象也是属继发性主动转运。这一现象的特点是可以从肠道或肾小管中完全吸收物质。

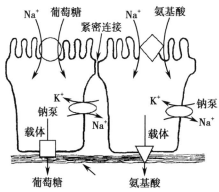

图 2-9 葡萄糖和氨基酸在小肠黏膜上皮细胞的继发性主动转运模式图

上方弯曲的顶端膜上的圆和方块，分别表示同葡萄糖和某些氨基酸的继发性转运有关的转运蛋白质

每一种联合转运都与膜中存在的特殊蛋白质有关，称为转运体蛋白或转运体（transporter）。联合转运中如被转运的物质分子与 Na^+ 扩散的方向相同，则称为同向转运；如果二者方向相反，则称为逆向转运。类似的继发性主动转运过程也见于神经末梢处被释放的递质分子（如单胺类和肽类递质）的

再摄取；甲状腺细胞特有的聚碘作用也属于继发性主动转运。

6. 入胞或出胞式物质转运 入胞（endocytosis）是指细胞外某些物质团块（侵入体内的细菌、病毒、异物或血浆中脂蛋白颗粒、大分子营养物质等）进入细胞的过程。出胞（exocytosis）是指激素分泌、递质释放、外分泌腺将酶颗粒与黏液外排的过程。

入胞进行时，首先是细胞周围环境中的某些物质与细胞膜接触，引起该处的胞膜发生内陷，胞膜内陷直至包被该异物，形成吞噬泡，然后与膜结构断离。异物连同包被它的那一部分胞膜（吞噬泡）整个进入细胞质中。如果进入细胞的是固体物质则此过程称为吞噬（phagocytosis），如果为液体物质则称为吞饮（pinocytosis）。

如果一些特殊物质进入细胞是通过被转运物质与膜表面的特殊受体蛋白质相互作用而引起的，称为受体介导式入胞。通过这种方式进入细胞的物质不下50余种，包括以胆固醇为主要成分的血浆低密度脂蛋白颗粒、结合了铁离子的运铁蛋白、结合了维生素 B_{12} 的特殊运输蛋白、多种生长调节因子和胰岛素等一部分多肽类激素、抗体和某些细菌毒素，以及一些病毒等。这种入胞过程大体上如图2-10所示：首先是细胞环境中的某物质为细胞膜上的相应受体所"辨认"，发生特异性结合；结合后形成的复合物通过它们在膜结构中的横向移动，逐渐向膜表面一些被称为有被小窝（coated pit）的特殊部位集中。当受体复合物的聚集使有被小窝成为直径约0.3μm的斑片时，该处出现膜向胞质侧的进一步凹入，最后与细胞膜断离，在胞质内形成一个分离的吞噬泡。之后，原来附在有被小窝内侧的蛋白性结构溶解于胞质中，再用于在细胞膜上形成新的有被小窝。这类蛋白质的功能，据认为是为吞噬泡的形成提供所需的能量。失去了这种特殊的附膜蛋白结构的吞噬泡与胞质中称为内体（endosome）的球状或管状膜性结构相融合，此胞内体的特点是内部具有较低的 pH 环境，有助于受体同与它结合的物质分离。以后的过程是这些物质（如进入细胞的低密度脂蛋白颗粒或铁离子等）再被转运到能利用它们的细胞器，而保留在胞内体膜上的受体，则与一部分膜结构形成较小的循环小泡，移回到细胞膜并与之融合，再成为细胞的组成部分，使受体和膜结构可以重复使用，这称为膜的再循环。

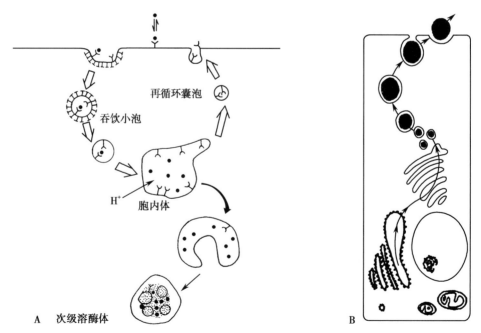

图 2-10 受体介导式入胞、出胞过程示意图

A. 受体介导式入胞过程示意图；B. 分泌物的出胞过程示意图：分泌囊泡逐渐向细胞膜内侧面靠近，两者的膜相互融合，融合处膜断裂，分泌物排出，而后囊泡膜成为细胞膜的组成部分

在出胞活动中，细胞的各种蛋白性分泌物先是在粗面内质网生物合成，在由内质网到高尔基复合体的输送移动过程中，逐渐被一层膜性结构所包被，形成分泌囊泡。囊泡逐渐向胞膜内侧移动，最后囊泡膜和胞膜在某点接触并相互融合，并在融合处出现裂口，将囊泡一次性排出胞外，而囊泡的膜也就变成了细胞膜的组成部分（图 2-10）。这个过程主要是由膜外的特殊化学信号或膜两侧电位改变引起了局部膜中的 Ca^{2+} 通道的开放，由内流的 Ca^{2+} 触发囊泡的移动、锚靠和囊泡膜融合于细胞膜，并最终引起囊泡内容物全部排出细胞、进入细胞外液。

（二）跨膜信号转导

细胞在生命过程中会不断接受各种化学信号刺激，包括细胞外液中的激素、神经递质及其他生物活性物质；也可受到物理因素的刺激，如机械、电和一定波长的电磁波等。多数外来信号作用于细胞时，并不进入细胞或直接影响细胞内过程，而是作用于细胞膜表面（一些脂溶性的小分子类固醇激素和甲状腺素除外），通过引起膜结构中特殊蛋白质分子的变构作用，将外界环境变化的信息以新的信号形式传递到膜内，再引发靶细胞相应的功能变化，包括细胞出现电反应或其他功能变化，这一过程称为跨膜信号转导。将细胞膜结构中直接与刺激因素结合的特殊蛋白质称为受体（receptor）。跨膜信号转导虽然涉及多种刺激信号在多种细胞引发的多种功能变化，但转导过程都是通过几种类似的途径实现的。值得注意的是，一种递质可以通过几种跨膜信号转导方式起作用，甚至同种递质在不同的膜部位也可通过不同的信号转导方式影响细胞功能。下文重点介绍目前已知的三种跨膜信号转导途径。

1. 通过具有特殊感受结构的离子通道完成的跨膜信号转导

（1）化学门控通道：细胞膜上有些生物活性物质的受体本身就是离子通道，即这类离子通道分别具有受体和通道功能。例如，在运动终板膜中有一类特殊蛋白质不仅与乙酰胆碱（acetylcholine，Ach）相结合，也可与烟碱（nicotine）相结合，过去在药理学分类中称为 N 型乙酰胆碱受体。现已明确这类受体属于典型的化学门控通道。该受体是由 4 种不同的亚单位组成的 5 聚体蛋白质（图 2-11），总分子量约为 290kD；每种亚单位都由一种 mRNA 编码，所生成的亚单位在膜结构中通过氢键等非共价键式的相互吸引，形成一个结构为 α2βγδ 的梅花状通道样结构（图 2-11）；在每个亚单位的肽链中都存在有 4 处主要由 20~25 个疏水性氨基酸形成的 α 螺旋，4 次贯穿胞膜；并且 5 个亚单位又各以其第 2 个疏水性跨膜 α 螺旋构成了水相孔道的"内壁"。在 5 个亚单位中，两个 α 亚单位同两分子乙酰胆碱相结合，可引起通道结构的开放，其几何大小足以使终板膜外高

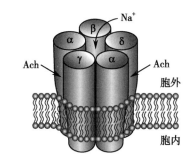

图 2-11 N 型乙酰胆碱门控通道的分子结构示意图
5 个亚单位相互吸引，包绕成一个通道样结构

浓度的 Na^+ 内流，同时使膜内高浓度的 K^+ 外流，结果是使终板膜内外两侧的电位发生波动，出现所谓的终板电位，完成生物信息的跨膜传递。

配体泛指能与受体分子特异性结合的化学信号，由于 N 型乙酰胆碱受体与配体结合后引发离子通道效应，这种特殊蛋白质被称为 N 型（或烟碱型）乙酰胆碱门控通道或配体门控通道（ligand-gated channel）。在这里，受体不是独立的蛋白质分子，发挥受体作用的只是通道蛋白质分子结构的一部分，为了说明化学门控通道具有受体功能，也可将它们称为通道型受体。又因它们激活时直接引起跨膜离子流动，也称为促离子型受体（ionotropic receptor）。

（2）电压门控通道：在神经细胞和肌细胞的细胞膜上（突触后膜和终板膜除外），分布着 Na^+、K^+ 和 Ca^{2+} 等重要离子通道蛋白质。它们具有与化学门控通道类似的分子结构，但控制这类通道开放

的因素是跨膜电位的改变；也就是说，在这种通道蛋白的分子结构中，存在一些对跨膜电位的改变敏感的结构域或亚单位，由后者诱发整个通道分子功能状态的改变，进而改变相应离子的易化扩散能力，引起膜自身出现电位变化。这类通道称为电压门控通道。

各种电压门控通道蛋白质也具有结构上的相似性。以 Na^+ 通道为例，主要由一个较大的 α 亚单位组成（图 2-12），分子量约 260kD；有时还另有一个或两个小分子量的亚单位，分别称为 β1 和 β2，但其主要功能靠 α 亚单位即可完成。α 亚单位肽链中包含了 4 个结构类似的结构域，每个结构域大致相当于上述 Ach 门控通道中的一个亚单位，但结构域之间由肽链连接，所以它们是一个完整肽链的特殊组成部分，而每个结构域中又各有 6 个由疏水性氨基酸组成的跨膜 α 螺旋段。这 4 个结构域及其所包含的疏水 α 螺旋在膜中包绕成一个通道样结构。现已证明，每个结构域中的第 4 个跨膜 α 螺旋对它们所在膜的跨膜电位的改变很敏感，并可诱发整个蛋白质分子的变构，导致通道的开放。

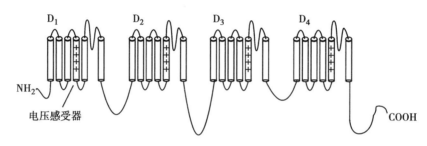

图 2-12 电压门控 Na^+ 通道 α 亚单位结构模式图
D：domain，结构域

（3）机械门控通道：许多细胞的表面膜还存在能感受机械性刺激并引致细胞功能改变的通道样结构。例如，内耳毛细胞顶部的听毛在受到切向力的作用产生弯曲时，毛细胞会出现暂短的感受器电位，这也是一种跨膜信号转导，即外来机械性信号通过膜结构内的某种过程，引起细胞的跨膜电位变化。据精细观察，从听毛受力而致听毛根部所在膜的变形，到该处膜出现跨膜离子移动，其间只有极短的潜伏期，因而推测可能是膜的局部变形或牵引直接激活了附近膜中的机械门控通道（mechanically-gated ion channel）。

目前已确定体内至少存在三种类型的通道样结构，使不同细胞对外界相应的刺激起反应，完成跨膜信号转导。化学门控通道主要分布在肌细胞膜终板膜、神经细胞的突触后膜以及某些嗅、味感受细胞的细胞膜中，使所在膜产生终板电位、突触后电位以及感受器电位等局部电反应；电压门控通道主要分布在神经轴突和骨骼肌、心肌细胞的胞膜中，使之具有产生可传导动作电位和出现自律性兴奋的能力；机械门控通道的存在则使各种机械感受器细胞能对所受机械刺激发生反应。由各种门控通道完成的跨膜信号转导，相对地具有速度快、对外界作用出现反应的位点较局限等特点。

（4）细胞间通道：在心肌细胞、肝细胞、肠平滑肌细胞、晶状体细胞和一些神经元细胞，细胞间存在缝隙连接（gap junction）超微结构（图 2-13），相邻细胞的膜靠的很近，仅隔开 2.0nm 左右，在此处，每侧细胞膜上都规则地排列着一些蛋白质颗粒，称为连接体（connexon），每个连接体都是由 6 个连接子（connexin）单体蛋白形成的同源六聚体，中央围成一个亲水性孔道。两侧膜上的连接体两两对接起来，形成一条沟通两细胞胞质的通道，这种细胞间通道称为连接体通道（connexon channel）。连接体通道形成了一条沟通两细胞胞质的通路，而

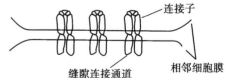

图 2-13 缝隙连接模式图

与细胞间液不相沟通。这种细胞间通道的孔洞大小，一般可允许分子量小于 1.0~1.5kD 或分子直径小于 1.0nm 的物质分子通过，这包括了电解质离子、氨基酸、葡萄糖和核苷酸等。这种细胞间通道的存在，有利于功能相同而又密接的一组细胞之间进行离子、营养物质，甚至一些信息物质的沟通，有利于它们进行同步性活动。

2. 由膜的特异性受体、G 蛋白和效应分子组成的跨膜信号转导系统 这一信号转导过程依赖膜中三类特殊蛋白质，分别是受体、G 蛋白和靶分子（图 2-14）。受体是能与到达膜表面的外来化学信号特异性结合的独立蛋白质分子。已确定这类受体有近 100 种，都具有类似的分子结构，属于同一蛋白质家族。它们都由约 300~400 个氨基酸残基组成，有一个较长的细胞外 N 末端，接着在肽链中出现 7 个由 22~28 个主要为疏水性氨基酸组成的 α 螺旋，贯穿胞膜 7 次，形成一个不具有通道样结构的球形蛋白质分子，还有一段位于膜内侧的肽链 C 末端肽链。位于膜外的 N 末端和三个连接跨膜螺旋段的肽链，与识别或结合某种特定的外来化学信号有关。位于膜内的 C 末端和三个连接跨膜螺旋段的肽链，则与激活膜内侧另一种蛋白质即 G 蛋白有关。

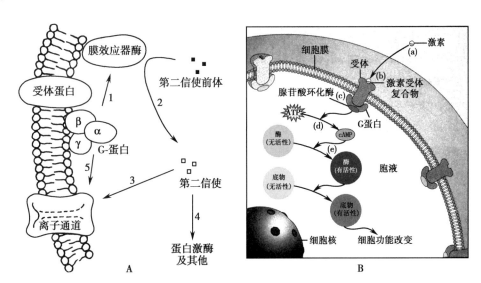

图 2-14　跨膜信号转导系统示意图
A. G 蛋白偶联受体介导的跨膜信号转导；B. 受体 /cAMP 信号通路

G 蛋白是鸟苷酸结合蛋白（guanine nucleotide-binding protein）的简称，是存在于膜结构中的一类蛋白质家族。根据它们分子结构中少数氨基酸残基序列上的不同，已被区分出十多种亚型，但结构和功能极为相似。G 蛋白通常由 α、β 和 γ 三个亚单位组成（图 2-14）。α 亚单位通常起催化作用，当 G 蛋白未被激活时，它结合一分子的二磷酸鸟苷（guanosine diphosphate，GDP）；当 G 蛋白与激活了的受体蛋白在膜中相遇时，α 亚单位与 GDP 分离而又与一分子的三磷酸鸟苷（guanosine triphosphate，GTP）结合，这时 α 亚单位同其他两个亚单位分离，并对膜结构中位于靠近膜的内侧面的第三类称为膜的效应分子的蛋白质起作用。

腺苷酸环化酶（adenylate cyclase，AC）居于胞膜中，位于细胞内侧，是常见的效应分子之一。肾上腺素等激素类物质作用于靶细胞时，先同膜表面的特异性受体结合，经 G 蛋白的中介激活腺苷酸环化酶，将 ATP 转变成 cAMP。随着 cAMP 水平的增加，cAMP 依赖的蛋白激酶 A（protein kinase A，PKA）被激活，催化底物蛋白磷酸化，从而影响细胞代谢和行为（图 2-14）。

另有一些受体被激活后，可通过 Gi 或 Go 蛋白再激活一种称为磷脂酶 C 的膜效应分子，它以膜中磷脂酰肌醇为底物，生成三磷酸肌醇（inositol triphosphate，IP₃）和甘油二酯（diacylglycerol，

DG）。IP$_3$ 进入胞质与肌浆网 IP$_3$ 受体相结合，诱发肌浆网释放 Ca^{2+}，使胞质 Ca^{2+} 升高，而 DG 仍留在膜的内表面，参与蛋白激酶 C（protein kinase C，PKC）的激活。PKC 有多种亚型，激活后使底物蛋白磷酸化，实现对细胞功能的调节。

由上可见，激素等生物活性物质与受体结合后，胞质会出现 cAMP、IP$_3$、DG、Ca^{2+} 等小分子物质，它们作为细胞内信号，启动细胞应答，这类小分子被称为第二信使。这是相对于把激素这类外来化学信号看作第一信使而言的。

值得指出的是，虽然上述不同外来信号通过膜受体在胞内产生的第二信使不同，但都要通过类似的 G 蛋白介导，因此这类受体称为 G 蛋白偶联受体（G protein coupled receptor）。同时，该方式称为 G 蛋白偶联受体介导的跨膜信号转导。

细胞内存在多种蛋白激酶，它们可选择性的被第二信使激活，如 cAMP 可激活蛋白激酶 A，DG 可激活蛋白激酶 C 等。蛋白激酶将 ATP 分子中的一个磷酸基团转移到底物蛋白质的一定位点上，通常是肽链中的丝氨酸和苏氨酸残基，通过磷酸化底物蛋白质分子影响细胞功能。底物分子包括离子通道、酶蛋白等。一些通道蛋白质的磷酸化可以改变其门控特性，一些与代谢有关的酶的磷酸化则可改变其活性，进而影响一些代谢过程，如改变糖原的分解速度等。多种蛋白激酶的存在以及它们在胞质不同部位的分布，有助于说明为数较少的第二信使类物质何以实现细胞外多种信号（主要是化学信号）对细胞内多种功能的调节。

3. 由酪氨酸激酶受体完成的跨膜信号转导 一些肽类激素，如胰岛素，以及一些在机体生长、发育过程中出现的细胞因子，包括神经生长因子、上皮生长因子、成纤维细胞生长因子、血小板源生长因子和血细胞分化过程中的各种集落刺激因子，当它们作用于靶细胞时，通过这类受体完成跨膜信号转导。

这类受体都只有一条肽链，分为膜外肽段、一个 α 螺旋结构（跨膜区）和一个较短的膜内肽段（图 2-15）。主要区别在于膜外肽段，决定着它们对相应配体的结合能力。这一跨膜信号转导途径没有 G 蛋白的参与，也没有第二信使的产生。其显著的特点有：首先受体具有酪氨酸激酶的结构域，即受体与酪氨酸激酶是同一个蛋白质分子，因此也被称为酪氨酸激酶受体。其次，受体自身即为底物，可使膜内肽段自身酪氨酸残基磷酸化。此外，受体与配体结合后，可诱发相邻的两个或三个同源或异源受体的低聚化（oligomerization），这可增加信息传递的多样化，并稳定活跃的受体。

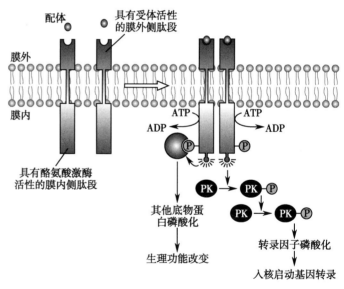

图 2-15 酪氨酸激酶受体完成的跨膜信号转导
PK：蛋白激酶；ATP：三磷酸腺苷；ADP：二磷酸腺苷

当膜外的肽段同相应的化学信号结合时，可以直接激活膜内肽段的蛋白激酶活性，此活性的一个表现是引发肽段尾部的酪氨酸残基发生磷酸化，刚刚磷酸化的酪氨酸部位立即结合、并激活胞内 10~20 种不同的信号蛋白，引发生理功能改变，另一个表现是可以促进别的蛋白质底物中的酪氨酸残基发生磷酸化，启动基因转录，实现对细胞增殖、分化等生物学行为的调节（图 2-15）。

以上列出了三种类型的跨膜信号转导形式，需要指出的是，各条信号转导途径不是孤立存在的，它们之间存在着错综复杂的联系，形成所谓的信号网络（signaling network）或信号间的对话（cross talk），实现对细胞的精细调节。

第二节 细胞的兴奋性和生物电现象

活组织受到一些外加的刺激（如机械的、化学的、温热的或适当的电刺激）作用时，可应答性地出现一些特定的反应或暂时性的功能改变，如肌肉收缩、腺体分泌等。生理学早期研究时，将这些活组织、细胞对外界刺激发生反应的能力称为兴奋性。在各种组织中，一般是神经和肌细胞，以及某些腺细胞表现出较高的兴奋性，也就是说，它们只需接受较小强度的刺激，就能表现出某种形式的反应，习惯上将它们称为可兴奋细胞或可兴奋组织。电生理学研究发现，虽然活组织或细胞的应答形式不同，但它们都有一个共同的、最先出现的反应，就是细胞膜两侧出现的电变化。因此认识细胞的功能首先从生物电开始。

一、神经和骨骼肌细胞的生物电现象

生物电（bioelectricity）现象是基本的生命活动之一。临床上诊断疾病时广泛应用的心电图、脑电图、肌电图，甚至视网膜电图、胃肠电图等，就是在器官水平上记录到的生物电，是在细胞生物电活动的基础上总和形成的。细胞的生物电表现为安静时保持的静息电位（resting potential）和受刺激时迅速发生，并能传向远方的动作电位（action potential）。

（一）跨膜静息电位及其产生机制

1. 静息电位现象 指细胞未受刺激时存在于细胞膜内、外两侧的电位差。测量细胞静息电位的方法如图 2-16 所示：R 表示测量仪器如示波器，和它相连的一对测量电极中有一个放在细胞的外表面（称为参考电极），另一个连接微电极，准备刺入膜内（称为引导电极）。当两个电极都处于膜外时，只要细胞未受到刺激或损伤，可发现细胞外部表面各点都是等电位的。这就是说，在膜表面任意移动两个电极，不能测出它们之间有电位差存在。但如果让微电极缓慢地向前推进，让它刺穿细胞膜进入膜内，那么在电极尖端刚刚进入膜内的瞬间，在记录仪器上将显示出一个突然的电位跃变，这表明细胞膜内、外两侧存在着电位差。因为这一电位差是存在于安静细胞的表面

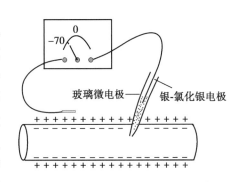

图 2-16 神经纤维静息电位测量示意图（膜电位单位，mV）

膜两侧的，故称为跨膜静息电位（transmembrane resting potential），简称静息电位。

静息电位都表现为膜内较膜外为负。如果规定膜外电位为 0，则静息电位大都在 $-10 \sim -100\text{mV}$ 之间。例如，枪乌贼的巨大神经轴突和蛙骨骼肌细胞的静息电位为 $-50 \sim -70\text{mV}$，高等哺乳动物的肌细胞和神经细胞为 $-70 \sim -90\text{mV}$。静息电位在大多数细胞是一种稳定的直流电位（一些有自律性的心肌细胞和胃肠平滑肌细胞例外），只要细胞未受到外来刺激而且保持正常的新陈代谢，静息电位就稳定在某一相对恒定的水平。

通常把静息电位存在时膜两侧所保持的内负、外正状态称为膜的极化（polarization），指不同极性的电荷分别在膜两侧的积聚；当静息电位的数值向膜内负值加大的方向变化时，称作膜的超极化（hyperpolarization）；相反，如果膜内电位向负值减少的方向变化，称作去极化或除极（depolarization）；细胞先发生去极化，然后再向正常安静时膜内所处的负值恢复，则称作复极化（repolarization）。

2. 静息电位的产生机制 静息电位的形成主要是因为安静状态下 K^+ 外流的结果，其数值接近于 K^+ 的平衡电位。表 2-1 列出了低等动物枪乌贼的大神经和高等动物犬的骨骼肌细胞内、外液的离子浓度。可见，细胞内的 K^+ 浓度超过细胞外 K^+ 浓度许多（人的约为 30 倍），而细胞外 Na^+ 浓度超出细胞内 Na^+ 浓度许多（人的约为 10 倍）。由于高浓度的离子具有较高的势能，在这种情况下，K^+ 必然会有一个向膜外扩散的趋势，而 Na^+ 有一个向膜内扩散趋势。由于安静状态下膜对 K^+ 有较高的通透性，对 Na^+ 的通透性较低。那么 K^+ 将移出膜外，这时膜内带负电荷的蛋白质大分子不能随之移出细胞，于是随着 K^+ 移出，出现膜内变负而膜外变正的状态。K^+ 的这种外向扩散并不能无限制地进行，这是因为移到膜外的 K^+ 所造成的电场力将对 K^+ 的继续外移起阻碍作用，而且 K^+ 移出愈多，这种阻碍也会愈大。当促使 K^+ 外移的膜两侧 K^+ 浓度势能差与已移出 K^+ 造成的阻碍 K^+ 外移的电势能差相等，亦即膜两侧的电 - 化学（浓度）势能代数和为零时，将不会再有 K^+ 的跨膜净移动。因此 K^+ 的外流是静息电位产生的原因。

表 2-1　不同组织的细胞内、外液中主要离子的浓度、平衡电位和细胞的静息电位

	细胞外液 （mmol/L）	胞质 （mmol/L）	平衡电位 （mV）	静息电位 （mV）
枪乌贼大神经				−60
Na^+	440	50	+55	
K^+	20	400	−75	
Cl^-	560	52	−60	
狗的骨骼肌				−90
Na^+	145	12	+67	
K^+	4	155	−98	
Cl^-	120	4	−90	

K^+ 的平衡电位是由膜两侧存在 K^+ 浓度差的大小决定的，它的精确数值可根据物理化学上著名的 Nernst 公式算出：

$$E_k = RTZF \cdot \ln [K^+]_o / [K^+]_i$$

公式中 E_k 表示 K^+ 平衡电位，R 是通用气体常数，T 是绝对温度，Z 是离子价，F 是 Farady 常数；式中只有 $[K^+]_o$ 和 $[K^+]_i$ 是变数，分别代表膜两侧的 K^+ 浓度。

将细胞内、外 K^+ 的浓度值代入公式，计算得到枪乌贼的 E_k 为 −75mV，实验中测得的静息电位值为 −77mV，静息电位的实测值接近于 E_k 值，证明 K^+ 外流在静息电位形成中的重要作用。然而，为何静息电位的实测值略小于理论上的 E_k 值，一般认为是由于膜在静息时对 Na^+ 也有极小的通透性（K^+ 通透性大约是 Na^+ 的 10~100 倍）的缘故。由于膜外 Na^+ 浓度远远大于膜内，即使小量的 Na^+ 进入膜内也会使 E_k 有所降低。

（二）动作电位及其产生机制

1. 动作电位的形成与特点 在图 2-17 的实验布置中，给予神经纤维一次短促的人工刺激（如外加电刺激），只要刺激达到一定的强度，将会看到膜内原来存在的负电位将迅速消失，并且进而变成

正电位，即膜电位在短时间内可由原来的 –70~–90mV 变到 +20~+40mV 的水平，由原来的内负、外正变为内正、外负的现象，这就是动作电位。但是，由刺激所引起的这种膜内外电位的反转只是暂时的，很快就出现膜内电位的下降，由正值的减小发展到膜内出现刺激前原有的负电位状态，这构成了动作电位曲线的下降支。由此可见，动作电位的实质是膜受刺激后在原有的静息电位基础上发生的一次膜两侧电位的快速而可逆的反转和复原。

在动作电位发生过程中，跨膜电位已不等于静息电位，它在不断变化。膜电位在短时间内可由原来的 –70~–90mV 变到 +20~+40mV 的水平，这构成了动作电位变化曲线的上升支，称为去极相。膜电位由正值恢复至刺激前水平构成了动作电位曲线的下降支，称为复极相。在短时间内整个膜内外电位变化的幅度约为 90~130mV。动作电位上升支中零位线以上的部分，称为超射（overshoot）值，在图 2-17 中约为 35mV。

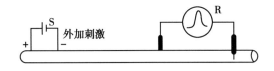

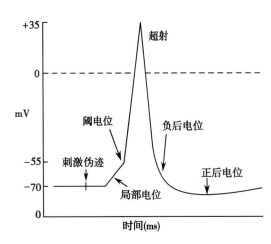

图 2-17 记录单一神经纤维动作电位的实验模式图
R：记录仪器；S：电刺激器

神经纤维的动作电位一般在 0.5~2.0 毫秒的时间内完成，描记的图形表现为一次短促而尖锐的脉冲样变化，称为锋电位（spike potential）。在锋电位下降支最后恢复到静息电位水平以前，膜两侧电位还要经历一些微小而较缓慢的波动，称为后电位（afterpotential），一般是先有一段持续 5~30 毫秒的负后电位，再出现一段延续更长的正后电位（图 2-17）。

外加刺激只有达到一定强度、满足一定条件时才能引起神经纤维爆发动作电位，但动作电位产生的一个特点是，只要刺激达到了足够的强度，再增加刺激强度并不能使动作电位的幅度有所增大。也就是说，可能因刺激过弱而不出现，但在刺激达到一定强度以后，就始终保持它某种固有的大小和波形。动作电位的这一特性称为"全或无"现象（all or none）。动作电位不只出现在受刺激的局部，它在受刺激部位产生后，还可沿着细胞膜向周围传播，而且传播的范围和距离并不因原初刺激的强弱而有所不同，直至整个细胞的膜都依次兴奋并产生一次同样大小和形式的动作电位。在图 2-17 的实验中，神经受刺激部位和记录部位之间有一段距离；但不论记录电极在这一神经纤维上如何移动，一般都能记录到同样大小和波形的动作电位，所不同的只是在刺激和出现锋电位之间的间隔有所变化。这显然与动作电位在神经纤维上"传导"到记录电极所在部位时所经历的时间长短有关。这一现象说明动作电位在同一细胞可发生不衰减性传播。此外，神经纤维在受到一串连续的刺激后，将产生多个电位，但每两个相邻的动作电位间总有一定的时间间隔，说明连续产生的动作电位不会发生融合。

在不同的可兴奋细胞，动作电位虽然在基本特点上类似，但变化的幅值和持续时间可以各有不同。例如，神经和骨骼肌细胞的动作电位的持续时间以一个或几个毫秒计，而心肌细胞的动作电位则可持续数百毫秒。虽然如此，这些动作电位都表现出"全或无"的性质。

2. 动作电位的形成机制 动作电位的产生是由于膜对 Na^+、K^+ 通透性的暂时改变所造成，离子通透性的变化是细胞膜中电压门控性通道活动的结果。

在细胞生理学研究的进程中，Hodgkin、Huxley 等生理学大师发展的微电极和细胞内记录技术为细胞电生理学的认识做出了划时代的贡献，之后，Neher 和 Sakmann 博士创建的膜片钳技术（patch clamp recording technique，图 2-18）为认识离子通道的分子活动打开了大门，成为科学研究的重要工具。膜片钳技术的诞生基于两种技术的发展：①玻璃微电极技术，采用特殊方法可使得用于实验记录的玻璃微电极的尖端直径达 0.5~3μm，这就能够把只含 1~3 个离子通道、面积为几个平方微米的细胞膜通过负压吸引封接起来；②集成运算器的出现，实现了单根电极既能钳制膜片电位，又可记录单通道电流。实验中，玻璃微电极与细胞膜间可形成 10~100GΩ 的高阻封接（giga-seal，$10^9\Omega$），此时在电极尖端覆盖下的那片膜事实上与膜的其他部分从电学上隔离，这大大降低了记录时的噪声，因此，此片膜内离子通道开放所产生的电流流进玻璃微电极，再用一个极为敏感的电流监视器（膜片钳放大器）即可测量此电流强度。由于这一技术可记录单个离子通道开放产生的 pA 量级电流，因此也称为单通道电流记录技术。膜片钳技术可完成多项任务，例如，直接观察和分辨单离子通道电流及其开闭时程、区分离子通道的离子选择性、发现新的离子通道及亚型；能在记录单通道电流和全细胞电流的基础上进一步计算出细胞膜上的通道数和开放概率。

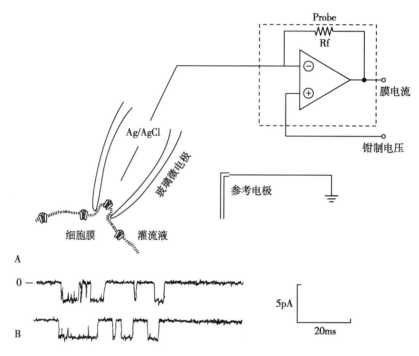

图 2-18　动作电位的形成机制示意图

A. 膜片钳技术原理示意图；B. 骨骼肌细胞膜上记录到的由 ACh 激活的单通道电流

Rf: resistor feedback，反馈电阻。0 线之下电流代表内向电流

电压门控性 Na^+ 通道有激活门与失活门的双重门控系统，存在备用、激活与失活三种状态。电压门控性 Na^+ 通道受电压调控，在不同电压影响下，通道发生构象改变而出现不同的功能状态。静息时，钠通道处于备用状态，此时激活门关闭、失活门打开，Na^+ 不能通过。在神经纤维，当膜去极化至 −55mV 时，钠通道的激活门打开、失活门仍处于开放状态，Na^+ 的通透性在极短的时间内迅速增大，于是细胞外的 Na^+ 在电化学驱动的作用下迅速内流，随后膜虽处于去极化状态，但失活门由开放趋于关闭（尽管此时激活门仍开放），钠通道进入失活状态而不再开放，膜对 Na^+ 通透性下降。随着膜电位复极化、直至静息电位，Na^+ 的状态才逐渐恢复至备用状态。

神经接受外界刺激时，电压门控性 Na^+ 通道激活，引发 Na^+ 向膜内易化扩散，形成动作电位迅速上升的去极相和超射。Na^+ 通道的失活解释了动作电位达到超射值的顶点后不能维持在这一数值，而是继续下降，参与形成动作电位的复极相，膜电位的变化呈现为锋电位形式。

形成动作电位的复极相的另一重要因素是：差不多在 Na^+ 通道失活的同时，膜结构中的电压门控性 K^+ 通道开放。这一类 K^+ 通道根据它被激活的特点，不同于前面讲到的维持细胞静息电位的 K^+ 通道。在枪乌贼巨大神经轴突进行的电压钳实验中发现，决定锋电位下降支的 K^+ 通道和电压门控性 Na^+ 通道相似，也是被跨膜电位的去极化所激活，但 K^+ 通道的开放出现得较迟，当 K^+ 通道开放时，Na^+ 通道已经进入失活状态，而且 K^+ 通道一般不出现失活，或失活得很慢。这时由于膜内的高 K^+ 浓度，造成 K^+ 外流，使膜内电位变负，最后恢复到静息时 K^+ 平衡电位的状态。

细胞每兴奋一次或产生一次动作电位，总有一部分 Na^+ 在去极化时进入膜内，一部分 K^+ 在复极时逸出膜外，但由于离子移动受到相应离子的平衡电位的限制，它们的实际进出量很小。据估计，神经纤维每兴奋一次，进入膜内的 Na^+ 量大约使膜内的 Na^+ 浓度增加八万分之一，复极时逸出的 K^+ 量也类似这个数量级。即便神经连续多次产生兴奋，短时间内也不大可能明显地改变膜内高 K^+ 和膜外高 Na^+ 这种基本状态，这是钠泵活动的结果。钠泵的活动受膜内、外 Na^+、K^+ 浓度的调控，尤其对膜内 Na^+ 浓度增加十分敏感，Na^+ 的轻微增加就能促使钠泵的活动，因此在每次兴奋后的静息期，钠泵活动有一定程度的增强，将兴奋时多进入膜内的 Na^+ 泵出，同时将复极时逸出膜外的 K^+ 泵入，恢复兴奋前原有的离子分布状态。

钠泵每分解 1 分子 ATP 可将 3 Na^+ 移出胞外，同时将 2 K^+ 移入胞内，其结果是泵出的 Na^+ 量有可能明显超过泵入的 K^+ 量，这就使膜内负电荷相对增多，使膜两侧电位向超极化的方向变化。这时的钠泵，就称为生电性钠泵。锋电位以后出现的正后电位（膜内负电位加大），很可能是生电性钠泵作用的结果。至于负后电位（膜内负电位减小），则一般认为是在复极时迅速外流的 K^+ 蓄积在膜外侧附近，因而暂时阻碍了 K^+ 外流的结果。

总而言之，钠泵在消耗 ATP 的情况下形成膜内高 K^+ 和膜外高 Na^+ 状态，是产生各种细胞生物电现象的基础；这两种离子通过膜结构中电压门控性 K^+ 通道和 Na^+ 通道的易化扩散，是形成神经和骨骼肌细胞静息电位和动作电位的直接原因。

二、动作电位的产生条件和兴奋在同一细胞上的传导

自然条件下，心肌自律性细胞、某些平滑肌细胞可发生自动除极化，产生动作电位。对于神经元等其他细胞而言，它们只有受到去极化型的刺激方可产生动作电位。本节介绍动作电位的产生条件和兴奋在同一细胞上的传导机制。

（一）阈电位和动作电位的引导

如图 2-19 所示，一对刺激电极同一个直流电源相连，实验中施加不同强度的电刺激，观察动作电位的产生条件。当刺入轴突膜内的一个电极同电源负极相连时（图 2-19 A1），不同强度的电刺激只能引起膜内原有负电位即静息电位不同程度的加大，即引起膜不同程度的超极化，如图 2-19 B 中横轴下方的各条曲线所示，这时即使用很强的刺激也不会引发动作电位；相反，当膜内的刺激电极同电源正极相连时（图 2-19 A2），接通电路将在膜内引起去极化，而且当刺激加强使膜内去极化达到某一临界值时，就可在已经出现的去极化的基础上出现一次动作电位，如图 2-19 B 中横轴上方的各条曲线所示。这个能进一步诱发动作电位的去极化临界膜电位值，称为阈电位（threshold membrane potential）。它是所有可兴奋细胞的一项重要功能指标，例如在巨大神经轴突，静息电位为 –70mV，阈电位约相当于 –55mV；在一般细胞，阈电位大都较它们的静息电位的负值少 10~15mV。

动作电位的上升支是膜中电压门控性 Na^+ 通道快速而大量开放的结果，而这类通道开放的概率取

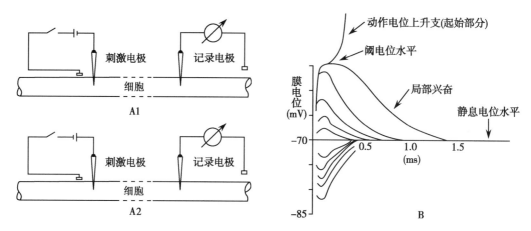

图 2-19　局部兴奋记录的实验模式图

A. 刺激电流的方向；B.跨膜内向刺激电流引起膜的超极化和外向刺激电流引起的局部兴奋及其向锋电位的转化

决于跨膜电位的去极化。当膜除极达到某一临界值时，少量 Na⁺ 通道开放引起的 Na⁺ 内流会造成膜的进一步去极化，这将引起更多的 Na⁺ 通道开放和更大的开放概率，如此反复，就会出现一个"正反馈"或称为再生性循环的过程，其结果是出现一个不再依赖于原刺激而使 Na⁺ 通道迅速而大量开放，膜外 Na⁺ 快速内流的过程，直至达到 Na⁺ 的平衡电位，形成锋电位的上升支。如果去极化未能达到阈电位，也会引起一些 Na⁺ 通道的开放并造成新的去极化，但由于去极化程度较小，它可被当时维持 K⁺ 平衡电位的 K⁺ 外流所抵消，不能进而引起动作电位。这一临界膜电位被称为阈电位，它是整段膜所具有的特性。单一 Na⁺ 通道并不表现"阈"的特性，并不是去极化到某一数值时通道才突然开放的。

阈电位是用膜去极化的临界值来描述动作电位的产生条件。外加刺激要引起细胞兴奋或产生动作电位，必须达到一定的强度，这个强度称为阈强度（threshold intensity）。换句话说，阈强度是指作用于标本并能使膜的静息电位去极化到阈电位的外加刺激强度，这是它和阈电位在概念上的区别。比阈强度弱的刺激，称为阈下刺激，它们只能引起低于阈电位值的去极化，不能发展为动作电位。超过阈强度刺激称为阈上刺激，这时，动作电位的上升速度和所能达到的最大值便不再依赖于所给刺激的强度大小了。

产生动作电位不但要求刺激达到一定的强度，而且要求刺激强度的变化率足够大。强度变化率是指单位时间内电流强度的变化率（dI/dt）。强度变化率只有达到一定数值才利于膜的去极化和 Na⁺ 通道开放之间形成再生性循环，由此促发膜发生动作电位。此外，刺激作用的时间是组织、细胞兴奋的第三要素。由于细胞膜具有电容特性，如果刺激时间太短，膜电容会使其产生的除极有一滞后，膜电位不能在短时间内达到阈电位而引发兴奋。在应用高频电脉冲（10 000Hz 以上）理疗时，由于每一次刺激的时间过短，不会使神经细胞兴奋，但可使局部温度升高而达到治疗作用（热疗）。

（二）局部兴奋及其特性

阈下刺激不能使静息电位的变化达到阈电位，但它能引起该段膜中少量 Na⁺ 通道开放，只是开放的概率少，于是少量内流的 Na⁺ 和电刺激造成的去极化叠加起来，在受刺激的局部出现一个较小的膜去极化反应，称为局部反应或局部兴奋。局部兴奋由于强度较弱，且很快被外流的 K⁺ 所抵消，只能持续较短的时间。局部兴奋的特点是：①不是"全或无"的，在阈下刺激的范围内，局部兴奋是随着阈下刺激的增大而增大；②不能在膜上作远距离的传播，虽然膜内外都是电解质溶液，发生在膜的某一点的局部兴奋，可以使邻近的膜也产生类似的去极化，但由于膜本身有电阻特性，这个局部兴奋将随着传播距离的加大而迅速减小以至消失，所波及的范围在一般神经细胞膜上不超过数十乃至数百微米，称为电紧张性扩布（electrotonic propagation），这在神经元细胞体或视网膜中的一些神经元的信息传播中具有重要生理意义；③局部兴奋可以互相叠加，一处产生的局部兴奋由于电紧张性扩布可使邻近部位的膜出现程度较小的去极化，而该处又因另一刺激也产生了局部兴奋，虽然两者（当然不一定限于两者）单独出现时都不足以引发一次动作电位，但如果遇到一起时可以叠加起来，以致有可能达到阈电位而引发一次动作电位，称为兴奋的空间性总和（spatial summation）；局部兴奋的叠加也可以发生在连续接受数个阈下刺激的膜的某一点，亦即当前面刺激引起的局部兴奋尚未消失时，可与后面刺激引起的局部兴奋发生叠加，称为时间性总和（temporal summation）。总和现象在神经元细胞体和树突的功能活动中十分重要和常见。

（三）细胞发生一次兴奋后兴奋性发生周期性改变

肌肉或腺体受到一定强度刺激后，发生兴奋（表现为收缩或分泌），膜极性发生反转，即发生一次动作电位。由此可说，动作电位或锋电位的产生是细胞受到刺激后发生兴奋的标志。兴奋性的概念相应地延伸为细胞产生动作电位的能力。研究证实，任何可兴奋细胞发生一次兴奋后，兴奋性都会经历一次周期性变化，然后才恢复到正常水平，称为兴奋性的周期变化（图 2-20）。所经历的时期包括：

1. **绝对不应期**（absolute refractory period） 组织兴奋后的一段时期，即相当于动作电位的锋电位时间内，大部分 Na^+ 通道处于失活状态，这时不论再受到多强的刺激，都不能再引起兴奋，即兴奋性降低到"零"。

2. **相对不应期**（relative refractory period） 在绝对不应期之后的一段时间内，时间相当于负后电位的前半期，细胞的兴奋性比正常时低，只有受到阈上刺激，才有可能使组织产生新的兴奋。存在相对不应期的原因是：Na^+ 通道只有部分复活，或者说，只有部分回到备用状态。

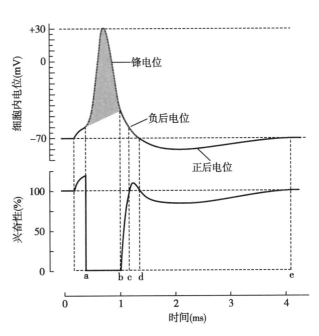

图 2-20 细胞兴奋后兴奋性的变化及其与动作电位的关系
ab. 绝对不应期；bc. 相对不应期；cd. 超常期；de. 低常期

3. **超常期** 相对不应期过后，时间上相当于负后电位的后半期，细胞兴奋性高于正常，用阈下刺激就能引起兴奋。在超常期，Na^+ 通道虽未完全回到备用状态，但膜电位距离阈电位较近，容易引起兴奋。

4. **低常期** 继超常期之后，相当于动作电位的正后电位时期，这时 Na^+ 通道已完全回到备用状态，但膜电位距离阈电位较远，兴奋性低于正常。如若引起细胞再次兴奋，需要给予阈上刺激。

（四）兴奋在同一细胞上的传导机制

可兴奋细胞的特征之一是它任何一处的膜产生的动作电位，都可沿着细胞膜向周围传播，使整个细胞的膜都经历一次类似于被刺激部位的离子跨膜运动，表现为动作电位沿整个细胞膜的传导。传导的机制实际已包含在兴奋膜的上述特性之中。设想枪乌贼的一条无髓神经纤维的某一小段，因受到足够强的外加刺激而出现了动作电位（图2-21B左端），即该处出现了膜两侧电位的暂时性倒转，由静息时的内负外正变为内正外负，但和该段神经相邻的神经段仍处于安静时的极化状态。由于膜两侧的溶液都是导电的，于是在已兴奋的神经段和与它相邻的未兴奋的神经段之间，将由于电位差的存在而有电荷移动，称为局部电流（local current），它的运动方向是：膜外的正电荷由未兴奋段移向已兴奋段，膜内的正电荷由已兴奋段移向未兴奋段。这样流动的结果，是造成未兴奋段膜内电位升高而膜外电位降低，亦即引起该处膜的去极化；这一过程开始时，就相当于电紧张性扩布。根据上述关于兴奋产生的机制的分析，当任何原因使膜的去极化达到阈电位的水平时，都会大量激活该处的 Na^+ 通道而

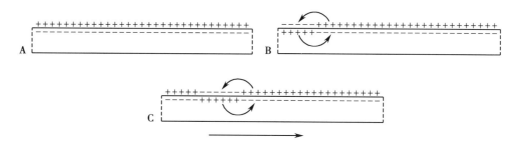

图 2-21 神经纤维兴奋传导机制的模式图

弯箭头表示膜内外局部电流的流动方向，下方直箭头表示冲动传导方向。A. 静息时；B. 发生兴奋后；C. 传导过程中

导致动作电位的出现。因此，当局部电流的出现使邻接的未兴奋的膜去极化到阈电位时，也会使该段出现它自己的动作电位。所谓动作电位的传导，实际是已兴奋的膜部分通过局部电流"刺激"了相邻的未兴奋的膜部分，使之出现动作电位，这样的过程在膜表面连续进行下去，就表现为兴奋在整个细胞的传导。由于锋电位产生期间电位变化的幅度和陡度相当大，在单一细胞局部电流的强度超过了引起邻近膜兴奋所必需的阈强度数倍以上，因而以局部电流为基础的传导过程是相当"安全"的，亦即一般不易因某处动作电位不足以使邻接的膜产生兴奋而导致传导"阻滞"，这一点与一般化学性突触处的兴奋传递有明显的差别。

兴奋传导机制虽然以无髓神经纤维为例，但在其他可兴奋细胞（如骨骼肌细胞）的兴奋传导，基本上遵循同样的机制。有髓神经纤维在轴突外面包有一层相当厚的髓鞘，髓鞘主要成分的脂质是不导电或不允许带电离子通过的，因此只有在髓鞘暂时中断的郎飞结处，轴突膜才能和细胞外液接触，使跨膜离子移动得以进行。因此，当有髓纤维受到外加刺激时，动作电位只能在邻近刺激点的郎飞结处产生，而局部电流也只能发生在相邻的郎飞结之间，其外电路要通过髓鞘外面的组织间液，因此，动作电位表现为跨过每一段髓鞘而在相邻郎飞结处相继出现，这称为兴奋的跳跃式传导（salutatory conduction）（图2-22）。

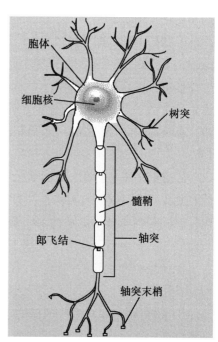

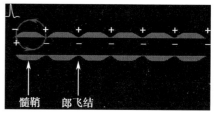

图 2-22 兴奋的跳跃式传导模式图

跳跃式传导时的兴奋传导速度，显然比上述无髓纤维或一般细胞的传导速度快得多；而且由于跳跃式传导时，单位长度内每传导一次兴奋所涉及的跨膜离子运动的总数要少得多，因此它还是一种"节能"的传导方式。看来，神经髓鞘的出现是进化过程中既能增加神经纤维传导速度、又能减少生物能量消耗的一种方式。

无脊椎动物没有有髓神经纤维，而无髓纤维增加传导速度的一个可能途径是增大轴突的直径，因为这样可以减少膜内液体的电阻而增加局部电流的强度，使动作电位的传导速度加快。徐科等人（1993年）指出，某些无脊椎动物的神经纤维也能以一种特殊的方式进行跳跃式传导。一些虾类纤细的有髓纤维也具有快速的传导速度，但它们是通过髓鞘上出现的窗形缺损来实现跳跃式传导，这说明兴奋传导在进化过程中的多样性。

如果一条神经纤维在它的中间部受到刺激，将会有动作电位由中间向纤维两端扩布，这是由于局部电流可以出现在原兴奋段两侧之故。由此可以理解，兴奋在同一细胞上的传导，并不限于朝向某一方向。体内神经纤维所以有传入和传出之分，只是由于在整体的自然条件下，传入纤维只能在它们和感受器相连接的外周端被刺激，而传出纤维只能在它们的细胞体产生冲动而传向外周，并非是由于这些纤维本身只能单方向传导兴奋的缘故。

思考题

1. 简述细胞膜的化学组成、结构和功能特点。
2. 举例说明物质跨膜转运的方式。
3. 简述跨膜信号转导的方式。
4. 简述静息电位和动作电位产生的离子机制。
5. 局部电位和动作电位有何不同？
6. 以神经纤维为例说明细胞发生一次兴奋后兴奋性的变化。

（周京军）

第三章
骨骼肌的功能

本章介绍了骨骼肌的超微结构，神经 - 肌肉接头的兴奋传递，肌纤维的收缩过程及其原理，骨骼肌特性及收缩形式、失用和运动对骨骼肌的影响和肌电及其应用；重点要求掌握肌纤维的收缩过程及其原理，失用和运动对骨骼肌的影响和肌电图及其应用；了解骨骼肌的超微结构，神经 - 肌肉接头的兴奋传递，骨骼肌特性和收缩形式。

肌肉收缩是完整机体的主要活动形式之一，许多生理功能都借此得以实现。人体内的肌肉组织包括骨骼肌、心肌和平滑肌三种。骨骼肌是体内最多的组织，约占体重的 40%。在运动过程中，骨骼肌收缩是人体运动的动力，人体各种形式的运动主要是靠骨骼肌收缩活动来完成的。

第一节　肌纤维的结构

骨骼肌细胞又称肌纤维（myofiber），是骨骼肌的基本结构和功能单位。肌纤维含有大量肌原纤维（myofibril）和丰富的肌管系统，肌原纤维排列高度规则有序。成人肌纤维直径约 60μm，长度可达数毫米到数十厘米。每条肌纤维外面包有一层薄的结缔组织膜，称为肌内膜。许多肌纤维排列成束（即肌束），表面被肌束膜包绕。许多肌束聚集在一起构成一块肌肉，外面包以结缔组织膜，称为肌外膜（图 3-1）。

每一块肌肉的中间部分一般膨大而称为肌腹，两端为没有收缩功能的肌腱。肌腱直接附着在骨骼上，骨骼肌收缩时通过肌腱牵动骨骼而产生运动。

一、肌原纤维和肌小节

每个肌纤维含有数百乃至数千条与其长轴平行排列的纤维状结构，称为肌原纤维。肌原纤维的直径约 1~2μm，纵贯肌细胞全长。每条肌原纤维都由暗带（A 带）和明带（I 带）呈交替规则排列。在平行的各肌纤维之间，暗带和明带的分布保持一致，在显微镜下呈现有规律的横纹排列，故骨骼肌也称横纹肌（图 3-1）。

暗带的长度在肌肉处于静止、受到牵拉或收缩时基本不变，其长度约为 1.5μm。在暗带中央有一个相对明亮的区域，称为 H 带（有时也称 H 区）。I 带和 H 带的长度随肌肉所处的状态而变化，当肌肉收缩时 H 带缩短，肌肉舒张或被拉长时 H 带变宽。在 H 带的中央有一条较暗的线，称为 M 线。在明带中央也有一条较暗的线，称为 Z 线（或称为 Z 盘）。在肌原纤维上两条 Z 线之间的区域构成一个肌小节（sarcomere），它是由一个完整的 A 带和两侧各半个 I 带组成的，是骨骼肌收缩和舒张的基本单位。肌肉生长是通过增加新的肌小节来使肌纤维长度延长，而不是通过肌小节宽度的增加。肌小节的长度变化范围为 1.5~3.3μm，肌肉收缩时较短，舒张时较长，肌肉安静时肌小节的长度约为 2.0~2.2μm（图 3-2）。

肌原纤维由粗、细两种肌丝按一定规律排列而成。实际上由于粗肌丝的存在而形成了 A 带。细肌丝连接于 Z 线，纵贯 I 带全长，并伸入 A 带部位，与粗肌丝交错对插。在一个肌小节中，来自两侧 Z 线的细肌丝在 A 带中段未相遇而隔有一段距离，即为 H 区，此时 H 区的肌丝成分只有粗肌丝，而 H 区以外的 A 带中粗、细肌丝并存。当肌肉被动拉长时，肌小节长度增大，此时细肌丝从 A 带重叠区拉出，使 I 带长度增大，H 区也相应增宽（图 3-2）。

粗、细肌丝相互重叠时，在空间上呈现严格的规则排列，每一根粗肌丝被六根细肌丝所包围。粗、细肌丝间这种密切的空间关系为肌细胞收缩时粗、细肌丝的相互作用创造了条件（图 3-3）。

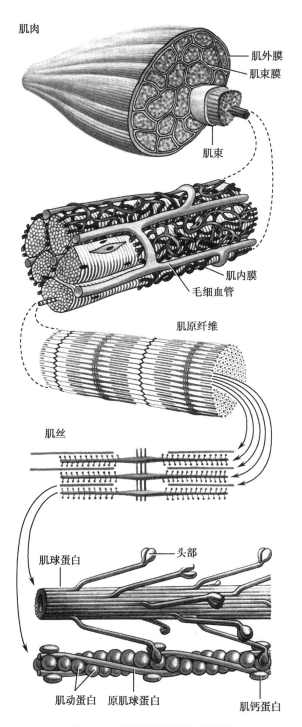

图 3-1　骨骼肌超微结构示意图

二、肌丝的分子组成

肌纤维由粗肌丝和细肌丝组成。粗、细肌丝是肌纤维收缩的物质基础。

（一）粗肌丝

粗肌丝主要由肌球蛋白（myosin，又称肌凝蛋白）组成。一条粗肌丝中约有 200 个肌球蛋白分子。每个肌球蛋白分子长约为 150nm，呈双头长杆状，由两条肌球蛋白重链（myosin heavy chain，MHC）和四条肌球蛋白轻链（myosin light chain，MLC）组成。两条重链呈螺旋状结合在一起，一端折叠形成两个球形的肌球蛋白头部，另一端形成杆状的肌球蛋白尾部。肌球蛋白的轻链也参与了肌球蛋白头部的组成，每个肌球蛋白的头部包含了两条轻链（图 3-4 上）。许多肌球蛋白的杆状尾部集束构成粗肌丝的主干，其头部向外突出，形成横桥（cross-bridge）（图 3-4 下）。每条粗肌丝上大约有 300~400 个横桥。横桥长约为 6nm，具有 ATP 酶活性，可分解 ATP 而获得能量用于横桥的运动。在一定条件下，横桥可与细肌丝上的肌动蛋白结合而被激活，横桥被激活后向 M 线扭动，引起肌纤维收缩。

（二）细肌丝

细肌丝主要由三种蛋白质组成，包括肌动蛋白（actin，又称肌纤蛋白）、原肌球蛋白（tropomyosin，又称原肌凝蛋白）和肌钙蛋白（troponin，又称原宁蛋白）组成（图 3-5）。

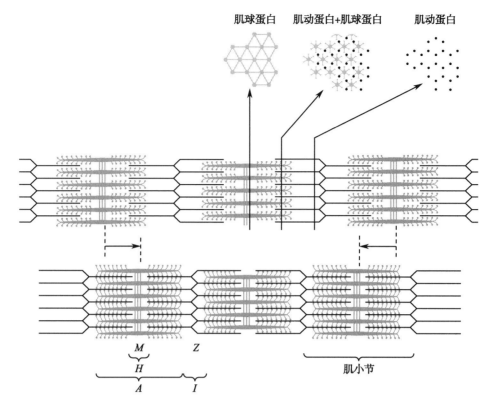

图 3-2 肌原纤维的结构示意图

A 表示 A 带，A 带由粗肌丝和细肌丝组成；I 表示 I 带，I 带只有细肌丝而没有粗肌丝；H 表示 H 区，H 区只有粗肌丝而没有细肌丝；M 表示 M 线；Z 表示 Z 线

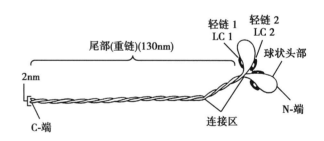

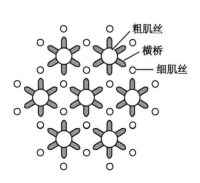

图 3-3 粗肌丝和细肌丝的空间排列示意图

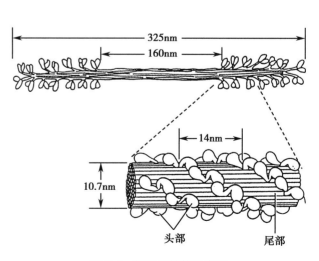

图 3-4 粗肌丝结构示意图

1. **肌动蛋白** 肌动蛋白单体呈球状（称 G 肌动蛋白）。许多 G 肌动蛋白单体以双螺旋聚合成纤维状肌动蛋白（F 肌动蛋白），构成细肌丝的主干，占细肌丝的 60%。由于肌动蛋白直接参与肌纤维的收缩，故和肌球蛋白一同被称为收缩蛋白（图 3-5）。

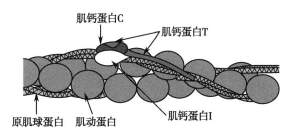

图 3-5 细肌丝结构示意图

2. **原肌球蛋白** 原肌球蛋白也呈双螺旋状，位于 F 肌动蛋白的双螺旋沟中并与其松散结合。在安静状态下，原肌球蛋白分子位于肌动蛋白的活性位点之上，阻碍横桥与肌动蛋白结合。每个原肌球蛋白分子大约掩盖 7 个活性位点（图 3-5）。原肌球蛋白和肌钙蛋白不直接参与肌丝的相互作用，但可影响和调控收缩蛋白（肌球蛋白和肌动蛋白）间的相互作用，故称为调节蛋白。

3. **肌钙蛋白** 肌钙蛋白是含有三个亚单位的复合体。亚单位 I（troponin I，肌钙蛋白 I）、亚单位 T（troponin T，肌钙蛋白 T）和亚单位 C（troponin C，肌钙蛋白 C）分别对肌动蛋白、原肌球蛋白和 Ca^{2+} 具有高亲和力。肌钙蛋白的作用之一是把原肌球蛋白附着于肌动蛋白上（图 3-5）。

静息时，肌钙蛋白 T 和肌钙蛋白 I 分别与原肌球蛋白和肌动蛋白紧密相连，将原肌球蛋白保持在遮盖肌动蛋白的结合位点上。当细胞内 Ca^{2+} 浓度增高时，肌钙蛋白亚单位 C 与 Ca^{2+} 结合，引起整个肌钙蛋白分子构型改变，进而引起原肌球蛋白分子变构。这种改变导致肌钙蛋白 I 与肌动蛋白的结合力减弱，并使原肌球蛋白向肌动蛋白双螺旋沟槽的深部移动，暴露肌动蛋白分子上的活性位点，使肌动蛋白与横桥得以结合，最终导致肌纤维收缩（图 3-6）。

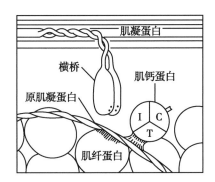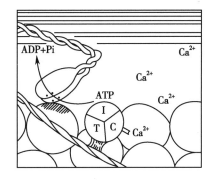

图 3-6 Ca^{2+} 通过和肌钙蛋白结合，诱发横桥和肌动蛋白之间的相互作用

三、 肌管系统

肌原纤维周围包绕着膜性囊管状结构，这些膜性囊管状结构称为肌管系统，可分为横小管系统（transverse tubular system，又称 T- 管系统）和纵小管系统（longitudinal tubular system，又称 L- 管系统）。这些肌管系统是骨骼肌兴奋引起收缩偶联过程的基础。横小管系统是肌细胞膜横向伸入肌纤维内部的膜小管系统，在相当于 Z 线水平由表面凹陷进入肌纤维内部，伸展到每一肌原纤维之间反复分支。横小管系统与细胞外液贯通，肌细胞膜上的兴奋可通过横小管扩布到肌细胞内部。纵小管系统也即肌质网（sarcoplasmic reticulum，SR）。细胞内肌质网常围绕每条肌原纤维形成花边样的网，其走行方向和肌纤维纵轴平行。肌质网在接近横小管处形成的膨大，称为终末池（terminal cisternae）。终末池结构使纵小管和横小管的接触面积加大。肌质网内 Ca^{2+} 浓度较高，且在肌质网膜上存在 Ca^{2+}

通道。肌细胞兴奋时，肌质网中的 Ca^{2+} 通道开放、Ca^{2+} 顺浓度梯度进入细胞质，引起骨骼肌收缩。每一个横小管和来自两侧的终末池构成复合体，称为三联管（triad）结构。横小管与纵小管的膜在三联管结构处并不接触，中间有约 12nm 的间隙，故这两种小管的内腔并不相通（图3-7）。

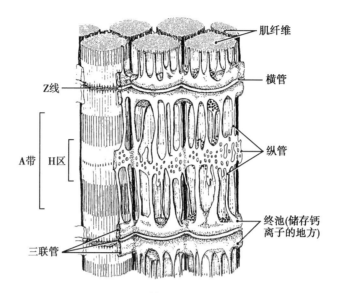

图 3-7　肌管系统结构示意图

第二节　神经 - 肌肉接头的兴奋传递

与神经细胞一样，骨骼肌细胞在安静时也存在静息膜电位，受到刺激发生兴奋时，会产生动作电位。当来自中枢的神经冲动（动作电位）到达神经末梢时，神经冲动可通过神经 - 肌肉接头引起肌细胞兴奋，动作电位在肌细胞膜上传导，最后触发一系列复杂的生理过程使骨骼肌纤维收缩。

一、神经 - 肌肉接头的结构

神经 - 肌肉接头（neuromuscular junction）的结构又称为运动终板（motor end-plate）。运动神经的末梢发出许多细小分支，并且在终末部分膨大。此处的神经细胞膜较正常部位要厚些，称为接头前膜（prejunctional membrane，也称终板前膜），与之相对应的骨骼肌细胞膜称为终板膜（end-plate membrane），又称接头后膜（postjunctional membrane）或终板后膜。接头后膜往往形成许多小皱褶，以增加接头后膜表面积。接头前膜与接头后膜之间的间隙称为接头间隙（junctional cleft，也称终板间隙），此间隙约为 20nm，其中充满了细胞外液。在神经末梢的轴浆内含有许多直径约 50nm 的囊泡，囊泡内含乙酰胆碱。神经末梢兴奋时乙酰胆碱以囊泡为单位批量地向接头间隙内释放，称为量子式释放（quantum release）。在终板后膜上存在乙酰胆碱受体，能与乙酰胆碱特异性结合。在接头间隙和终板后膜的皱褶中同时存在大量的胆碱酯酶，可以将乙酰胆碱水解使其失活（图3-8）。

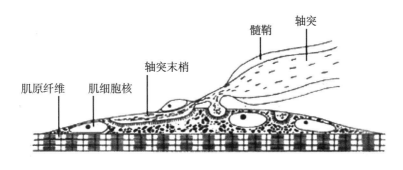

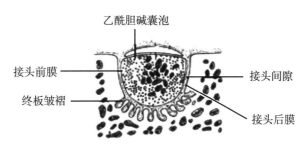

图 3-8 神经 - 肌接头处的结构示意图

二、 神经 - 肌肉接头的兴奋传递

　　安静时，神经细胞的轴突末梢处只有少量的囊泡随机释放，所释放的乙酰胆碱对肌细胞不能产生明显的影响。当动作电位沿神经纤维传到轴突末梢时，神经末梢处在动作电位去极化的作用下，接头前膜上的钙离子通道开放，Ca^{2+} 从细胞外液进入轴突末梢细胞膜内。Ca^{2+} 进入细胞膜内后，促使轴浆中大量含有乙酰胆碱的囊泡向接头前膜移动。当囊泡到达接头前膜后，囊泡膜与接头前膜融合进而破裂，通过出胞作用将囊泡中的乙酰胆碱释放到接头间隙。一次动作电位到达神经末梢能使约 200~300个囊泡释放，约有 10^7 个乙酰胆碱分子进入接头间隙。乙酰胆碱通过接头间隙到达接头后膜后，和接头后膜上的特异性乙酰胆碱受体结合，引起接头后膜上的 Na^+、K^+ 等（以 Na^+ 为主）通道开放，使 Na^+ 内流、K^+ 外流，结果使接头后膜处的膜电位幅度减小，即去极化。这一电位变化称为终板电位（end-plate potential）。终板电位属于局部电位，电位的大小与接头前膜释放的乙酰胆碱量成正比，无不应期，可表现总和现象。终板电位产生时，以电紧张的形式向周围的肌细胞膜扩布。当终板电位达到一定幅度（肌细胞的阈电位）时，肌细胞膜上电压依赖性 Na^+ 通道开放，膜对 Na^+ 的通透性增加，Na^+ 在浓度梯度的作用下流向细胞膜内，引发肌细胞膜产生动作电位，从而使骨骼肌细胞产生兴奋。

第三节　肌纤维的收缩过程

　　肌纤维收缩是骨骼肌的基本功能。目前比较公认的解释骨骼肌纤维收缩原理的学说是肌丝滑行学说。

一、 肌丝滑行学说

　　1954 年 Huxley 等人发现，肌肉缩短时 A 带的长度不变，而 I 带和 H 带变窄。在肌肉被拉长时，

A 带的长度仍然不变，I 带和 H 带变宽。同时发现，无论肌小节缩短或被拉长，粗肌丝和细肌丝的长度都不变，但两种肌丝的重叠程度发生了变化。根据以上发现，Huxley 等人提出了肌丝滑行学说（sliding-filament theory）。肌丝滑行学说认为：肌肉的缩短是由于肌小节中细肌丝在粗肌丝之间滑行造成的。即当肌肉收缩时，由 Z 线发出的细肌丝在某种力量的作用下向 A 带中央滑动，结果相邻的各 Z 线互相靠近，肌小节的长度变短，从而导致肌原纤维以至于整条肌纤维和整块肌肉的缩短（图 3-9）。

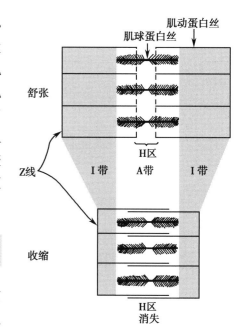

图 3-9　骨骼肌收缩示意图

二、肌纤维收缩的分子机制

在安静状态，肌浆中的钙离子浓度低于 10^{-7}mol/L，肌细胞内的钙离子约有 90% 以上贮存在终末池中。当运动神经上的神经冲动（动作电位）到达神经末梢时，通过神经 - 肌肉接头处的兴奋传递，使肌细胞膜产生兴奋。肌细胞膜去极化最终导致肌质网向肌浆中释放 Ca^{2+}（肌质网中的 Ca^{2+} 浓度远远大于肌浆中的 Ca^{2+} 浓度），肌浆中的 Ca^{2+} 浓度瞬时升高，可达 10^{-5}mol/L。肌钙蛋白亚单位 C 与 Ca^{2+} 结合，引起肌钙蛋白的分子结构改变，进而导致原肌球蛋白的分子结构改变，原肌球蛋白滑入肌动蛋白双螺旋沟的深部，肌动蛋白分子上的活性位点暴露。一旦肌动蛋白分子上的活性位点暴露，粗肌丝上的横桥即与之结合。横桥与肌动蛋白结合后会产生两种作用：①激活了横桥上的 ATP 酶，使 ATP 迅速分解产生能量，供横桥摆动之用；②激发横桥的摆动，拉动细肌丝向 A 带中央。然后，横桥自动与肌动蛋白上的活性位点分离，并与新的活性位点结合，横桥再次摆动，拖动细肌丝又向 A 带中央前进一步。如此，横桥头部前后往复地运动，一步一步地在细肌丝上"行走"，拖动细肌丝向 A 带中央滑行，使肌纤维收缩（图 3-10）。肌肉收缩时活化的横桥数目越多，肌肉的收缩力量越大。

当肌浆中的 Ca^{2+} 浓度升高时，肌质网膜上的钙泵被激活。在钙泵的作用下肌浆中的 Ca^{2+} 被泵入肌质网内，使肌浆中 Ca^{2+} 浓度降低，Ca^{2+} 与肌钙蛋白亚单位 C 分离，肌钙蛋白和原肌球蛋白恢复原先的构型，原肌球蛋白再次掩盖肌动蛋白上的活性位点，阻止横桥与肌动蛋白的相互作用，细肌丝回至肌肉收缩前的位置，肌纤维舒张。

三、肌纤维的兴奋 - 收缩偶联

肌纤维收缩之前，首先肌纤维膜上要产生动作电位，然后肌纤维收缩。因此，在以膜电位变化为特征的兴奋过程和以肌丝滑行为基础的肌纤维收缩过程之间，必然存在某种中介过程把二者联系起来。通常把以肌细胞膜的电变化为特征的兴奋过程和以肌丝滑行为基础的收缩过程之间的中介过程称为兴奋 - 收缩偶联（excitation-contraction coupling）。兴奋 - 收缩偶联过程包括以下 3 个主要步骤：

1. **兴奋（动作电位）通过横小管系统传导到肌细胞内部**　横小管是肌细胞膜的延续，具有肌细胞膜的特性，动作电位可沿着肌细胞膜传导到横小管，并深入到三联管结构。

2. **三联管结构处的信息传递**　横小管膜上的动作电位可引起与其邻近的终末池膜及肌质网膜上

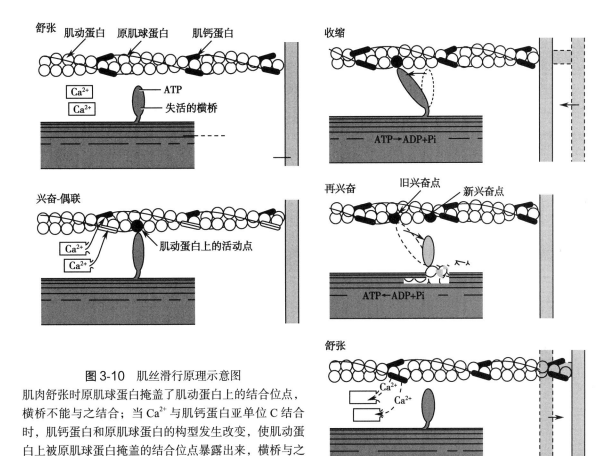

图 3-10　肌丝滑行原理示意图
肌肉舒张时原肌球蛋白掩盖了肌动蛋白上的结合位点，横桥不能与之结合；当 Ca^{2+} 与肌钙蛋白亚单位 C 结合时，肌钙蛋白和原肌球蛋白的构型发生改变，使肌动蛋白上被原肌球蛋白掩盖的结合位点暴露出来，横桥与之结合，并拉动细肌丝滑行，肌肉表现为收缩

的大量 Ca^{2+} 通道开放，Ca^{2+} 顺着浓度梯度从肌质网内流入胞质，肌浆中 Ca^{2+} 浓度升高后，Ca^{2+} 与肌钙蛋白亚单位 C 结合时，导致肌钙蛋白、原肌球蛋白的构型发生改变，最终导致肌丝滑行。

3. **肌质网对 Ca^{2+} 再回收**　肌质网膜上存在着 Ca^{2+}-Mg^{2+} 依赖式 ATP 酶（钙泵）。当肌浆中的 Ca^{2+} 浓度升高时，钙泵将肌浆中的 Ca^{2+} 逆浓度梯度转运到肌质网中贮存，从而使肌浆 Ca^{2+} 浓度保持较低水平。由于肌浆中的 Ca^{2+} 浓度降低，Ca^{2+} 与肌钙蛋白亚单位 C 分离，最终引起肌肉舒张。

第四节　骨骼肌特性

骨骼肌特性包括物理特性和生理特性。另外，骨骼肌是由不同类型的肌纤维组成的。不同类型的肌纤维具有不同的形态和生理学特性。

一、骨骼肌的物理特性

骨骼肌的物理特性包括伸展性、弹性和黏滞性。骨骼肌在受到外力牵拉或负重时可被拉长，这种特性称为伸展性。当外力或负重取消后，肌肉的长度又可恢复，这种特性称为弹性。肌肉受到牵拉时的伸展程度和所受牵张力大小并不呈线性关系，而是当牵张力逐渐增大时，其伸展长度的增加幅度逐渐降低；另外，当牵张力或负荷取消后肌肉的长度也不是立即恢复。这是由于骨骼肌细胞质内各分子间的摩擦力造成的。因此，除上述两种物理特性外，骨骼肌还具有黏滞性。黏滞性是由肌浆内各分子之间的相互摩擦作用所产生的。

骨骼肌的物理特性受温度影响：当肌肉温度下降时，肌浆内各分子间的摩擦力增大，肌肉的黏滞性增加，伸展性和弹性下降；当肌肉温度升高时，肌浆内各分子间的摩擦力减小，肌肉黏滞性下降，伸展性和弹性增加。在进行运动和体育锻炼时，要注意保持肌肉温度，充分做好准备活动，使肌肉温度升高，降低黏滞性，提高肌肉伸展性和弹性，有利提高骨骼肌的收缩功能避免肌肉损伤。

二、骨骼肌的生理特性

（一）骨骼肌的兴奋性

要引起骨骼肌兴奋必须给予适当的刺激。刺激应满足以下条件。

1. 刺激强度　要使肌肉产生兴奋，刺激必须达到一定强度。引起肌肉兴奋的最小刺激强度称为阈刺激。大于阈刺激强度的刺激称为阈上刺激；低于阈刺激强度的刺激称为阈下刺激。阈刺激可以作为评定组织兴奋性高低的指标。阈刺激小表示组织的兴奋性高，阈刺激大则表示兴奋性低。

用阈下刺激刺激单个肌纤维，不能引起肌纤维收缩。而用阈刺激或阈上刺激刺激肌纤维可以引起肌纤维收缩。由于一块肌肉是由许多肌纤维组成的，而且每条肌纤维的兴奋性是不同的，因此，给予肌肉较小的刺激强度，只能引起那些兴奋性较高的肌纤维兴奋。这时参加收缩的肌纤维数量较少，肌肉收缩力量也较小。如果逐渐加大刺激强度，兴奋并参加收缩的肌纤维逐渐增多，肌肉产生的力量也越来越大。当刺激强度适宜时，整块肌肉中兴奋并参与收缩的肌纤维数目达到最大（一般情况下，不能使整块肌肉中所有的肌纤维都发生收缩），肌肉将产生最大的收缩力量。

2. 刺激的作用时间　无论刺激强度多大，要使可兴奋组织兴奋，刺激必须持续足够时间。在一定范围内，刺激强度越小，需要刺激的作用时间就越长。相反，刺激强度越大，需要刺激的作用时间就越短。

3. 刺激 - 强度变化率　要使可兴奋组织兴奋，刺激必须有足够的变化率。如果用恒定的电流刺激组织，只有通电和断电的瞬间可以引起组织兴奋。而在持续通电的过程中，由于电流强度没有发生变化，组织不产生兴奋。所谓刺激强度变化率是指刺激电流由无到有或由小到大的变化速率。同样电流强度，变化速率越大越容易引起组织兴奋。

（二）骨骼肌的收缩性

整块骨骼肌或单个肌细胞受到一次刺激时，先产生一次动作电位，紧接着出现一次机械收缩，骨骼肌的这种生理特性称为收缩性。

肌肉的兴奋性和收缩性是紧密联系而又不同的两个基本生理过程。

三、骨骼肌的肌纤维类型

骨骼肌是由不同类型的肌纤维组成的。不同类型的肌纤维具有不同的形态和生理学特性。

（一）肌纤维类型的划分

划分肌纤维类型有许多种方法，根据不同分类方法，可将肌纤维划分为不同的类型。有如下几种划分肌纤维类型的方法。

1. 根据收缩速度划分 根据收缩速度可将肌纤维划分为快肌纤维（fast-twitch，FT）和慢肌纤维（slow-twitch，ST）。

2. 根据收缩及代谢特征划分 根据肌纤维的代谢特征可将肌纤维划分为快缩、糖酵解型（fast glycolytic，FG）肌纤维，快缩、氧化、糖酵解型（fast oxidative glycolytic，FOG）肌纤维和慢缩、氧化型（slow oxidative，SO）肌纤维。

3. 根据收缩特性及色泽划分 根据肌纤维的收缩特性和色泽可将肌纤维划分为快缩白、快缩红和慢缩红三种类型。

4. 根据肌球蛋白重链同功型划分 肌球蛋白由两条分子量约为220kD的肌球蛋白重链（MHC）和两对分子量为16~27kD的肌球蛋白轻链组成。MHC决定着肌球蛋白性状。成年哺乳动物骨骼肌中有四种不同的MHC异形体，它们是MHC-Ⅰ、MHC-Ⅱa、 MHC-Ⅱx（或MHC-Ⅱd）和MHC-Ⅱb异形体。一般认为MHC-Ⅱx（或MHC-Ⅱd）是一种过渡型。肌纤维表现型的变化和肌纤维组成的变化形成了肌肉功能对环境适应性的基础。现已明确MHC同功型是反映肌纤维类型的标志性蛋白。某些因素或者特殊环境如运动、衰老、电刺激、微重力环境、模拟失重、肌肉激素水平的变化等因素均可引起MHC表型的变化。

根据不同的分类方法对肌纤维进行分类及其对应关系见表3-1。

表3-1　肌纤维分类对应表

收缩速度	颜色	肌球蛋白重链亚型	颜色和收缩速度	收缩速度和代谢特征
快肌	白肌	MHC-Ⅱb	快缩白	FG
		MHC-Ⅱa	快缩红	FOG
慢肌	红肌	MHC-Ⅰ	慢缩红	SO

（二）不同类型肌纤维的形态、功能及代谢特征

1. 不同肌纤维的形态特征 不同的肌纤维形态学特征也不同。快肌纤维的直径较慢肌纤维大，含有较多收缩蛋白。快肌纤维的肌质网也较慢肌纤维发达。慢肌纤维周围的毛细血管网较快肌纤维丰富。并且，慢肌纤维含有较多的肌红蛋白，因而导致慢肌纤维通常呈红色。与快肌纤维相比慢肌纤维含有较多的线粒体，而且线粒体的体积较大。慢肌纤维由较小的运动神经元支配，运动神经纤维较细，传导速度较慢，一般为2~8m/s；而快肌纤维由较大的运动神经元支配，神经纤维较粗，传导速度较快，可达8~40m/s。

2. 生理学特征

（1）肌纤维类型与收缩速度：快肌纤维收缩速度快，慢肌纤维收缩速度慢。在人体的骨骼肌中，快肌运动单位与慢肌运动单位是相互混杂的，一般不存在单纯的快肌或慢肌。但每块肌肉中快肌与慢肌运动单位的分布比例是不同的。肌肉中如果快肌纤维的百分比较高，肌肉的收缩速度较快；相反如果肌肉中慢肌纤维的比例较高，其收缩速度较慢。

（2）肌纤维类型与肌肉力量：肌肉收缩的力量与单个肌纤维的直径和运动单位中所包含的肌纤维数量有关。由于快肌纤维的直径大于慢肌纤维，而且快肌运动单位中所包含的肌纤维数量多于慢肌运动单位，因此，快肌运动单位的收缩力量明显地大于慢肌运动单位。

在人体中快肌纤维百分比较高的肌肉收缩时产生的张力较大。让受试者进行最大力量伸膝时，发现股外肌快肌纤维百分比较高的人，最大伸膝力量也较大，最大伸膝力量与快肌纤维百分比成正比关系。

（3）肌纤维类型与疲劳：不同类型的肌纤维抗疲劳能力不同。图 3-11 比较了人的快肌纤维和慢肌纤维的抗疲劳特性。当以每秒 180° 的角速度重复完成最大用力伸膝运动时，在开始阶段股外肌中快肌纤维百分比为 61% 的受试者，伸膝时的肌肉力量远远大于快肌纤维百分比为 38% 的受试者。而当继续进行重复收缩时，快肌纤维百分比为 38% 的受试者的力量下降速度较慢，而快肌纤维占 61% 的受试者的力量下降速度较快，并且很快低于快肌纤维百分比较低的受试者。由此可以认为和慢肌纤维相比，快肌纤维在收缩时能产生较大的力量，但容易疲劳。

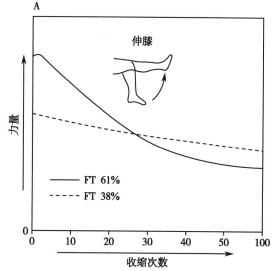

图 3-11 快肌纤维和慢肌纤维与疲劳的关系

慢肌纤维抵抗疲劳的能力比快肌纤维强得多，因为慢肌纤维中的线粒体体积大而且数目多，线粒体中有氧代谢酶活性较高，肌红蛋白的含量也比较丰富，毛细血管网较为发达，因而慢肌纤维的有氧代谢潜力较大。快肌纤维比较容易疲劳与快肌纤维的有氧代谢能力较低有关。快肌纤维含有较丰富的葡萄糖酵解酶，有氧代谢能力低，而无氧酵解能力较强。所以在收缩时所需的能量大都来自糖的无氧代谢，从而引起乳酸等代谢产物的大量积累，造成内环境改变，最终导致肌肉疲劳。

3. **代谢特征**　慢肌纤维中氧化酶系统如细胞色素氧化酶（cytochrome oxidase，CYTOX）、苹果酸脱氢酶（malic dehydrogenase，MDH）和琥珀酸脱氢酶（succinate dehydrogenase，SDH）等的活性都明显高于快肌纤维。慢肌纤维中作为氧化反应场所的线粒体大而多，线粒体蛋白（主要是各种氧化酶）的含量也较快肌纤维多；快肌纤维中线粒体的体积小，而且数量少，线粒体蛋白含量也少。实验证明慢肌纤维氧化脂肪的能力为快肌纤维的 4 倍。

快肌纤维中一些重要的与无氧代谢有关酶的活性明显高于慢肌纤维，如镁 - 三磷酸腺苷酶（Mg-ATPase）活性为慢肌纤维的 3 倍，肌激酶（adenosine kinase，MK）活性为慢肌纤维的 1.8 倍，磷酸肌酸激酶（phosphocreatine kinase，CPK）活性为慢肌纤维的 1.3 倍，乳酸脱氢酶（lactate dehydrogenase，LDH）的活性为慢肌纤维的 2~2.5 倍。可见快肌纤维的无氧代谢能力较慢肌纤维高。快肌纤维和慢肌纤维的一些不同的特性见表 3-2。

表 3-2　快肌和慢肌运动单位的比较

特性	快肌（FT）	慢肌（ST）
有氧能力	低	高
无氧能力	高	低
毛细血管密度	低	高
收缩时间	快	慢
收缩力量	大	小
动员模式	速度类活动	耐力类活动
在运动员中的分布	高（非耐力运动员）	高（耐力运动员）
抗疲劳性	弱	强

（三）肌纤维类型与运动能力

在研究一般人上下肢肌肉的慢肌纤维百分比平均为 40%~60%。但从每个受试者来看，慢肌纤维百分比最低的为 24%，最高的为 74.2%，相差范围很大，说明在一般人中肌纤维的百分比分布范围很大。

研究发现，运动员的肌纤维组成具有项目特点。参加时间短、强度大项目的运动员，骨骼肌中快肌纤维百分比较从事耐力项目运动员和一般人高；相反，从事耐力项目运动员的慢肌纤维百分比却高于非耐力项目运动员和一般人。既需要耐力又需要速度的运动项目（如中跑、自行车等），肌肉中快肌纤维和慢肌纤维百分比相当。

（四）运动对肌纤维类型的影响

关于运动训练能否导致肌纤维类型转变目前还有争论。一种观点认为，每个人生来肌纤维类型的分布比例就已经确定，而且这种比例不能通过训练和其他方法得到改变。持这种观点的人认为，优秀运动员某种肌纤维占优势的现象是"自然选择"的结果。也就是说人的肌纤维类型组成是先天决定的，只有那些肌纤维组成占优势的运动员才能取得好成绩。另一种观点则认为，运动员长时间系统地从事某一专项运动训练，可使肌肉结构和功能产生适应性变化，通过训练可导致运动员肌纤维组成发生适应性改变，即"训练适应"的观点。上述两种观点各有一些实验支持，但都缺乏足够的证据。

不论运动训练能否改变肌纤维类型，运动训练能使肌纤维形态和代谢特征发生较大的变化是毋庸置疑的。运动训练至少可以从以下几个方面对肌纤维类型发生较大的影响。

1. **肌纤维选择性肥大** 萨尔庭（Saltin）发现耐力训练可引起慢肌纤维选择性肥大，速度、爆发力训练可引起快肌纤维选择性肥大。5 个月的长跑训练后，慢肌纤维面积显著增大，而 10 周的举重训练，引起快肌纤维面积显著增大。但无论耐力训练还是爆发力训练均没有发现肌纤维比例发生变化。

2. **酶活性改变** 肌纤维对训练的适应还表现为肌肉中有关酶活性的有选择性增强。考斯特尔研究了不同项目赛跑运动员和无训练者腿肌中琥珀酸脱氢酶（SDH）、乳酸脱氢酶（LDH）及磷酸化酶（PHOSP）的活性，发现在长跑运动员的肌肉中，与氧化供能有密切关系的 SDH 活性较高，而与糖酵解及磷酸化供能有关的 LDH 及 PHOSP 则活性最低；短跑运动员则相反，LDH 和 PHOSP 活性较高，而 SDH 活性较低；中跑运动员居短跑和长跑运动员之间。

3. **MHC 同工型的改变** 进行非最大力量的抗阻力练习或进行耐力性训练，往往引起 MHC-Ⅱa 型表达的增加，同时 MHC-Ⅱb 型表达下降，即由 MHC-Ⅱb 型转变为 MHC-Ⅱa 型。爆发性力量练习可使 MHC-Ⅰ型转变为 MHC-Ⅱa 型。耐力性训练可观察到 MHC-Ⅱb 型向 MHC-Ⅱa 型转变，但是由 MHC-Ⅱa 型转变为 MHC-Ⅰ型是非常困难的。在停止训练或肌肉失用后，MHC-Ⅱ型肌纤维出现相反的变化，即 MHC-Ⅱa 向 MHC-Ⅱb 转变。尽管运动训练可使 MHC 同工型发生改变，但由于每一条肌纤维往往是由不同的 MHC 同工型混杂而成的，所以在整个肌纤维层面上发生肌纤维类型改变还没有观察到。

第五节　骨骼肌收缩

躯体为了完成各种运动，骨骼肌必须具有不同形式的收缩，即骨骼肌不同形式的收缩所实现的生理功能是不同的。

一、影响骨骼肌收缩能力的因素

当肌肉克服某一外力而缩短，或肌肉因缩短而牵动某一负荷时，肌肉就完成了一定量的机械功。

肌肉在体内或实验条件下可能遇到的负荷主要有两种：一种是在肌肉收缩前就加在肌肉上的，即所谓的前负荷（preload），如把一块离体的肌肉一端肌腱在上方固定而悬挂，再在另一端肌腱挂载一定数量的重物，该重物就是这块肌肉的前负荷。前负荷使肌肉在收缩前就处于某种程度的被拉长状态，使它具有一定的长度，称为初长度。这样由于前负荷的不同，同一肌肉就要在不同的初长度条件下进行收缩。另一种负荷称为后负荷（afterload），它是在肌肉开始收缩时才能遇到的负荷或阻力，它不增加肌肉的初长度，但能阻碍收缩时肌肉的缩短。对于某一具体的肌肉来说，实验中所加负荷、特别是前负荷不应当过大，因为前负荷在肌肉收缩前就可能因过度的牵拉而损伤肌肉本身的结构；至于后负荷，它在大到一定程度就足以抵抗肌肉收缩所产生的最大张力，因而肌肉不再表现缩短但却张力增加，出现等长收缩，这时肌肉虽进行了收缩，并未有长度改变，在这种情况下继续增加后负荷，显然不会对肌肉的收缩再有新的影响。

综上可知，能影响肌肉收缩时做功能力或其力学表现的因素至少有三个，即前负荷、后负荷和肌肉本身的功能状态（即肌肉收缩能力）。要分析某一因素影响的最简单办法，就是使其他因素分别保持在某一恒定值而改变要观察因素的值，观察肌肉收缩情况的变化，得到一组数据并做成一条坐标曲线来进行分析。

（一）前负荷或肌肉初长度对肌肉收缩能力的影响：长度 - 张力曲线

为了保持在实验过程中肌肉本身的功能状态基本不变，通常选用两栖类如蛙腓肠肌或缝匠肌进行实验，实验布置如图 3-12A 所示。肌肉在上方被固定，下方连接了一个灵敏的张力换能器来记录肌肉收缩前和收缩时的张力产生情况。肌肉的上方连一个可移动的按钮，可以上下移动而改变肌肉的初长度，但不论初长度固定在什么长度，同旋钮相连的固定杆是不能动的，这就意味着把后负荷固定在无限大时的位置，肌肉在收缩时不可能缩短而只能产生张力，于是就可以观察不同初长度对同一肌肉所能产生张力的影响了。

图 3-12B 的长度 - 张力曲线反映了在依次改变肌肉的初长度时（横坐标）在张力换能器上记录到的肌肉张力产生的情况（纵坐标）。曲线 1 是只改变肌肉初长度并不刺激肌肉收缩时肌肉所受的拉力，称为被动张力曲线。它反映安静肌肉具有某种弹性，在受到牵拉时产生某种回弹力。但牵拉超过某种程度，达到了弹性限度，被动张力急速增大，有可能造成组织损坏，其过程与拉长一个弹簧时类似。曲线 2 是肌肉在具有不同前负荷即已具有被动张力的条件下进行一次收缩时记录到的张力变化。曲线的每一点都代表那个初长度时肌肉已有的被动张力和收缩时新产生的张力之和，故整个曲线称为总张力曲线。因此，由曲线 2 代表的不同初长度时的总张力减去同一初长度时的被动张力，就能得到

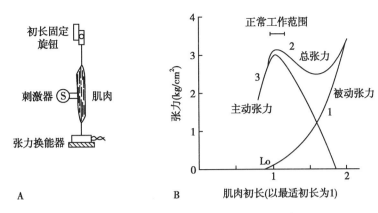

图 3-12　肌肉初长度对肌肉收缩的影响

A. 在实验布置中，下方是张力换能器，它位置固定，能把所受张力转变为相应的电信号，上方旋钮可将肌肉初长度在给肌肉刺激前固定于预定长度；B. 3 条曲线分别代表肌肉在初长度改变时的张力改变情况，被动张力指改变初长度而尚未收缩的肌肉的张力改变，总张力是在已有被动张力的基础上肌肉收缩时产生的主动张力与前者之和

曲线 3。它表示肌肉在不同前负荷时进行收缩所能产生的张力，故称为主动张力曲线。它反映了本实验中要观察的内容，即不同前负荷或初长度对肌肉收缩产生的张力影响：当前负荷开始增加时，每次收缩所产生的主动张力也相应增大，但在超过某一限度后，再增加前负荷反而使主动张力越来越小，以至于为零，如曲线 3 右端所示。这个结论也可以表达为，对于肌肉在等长度收缩条件下所产生的主动张力大小，存在着一个最适前负荷和与之相对应的最适初长度，相当于图 3-12B 横坐标上 L_0 的位置，在这样的初长度下进行收缩时，产生的张力最大。

肌肉在最适初长度条件下进行收缩何以产生最大的张力，很容易根据肌肉被前负荷拉长时对每一肌小节中粗、细肌丝相互关系的改变来解释。如前所述，肌肉产生张力和缩短，靠的是粗肌丝表面的横桥和细肌丝之间的相互作用。肌肉初长度的大小，决定着每个肌小节的长度，亦即细肌丝和粗肌丝重合的程度，而后者又决定了肌肉收缩时有多少横桥可以与附近的细肌丝相互作用。肌肉收缩时产生的张力大小，取决于活化的横桥数目，收缩速度则取决于能量释放速率和肌球蛋白 ATP 酶活性。当肌肉处于最适前负荷或最适初长度时，每个肌小节的长度正是 2.2μm，如图 3-13 箭头 3 所示。如果稍稍减少前负荷使肌小节长度为 2.0μm（箭头 2），尽管每侧细肌丝又多伸入暗带 0.1μm（这时两侧细肌丝正好相遇），但这一段正是粗肌丝上无横桥伸出的部分，因而肌肉收缩时起作用的横桥数目并未增多（相当于图 3-14 中的箭头 2）。至于再减小肌小节的长度，则细肌丝可能穿过 M 线或两侧肌丝相互重合和卷曲，因而造成收缩张力下降（图 3-13 中箭头 1）。反之，如果前负荷超过最适前负荷，收缩前肌小节的长度将大于 2.2μm，细肌丝和粗肌丝相互重合的程度逐渐变小，使得肌肉收缩时起作用的横桥数也减少，造成所产生张力下降。当前负荷使肌小节长度增加到 3.5μm 时，细肌丝将全部由暗带拉出，这时肌肉受刺激不再产生主动张力（图 3-13 中箭头 4）。

（二）后负荷对肌肉收缩能力的影响：张力 - 速度曲线

如果在实验装置的设计中使一条骨骼肌的前负荷固定不变而可以人为地改变后负荷，就可以观察不同后负荷对肌肉收缩的影响。一般情况下，可以把肌肉的前负荷固定在它的最适前负荷，这时出现的被动张力极小；然后，在逐次改变后负荷的情况下，观察肌肉收缩时的张力和速度变化。在任何前负荷的情况下，如果所加后负荷超过了肌肉收缩时所能产生的最大张力，那么肌肉收缩时将只产生张

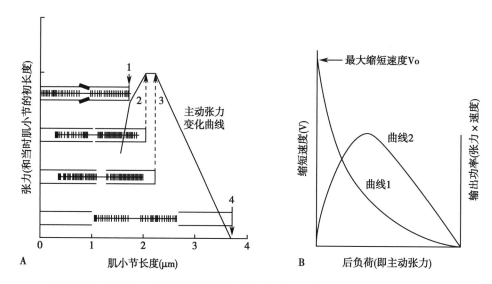

图 3-13　粗肌丝、细肌丝重合程度与肌肉张力、肌肉张力与速度间的关系

A. 不同初长度时粗、细肌丝重合程度和产生张力的关系示意图：用肌小节在不同前负荷时粗、细肌丝相对位置的改变，来说明不同前负荷时所产生的主动张力的不同：在箭头 1 所指的初长度时，每个肌小节中两侧细肌丝伸入暗带过多，互相重叠或发生卷曲，不利于与横桥间的相互作用；在箭头 2 和 3 所指的情况下，肌小节中全部横桥都可与细肌丝相互作用，产生出最大主动张力；在箭头 4 的情况下，细肌丝相互全部由暗带被拉出，失去产生张力的条件；B. 肌肉的张力 - 速度关系曲线：在肌肉前负荷固定在适当值的条件下，改变后负荷对肌肉产生张力（横坐标）和缩短速度（左侧纵坐标）相互关系的影响，这称为张力 - 速度关系曲线（曲线 1），由此曲线可以算出不同后负荷时的输出功率（右侧纵坐标），组成了曲线 2

力而不出现肌肉长度的改变。因此，在改变后负荷的实验中所加的后负荷都应小于这个最大张力，那么肌肉在收缩时产生的主动张力超过这个后负荷的值时，就会出现一定程度的长度缩短，使负荷以一定的速度移动一定的距离。实验证明，后负荷较小时，肌肉产生的张力将较早地超过这个负荷；如果加大后负荷，肌肉的缩短速度和长度都会降低；当后负荷达到或超过肌肉的最大张力时，肌肉的收缩长度和速度将是零。这样就得到了改变后负荷时，肌肉产生张力和其缩短速度变化的关系曲线，即图 3-13B 曲线 1，称为张力 - 速度曲线。该曲线类似一条双曲线，横坐标表示肌肉所产生的张力，纵坐标表示收缩速度。双曲线的性质则说明这二者大致呈反比的关系，即后负荷减小时，肌肉产生的张力减小，但可得到一个较大的缩短速度。理论上后负荷为零时，可以得到该肌肉在当时的功能状态下的最大收缩速度，在图 3-13B 中用 V_0 表示；但这时因无负荷，肌肉并未做功。当后负荷的值相当于肌肉所能产生的最大张力时，肌力不能移动负荷，也没有做功；在这两点之间，在不同的后负荷时都能看到肌肉在产生与负荷相同的张力的情况下，使负荷移动一定距离，这种类型的收缩，称为等张收缩，都可做功且有功率输出，但在后负荷相当于最大张力的 30% 左右时，肌肉的输出功率最大，如图 3-13B 中曲线 2 所示。

（三）肌肉收缩能力的改变对肌肉收缩的影响

上述改变前、后负荷对肌肉收缩时张力、缩短速度以及做功能力等力学表现的影响，显然是在肌肉功能状态保持相对恒定的情况下所做出的反应。但肌肉的功能状态可以因缺氧、酸中毒、肌肉中能源物质缺乏等因素而影响其收缩效率。一般将影响肌肉收缩效果的肌肉内部功能状态改变定义为肌肉收缩能力改变，以区别于肌肉收缩时外部条件，即前、后负荷改变所导致的收缩效果的改变。这样的区分虽然在概念上比较容易，但在在体情况下要区分肌肉收缩时某些力学指标的改变是由于肌肉收缩能力改变所引起的还是由于负荷条件改变造成的，常常十分困难。例如，一块肌肉的最大张力变大了，可能是由于肌肉收缩能力的提高，但也可能是由于在这次收缩前它处于最适初长度；一块肌肉等张收缩时的收缩速度增大了，可能是由于后负荷的减小，也可能是它处于最适初长度，也可能是由于肌肉收缩能力的提高，或三者兼而有之。因此，很难简单地根据肌肉某项力学指标的改变，确定是否发生了肌肉收缩能力的改变。在实验中，如果同一肌肉在所处的前、后负荷条件保持不变的情况下出现肌肉收缩速度的改变，或者是肌肉在维持最适初长度情况下发生最大张力的改变，则都表示肌肉收缩能力发生了改变。

（四）肌肉收缩总和

整块肌肉或单个肌细胞受到一次短促的刺激而产生一次动作电位时，会出现一次机械收缩和随之舒张的现象，称为单收缩（single twitch）。根据收缩时肌肉所处的负荷条件不同，单收缩可以是等长的，也可以是等张的。前面所述的肌肉收缩时各种力学表现，就是以单收缩形式为观察对象而进行分析的。图3-14 表示的是猫胫前肌的等长单收缩曲线。

图 3-14 记录了肌肉一次等长单收缩时张力变化的全过程（曲线 M），同时记录了肌肉的动作电位（曲线 E）。图中电反应的开始比张力出现早，而且电变化在张力达到顶点以前早已结束。以张力最高点为界，收缩全过程可分为收缩期和舒张期，前者持续时间较后者短。肌肉单收缩的时程可因肌肉不同而有显著差异，如人的眼外肌的一次单收缩不超过 10 毫秒，而腓肠肌可达 100 毫秒以上。

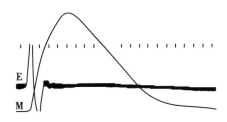

图 3-14　猫胫前肌的等长单收缩曲线
M：肌肉的张力变化曲线；E：肌肉的动作电位记录时标，每格相当于 0.01 秒

在正常体内，当骨骼肌在运动神经的支配下进行自然收缩时，所接受的刺激是连续的神经冲动。因此，有必要进一步分析肌肉在受到不同频率的连续神经冲动刺激时的收缩情况。

如果给肌肉以连续的脉冲刺激，肌肉的收缩情况将随刺激频率变化而不同。如图 3-15 所示，在刺激的频率较低时，因每一个新的刺激到来时，由前一次刺激引起的单收缩过程（包括舒张期）已经结束，于是每次刺激都引起一次独立的单收缩（图 3-15 A）。当刺激频率增加到某一限度时，后来的刺激有可能在前一次收缩的舒张期结束前即到达肌肉，于是肌肉在自身尚处于一定程度的缩短或张力存在的基础上进行新的收缩，则出现两个收缩反应的重叠，这种现象称为收缩总和。这样连续进行下去，肌肉就表现为不完全强直收缩，不完全强直收缩的特点是每次新的收缩都出现在前次收缩的舒张期过程中，在描记曲线上形成锯齿形（图 3-15B、C）；如果刺激频率继续增快，那么肌肉就有可能在前一次收缩的收缩期结束以前或在收缩期的顶点开始新的收缩，

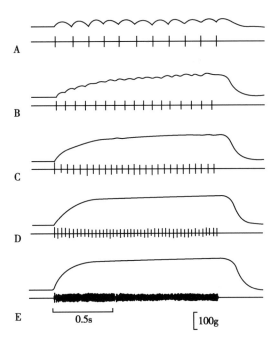

E　├──┤ 0.5s　　　├ 100g

图 3-15　不同频率的连续刺激对骨骼肌收缩的影响
每组曲线中，上方曲线是肌肉等长收缩的记录，下方曲线是肌肉动作电位的记录。注意由上而下（由 A → E）当刺激频率依次增加时，机械收缩可出现逐渐融合，表现不完全或完全强直收缩，但动作电位始终彼此分离，不发生融合或叠加

于是各次收缩的张力或长度变化可以融合而叠加起来，使描记曲线上的锯齿形消失，这就是完全强直收缩（tetanus）（图3-15D、E）。

由于正常体内支配骨骼肌的神经冲动都是连续的，体内骨骼肌收缩几乎都属于完全强直收缩。强直收缩可以产生更大的肌力。强直收缩所能产生的最大张力可达单收缩的4倍左右。这是因为肌肉在只接受一次刺激时，释放到胞质中的Ca^{2+}很快被肌质网上的Ca^{2+}泵回收入肌质网，而连续刺激可使胞质中的Ca^{2+}维持在一个饱和的高浓度水平。不同肌肉单收缩的持续时间不同，因而能引起肌肉出现完全强直收缩的最低临界频率在不同肌肉也不同。例如，眼球内直肌需要每秒约350次的高频刺激才能产生完全强直收缩，而比目鱼肌出现完全强直收缩的刺激频率是每秒约30次。但不论不完全强直收缩或完全强直收缩，伴随每次刺激出现的肌肉动作电位只发生频率加快，却始终各自分离而不会发生融合或叠加。

二、骨骼肌的收缩形式

当肌肉收缩时，肌原纤维内的肌动蛋白丝和肌球蛋白丝相对滑动。其滑动幅度可根据肌肉工作需要而定。肌肉收缩可表现为整块肌肉的长度发生变化，也可不发生变化。根据肌肉收缩时的长度变化把肌肉收缩分为以下几种收缩形式。

（一）缩短收缩

肌肉收缩时，长度缩短的收缩称为缩短收缩，又称向心收缩（concentric contraction）。向心收缩时肌肉长度缩短、起止点相互靠近，因而引起身体运动。而且，肌肉张力增加出现在前，长度缩短发生在后。向心收缩是骨骼肌主动用力的收缩形式。肌肉向心收缩时是做功的，其数值为负荷重量与负荷移动距离的乘积。向心收缩又分为等张收缩（isotonic contraction）和等动收缩（isokinetic contraction）。

1. 等张收缩　肌肉张力在肌肉开始缩短后即不再增加，直到收缩结束。这种收缩形式又称为等张收缩。有时也称为动力性或时相性收缩。在向心收缩过程中，所谓的等张收缩是相对的，尤其是在在体情况下，更是如此。由于在肌肉收缩过程中，往往通过骨的杠杆作用克服阻力做功。在负荷不变的情况下，要使肌肉在整个关节活动范围内以同样的力量收缩是不可能的。如当肌肉收缩克服重力垂直举起杠铃时，随着关节角度变化，肌肉做功的力矩也会发生变化。因此，需要肌肉用力的程度也不同。在整个运动范围内，肌肉用力最大的一点称为"顶点"。出现"顶点"主要是因为在此关节角度下杠杆效率最差，加上肌肉缩短损失一部分力量，而促成了"顶点"的产生。因此，在整个关节的运动范围内，只有在"顶点"肌肉才有可能达到最大力量收缩。这是等张训练的不足之处。

2. 等动收缩　在整个关节运动范围内肌肉以恒定的速度、且外界的阻力与肌肉收缩时产生的力量始终相等的肌肉收缩称为等动收缩。由于在整个收缩过程中收缩速度是恒定的，等动收缩有时也称为等速收缩。在运动实践中，自由泳的划水动作就具有等动收缩的特点。

等动收缩和等张收缩具有本质的不同。肌肉进行等动收缩时在整个运动范围内都能产生最大的肌张力，等张收缩则不能。此外，等动收缩的速度可以根据需要进行调节。因此，理论和实践证明，等动练习是提高肌肉力量的有效手段。在运动伤病的恢复期，等动力量练习是有效的康复训练手段。

通常要让肌肉做等动收缩必须有专门的仪器设备（等动练习器）才能实现。等动练习器的主要部件是一个速度控制器。速度控制器可以保证无论参与工作的肌肉在收缩时产生多大的张力，其收缩速度不变，同时速度可调。在练习中可根据不同的目的和要求选择适当的速度。另外还有力量的测试和记录装置，用来评定运动时的肌肉力量。

（二）等长收缩

肌肉在收缩时其长度不变，这种收缩称为等长收缩（isometric contraction），又称为静力收缩。肌肉等长收缩时由于长度不变，因而不能克服阻力做机械功。

等长收缩有两种情况，其一，肌肉收缩时对抗不能克服的负荷，如试图拉起根本不可能拉起的杠铃时，肱二头肌所进行的收缩就是等长收缩。其二，当其他关节由于肌肉离心收缩或向心收缩发生运动时，等长收缩可使某些关节保持一定的位置，为其他关节的运动创造适宜的条件。要保持一定的体位，某些肌肉就必须做等长收缩。如做蹲起动作时，肩带和躯干的某些肌肉发生等长收缩以保证躯干的垂直姿势，同时腿部和臀部的某些肌肉做向心收缩。当蹲下时，肩带和躯干的某些肌肉同样发生等长收缩以保证躯干的垂直姿势，但腿部和臀部的某些肌肉做离心收缩，在更复杂的运动中，身体姿势不断发生变化，因此肌肉的收缩形式也不断发生变化。在体育运动中，如体操中的"十字支撑""直角支撑"和武术中的站桩，参加工作的肌肉就是进行等长收缩。

（三）离心收缩

肌肉在收缩产生张力的同时被拉长的收缩称为离心收缩（eccentric contraction）。如下蹲时，股四头肌在收缩的同时被拉长，以控制重力对人体的作用，使身体缓慢下蹲，起缓冲作用。因此，肌肉做离心工作也称为退让工作。再如搬运重物时，将重物放下以及下坡跑和下楼梯等也需要肌肉进行离心收缩。肌肉离心收缩可防止运动损伤，如从高处跳下时，脚先着地，通过反射活动使股四头肌和臀大肌产生离心收缩。由于肌肉离心收缩的制动作用，减缓了身体的下落速度，不至于损伤身体。离心收缩时肌肉做负功。

同一块肌肉，在收缩速度相同的情况下，离心收缩可产生最大的张力。离心收缩产生的力量比向心收缩大50%左右，比等长收缩大25%左右。这主要是因为在离心收缩时肌肉受到强烈的牵张，所以会反射性地引起肌肉强烈收缩；其次是离心收缩时肌肉中的弹性成分被拉长而产生阻力，同时肌肉中的可收缩成分也产生最大阻力。而向心收缩时，只有可收缩成分肌纤维在收缩时产生克服阻力的肌肉张力。

在输出功率相同的情况下，肌肉离心收缩时所消耗的能量低于向心收缩，其耗氧量也低于向心收缩。肌肉离心收缩时其他与代谢有关的生理指标的反应（如心率、心输出量、肺通气量、肺换气效率、肌肉的血流量和肌肉温度等）均低于向心收缩。肌肉离心收缩时容易引起肌肉酸疼和损伤。近来研究表明，大负荷肌肉离心收缩比向心收缩更容易引起肌肉酸疼和肌纤维超微结构改变以及骨骼肌骨架蛋白与收缩蛋白降解与解聚。

（四）超等长收缩

超等长收缩（plyometric contraction）是指骨骼肌工作时先做离心式拉长，继而做向心式收缩的一种复合式收缩形式。

超等长收缩的优点在于在做离心收缩工作时，肌肉先被迅速拉长，在肌肉被拉长过程中，肌肉中的牵张感受器受到刺激并产生兴奋，导致肌肉产生牵张反射性收缩，被拉长后产生弹性势能；当肌肉被拉长后所产生的牵张反射性收缩力和弹力以及主动向心收缩所产生的力量形成合力时，肌肉将产生较大收缩力。跳深练习时股四头肌进行的就是一种典型的超等长收缩。

完成超等长练习时，肌肉最终收缩力量的大小是由肌肉在离心收缩中被拉长的速度和被拉长的长度所决定的，而且肌肉被拉长的速度比被拉长的长度更为重要。

第六节　失用和运动对骨骼肌的影响

骨骼肌的功能是收缩使躯体产生运动。然而骨骼肌失用或过度收缩都会使骨骼肌的形态和功能受到损伤。

一、失用对骨骼肌的形态和功能的影响

失用是指骨骼肌不活动或活动减少。人体正常运动量的减少、长期卧床、失重（太空旅行）、制动（局部肢体限制运动）、脊髓损伤等均可引起不同程度的肌肉萎缩，同时伴有肌肉功能的各种变化。骨骼肌萎缩表现为肌肉质量减少、肌纤维由慢速型（Ⅰ型）向快速型（Ⅱ型）的转变、肌肉因蛋白合成代谢减弱分解代谢增强而导致的肌蛋白丢失、毛细血管容量下降、血液供应减少、肌纤维横截面积减小、肌收缩力下降等。肌肉萎缩对人体运动能力以及日常活动能力等均会产生较大的影响。

（一）失用状态下肌肉形态结构的变化

判断肌肉萎缩程度的方法有三种，即病理学方法、肌肉容积测量法及肌力测定法。病理学方法，肌肉活检行 HE 或 ATP 酶组织化学染色，可区分不同肌纤维类型并测定肌纤维直径及肌肉横截面积，从而判定肌肉发生萎缩与否及其萎缩程度；肌肉容积测量法中，现多采用电子计算机断层扫描（CT）、磁共振成像（MRI）和超声波法通过测量肌肉横截面积或肌肉密度判定肌萎缩程度；肌力测定法可用握力计、拉力计、肌力测试系统等进行测试。

1. **肌肉质量、肌纤维横截面积变化**　失用状态下肌肉形态结构最直接的变化是肌肉萎缩，表现为肌肉质量和体积减小，肌纤维直径缩小。肌肉萎缩的严重程度通常以肌肉湿重、肌肉体积、横截面积、胶原蛋白含量及肌肉总蛋白含量等来衡量，其中肌肉湿重及体积的改变最为显著。

研究发现下肢用石膏固定（制动）一周即可出现慢缩肌纤维的明显萎缩，而快缩肌纤维变化不明显。一项对兔后肢制动的研究发现，兔股中间肌制动 3 天后，肌纤维直径下降 15%，制动 2 周后，肌纤维直径下降 56%。

2. **骨骼肌毛细血管密度变化**　制动会对肌肉中的毛细血管产生一定的影响。毛细血管密度和毛细血管数 / 纤维数（C/F）是评价血供的两个常用指标。经 3 周制动后毛细血管密度降低了 30%。肌肉血液供应的改变导致骨骼肌的萎缩性改变。肌肉血液供应减少是失用导致骨骼肌萎缩性改变的原因之一。失用状态下肌肉活动减少，肌肉收缩对肌间血管的按压作用也降低，加上毛细血管减少、毛细血管扩张程度降低等原因导致肌肉血液循环量减少。毛细血管改变的程度与肌肉失用持续的时间和肌纤维的类型有关。

3. **骨骼肌肌纤维类型改变**　失用性骨骼肌在质量减轻的同时也出现肌纤维类型转变。正常状态下慢肌纤维的肌球蛋白重链（MHC）主要表现为Ⅰ型；Ⅱ型 MHC 主要出现在快肌纤维。失用状

态下 MHC 的表达发生了性质的改变，Ⅰ型 MHC 表达减少而Ⅱ型 MHC 表达增加，有可能发生了Ⅰ型 MHC 向Ⅱ型 MHC 转化。提示发生了慢肌纤维向快肌纤维类型方向的转化，其转化机制目前尚不清楚。

（二）失用状态下骨骼肌代谢变化

失用状态下，由于肌肉的活动减退，耗能和耗氧量降低，因而引起肌肉的糖、脂肪、蛋白质和能量代谢以及与之相关的酶、激素等生化代谢过程均发生明显的变化，与肌肉的收缩和舒张过程密切相关的 Ca^{2+} 的浓度、转运也发生了显著的变化。

骨骼肌是机体葡萄糖摄取、利用的主要场所。当失用性骨骼肌萎缩发生后由于局部血流量的减少及其运氧能力的降低，造成肌肉相对缺血缺氧。此过程可直接影响糖代谢的过程，引起糖代谢调节出现紊乱，从而发生骨骼肌胰岛素抵抗（insulin resistance，IR）现象。骨骼肌糖原合成减弱、降低葡萄糖转运蛋白（GLUT4）的表达或转位，使肌细胞膜对葡萄糖的转运率下降，造成机体葡萄糖代谢不平衡。

肌肉质量及功能的维持需要蛋白合成与蛋白降解之间保持平衡，涉及合成代谢与分解代谢之间保持适当的比例。失用状态下肌肉蛋白质代谢的变化主要表现为蛋白质合成率降低而分解率增加，导致肌肉蛋白质总量的净减少，这可能是引起失用性肌肉萎缩的直接原因。

肌肉失用时蛋白质合成率的降低发生较早，有研究表明肢体制动 6 小时即可出现失用肌肉蛋白质合成率的显著降低，提示蛋白质合成的减少可能在肌肉萎缩的始动发生中起重要作用。这与失用肌肉的应激反应、局部血液循环量减少等因素都有关系。然而在失用的后期，蛋白质分解活动的加强则可能在肌肉萎缩的进行和发展中起着主要的作用。

尿素是蛋白质在人体内分解代谢的终产物，尿素氮随着肌肉失用时间延长而排泄增多反映出机体内蛋白质分解过程占优势。健康成年男性卧床休息 5 天就开始出现尿素氮排泄增多，制动第 2 周其排泄达高峰。以上实验结果均充分说明蛋白质分解活动的增强是引起肌肉蛋白质减少进而发生肌肉萎缩的原因。

骨骼肌萎缩时泛素 - 蛋白酶系统（ubiquitin-proteasome system，UPS）、钙依赖蛋白酶（calpain）系统和溶酶体系统活动加强，从而使骨骼肌蛋白的降解活动增加。

（三）失用状态下骨骼肌收缩功能的变化

骨骼肌失用状态下，除肌肉的张力下降外，肌紧张也明显降低。肌肉容积和肌肉硬度都减小。卧床实验证明，在卧床 10~20 天内，患者肌肉紧张度的下降速度较快，然后缓慢下降，两个月后达到稳定水平。运动减少是造成肌紧张降低的主要原因。失用状态下，由于肌肉活动减少或者抗重力肌肉的失重力作用，肌梭受到的牵拉刺激也将减少，于是相继引起牵张反射抑制，肌紧张降低。肌肉失用不仅使其工作能力和肌力下降，抗疲劳的能力也下降。这种变化与肌肉形态和代谢改变是完全一致的。

（四）骨骼肌退行性变

随着年龄增加，老年人的骨骼肌萎缩程度越来越明显是我们常见的现象。衰老的标志之一就是肌肉的萎缩和功能减退。研究显示，从 40 岁起每 10 年肌肉质量平均会流失 5%，而到了 65 岁会加速流失。

关于衰老性骨骼肌萎缩发生机制，一般认为是多因素所造成的。这些因素包括激素分泌量减少、肌肉活动减少、蛋白质分解大于蛋白质合成；伴随着年龄的增加 ROS 产生量增多，而氧化防御体系酶活性的下降，自由基在体内积累造成氧化损伤；以及细胞凋亡的发生过程加强等。

二、失用性骨骼肌萎缩的防治措施

目前用于防治失用性骨骼肌萎缩的方法有运动及功能锻炼、药物治疗和物理治疗。运动功能锻炼包括耐力训练、抗阻训练和被动运动训练。药物治疗包括合成代谢类生长因子、合成代谢类固醇、肌营养药物、β_2- 肾上腺素能受体激动剂等；物理治疗包括电刺激治疗、热应激治疗等。

（一）运动及功能锻炼

适宜的运动及功能训练可以增强肌肉的有氧代谢能力，加速肌梭及梭内肌纤维形态和功能的恢复。常用的功能训练包括耐力训练、阻力训练、被动运动等。中等强度的耐力训练可通过增加肌肉的线粒体、氧化酶活性及毛细血管的数量而增强肌纤维的氧化能力。同时抗阻训练可以提高骨骼肌的内蛋白合成而增加肌肉的体积，促进肌萎缩的恢复。抗阻训练对神经损伤后的神经和肌肉功能的恢复也有促进作用。被动肌牵张刺激可促进肌肉蛋白合成或抑制分解，对肌萎缩恢复也有一定的促进作用。

（二）药物治疗

骨骼肌蛋白质的合成与分解过程受到体内许多激素、细胞因子的影响和调控。适量的补充生长因子可防治失用性骨骼肌萎缩。

1. **胰岛素样生长因子** 胰岛素样生长因子（IGF）是一类既有胰岛素合成代谢功能，又有促进生长合成的多肽。在生物体内它可以分为两类：IGF-I 和 IGF-II，IGF-I 可以增加骨骼肌蛋白的合成，减少蛋白的分解。胰岛素样生长因子结合蛋白 -3（IGFBP-3）可以显著恢复大鼠的体质量和肌质量，减少肌蛋白的分解，稳定肌蛋白的含量，增加单位面积的肌纤维数量。IGFs 的生物学功能是通过与特异性靶细胞表面的受体结合而实现的。

2. **肝细胞生长因子** 局部注射肝细胞生长因子（hepatocyte growth factor，HGF）能显著提高失用性萎缩骨骼肌的收缩功能和肌肉体积，对防治骨骼肌的失用性萎缩有明显效果。HGF 对骨骼肌的作用机制可能是：①HGF 能有效地影响肌球蛋白和肌动蛋白的代谢过程，减少肌球蛋白和肌动蛋白的分解代谢，使收缩装置下降的速度减缓，有效抑制失用性肌萎缩。②有效抑制在失用时骨骼肌由慢肌纤维向快肌纤维的转换，从而抑制肌肉功能下降。③HGF 能激活肌肉卫星细胞，促进肌肉卫星细胞增殖与分化，使骨骼肌细胞更新速度增快，不断补充因细胞凋亡而导致的细胞数量的减少，进而抑制骨骼肌因失用而发生的萎缩。

3. **盐酸克仑特罗（氨哮素）** 在长期临床应用中观察到氨哮素可以使萎缩肌肉的湿重和蛋白质含量明显增加，肌肉单收缩力、最大强直收缩力和肌纤维横截面积也相应增加。许多研究结果表明氨哮素能够有效地抑制因失用而引起的骨骼肌萎缩，加快骨骼肌组织和功能修复。

4. **氯化胆碱** 氯化胆碱是水溶性 B 族维生素的一种，对于神经 - 肌肉接头的神经递质乙酰胆碱的合成有一定的促进作用。研究发现氯化胆碱对模拟失重条件下大鼠比目鱼肌慢肌纤维向快肌纤维的转化，以及模拟失重引起的肌萎缩均有显著的对抗作用。氯化胆碱能提高肌梭兴奋性，而抑制骨骼肌萎缩。此外，失重或模拟失重条件下，神经肌肉接头功能也会退化。氯化胆碱也可通过增加神经递质乙酰胆碱，改善神经肌肉接头功能。

（三）物理治疗

物理治疗失用性肌萎缩的方法有电刺激、磁疗仪、缺血预处理等。

1. 电刺激 不论是失重条件下肌梭的传入神经冲动减少，还是因神经损伤导致运动神经电信号传出受阻，骨骼肌纤维因为失去了神经支配而处于去功能化状态，同时失去了神经的营养性作用。模拟失重可引起肌肉萎缩及肌梭的传入放电减少，而慢性低频电刺激可以部分地对抗失用性肌萎缩，延缓肌萎缩的进程，为神经再生和肌肉功能恢复创造条件。

2. 血管阻塞 适度的间断性血管阻塞可以诱导体内生长因子的分泌增加、骨骼肌增生，达到治疗失用性肌萎缩的目的。间断的血管阻塞，使该动脉所供应的组织暂时性缺血缺氧，然后再开放血管，使短时间缺血缺氧的组织得到血液再灌注，如此形成反复的缺血-再灌注（ischemia-reperfusion），缺血-再灌注对于器官产生应激作用。器官在应激过程中会产生大量热休克蛋白。热休克蛋白对机体具有保护作用。

3. 热应激 热应激治疗也能够有效的发挥抗肌萎缩的作用。热应激治疗通过提高机体的温度或者局部骨骼肌的温度诱导热休克蛋白的表达，提高骨骼肌质量和蛋白含量，达到治疗和预防失用性肌萎缩的目的。

三、 运动对骨骼肌形态和功能的影响

（一）肌纤维选择性肥大和肌纤维代谢功能改善

运动训练或体育锻炼可使肌纤维形态和代谢特征发生较大的变化。运动锻炼至少可以从以下两个方面对肌纤维类型产生较大的影响：一是耐力训练可引起慢肌纤维选择性肥大，速度、爆发力训练可引起快肌纤维选择性肥大；二是肌纤维对训练的适应还表现为肌肉中有关酶活性的选择性增强。长跑运动员的肌肉中，与氧化供能有密切关系的 SDH 活性较高，而与糖酵解及磷酸化供能有关的 LDH 及磷酸化酶（PHOSP）则活性最低；短跑运动员则相反，LDH 和 PHOSP 活性较高，而 SDH 活性较低；中跑运动员的指标居于短跑和长跑运动员之间。

（二）运动导致的延迟性肌肉酸痛

无论是普通人还是优秀运动员，从事不适当的运动负荷或大负荷运动，运动停止后 24~72 小时，运动肌会有不同程度的酸痛，并伴随僵硬、肿胀和肌力下降等症状。肌肉酸痛不发生在运动期间或运动后即刻，而是在运动后 24 小时内逐渐加剧，因而称之为延迟性肌肉酸痛（delayed onset muscle soreness，DOMS）。延迟性肌肉酸痛一般持续 1~4 天，5~7 天后消失。现普遍认为，延迟性肌肉酸痛是不适当的运动负荷和方式尤其是离心运动诱发的一种亚临床疼痛症状，一般不经过临床治疗可自愈。在运动后如果给予参与工作的肌肉针刺、按摩、理疗等处理，延迟性肌肉酸痛的症状会减轻，持续时间会缩短。

（三）运动导致的骨骼肌微观结构改变

骨骼肌在发生延迟性肌肉酸痛的同时，会伴随着骨骼肌纤维超微结构发生变化，这种变化在离心运动后更明显。研究表明，运动导致的骨骼肌纤维超微结构改变主要表现为肌节缩短，Z 带扭曲、增宽、部分或全部消失，M 线模糊、扭曲或消失，肌丝排列改变，粗细肌丝相互位置紊乱，部分肌丝断裂或消失等（图 3-16 和图 3-17）。

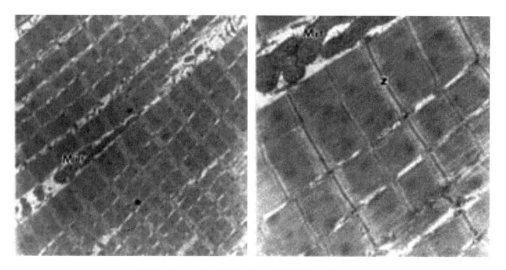

图 3-16　正常骨骼肌的超微结构的电镜图片

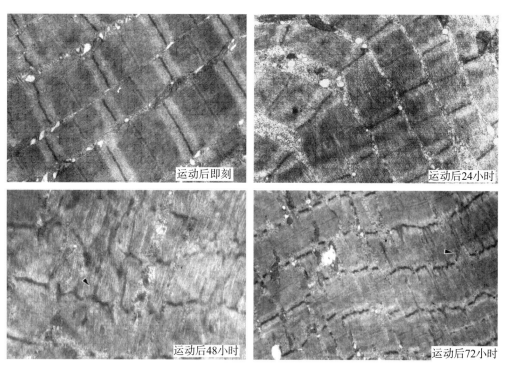

图 3-17　运动导致的延迟性骨骼肌超微结构改变

运动后即刻骨骼肌的超微结构基本正常；运动后 24 小时，骨骼肌的超微结构发生改变，肌丝排列开始出现紊乱，肌节的长短不一；运动后 48 小时，骨骼肌的超微结构发生严重改变，肌丝排列紊乱，肌节机构消失；运动后 72 小时，骨骼肌超微结构改变开始恢复

和延迟性肌肉酸痛一样，运动性骨骼肌纤维超微结构变化也具有延迟性特点，因此也称为延迟性骨骼肌纤维超微结构改变（delayed onset muscle ultrastructure change，DOMUC）。延迟性骨骼肌超微结构改变的特点是运动后即刻结构变化程度较小，运动后 24~72 小时变化程度逐渐加剧，5~7 天恢复正常。

在运动后骨骼肌出现延迟性肌肉酸痛、超微结构改变的同时，还会伴随着肌肉僵硬、肿胀和收缩力量下降等症状。

四、 运动导致肌肉酸痛和骨骼肌超微结构改变的机制

研究证明，延迟性肌肉酸痛和超微结构改变是一个事物的两个方面。当骨骼肌承受了不适应的运动负荷或大负荷后，必然会在功能上出现收缩能力下降。在主观感觉上受试者感觉到肌肉酸痛；在形态学方面，宏观上肌肉表现出僵硬，而在微观上则会发生某种程度的肌纤维超微结构改变。当骨骼肌产生延迟性超微结构改变时，必然伴有延迟性肌肉酸痛发生，而当骨骼肌有延迟性酸痛症状时，也或多或少有超微结构改变。一般说来，能解释延迟性肌肉酸痛的学说也能解释延迟性肌肉超微结构改变的产生机制。

（一）肌肉痉挛学说

肌肉痉挛学说（muscle spasm theory）首先由 De Vries（1961）提出。该学说根据骨骼肌大负荷运动后肌肉激活程度仍在加强，推测运动导致参与运动的肌肉局部发生痉挛，肌纤维中的微血管因肌纤维痉挛受到挤压以至局部肌肉缺血，导致 P 物质等酸痛物质积累，这又反过来进一步刺激疼痛神经末梢，反射性地加剧了肌肉痉挛和局部缺血状态，进而形成恶性循环，最后导致延迟性肌肉酸痛。

（二）损伤学说

肌肉损伤学说（muscle damage theory）首先由 Hough（1902）提出。该学说认为，延迟性肌肉酸痛是由骨骼肌纤维损伤造成的。支持损伤学说的证据是大负荷运动后骨骼肌纤维会发生超微结构改变，认为骨骼肌超微结构改变就是损伤。有的学者称之为运动性肌肉损伤（exercise-induced muscle damage，EIMD）。也有人将运动导致的骨骼肌纤维超微结构改变定义为骨骼肌微损伤。

根据损伤学说，骨骼肌中某些酶，如肌酸激酶（CK）和乳酸脱氢酶（LDH）等，可因运动导致骨骼肌细胞膜的通透性增大而由细胞内进入血液。因此，除了把骨骼肌超微结构变化作为骨骼肌直接损伤证据外，血液中的某些肌肉内容物如肌酸激酶、乳酸脱氢酶等也通常作为肌肉损伤的间接指标。这些肌肉内容物在血液中浓度增加意味着骨骼肌细胞膜损伤或通透性增加，肌肉存在某种程度的损伤。

（三）急性炎症学说

急性炎症学说（acute inflammation theory）是由 Smith 和 Cheung 等在系统地分析了延迟性肌肉酸痛与肌肉炎症反应，如肿胀、炎症因子浸润之间的关系之后提出的。该学说的主要论点是：骨骼肌中含多种蛋白水解酶，肌肉损伤后，这些蛋白水解酶降解损伤的脂质和蛋白结构，除了导致缓激肽、组胺、前列腺素在损伤区域堆积外，也诱发单核细胞和中性粒细胞浸润到肌肉损伤部位。同时，骨骼肌小血管通透性增加，导致蛋白含量丰富的体液扩散至肌肉内部造成水肿。最终炎症因子、升高的渗透压激活Ⅳ类神经感受器受体，引起肌肉酸痛。

（四）骨骼肌蛋白降解学说

该学说由王瑞元等人提出，认为运动导致的延迟性肌肉酸痛和超微结构改变，是由于运动导致骨骼肌收缩蛋白和骨架蛋白降解，使骨骼肌骨架解体，最终导致骨骼肌超微结构改变。研究表明，大负荷运动会导致骨骼肌的收缩蛋白，如肌球蛋白（myosin）、肌动蛋白（actin），以及骨骼肌骨架蛋白，

如结蛋白（desmin）、肌联蛋白（titin）、伴肌动蛋白（nebulin）等降解或解聚过程加强而合成过程降低。由于收缩蛋白和骨架蛋白的降解或解聚，维持骨骼肌正常收缩功能的骨骼肌细胞骨架受到破坏，从而在形态上表现出骨骼肌超微结构改变，在功能上表现出收缩能力下降。骨骼肌蛋白的降解导致骨骼肌的炎症过程发生，因而也会诱发延迟性肌肉酸痛。

根据蛋白降解学说，运动导致的骨骼肌纤维超微结构改变是生理性、一过性的，是骨骼肌中蛋白代谢、重组的生理过程，而不是肌肉损伤，在正常情况下可自行恢复。但如果当骨骼肌纤维的超微结构发生了改变，在没有得到恢复的情况下就进行下一次大负荷运动，久而久之就会使骨骼肌的超微结构改变积累，当这种积累达到一定程度就会发生运动损伤。

（五）钙离子损伤学说

该学说认为，大负荷运动产生的高张力使细胞膜受牵拉，激活 Ca^{2+} 通道，Ca^{2+} 顺浓度差进入细胞内；另外，细胞膜的损害也可造成 Ca^{2+} 内流；其次运动后肌浆网功能下降，摄钙能力下降也可导致胞质内高钙。肌细胞内异常高钙可通过以下途径对肌纤维造成损伤：①高 Ca^{2+} 水平激活了钙依赖性蛋白酶，使肌纤维内结构蛋白质降解；②线粒体为了缓冲肌浆内高钙而摄取了超量的 Ca^{2+}，抑制了细胞内呼吸和 ATP 生成，使 ATP 的再合成能力降低；③由于 Ca^{2+} 是肌肉收缩的启动因子，肌细胞内 Ca^{2+} 增高，使肌纤维收缩失去控制，处于痉挛状态。

五、 肌肉酸痛和骨骼肌超微结构改变的防治

（一）热疗

研究表明，热休克蛋白（HSP72）可对运动造成的骨骼肌超微结构改变和蛋白降解起一定的保护作用。在运动前（一般为 24 小时）对受试者进行高温预处理（受试者被置于 43℃的高温环境约 30 分钟，使直肠温度达到 42℃），可导致肌肉中的热休克蛋白浓度增加，热休克蛋白的保护作用可减轻骨骼肌延迟性酸痛和超微结构改变。

运动后对肌肉进行热敷可减轻延迟性肌肉酸痛和超微结构改变，其原因是：①肌组织温度增加，改善了结缔组织伸展性和关节活动范围，导致肌组织抗损伤能力加强；②热疗加快了血液流动速度，进而加快了肌组织炎性物质的清除速率。

（二）静力牵张

在大负荷运动后，对参加工作的肌肉进行静力牵张，可有效地减轻肌肉的延迟性酸痛和超微结构改变。静力牵张也可以降低大负荷运动所引起的骨骼肌蛋白降解和解聚。关于静力牵张促进运动导致的延迟性肌肉酸痛和超微结构改变的恢复作用的机制还有待于进一步研究。

（三）按摩

与静力牵张一样，在大负荷运动后，对参加工作的肌肉进行按摩可有效地促进肌肉酸痛和超微结构改变的恢复。按摩治疗延迟性肌肉酸痛的机制可能是按摩产生的机械压力和对肌纤维的牵张使肌肉血流加快、肌肉张力减少和神经兴奋性改变。

（四）针刺

卢鼎厚用针刺法治疗肌肉损伤获得很好的疗效。随后研究发现针刺和静力牵张能显著促进离心运动导致的骨骼肌超微结构变化的恢复。在对大负荷运动后的骨骼肌进行针刺后发现，和对照组相比，针刺3小时后骨骼肌只有少数肌节可见超微结构改变；针刺24小时后骨骼肌的超微结构恢复正常（图3-18）。针刺也可以降低大负荷运动所引起的骨骼肌蛋白降解和解聚。针刺治疗和预防骨骼肌延迟性酸痛和超微结构改变的机制还需要进一步研究。

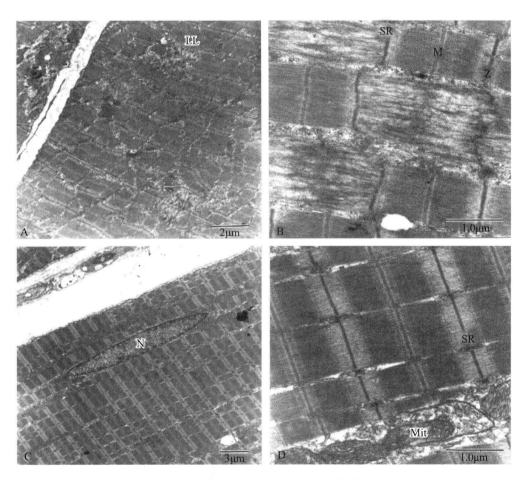

图3-18 针刺对运动导致的延迟性骨骼肌超微结构改变的影响
A、B.针刺3小时后骨骼肌超微结构变化，只有少数肌节可见超微结构改变；C、D.针刺24小时后骨骼肌的超微结构恢复正常
Mit：线粒体；SR：肌质网；M：M线；Z：Z盘（线）；N：细胞核

六、骨骼肌损伤修复的机制

骨骼肌细胞的再生能力较差，一旦损伤较难恢复。骨骼肌损伤自然修复过程分三期。①损伤变性期：在这一时期肌肉损伤处血肿形成，肌纤维膜受损，肌纤维损伤坏死，中性粒细胞浸润，巨噬细胞到达损伤处吞噬坏死组织。这种现象可持续数天或数周。②损伤修复和再生期：因为成熟的肌细胞不能进行再分裂，位于损伤肌肉周围的处于静止期的卫星细胞（satellite cells，SC）受生长因子以及损伤肌肉释放的信号刺激而活化，游移到损伤处增生、融合，形成再生的肌纤维。细胞增殖是肌肉修复

再生过程中必需进行的重要步骤。与此同时成纤维细胞侵入间隙，细胞外基质（extracellular matrix，ECM）恢复连接组织构架，同时伴有组织的再生。如果损伤范围过大，大量致密结缔组织形成，将降低肌肉愈合质量。③组织塑形期：此时再生骨骼肌成熟，瘢痕组织形成。瘢痕组织形成是纤维化的结果，而纤维化是由于肌肉损伤部位局部 ECM 过度生长造成的。ECM 沉积造成机械障碍，阻止了肌卫星细胞迁移和融合，为细胞分化提供了不适当的信号，且限制了损伤位点的血管灌流，导致肌肉功能的不完全恢复，产生疼痛，增加了再次损伤的可能性。肌肉损伤后修复需要肌纤维再生和 ECM 重塑两个过程协调进行。然而，ECM 重塑过程往往快于肌纤维再生过程，结果造成损伤部位 ECM 中胶原沉积，导致损伤部位骨骼肌纤维化。骨骼肌纤维化会严重阻碍损伤修复过程，结果导致骨骼肌的功能不能完全恢复，并造成再次损伤。

使用抗氧化剂可以减少氧自由基的形成，减少肌肉坏死，如维生素 E、维生素 C 和乙酰基半胱氨酸等。

增强肌卫星细胞的活性以及增加成肌细胞和其他肌原前体细胞的增殖，在再生和纤维化中具有重要作用。生长因子被认为是一种潜在的成肌细胞分裂素，包括 IGF-1、bFGF、神经生长因子、血小板源生长因子等。生长因子刺激成肌细胞增生，促进肌管形成，加速肌管融合成肌纤维，缩短骨骼肌创伤后修复过程，改善愈合质量。这些生长因子中，IGF-1 最大限度地刺激星状细胞，在骨骼肌的生长中起关键作用。

转化生长因子 -β1（transforming growth factor-β，TGF-β1）在纤维化的起始阶段和发展阶段发挥着重要作用。通过阻断 TGF-β1 的过表达，降使损伤的骨骼肌中 TGF-β1 失活，可减少纤维化改善肌肉的愈合。抗纤维化的药物有核心蛋白聚糖、苏拉明、γ- 干扰素和松弛激素等。

第七节 肌电图及其应用

肌电图应用于临床始于 20 世纪 40 年代。表面肌电图作为一种客观量化的手段及多样化的分析方法，同时具备无创性等优点，在骨骼肌康复评估中具有不可替代的作用。特别是在运动分析、肌肉功能的评估方面应用非常广泛。

一、肌电图的概念和记录方法

（一）肌电图的概念

1. **肌电及肌电图**　骨骼肌在兴奋时，由于肌纤维动作电位的传导和扩布，而发生电位变化，这种电位变化称为肌电。用适当的方法将骨骼肌兴奋时发生的电位变化引导、记录所得到的图形称为肌电图（electromyogram，EMG）。

2. **运动单位电位**　一个运动神经元及其所支配的肌纤维称为一个运动单位（motor unit）。在不同的肌肉中一个运动单位所包含的肌纤维数目差异极大，少到 3~5 条，多达 1600 多条。肌肉兴奋与收缩时是以运动单位为基本单位的，同一个运动单位中的肌纤维同时兴奋、同步收缩。一个运动单位中所有肌纤维的动作电位叠加、综合所形成的电位称为运动单位电位。根据运动单位电位离开基线的次数可将其分为单相、双相、三相及多相波。正常肌电图的三相波占 80%，单相波占 15%，多相波占 5%（图 3-20）。

3. **插入电位**　用针电极引导肌电时，当插入电极或移动已插入肌肉的电极时，可出现一些持续时间很短、波幅很低的电位变化。这种电位变化称为插入电位或插入电活动。插入电位的时限为 1~3 毫秒，波幅为 100μV。插入电活动的持续时间较短，平均持续时间为 300 毫秒。当电极停止移动后插入电位即消失。

神经损伤后，插入电位的时限明显延长，可达数秒甚或数分钟，且出现连续排放的正相峰形电位。这种情况见于损伤后 8~14 天，也见于神经再生期。

4. 电静息 在记录肌电图时，正常骨骼肌完全放松时没有电活动，所描记出的肌电图表现为一条直线，称为电静息。

肌肉放松时，肌电图上本应表现为电静息，但神经损伤后却出现如下几种自发电位：

（1）纤颤电位（fibrillation potential）：常是一种无节律的双相棘波，时限为 0.2~3 毫秒，振幅 20~200μV，多在神经损伤 18~21 天后出现，是由失神经支配的肌纤维对乙酰胆碱的敏感性增高或肌肉细胞膜电位的稳定性下降所致的单个肌纤维的自发放电。若神经损害不恢复，肌肉变性后纤颤电位也随之消失，称为"病理性电静息"。

（2）正锐波（positive sharp potential）：为一正相关形主峰向下的双相波，仅见于失神经支配的肌肉。时限 5~100 毫秒，振幅 50~200μV。早于纤颤电位发生，约在伤后 1~2 周即可见到。

（3）束颤电位（fasciculation potential）：是一种时限 2~20 毫秒、振幅 100~4000μV 的近似于正常运动单位动作电位的自发电位。只有同纤颤电位同时发生才有病理意义。当脊髓前角细胞病变或慢性周围神经损伤后，未受损害的运动单位的突触代偿性增生，长入病变部分的肌纤维中，导致其电位时限和振幅均明显增加，形成巨大的多相电位。

（二）肌电图的记录方法

骨骼肌收缩时的肌电活动通过电极引导、生物放大器放大、显示器显示、计算机数据采集等过程，转变成为可通过计算机进行计算、处理的数据，然后用适当的计算机软件进行分析处理，为医学诊断和科学研究提供可靠的依据。

采集肌电信号的电极有两种，一种是针电极，另一种是表面电极。用针电极所引导记录的肌电图是运动单位电位，其波形可分为单相波、双相波、三相波和多相波（图 3-19）。用表面电极引导记录

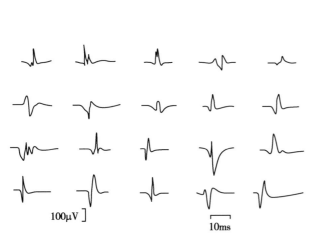

图 3-19 轻度用力时用针电极从 20 个不同部位记录到的正常人肱二头肌的运动单位电位

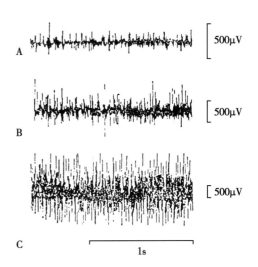

图 3-20 不同程度收缩时骨骼肌肌电图（表面电极引导）
A. 轻度用力收缩（单纯相）；B. 中度用力收缩（混合相）；C. 重度用力收缩（干扰相）

的肌电图往往是许多运动单位电位叠加而成干扰相肌电图（图 3-20）。

二、 肌电图的应用

肌电图在临床医学诊断和生理学研究中具有重要的意义，已经得到广泛的应用。

（一）评价神经与肌肉损伤

肌电图可用于区别神经源性、肌源性和失用性肌萎缩。在神经源性肌萎缩中，对区别脊髓前角、神经根、周围神经损伤以及神经根的定位也有一定作用。肌电图也可用于观察神经再生进程，可作为神经吻合移植术后的客观观察指标。

神经电图包括运动、感觉神经传导速度、H 反射、F 波、瞬目反射等项目。运动、感觉神经传导速度测定可结合肌电图将神经损伤分度，从而用于估计其预后；对神经损害可提示主要病理改变。

（二）测定神经的传导速度

如果在神经通路的两个或两个以上的点上给予电流刺激，从该神经所支配的肌肉上记录诱发电位。然后根据下列公式计算出神经的传导速度：

$$V=S/t$$

式中：V 为神经传导速度，单位为 m/s；t 为两刺激点从刺激开始到肌肉开始收缩的时间差，单位为 s；S 为两刺激点之间的距离，单位为 m。

（三）评定骨骼肌的功能状态

肌肉疲劳时其肌电活动也会发生变化，因此可以用肌电评定骨骼肌的功能状态。

1. 肌肉工作过程中肌电幅值的变化 肌电幅值是指肌电的信号的振幅大小。在肌电研究过程中，反映肌电幅值的指标有积分肌电（integral electromyogram，IEMG）和均方根振幅（root mean square swing，RMS）。

在肌肉等长收缩至疲劳的研究过程中发现，在一定范围内，肌电幅值随着肌肉疲劳程度的加深而增加。让受试者做等长收缩至疲劳，发现随着肌肉疲劳程度的增加，IEMG 和 RMS 逐渐加大。

疲劳时肌电振幅的升高，可能是由于肌肉在持续的工作过程中，先参与工作的运动单位发生疲劳。为了维持工作，必须动员其他的新的运动单位参与工作。这就是所谓的运动单位的募集。由于运动单位的数量增加，肌电的 IEMG 增加。

2. 肌肉工作过程中肌电频谱变化 研究表明，在肌肉工作过程中，肌电的频率特性可随着肌肉的功能状态的改变而发生变化。反映肌电的频率特性的指标有平均功率频率（mean power frequency，MPF）和中心频率（frequency of center，FC）。

在研究肌肉持续工作至疲劳的过程中发现，随着疲劳程度的加深，肌电的频谱左移，即平均功率频率降低。肌肉工作的负荷强度越大，疲劳的程度越大，平均功率频率的减小越明显。

（四）评价肌力

当肌肉以不同的负荷进行收缩时，其肌电的积分值（IEMG）同肌力成正比关系，即肌肉产生的张力越大，IEMG 越大。不论肌肉的收缩形式是向心收缩还是离心收缩，肌肉疲劳前后，IEMG 都随着肌张力的加大而增高，并存在线性关系。

（五）动作分析

在运动过程中可用多导肌电记录仪将肌电记录下来。然后根据运动中每块肌肉的放电顺序和肌电幅度，结合高速摄像等技术对运动员的动作进行分析诊断。在康复医学中使用最早最多的是步态分析。可以根据患者的步态和姿势的表面肌电图分析在走路过程中的肌肉工作情况，从而评价神经和肌肉的功能。

（六）评价肌肉激活程度与协调性

表面肌电图可以很好的评估患者的肌肉功能、激活时间和肌肉协调性，同时也可以有目的地指导康复目标的制定和康复效果的评价，直观量化地表现出肌肉功能的变化情况。

对脑卒中患者屈伸肘时肱二头肌和肱三头肌的肌电进行分析发现，伸肘时拮抗肌激活程度较大，主动肌激活程度较小，而屈肘时拮抗肌激活程度相对较小，主动肌激活程度较大，从而提示脑卒中患者屈伸肘活动存在一定的协调障碍，在治疗过程中应以强化伸肌的训练为主。

利用积分肌电可以评价脑卒中后的肌肉痉挛。做等速运动时患侧记录到的积分肌电值高于健侧，而治疗后痉挛程度下降时，积分肌电值相应的下降。表面肌电的积分肌电值可以很好的量化痉挛的程度，也可以作为治疗前后改善程度的有效评估手段。

吞咽是由大脑皮质及皮质下中枢控制的多对神经和多组肌肉共同参与的一种复杂的反射活动。吞咽功能障碍是康复医学中常见的问题。饮水实验可以评定患者的吞咽功能。饮水时舌骨抬高、咽部收缩和声门开闭时，肌电信号先于吞咽动作出现，且与吞咽动作高度相关。而吞咽障碍的患者，口轮匝肌、咬肌、颏下肌群和舌骨下肌群的肌电活动一般存在一定的障碍，利用表面肌电图记录到的吞咽肌群的电活动异常激活已用于吞咽障碍的早期筛查和诊断。

（七）评价肌纤维类型组成

肌肉在抗阻负荷过程中，快肌纤维（Ⅱ型肌纤维）成分高的肌肉平均功率频率值较高，疲劳时下降明显，而慢肌纤维（Ⅰ型肌纤维）成分高者刚好相反。由此我们可以根据肌电的平均功率频率大小及变化情况来无损的预测肌纤维的类型及比例大小。慢性腰痛患者的腰部多裂肌Ⅱ型肌纤维萎缩明显，Ⅰ型肌纤维相对比例增大。因此，可以利用表面肌电图中平均功率频率的变化，评估多裂肌的Ⅱ型肌纤维相对于健侧的萎缩程度。

（八）实现视觉反馈

表面肌电图可实时地记录肌肉静止或活动状态下的肌电信号，并且通过电脑屏幕提供视觉反馈。被试者可实时观察到自身肌肉的放松或激活的程度，并通过视觉反馈进行调整。例如，在进行放松练习时，将采集到的被试者的表面肌电信号实时显示在电脑屏幕上，被试者很容易了解到哪块肌肉没有放松，哪块肌肉已经放松，从而有效的做出调整。此外，也可以据此对被试者进行运动训练，在做某一训练动作时避免其他无关肌肉的激活，训练动作的协调性和准确性。

总之，肌电测试在康复生理学和康复医学中的应用越来越广泛。

思考题

1. 试述骨骼肌肌纤维的收缩原理。

2. 试述在神经—肌肉接头处动作电位是如何进行传递的。

3. 骨骼肌有几种收缩形式？它们各有什么生理学特点？

4. 骨骼肌肌纤维类型是如何划分的？不同类型肌纤维的形态学、生理学和生物化学特征是什么？

5. 试述失用和运动对骨骼肌的影响。

6. 试述肌电图在康复生理学和康复医学中的应用。

（王瑞元）

第四章
骨骼的功能

本章介绍骨的基本结构和功能，重点讲述骨形成与骨吸收、骨塑造与骨再造以及骨折愈合的生理过程，并分析制动和运动对骨的影响。通过本章学习，希望读者能了解骨的结构与功能，掌握骨的基本生理过程，重视运动在骨疾病康复中的作用。

骨骼是由不同组织组成的具有特定功能和结构的器官。骨骼从发生、出生到发育停止，始终经历着生长和塑造，以及一生中不断再造的生理过程。骨损伤后，需要经过修复愈合过程。在力学及其他调节因素作用下，不断进行骨形成和骨吸收，作为偶联以维持骨内平衡。这种刺激骨形成或抑制骨吸收的生理活动正是可用于促使骨折愈合或骨缺损修复，以及治疗多种骨代谢病的重要措施。

第一节　骨的基本结构和功能

骨骼是脊椎动物体内坚硬的器官，有一定韧性和弹性，具有支持、保护、杠杆、造血、免疫，以及储藏矿物质的功能。

一、骨的结构

（一）骨结构

骨是由骨膜、骨质、关节面软骨、骨髓，以及血管、淋巴和神经等构成，以长骨为例来讲述。

1. 骨膜　骨膜是由致密结缔组织组成的纤维膜，包被在骨表面的称骨外膜，衬附在骨髓腔面的则称骨内膜。

（1）骨外膜：骨外膜（periosteum）含有丰富的血管、神经、淋巴管，对骨的营养、新生及感觉有重要意义。骨外膜有两层结构：①纤维层（fibrous layer），是最外的一层薄的、致密的、排列不规则的结缔组织，其中含有成纤维细胞。结缔组织中含有较粗大的交织成网状的胶原纤维束，以及与骨干相垂直的浮克曼管（Volkmann canal），营养血管通过浮克曼管进入骨内，和哈弗管内的血管相通。②细胞层（celluar layer）或生骨层（osteogenic layer），为骨外膜的内层，主要由多功能的扁平梭形细胞组成，粗大的胶原纤维很少，含有较多的弹力纤维，形成一薄层弹力纤维网。内层与骨质紧密相连，并在结构上随年龄和功能活动而发生变化。在胚胎时期或幼年时期，骨骼迅速生长，内层的细胞数量较多，直接参与骨的生长。在成年期，骨外膜内层细胞呈稳定状态，变成梭形，与结缔组织中的成纤维细胞很难区别。当骨受损后，这些细胞又恢复成骨能力，变为典型的成骨细胞，参与新的骨质形成。

（2）骨内膜：骨内膜（endosteum）是一薄层含细胞的结缔组织，除衬附在骨髓腔面以外，也衬附在中央管内以及包在松骨质的骨小梁表面。骨内膜中的细胞也具有成骨和造血功能，还有形成破骨细胞的潜能。成年后的骨内膜细胞呈不活跃状态，若遇有骨损伤时，可恢复成骨功能，但骨内膜和骨外膜处的骨再造过程有所不同，两处的骨代谢对外源性和内源性调节因子的反应也不一样。

2. 骨质　骨质是骨的主体成分，根据其结构的致密程度分为骨密质（compact bone）与骨松质（spongy bone）。下面以长骨为例阐述骨质结构（图 4-1）。

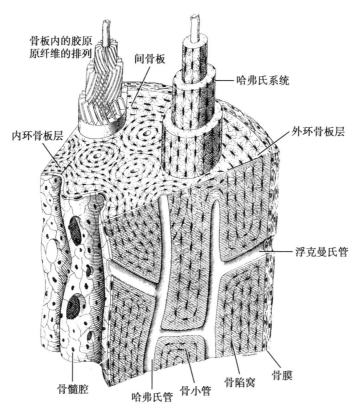

图 4-1　长骨骨干结构模式图

（1）骨密质：在光镜下，骨由不同排列方式的骨板组成，有外环骨板层（outer circumferential lamellae）、骨单位（osteon）、内环骨板层（inner circumferential lamellae）以及间骨板（interstitial lamella），分布于长骨骨干和骨骺的外侧。

外环骨板层：外环骨板层分布于长骨干的外侧面表面，由数层骨板环绕骨干呈同心圆排列，其外和骨外膜紧密相连。在外环骨板层中可见与骨干相垂直的横向穿行于骨板层的浮克曼管，又称为穿通管（perforating canal），营养血管通过穿通管进入骨内，和纵向走行的哈弗管内的血管相通。

内环骨板层：内环骨板层分布于近骨髓腔的内侧面，也由数层骨板环绕骨干呈同心圆排列，但较外环骨板层薄。骨板层可因骨髓腔的凹凸面而排列不甚规则，骨板的最内层衬附有骨内膜，也可见有垂直穿行的穿通管。

骨单位：骨单位（osteon）在内外环骨板层之间，是骨干骨密质的主要部位（图 4-2）。骨单位数量较多，呈筒状，直径 30~70μm，长 0.6~2.5mm，由 10~20 层同心圆排列的骨板（哈弗骨板）围成，因此骨单位又称为哈弗系统（Haversian system），是长骨干起支持作用的主要结构单位。骨单位的中轴有一中央管，又称哈弗管（Haversian canal）。从中央管向骨陷窝走行处有许多呈放射状的管道为骨小管，将中央管与陷窝连通，使陷窝内的骨细胞经骨小管获得营养供应，同时将代谢产物排出。骨陷

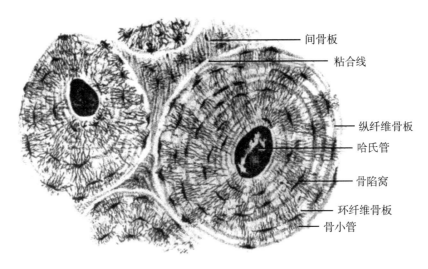

图 4-2　骨单位的横切面

间骨板

粘合线

纵纤维骨板

哈氏管

骨陷窝

环纤维骨板

骨小管

窝是扁形或椭圆形结构，其内壁有无数小裂隙，与骨小管相通，陷窝中骨细胞的许多细长的突起经裂隙伸入骨小管内。

骨沉积在骨外膜或骨内膜沟表面形成的骨单位，或在松质骨骨骼内形成的骨单位，称为初级骨单位（primary osteon）。中央管被同心圆骨板柱围绕，仅有几层骨板。初级骨单位经再造后形成次级骨单位（secondary osteon）。次级骨单位（继发性哈弗系统）表面有一层粘合质，呈强嗜碱性，含有大量的矿物质，而胶质很少。在横断面的骨磨片上呈折光较强的骨单位轮廓线，称为粘合线（cement line）。粘合线使其与邻近的矿化组织分开来，容易辨认。

由破骨细胞形成的骨吸收腔往往还残存许多纤维状胶原蛋白，这些胶原突出于腔壁，与粘合线十分邻近，这些胶原蛋白由局部的金属蛋白酶来消化吸收。但在致密性骨发育不全症（pycnodysostosis）患者中，残留在骨陷窝中的胶原纤维不能被清除，其原因可能与骨衬细胞（lining cells）功能障碍有关。由于骨吸收后的胶原不能及时清除，继发性成骨作用也发生异常。

间骨板：在骨单位之间，充填着一些不完整的骨单位，形状不规则，称为间骨板。它是骨生长塑造中原有的骨单位或外环骨板未吸收的残留部分，其中除骨陷窝及骨小管外，无其他管道。由于其中无血管通道，因此当血液循环发生障碍时较易发生缺血坏死。

（2）骨松质：骨松质主要分布于长骨骨骺、骨干内侧和扁平骨的深层，由针状或片状骨板形成网状或筛状结构，即骨小梁（bone trabecula），小梁间隙充满了红骨髓。骨小梁按压力及张力的方向排列，负责力学上的支撑功能。骨松质也是由含陷窝的骨板同心排列而成，但是没有哈弗管，骨细胞从流经红骨髓的血管获得营养。

3. 骨髓　骨髓（bone marrow）里面有丰富的血管和神经组织。婴幼儿的骨髓腔内的骨髓是红色的（即红骨髓），有造血功能，随着年龄的增长，逐渐失去造血功能。长骨骨髓最后形成黄骨髓，但其两端和扁骨的骨松质内，终生保持着具有造血功能的红骨髓。应急情况下，如恶性贫血时、外伤大出血时，黄骨髓可转化为红骨髓，再次具有造血功能。

4. 关节面软骨　一般是由透明软骨组成，覆盖在骨关节表面上。薄而光滑且具有弹性，在功能上主要起减少摩擦、缓冲震动的作用。

5. 血管、淋巴和神经

（1）血管与血液循环：骨的血管包括动脉、静脉和毛细血管（图 4-3）。

骨的动脉广泛吻合，互相连接。长骨的动脉可分为 6 组，骨干动脉或营养动脉、近侧干骺端动脉、远侧干骺端动脉、近侧骨骺动脉、远侧骨骺动脉、骨膜动脉。这些动脉可形成骨干营养系统、骨骺 - 干骺端系统与骨膜 - 骨皮质系统。

静脉的直径较大，静脉系统的容量比动脉系统大 6~8 倍，以便于将血液迅速排出。这一广阔开放的系统，有利于骨髓造血，尽快排出，不会造成血容量的变化，引起骨内压升高。

在骨髓中毛细血管有三型：动脉性毛细血管或真正毛细血管、窦状系毛细血管或窦状系与静脉性毛细血管或小静脉。如果毛细血管、窦状隙发生障碍，将影响骨髓造血功能。

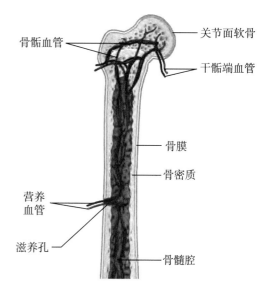

图 4-3　骨的血管模式图

骨的血液循环有骨干循环和关节循环。骨干循环中，骨密质内血管流经哈弗管与穿通管，斜行于骨干纵轴，自骨干周围走向中央。较大的哈弗管内含两条血管，大多数哈弗管管腔狭窄，含有一条毛细血管。哈弗管互相吻合，形成真正的网。骨密质的血管网是骨髓循环和骨膜循环之间的吻合系统所构成。当骨髓内骨干动脉系统受影响时，这一联系发挥重要作用。关节循环可看作是相邻两个骨端的统一系统，包括两个网状结构，中间网和深部功能性营养循环网。前者起自血供系统，由关节动脉的两个干端周围环构成，这两个环越过关节以纵向吻合相连。后者是上述深部循环网的分支构成，这些分支沿软骨与滑膜结合处周围环行。

（2）淋巴管：最近研究表明骨有淋巴系统。在骨膜内注射墨水后，可在血管附近看到纤细的淋巴管网状结构，并可形成较大的淋巴管，然后流入静脉，可见骨表面有骨膜淋巴管。

（3）神经：长骨的关节端、较大的扁骨、椎骨和骨膜分布有丰富的神经。如股骨与胫骨的神经主要分布在动脉内膜与外膜之间的网状结构、毛细血管周围，以及骨髓内形成终末支。交感传出神经纤维位于血管周围，具有收缩血管的功能。通过骨髓内动脉血管的收缩，调节控制骨髓释放红细胞，而血管周围的血管收缩纤维，则控制骨内血流。传入有髓神经纤维也形成血管周围网，个别纤维进入骨髓，有的属感觉传导器。

（二）骨的细胞

骨组织中含有多种细胞成分，包括骨祖细胞、骨细胞、成骨细胞和破骨细胞等，称骨细胞系（图 4-4）。在骨形成、骨吸收、骨基质钙化平衡和骨修复过程中，扮演着各种不同的角色，具有不同的形态功能和局部特征。

1. 骨细胞　成年人骨骼中 90% 以上的骨组织细胞是骨细胞（osteocyte），它们存在于骨陷窝中。这类细胞自行围绕着有机骨基质，并同时钙化，或与内、外骨膜细胞一起覆盖在骨基质表面。长而有分支的细胞质突通过骨小管伸展到钙化的骨基质，并与其他细胞质突连接形成小管系统网络，传递信息，还与骨髓内和骨外毛细血管交通，保障组织营养和物质交换。骨细胞的这种大面积覆盖和复杂的网状结构可以很敏感地感觉作用于骨上的各种应力，具有控制离子进出骨基质的作用，可以很好地感觉和处理骨骼变形，调节骨吸收和形成，调节矿物质离子在骨基质和细胞外液之间的流动和交换。如在较高甲状旁腺素（parathyroid hormone，PTH）水平时，骨细胞能使骨质溶解，先失去骨盐，继而胶原纤维溶解，最后成基质，此称为"骨细胞性溶骨作用"（osteocytic osteolysis）。此后，在较高水平的降钙素（calcitonin，CT）作用下，它又可继发骨形成，基质中又有新的钙盐沉积，此称

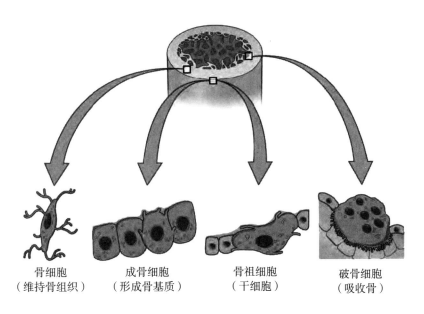

骨细胞
（维持骨组织）　　成骨细胞
（形成骨基质）　　骨祖细胞
（干细胞）　　破骨细胞
（吸收骨）

图 4-4　骨细胞系模式图

为"骨细胞性成骨作用"（osteocytic osteogenesis）。在正常生理条件下，此溶骨过程与成骨过程反复交替进行，且处于动态平衡状态。

2. **成骨细胞**　成骨细胞（osteoblast）排列在骨表面或紧紧包靠在邻近成骨细胞上。当成骨细胞被骨基质包埋、细胞质突伸进骨基质时，它们就在骨基质中形成骨细胞，留在骨表面的静止成骨细胞叫做骨衬细胞（bone-lining cell）；当成骨细胞一旦被激活，则会从钙化骨基质的缝隙中游离出来。成骨细胞的主要功能是：①合成和分泌有机骨基质（骨胶纤维和基质），称类骨质（osteoid），参与骨的形成，并影响骨基质钙化。②在 PTH 等激素及一些局部细胞因子的刺激下，成骨细胞释放某些细胞介质，以激活破骨细胞。

3. **骨祖细胞**　骨祖细胞（osteoprogenitor cell）是骨组织的干细胞，位于骨组织和骨膜交界处，其形态与骨膜中的纤维细胞相似。当骨生长、重建或骨折修复时，骨祖细胞功能活跃，不断增生分化成成骨细胞。

4. **破骨细胞**　破骨细胞（osteoclast）由多核巨细胞组成，直径 100μm，含有 2~50 个核，主要分布在骨质表面、骨内血管通道周围。破骨细胞的数量较少，它是由多个单核细胞融合而成的，胞质嗜碱性随细胞的老化渐变为嗜酸性。破骨细胞具有非常大的降解骨基质能力，它通过改变其作用区域内的酸碱度（pH 由原来的 7.0 降低到约 4.0），以溶解骨矿物质；通过分泌酸性蛋白酶以降解有机骨基质。在骨松质，破骨细胞则可以从骨吸收的一边运到另一边。一旦完成了骨吸收任务，破骨细胞便分裂成单核细胞，后者若被再次激活，又可形成新的破骨细胞。

5. **其他细胞**　骨骼中还有大量的内皮细胞、成纤维细胞、前成骨细胞（间充质干细胞及前破骨细胞等）。这些细胞均与骨代谢及修复、塑造等活动有密切关系。

二、 骨的成分

骨由有机质（约占 35%）和无机质（约占 65%）构成，有机质提供支撑和张力，无机质钙提供骨骼硬度和压力。

有机质主要是骨胶原纤维和骨非胶原纤维，前者又称骨胶原，占有机质的 90%，其余 10% 是骨非胶原纤维，由非胶原黏蛋白和骨特异性黏蛋白组成。非胶原蛋白可影响骨基质结构、骨钙化和骨细胞的功能，主要包括骨钙素、骨结合素、骨涎蛋白、骨磷蛋白和少量黏蛋白。

无机质主要成分有磷酸钙、碳酸钙和柠檬酸钙。此外还有镁、钠、钾等离子。人体中约99%的钙离子、约85%的磷离子、40%钠离子和60%镁离子存在于骨矿结晶中。其中磷酸钙、碳酸钙和柠檬酸钙结合成羟基磷灰石 $[Ca_{10}(PO_4)_6(OH)_2]$ 和无定形的胶体磷酸钙分布于有机质中。羟基磷灰石呈柱状或针状，脆而易碎，但由于钙磷结晶偶联作用，可产生一定的力学特性，以抵御正常人活动所施加给骨的外力。

三、骨的功能

1. **支撑功能**　骨通过骨连接构成骨骼系统，使机体保持一定形状和姿势，对机体起支撑作用。

2. **杠杆功能**　骨骼系统中，骨骼肌收缩牵拉骨绕着关节产生位移，在各种运动中发挥杠杆作用。

3. **保护功能**　骨骼系统围成的体腔或腔隙保护着人体重要的器官，如颅腔保护脑，胸廓保护心脏、肺、大动脉等。

4. **贮存钙磷**　骨是人体最大的钙库和磷库，与机体的钙磷代谢密切相关，调节血液中钙磷含量的平衡。当血液中钙磷含量增高时，则贮存于骨内；当血液中钙磷含量下降时，骨中的钙磷释放入血。

5. **造血和免疫功能**　出生后，红骨髓是唯一的造血器官，血液中血细胞发挥着运输气体、免疫、防御等功能。

第二节　骨的发生和生长

骨由胚胎时期间充质发生，出生后仍继续生长发育，直到成熟才停止增长和增粗。

一、骨的发生

骨发生（osteogenesis）有两种方式，膜性骨发生和软骨性骨发生。虽然发生方式不同，但骨发生的过程相似，包括了骨形成和骨吸收两个方面。

（一）骨发生的过程

1. **骨组织的形成过程**　骨形成（bone formation）包括基质形成和矿化。基质形成在先，发生在成骨细胞和已存在的骨样组织的接触面上，矿化发生在骨样组织和新矿化骨的连接处，该处通常称为骨化前沿。它随着骨样组织的矿化和向前推移。矿化前沿局部含有高浓度的磷酸酯、锌、硅，在甲苯胺染色组织形态观察的情况下呈一蓝色的线，也称粘合线。

（1）基质形成：成骨细胞合成和分泌前胶原蛋白，并在细胞外转变为 I 型胶原蛋白，它们平行聚合而成胶原原纤维。胶原原纤维借粘合线连接组成胶原纤维。成骨细胞还分泌无定形基质（非胶原蛋白），胶原纤维与无定形基质构成类骨质，当成骨细胞完全埋入类骨质时就成了骨细胞。

基质矿化前，出现一系列变化：①增加胶原纤维之间的横向联系；②胶原纤维结合磷酸酯；③基质中非胶原蛋白质增多，特别是 γ- 羧基谷氨酸蛋白质的增加；④钙和基质蛋白结合；⑤硅和锌的聚集；⑥糖胺多糖的早期增加，后来降低。

（2）基质矿化：类骨质矿化需要 10 天时间，每次矿化大约 8~10μm 厚度的类骨质。相对于胚胎期矿化较短，但每次矿化厚度较薄。

启动基质矿化机制尚不清楚，但是成骨细胞和骨细胞对调节局部钙和磷浓度有作用，因为这些细胞可产生碱性磷酸酶，该酶催化焦磷酸（矿化的抑制因子）的降解，促进骨矿化。由胶原紧密排列所形成的核心位点对钙化有刺激作用，因为修饰胶原的组成，可以调节矿化形成的位置、矿物质的类型和沉积量。与胶原相连的矿物质可能呈带状而不是结晶体。γ- 羧基谷氨酸蛋白质是矿物质沉积的抑制因子，这些蛋白质与钙磷结合，从而调节基质中微环境的离子。糖胺多糖可以限制矿化的速度和程度。

矿化是一个连续的过程，可以分为两个阶段。开始阶段，持续几天，占总矿化量的 70%，该阶段由位于骨样组织表面的成骨细胞和位于陷窝内的骨细胞所控制。继发阶段，是在紧接着开始阶段后发生的，持续几个月并且增加 20%~25% 总量的矿物质。主要受基质周围的液体中的化学成分及基质对矿物质的附着力的影响。

类骨质矿化包括细胞内和细胞外的复杂生物化学过程，其中最关键的是无定形的磷酸钙形成羟基磷灰石结晶。I 型胶原蛋白与非胶原蛋白（如骨钙蛋白）紧密结合，构成网格支架，为矿化提供场所。Ca^{2+} 和 P^{3+} 是矿化的基本物质，其矿化形式是以羟基磷灰石结晶沉积于类骨质。Ca^{2+} 由成骨细胞、软骨细胞或血液提供。P^{3+} 主要来源于代谢产物焦磷酸的裂解，然后再与磷脂或磷脂蛋白相结合，构成血液循环中的 P^{3+}。

类骨质经矿化成为骨组织，在其表面又有新的成骨细胞继续形成类骨质，然后矿化，如此不断地进行。新骨组织形成的同时，原有骨组织的某些部分又被吸收。

（3）影响骨组织形成的因素：促进骨组织形成的因素。能增加成骨细胞数量、提高成骨细胞活性和促进基质钙化的因素，都能提高骨组织形成的量。这些因素有骨骼生长因子（skeletal growth factor，SGF）、胰岛素样生长因子 -I（IGF-I）、β 转化生长因子、血小板衍生生长因子、成纤维细胞生长因子、骨形态发生蛋白（bone morphogenetic protein，BMP）等。这些因子存在于骨组织微环境中，相互协同作用影响骨组织形成的不同阶段。

抑制骨组织形成的因素。骨组织形成过程中任何环节的障碍，均可导致骨组织形成的抑制。营养的缺乏，如维生素、蛋白质、微量元素的缺乏。激素中，如 PTH 可增加破骨细胞的功能和数量，并降低成骨细胞的功能和数量。

2. 骨组织的吸收过程 骨吸收（bone resorption）包括钙、磷释放到细胞外液和有机基质的除去。吸收过程可由骨表面的破骨细胞在其接触点上进行或由骨内的骨细胞进行，两者可同时发生或独立发生。其中破骨细胞性骨吸收是骨吸收的主要方式，在正常情况下骨细胞仅能吸收很少量的陷窝壁骨组织。

（1）破骨细胞性骨吸收：破骨细胞性骨吸收的机制还未完全明了，一般认为破骨细胞性骨吸收有以下机制（图 4-5）：①分泌酸来降解骨中无机质；②摄取骨基质，包括无机物和有机物，然后把摄取

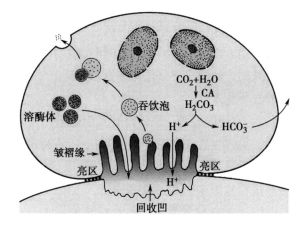

图 4-5　破骨细胞的骨吸收模式图

的基质进一步在细胞内消化；③分泌多种水解酶。这3种途径可导致骨质的全部或部分溶解和吸收。但最关键还是破骨细胞与骨基质黏附，才能进行细胞募集与骨吸收。

体内破骨细胞性骨吸收可因一些因素影响而增加，如成骨细胞的作用、PTH、活性维生素 D_3、前列腺素 F_2、甲状腺素和肝素等。也有一些因素可以抑制骨的吸收，如雌激素、糖皮质激素、降钙素、胰高血糖素以及二磷酸盐等。

成骨细胞对破骨细胞的分化和功能影响是多方面的。首先，成骨细胞分泌破骨细胞趋化因子，对循环中的破骨细胞前体细胞在需要骨吸收的部位产生定位和聚集作用，启动骨吸收。其次，成骨细胞分泌的巨噬细胞集落刺激因子是破骨细胞发育的关键因素，是破骨始祖细胞增殖分化的必要条件，同时还能延长破骨细胞的存活期。另外，成骨细胞产生一些中性酶，在 PTH 作用下，抑制性因子减少，而酶的活性增加，从而溶解骨表面的有机质，使无机质暴露，启动与活化破骨细胞。

成骨细胞还是破骨细胞骨吸收系统中激素因子的第一靶细胞。PTH、1, 2-（OH）$_2D_3$ 等激素的受体在成骨细胞膜上，而不是破骨细胞。这些激素直接作用于破骨细胞不产生骨吸收，只有在成骨细胞存在时才能产生骨吸收。一些刺激破骨细胞的局部因子，如前列腺素、细胞分裂素和生长因子等，也不直接作用于破骨细胞，而是通过成骨细胞再调节破骨细胞的功能。

成骨细胞产生的 IGF-Ⅰ，一方面以自分泌方式作用于成骨细胞前体细胞，分化为成骨细胞，刺激成骨细胞分泌胶原蛋白，合成胶原纤维，促进骨形成。同时，IGF-Ⅰ 还可刺激破骨细胞的分化、形成和功能活性。所以骨形成和吸收也存在偶联。

（2）骨细胞性骨吸收：骨细胞既形成骨也吸收骨。骨细胞扩大它的陷窝是通过吸收陷窝壁的骨组织，即骨细胞性骨溶解。较幼稚的骨细胞可增加少量的骨在陷窝壁上，这种方式形成的骨含有少量矿物质，与成骨细胞形成的骨有区别。一般这种低密度的骨具有较高的可溶解性，因此能够和周围的细胞外液发生矿物质交换。在这种情况下，陷窝周围的骨可作为一个矿物质的储存库，对骨的整体结构没有影响。

（二）骨发生的方式

1. 膜内成骨 膜性骨发生是指从胚胎性结缔组织不经过软骨阶段直接骨化形成骨组织，也称为膜内成骨（intramembranous ossification）。人体内只有少数骨骼以此种方式成骨，如一些扁平骨（顶骨、额骨、枕骨、颞骨等），下颌骨和锁骨的一部分等。

胚胎期，在将要形成骨的部位，间充质细胞聚集成富含血管的胚胎性结缔组织膜。膜内的未分化的间充质细胞聚集成膜状，并分裂、分化为骨祖细胞。其中部分骨祖细胞转化为成骨细胞，单层排列，合成并分泌基质和胶原纤维，产生类骨质，细胞逐渐被类骨质包埋，类骨质钙化，成骨细胞成为骨细胞。此部位是最早骨化的部位，称为骨化中心（ossification center）。从骨化中心以同样的方式向四周扩展形成骨小梁，交织成网形成原始骨松质。成骨细胞在原始骨松质的周围不断形成新的骨质，同时其周边的间充质分化为骨膜。此后，骨进一步生长，内、外表面形成骨密质，骨小梁中的血管凝结成红骨髓。

2. 软骨内成骨 软骨性骨发生是指先由间充质形成软骨雏形，在此基础上再进一步骨化形成骨组织，又称为软骨内成骨（endochondral ossification）。人体中大多数骨骼，如躯干骨、四肢骨以及部分颅底骨等都是由软骨内成骨方式形成，但在骨外膜的内层又有膜内成骨。软骨内成骨的过程有以下这些过程（图4-6）。

（1）形成软骨雏形：胚胎6到8周时，一些间充质细胞分化成软骨细胞，并在软骨上覆盖软骨膜，形成软骨雏形。

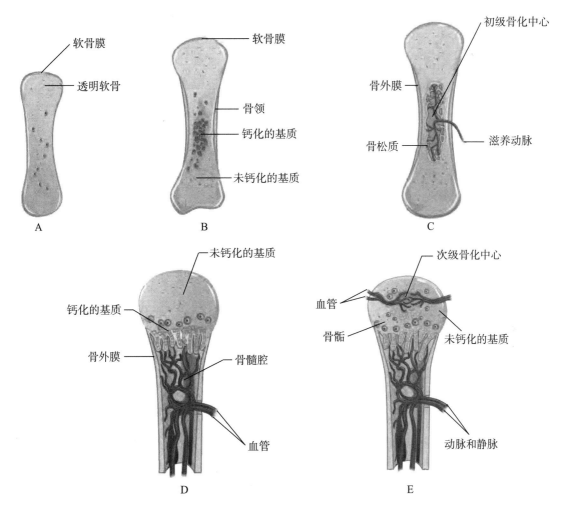

图 4-6 软骨内成骨模式图

A. 间充质细胞分化成软骨细胞，软骨雏形；B. 形成骨领；C. 毛细血管穿透软骨，出现骨膜形成同时，
出现初级骨化中心；D. 出现骨髓腔；E. 形成次级骨化中心和骨骺

（2）形成骨领：随着更多的基质生成，软骨雏形中心的软骨细胞逐渐长大。随后血管侵入，携带了骨祖细胞，不断增殖分化为成骨细胞。后者以膜内成骨的方式在软骨表面形成薄层初级骨松质，即骨领。骨领形成后，其表面的软骨膜成为骨外膜，骨领逐渐改建成骨干的骨密质。

（3）形成初级骨化中心：骨领形成的同时，软骨雏形中央的骨细胞肥大并分泌碱性磷酸酶，使软骨基质钙化，随后软骨细胞退化死亡，留下较大的软陷窝。该区为软骨首先骨化的区域，称为初级骨化中心。骨外膜的血管连同间充质和骨祖细胞、破骨细胞等形成骨膜芽，穿过骨领，进入初级骨化中心，破骨细胞溶解吸收钙化的软骨基质，形成许多不规则的隧道，称为初级骨髓腔，腔内有初级骨髓。随后成骨细胞贴附于残留的钙化基质生成骨组织，形成以钙化软骨基质为中轴、表面附以骨组织的混合性骨小梁。

（4）形成骨髓腔：初级骨化中心的混合性骨小梁不久被破骨细胞溶解吸收，于是初级骨髓腔融合成一个较大的骨髓腔。由于初级骨化中心两端的软骨不断生长，初级骨化中心的成骨过程也从骨干向两端推移，从而使长骨不断加长（见骨的增长）。同时，骨髓腔不断扩大。

（5）形成次级骨化中心和骨骺：次级骨化中心出现在长骨两端的软骨中央，出现的时间因骨而异，大多在出生后数月至数年。次级骨化中心的形成过程与初级骨化中心相似，但骨化从中央向四周呈辐射状进行，最后大部分软骨被初级骨松质取代，骨干两端变成骨骺。骨骺表面不发生骨化，始终保留薄层的透明软骨，即关节软骨。骨骺和骨干之间也保留着一层软骨，称为骺板（epiphyseal plate）或生长板（growth plate）。

二、骨的生长

在骨的发生过程中和发生后，骨仍在不断生长，主要包括两个方面，即骨的增长与增粗。下面以长骨为例，来阐述骨的生长过程。

（一）骨的增长

骨的增长是通过骺板的不断生长并替换成骨组织而实现的，从骨骺端到骨干骨髓腔，骺板依次出现5个成骨活动移行区（图4-7）。

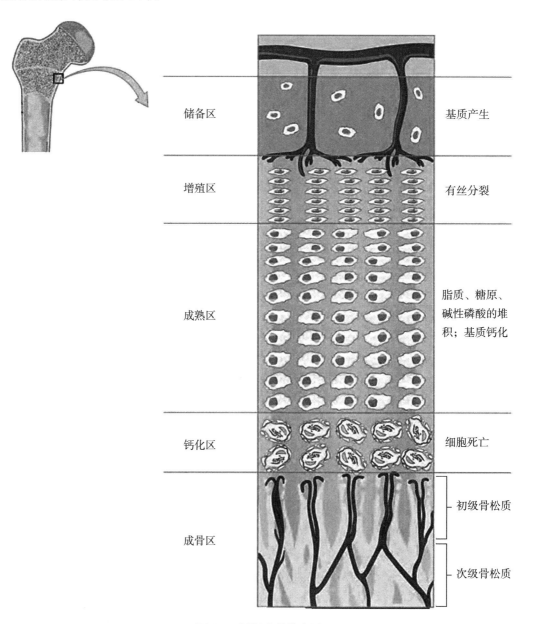

图 4-7　骺板成骨模式图

1. **软骨储备区** 软骨储备期（reserve cartilage zone）含有许多散在分布的幼稚软骨细胞，细胞体积较小，呈圆形或椭圆形，软骨基质呈弱碱性，此区生长处于相对静止。

2. **软骨增生区** 软骨增生区（proliferating cartilage zone）中的软骨细胞小而扁平，增殖活跃，同源细胞群呈并列纵行排列，形成软骨细胞柱。

3. **软骨成熟区** 软骨成熟区（cartilage maturating zone）中的软骨细胞明显增大变圆，仍呈柱状排列，但软骨细胞间的软骨基质明显变薄。

4. **软骨钙化区** 软骨钙化区（calcified cartilage zone）中的软骨细胞肥大，变圆，并逐渐凋亡，软骨基质钙化，呈强嗜碱性。

5. **成骨区** 成骨区（ossification zone）中，钙化的软骨基质表面由骨组织形成，构成过渡型骨小梁，它们最终被破骨细胞吸收，骨髓腔从而向长骨两端扩展。

以上各区的变化是连续进行的，而且软骨的增生、退化及成骨在速度上保持平衡。这就保证了在骨干长度增加的同时，骺板能保持一定厚度。到 17~20 岁，骺板增生减缓并最终停止，导致骺软骨完全被骨组织取代，形成骺线，骨停止增长。

（二）骨的增粗

骨外膜中的骨祖细胞不断分化为成骨细胞，以膜内成骨方式，使骨领表面增加骨组织，使骨干变粗。而骨干内表面的破骨细胞不断吸收骨小梁，造成骨髓腔横向扩大。骨干外表面的新骨形成速度较快于骨干内部骨吸收速度，于是骨密质适当增厚。约 30 岁，长骨不再增粗。

（三）影响骨生长的因素

影响骨生长的因素很多，如遗传基因表达，营养和运动，以及药物、激素、诸多因子和应力作用等。遗传因素和环境因素引起软骨和骨的先天畸形，如软骨发育不全、短肢畸形、先天性成骨不全和先天性髋关节脱位等。激素对骨发育影响较大，骨的生长和代谢受多种激素调节，其中较大的是垂体的生长激素、甲状腺激素、降钙素、PTH 和性激素等（见第十三章）。维生素 A 对成骨细胞和破骨细胞的活动起协调平衡作用，以保证骨的正常发育和再造。严重缺乏时，可导致骨骼畸形。维生素 C 能促进成骨细胞合成胶原纤维，严重缺乏时，骨质内胶原纤维过少，骨的韧性下降，易发生骨折。维生素 D 能促进机体对食物中钙的吸收，影响钙盐在骨质内的沉积，故缺乏维生素 D，儿童可导致佝偻病，成年人可致骨软化症。运动对骨生长的影响见本章第五节。

第三节 骨的塑造和再造

人从出生后到发育成熟一直进行着骨塑造，以及贯穿人一生的骨再造，骨正是通过不断地塑造和再造达到并保持功能所需要的结构和形状。

一、骨的塑造

骨塑造（bone modeling）是外形的建造，像泥塑一样，在外力（包括自身体重、负重、肌肉的牵拉等）的作用下改变生长模式或组织和器官的结构组成，从而在宏观上改变结构的外形。尽管塑造在胚胎已经开始，但它主要是在出生后进行。在整个生长发育过程中，通过塑造对骨进行连续不断的再形成，成熟后塑造停止。骨的长度生长、径向生长、骨髓腔的扩充、生理曲度的建立、肌肉附着点的建造等都属于塑造过程。

生长过程中，骨的横径和长度发生变化的同时，骨的横切面的形状在不同水平上也发生着连续的变化，骨皮质慢慢地移动，使骨发生正常的弯曲，这一过程是通过骨的一边发生沉积，另一边发生吸收来实现的，称为"骨的漂移"。

全部脊柱动物，都存在着骨塑造过程。塑造影响板层骨、纤维组织、筋骨软骨和纤维软骨以及骨的修复。在婴儿期塑造进行得很快，在以后的生长期有所下降，在骨髓成熟后塑造接近于零。

二、骨的再造

骨再造（bone remodeling）是指骨组织在微观上的周转，骨组织局部由骨基本多细胞单位（basic multicellular unit，BMU）进行的骨转换活动，使骨的吸收与形成达到一种动态平衡，以适应力学环境的改变。再造过程不影响骨组织的整体成分，不影响总的质和量以及外形。骨的再造发生在整个生命活动过程中，是维持骨组织代谢和力学功能的重要机制（图 4-8）。

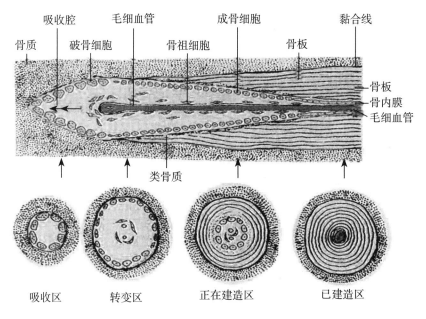

图 4-8　骨的再造模式图

骨的再造在骨外膜表面、哈弗管内表面、骨小梁内表面以及骨内膜表面进行，不仅有破骨细胞、成骨细胞、衬细胞和骨细胞参与，存在于骨微环境中的单核性吞噬细胞，如单核细胞和巨噬细胞以及某些因子，如淋巴细胞释放的破骨细胞激活因子（osteoclast activating factor）也积极参与这一过程。发生在正常成年骨中的再造按下列五个时期循序进行：

（一）静止期

此期发生于骨表面，即骨外膜、骨内膜（包括位于骨小梁表面的骨内膜）以及皮质骨内管腔表面。在成年骨骼中，大约 60%~80% 小梁骨表面和 70%~95% 皮质骨表面处于静止期。电镜下，静止期厚度约 1~2μm，由五层结构组成，界膜层、未矿化结缔组织层、衬细胞层、无特殊结构的结缔组织、鳞状囊细胞或脂肪细胞层。正常成年骨骼静止期持续时间较长。据估计，在小鼠和人类小梁骨中正常骨再造率每年约 20%~30%。由此推算，同一部位骨表面再次发生骨再造需要经过数年时间。

（二）激活期

破骨细胞激活是骨再造的第一步。破骨细胞来源于骨髓组织和其他生血性器官中的单核性吞噬细胞。这些单核性吞噬细胞到达骨基质表面后融合成多核性破骨细胞，故单核性吞噬细胞又称为破骨细胞前体细胞（osteoclast pre-cursor）。

破骨细胞激活包括破骨细胞集聚、趋化和附着骨表面等一系列细胞活动过程，其激活机制存在着各种解释。①淋巴细胞释放的破骨细胞激活因子可诱导单核性吞噬细胞融合成多核性破骨细胞；②成骨细胞释放一种可溶性因子而激活破骨细胞；③坏死骨基质中的骨胶原和骨钙素可诱导破骨细胞增殖；④机械应力激活破骨细胞，因为应力可使骨基质中的蛋白质、局部离子介质或表面电荷发生改变，从而影响骨组织细胞的生物学活性。破骨细胞具有特异的识别能力，受化学趋化因子的引导可向准备骨再造的特定骨表面趋化和附着，而不向脱钙的骨表面移动。推测破骨细胞膜上存在着这种化学趋化性和附着性因子的受体，而破骨细胞与骨表面相互作用的质膜凹陷和质膜突起可能是这些受体的所在区域。

（三）吸收期

一旦破骨细胞与骨基质表面相接触，则接触的细胞膜经特殊分化而形成皱褶缘（ruffled border），后者与周围的清亮区共同形成一个密封的骨吸收装置。

皱褶缘由质膜凹陷和突起构成，能显著地增加破骨细胞与骨基质接触的表面积。在皱褶缘与骨基质之间以及皱褶缘突起之间，可见由糖蛋白构成的结晶体以及 ATP 酶和酸性磷酸酶，而这些酶在其他部位的质膜附近是不存在的。在这些酶的作用下，骨质常被溶解吸收而形成吸收腔（resorption bay），此处不再存在板层结构。

清亮区是紧贴骨质表面且环绕皱褶缘的细胞质，此处一般无细胞器。与清亮区相接触的骨质表面有完整的板层，该区的电子密度低，含有大量的微丝，主要由肌动蛋白构成。这些微丝常伸入骨表面的凹陷中，使清亮区紧密地与骨表面相接触，从而在皱褶缘周围形成一封闭的间隙，造成骨吸收微环境。溶酶体酶由细胞内分泌到此间隙中，为骨吸收溶解提供必要的酸性环境。在皱褶缘的深部含有大小不等、电子密度不同的液泡，这是细胞吞饮所致，液泡内可见有骨盐结晶及胶原纤丝。当破骨细胞与骨基质脱离后，皱褶缘和清亮区也即消失。

骨基质中骨矿物质的释放与氢离子浓度有关。皱褶缘下的 pH 明显下降时，Ca^{2+} 释放。因为降解骨胶原的胶原酶不能降解钙化的骨基质，所以骨矿物质吸收先于骨胶原降解。

破骨细胞是一种能游走的细胞，可能沿胶原纤维方向移动，其吸收面积往往大于其附着面积。破骨细胞游走之后的区域仍可持续产生数小时的骨吸收。破骨细胞的骨吸收量，沿骨表面垂直方向每天约 5~10μm，而沿平行方向每天则可达 20~40μm。骨吸收腔的三分之二是多核性破骨细胞所形成，余下三分之一由单核性吞噬细胞完成。

根据破骨细胞在骨小梁和骨密质所形成的骨吸收腔形状和空间位置的不同，前者称为 howship 陷窝，后者称为圆锥状吸收腔（cutting cone）。当骨吸收在骨小梁表面达 60~100μm，在骨密质达 400~10 000 μm 深度时便停止。

骨细胞通过"骨细胞性溶骨作用"也参与骨吸收过程，其所处的环境不同功能状态也不同。骨吸收期一般持续 1~3 天。

（四）逆转期

逆转期的组织学特征为吸收腔内无破骨细胞存在，而仅存在一种单核性细胞。多核性破骨细胞在完成骨吸收之后，部分移向骨表面，部分细胞的细胞核经细胞内溶解或通过分裂而形成单核性细胞。目前认为这种单核性细胞具有两种功能：①清除破骨细胞残留物质，故有时被称为"后破骨细胞"（post-osteoclast）；②合成构成粘合线的某些物质。粘合线在光镜下经苏木染色后呈蓝色，如波浪状，厚约 1~2μm，于新旧骨质之间，其矿物质成分较高，而胶原成分相对较低。粘合线为新的骨单位提供骨沉积表面，扫描电镜下其表面平滑光柔。当吸收腔被粘合线完全覆盖之后，幼稚的成骨细胞呈单层排列于吸收腔内。

与骨吸收相偶联的骨形成需要在吸收腔内有足够的成骨细胞。成骨细胞来源于间充质细胞及骨生成细胞。逆转期存在的单核性细胞可能成为前成骨细胞，而成骨细胞的集聚和附着于吸收腔可能受到破骨细胞释放的某些因子的调节。Owen 等发现破骨细胞能在吸收腔表面合成和沉积含有氨基葡萄聚糖类的物质，其与单核性细胞合成的构成粘合线物质均对成骨细胞有调节作用。

逆转期持续时间与年龄成正比，与骨转换率成反比。

（五）成骨期

成骨细胞在吸收腔内出现，标志着成骨期开始。成骨细胞外形丰满，胞质呈强嗜碱性，含有丰富的粗面内质网、发达的高尔基体和线粒体。成骨细胞合成的类骨质在吸收腔内不断地沉积，并调节胶原纤维排列方向与成骨细胞的形状和排列相平行。成骨细胞的骨形成量在开始时最快，每天约 2~3μm，以后逐渐下降。而类骨质的钙化在最初较慢，每天约 1~2μm，以后进行性加快。虽然骨基质的合成与矿物质的沉积在瞬间不是同步的，但最终骨基质将完全发生钙化。成骨细胞合成骨基质终止后，骨基质钙化仍缓慢进行，直至完全钙化。一些被骨基质包埋的成骨细胞演变为骨细胞，另一些位于骨表面的成骨细胞从形态和功能上转化为衬细胞，此时骨表面又恢复到静止期，唯一不同的是骨质经再造而更新。

由于 50~100 个成骨细胞的骨形成量仅等于 1 个破骨细胞的骨吸收量，故成骨期持续时间较长，一般需要 2~3 个月。

通过骨的再造，使骨的物理、化学性能得以保存和维持，具有四个方面的功能。①使骨量保持相对恒定；②使陈旧骨得到更新；③骨内的疲劳和微损伤得到修复；④维持骨的形态、结构及组成成分的稳定。

骨再造是一个复杂而有序的漫长过程，完成一个骨再造周期一般需要 3~5 个月。正常生理状态下，骨再造处于骨吸收与骨形成互相偶联的动态平衡之中，骨吸收和骨形成在空间和时间上紧密相连，以维持骨的生理功能和形态结构高度统一性，并为骨转换和矿物质动态平衡提供有效的物质基础。但骨塑造过程中两者不是偶联（coupling）发生的，无论在空间上还是时间上彼此均无联系。骨吸收和骨形成在不同区域进行，活动彼此无关，调节机制也不相同（表 4-1）。

表 4-1 骨塑造和骨再造的区别

项目	骨塑造	骨再造
参与细胞	成骨细胞和破骨细胞	成骨细胞和破骨细胞
骨吸收与骨形成	非偶联，连续	偶联，周期性循环
发生的骨表面	不同骨表面	同一骨表面
骨表面参与范围	大（>90%）	小（<20%）
矿化沉积率	快（2~20μm/d）	慢（0.3~1.0μm/d）
粘合线类型	平滑	贝壳状凹凸不平
阈值（最小效应变）	>1000 微应变	<200 微应变
骨量与骨强度	增加而不降低	保持或降低而不增加
部位	软骨内骨化	骨密质内外骨表面
	骨干的骨外膜	哈弗管表面
	干骺端	骨小梁
骨骼的形状与大小	骨干横径增大，骨密质厚率增加，骨小梁增粗	骨形状不变，骨密质厚度变薄，骨髓腔增大，骨小梁变细
年龄	<20 岁	持续终生

三、骨塑造与再造的影响因素

影响骨塑造和再造的因素可分为生物力学因素与非生物力学因素。

（一）生物力学因素

目前对骨组织感受、传递和反应力负荷的机制还不明确，但有学者认为骨骼中存在某种可以引起骨量重新分配以适应力学环境的机制，即"力学调控系统"。骨组织受力负荷后，应变驱使骨细胞间液流动，使骨细胞膜上整合素发生变形，引起细胞骨架重排，导致一系列的变化，骨细胞通过电信号将力负荷刺激信号传给整个骨表面细胞，如成骨细胞，调节骨形成。

在此力学调控系统中，骨细胞的力学敏感性最高，且对流体剪切力的敏感性远大于对液体静力压的敏感性。具有立体网结构的骨细胞陷窝——骨小管系统是骨组织的力学感受器，其所包裹的骨细胞是骨组织的力负荷感受细胞。整合素为细胞膜表面的糖蛋白受体，是介导细胞与细胞外基质黏附的分子。流体的剪切力使细胞膜上的整合素与基质蛋白的联结产生应变，使整合素的形态产生改变，从而激活粘着斑激酶，加速粘着斑的形成，通过这一方式流体剪切力透过细胞膜传递给细胞骨架。由于细胞骨架的张拉完整性，当细胞通过整合素固定于基质时，通过张拉完整性细胞展开和极化，诱发更多细胞来覆盖周围基质，细胞的分裂被激活。

当骨组织所受的力负荷较大，细胞骨架得到一定程度的展开，骨细胞的增殖激活，骨量增加；若骨组织所受力负荷较小，细胞骨架得不到充分的伸展，骨细胞的凋亡被激活。骨细胞能通过电信号将力负荷刺激传递给效应细胞——成骨细胞，由于骨组织间液压力衰减时间与电信号传遍整个骨表面细胞延迟时间为同一数量级，时间的吻合可以使液体流动和电流传递产生共振，这样骨表面细胞间存在一个放大的电流，作为骨再造的启动信号。

骨再造的调控主要作用于 BRU，生物力学因素的调控非常重要，决定骨量与骨强度的 40% 以上。

（二）非生物力学因素

非生物力学因素的调控也是骨塑造和骨再造所不可缺少的，激素、钙和维生素 D 决定骨量和骨强度的 3%~10%。

最近的研究发现神经对骨再造有调控作用。骨组织中有传出和感觉神经纤维存在，其中骨生长板和长骨干骺端密度最大的神经系统主要通过组织器官中的肾上腺素能受体（adrenergic receptor，AR）起作用，骨细胞与破骨细胞均存在 AR，目前发现 AR 主要有 5 种亚型（α_1、α_2、β_1、β_2、β_3）。研究表明 α_1 受体激活可以促进骨的形成，而 β_2 受体在骨代谢过程中主要是抑制作用，但多数学者认为在交感神经系统调节骨形成过程中主要起抑制作用。交感神经系统对骨代谢调节主要是通过 β_2 肾上腺素受体，当成骨细胞交感神经系统的 β_2 通路被激活后，环磷酸腺苷（cyclic adenosine monophosphate，cAMP）的反应元件结合蛋白的磷酸化被阻碍，导致下游调节受到抑制，进而抑制成骨细胞的活性，导致骨量减少。β 受体激动剂激动后还可激活骨细胞生成因子如 IL-6、IL-11 和前列腺素 E_2 等，以增加破骨细胞的活性，从而降低骨量。另外，交感神经系统还可通过激活成骨细胞的 α_1 受体，增加破骨细胞中 IL-1 的表达，从而增加骨吸收。

除交感神经系统外，副交感神经系统在骨代谢调控方面也起到重要作用。副交感神经主要神经递质是乙酰胆碱，其有 5 种毒蕈碱样乙酰胆碱受体，M_1R-M_5R。M_3R 在骨细胞中较弱表达。副交感神经系统可通过 M_3R 受体加强骨形成、减少骨吸收。所以副交感神经系统和交感神经系统共同调节骨的再造。

四、骨质疏松

骨质疏松也称骨质疏松症（osteoporosis），是由于多种原因导致的骨密度和骨质量下降，骨微结构破坏，造成骨脆性增加，从而容易发生骨折的一种全身性骨病。对骨骼的调节，不论是生物化学、内分泌或营养，最终都要通过骨组织本身的调节机制才能对骨骼发挥作用。

（一）骨塑造异常的骨质疏松

骨塑造异常引起的骨质疏松通常从儿童时期就开始，可能由于成骨细胞漂移不足或破骨细胞漂移过剩，或两者兼而有之所致。这类骨质疏松可以影响整个骨骼系统或部分骨骼。往往由于儿童期的营养不良、胆结石、生骨不全、瘫痪等因素造成。

（二）骨再造异常的骨质疏松

在骨外膜、哈弗系统表面、骨内膜、骨小梁表面发生的骨再造，产生的骨平衡各不相同。从整个生命过程看，骨外膜具有正的骨平衡，哈弗系统表面是零平衡，而骨内膜和骨小梁表面是负平衡。在生长期骨内膜和骨外膜表面最大的净丢失和最大的净增加形成了骨塑造活动产生的骨漂移。这种活动在 20 岁以后下降到零。用 $\triangle$B.BMU 表示为单位 BMU 净增加的骨量。当骨内膜、哈弗管表面和骨小梁表面过分低的 $\triangle$B.BMU 或是骨膜 $\triangle$B.BMU 低于正常甚至出现负值，则表现为骨再造异常的骨质疏松。有时骨内膜 - 骨小梁的 $\triangle$B.BMU（负值）虽然正常，但由于被活化的 BMU 太多，也可能出现骨质疏松。比如甲状腺毒症中 BMU 的活化可能增加 15 倍，因此这类患者在一年中骨小梁和骨内膜吸收的骨量可达正常时的 15 倍。

大多数骨质疏松是成年期出现的骨再造异常，包括库欣综合征、增龄性骨质疏松、甲状腺毒症骨

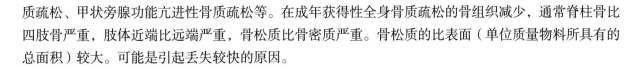

质疏松、甲状旁腺功能亢进性骨质疏松等。在成年获得性全身骨质疏松的骨组织减少，通常脊柱骨比四肢骨严重，肢体近端比远端严重，骨松质比骨密质严重。骨松质的比表面（单位质量物料所具有的总面积）较大。可能是引起丢失较快的原因。

（三）骨质疏松的防治措施

1. 防治原则　骨质疏松症的发生取决于年轻时的骨峰值及此后的骨丢失率，因此，防治原则为提高骨峰值、减少骨丢失率、增加骨量。

2. 防治方法　骨质疏松的防治有以下几个方面：生活方式干预、药物治疗、运动康复治疗。

（1）生活方式干预：生活方式干预是骨质疏症防治的基础，贯穿于整个骨质疏松防治过程的始终，不能为其他治疗方式所替代。主要内容包括，摄入富含钙和维生素 D 的食物，增加户外活动和日照，戒烟戒酒，慎用影响骨代谢的药物。

（2）药物干预：药物干预是全身性骨质疏松症的主要治疗方法，使用的药物包括：①骨转换抑制剂，如雌激素、雌激素拮抗剂、孕激素、降钙素、二磷酸盐、钙剂、维生素 D 类制剂、异丙氧黄酮、噻唑类利尿剂等；②骨形成刺激剂，如氟化物（氟化钠、单氟磷酸盐等）、合成类固醇、PTH 及多肽等。

（3）运动康复治疗：目前研究认为冲击力运动是预防和治疗骨质疏松的理想运动方式。运动对骨质疏松症的影响表现在多个方面。首先，运动能促进骨和肌肉的合成代谢和重建，促进骨矿化和骨形成，增强骨强度和肌肉强度，从而减少骨量丢失。其次，运动能促进性激素分泌、调节全身代谢状态，明显地改善神经功能，达到预防和治疗骨质疏松的目的。此外，长期的适当的体育锻炼有助于提高和改善肌腱和韧带的顺应性、延伸性和柔软性，提高平衡能力和灵敏能力，从而预防或减少跌倒的机会，降低骨质疏松症的发生率。

第四节　骨　愈　合

骨在外力或病菌的作用下易发生损伤，但骨的再生能力也较强，如能及时正确处理，一般可愈合，最后恢复骨的原有模式。

一、骨愈合方式

骨折后经过一段时间重新建立连续性和恢复骨的生理功能，称为骨折愈合或骨愈合（bone healing），否则即为迟延愈合或不愈合。骨愈合过程需要三项条件，即骨折端紧密接触、适宜制动和局部有足够血液供应。

（一）一期愈合和二期愈合

长骨发生骨折后，不论采用坚强固定（如加压接骨板）还是相对柔性固定（如髓内钉、外固定架），均可达到顺利愈合。在坚强固定下，早期骨折断端即通过哈弗系统再造直接发生连接，即发生了一期骨形成。X 线片上并无明显的外骨痂（porosis）形成，狭窄的骨折线逐渐消失，一般将这种愈合称为一期愈合。其特征为：愈合过程中无明显的骨皮质区吸收，坏死骨在被吸收的同时由新生的板层骨取代，达到皮质骨间的直接愈合哈弗系统重建完成，无内外骨痂形成。

在相对柔性而非坚强固定的情况下，骨折愈合过程受到各种因素的干扰（如断端间活动），早期骨折端出现吸收，断端骨膜在应力作用下形成大小、形状不同的骨痂，经过塑造和再造而达到愈合，这称为二期愈合。其特征为骨折间隙中有过渡性的纤维组织或纤维软骨形成，以后才逐渐被骨组织代替。

当前骨科盛行半刚性固定和早期部分负重，因此大多数骨折是通过二期愈合方式达到愈合。在长骨横行骨折中，可见到一期和二期愈合相结合的方式，既有早期骨密质再造，又有骨外膜骨痂形成及骨痂的迅速塑造。理论上这是较理想的愈合方式，因其可适应愈合过程不同时期的力学要求，最有利于骨力学性能的恢复。

（二）间隙愈合和接触愈合

根据骨折部位是否存在微小间隙，骨折一期愈合分为间隙愈合和接触愈合。

间隙愈合的组织学标志：①骨折间隙中形成板层骨，其胶原纤维排列呈垂直于骨长轴的方向；②参与骨密质重建的桥梁骨单位由一侧骨断端通过板层骨长入另一侧断端。

发生于坚强固定使骨折端紧密接触的情况下，因无间隙存在，复位后骨折部位当即出现哈弗管塑造。

二期愈合也能发生间隙愈合和接触愈合。二期接触愈合多见于轴向加压的横行骨折，两端骨皮质紧密接触，X线处上有中等骨痂形成，迅速发生外部塑形，有跨越骨折线的二期骨单位。二期间隙愈合见于未行轴向加压的横行骨折，除两端皮质骨未密接外，其他与二期接触愈合相仿。

二、骨愈合过程

骨愈合是一个复杂的生理过程，大致分为两期：前期是骨折愈合的准备阶段，包括局部出血、炎症反应局部组织坏死、骨形成细胞的募集、增殖，以及断端间纤维组织、软骨和新骨的形成。后期是骨痂或新骨的成熟与重塑阶段，包括新骨的钙化、板层骨的形成和新骨为适应肢体的力学需求而重新塑形。以二期愈合为例，骨愈合的主要生理过程为：血肿及肉芽组织修复、原始骨痂形成期、成熟骨板期、塑形期（图4-9）。

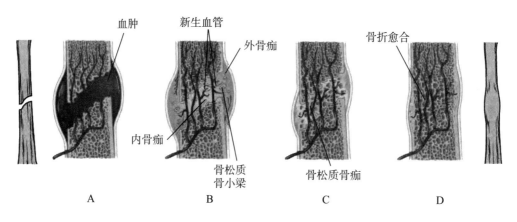

图4-9　骨折愈合过程示意图
A. 血肿形成；B. 血痂形成；C. 骨软骨被骨小梁所取代；D. 发生重塑

（一）血肿及肉芽组织修复

骨内和髓腔血管断裂形成血肿（haematoma），凝血后血小板聚集，炎症反应和凝血系统激活，释放出许多生化介质，如 IL-1、TGF 和血小板衍生生长因子。炎性细胞浸入骨坏死区，逐步清除骨断端间的坏死软组织。单核细胞浸入骨坏死区，融合而成破骨细胞，清除死骨。血小板和炎症细胞释放的生长因子联合作用，不仅导致巨噬细胞化学趋化，还可促使血管增生和间充质细胞增殖。正常骨内的成骨细胞非常稀少，细胞增殖对于成功的骨折愈合是必需的。因此，血肿对骨折愈合是有利的。开放性骨折手术清创后或因使用肝素抗凝而无血肿时，骨痂形成就减少结果会发生延迟连接或不连接。

随着大量毛细血管内皮细胞和成纤维细胞的增生，血肿逐渐清除、机化，形成富含毛细血管的幼稚结缔组织，形成肉芽组织（granulation tissue）。

（二）原始骨痂形成期

细胞侵入血肿后当即形成称为"骨痂"的组织。骨痂由纤维组织、软骨和幼稚未成熟的编织骨组成。位于骨内膜、骨外膜生发层、前板软骨基质以及骨髓基质中的原始细胞增殖为定向性原祖细胞，可直接发生膜内成骨。骨折断端处间充质细胞增殖为诱导性骨祖细胞，在一些诱导因子作用下发生软骨内成骨。于是，骨折周围逐渐形成原始骨痂，通过间充质细胞转化和软骨细胞增殖逐渐扩大，并形成新的细胞外基质。

（三）成熟骨板期

随着钙化活动的继续进行，骨痂中的骨量逐渐增加。钙化由细胞活动产生，钙化组织的内部结构高度规整有序。钙化的第一步是成骨细胞产生原胶原，原胶原由细胞内迁移至细胞外并聚合而成胶原纤丝。纤丝内有称为孔隙区的空间。由于钙、磷酸盐亚稳态溶液与某些氨基酸侧链基团相互作用，最初的钙化晶体即出现于这些孔隙内，最后聚集成团形成羟基磷石灰石钙晶体。

新生骨小梁逐渐增粗，排列渐趋规则。骨折断端死骨经新生血管、破骨细胞和成骨细胞的浸入而逐步被吸收，完成死骨清除和爬行替代过程。原始骨痂期形成的编织骨逐渐被破骨细胞吸收，并被排列规则的板层骨替代，以及伴有哈弗系统的重建，新的骨单位逐渐形成，从而骨折端形成坚硬的骨性连接。

（四）塑形期

成熟骨板期形成的骨虽然已具有一定的强度，但在空间结构上尚不符合机体生物力学的需要，与周围正常骨组织不协调。根据 Wolff 定律，骨的机械强度取决于骨的结构，正常与异常骨结构可随功能需要而发生变化。骨折部位的塑造可持续很长时间，如人胫骨骨折后，骨折部位的塑造、再造活动常持续 6~9 年之久。在骨痂形成成熟骨板后，破骨细胞与成骨细胞协同作用，在应力强的位置成骨细胞相对活跃，合成和分泌骨基质，局部有更多的新骨沉积，并最终形成坚强骨板层骨；而机械功能不需要的多余骨痂内破骨细胞相对活跃，骨吸收增强，多余骨痂被吸收。

三、 影响骨愈合的因素

影响骨愈合的原因很多，包括生物学因素（血供、生长激素、细胞因子）、营养因素（维生素、吸烟）、物理因素（力学、超声、电场）以及遗传因素等。一般而言，骨折不愈合的原因不是单纯的，而是多个因素综合作用的结果。

（一）性别与年龄

男性骨不连的几率是女性的 4 倍，但肥胖和绝经后女性中，肱骨骨不连的几率比男性高。骨愈合随年龄增加而减慢，这可能是随年龄增长，骨膜细胞层发生了变化。儿童骨外膜富含血管和细胞性结构，而成人的骨外膜则多为纤维结缔组织，仅有一层处于休眠状态的成骨细胞层。骨损伤后这些细胞有丝分裂增加不大，一方面是进入有丝分裂的细胞数减少，另一方面是单个细胞分裂所需时间延长，因此，可用于骨修复的成骨性干细胞减少。

（二）营养不良与贫血

单纯长骨干骨折会使机体对营养的需求增加 25%。如果复合其他损伤或感染，机体对营养的需求会增加 55%。钙和磷是骨痂基质钙化的主要元素，缺乏钙和磷将延迟骨痂形成，从而影响骨愈合。适当补锌也可促进骨愈合，补充蛋白质缺乏可增加骨痂的强度。而贫血的骨不愈合高达 33%，其软骨质矿化较差。

（三）全身性疾病

糖尿病患者愈合常延迟，这与营养和神经血管有关。生长激素缺乏会导致骨延迟连接，用替代疗法治疗该类患者以保持体内正常激素水平，可促进愈合。

（四）骨折局部情况

许多力学因素可影响骨愈合，诸如骨折类型、骨折的几何形状及骨折端相对活动的大小、方向等，这些因素决定骨折部位的局部应变分布，提供力学—生物学信号，激发细胞反应，从而调节骨愈合过程。其中，骨折类型和间隙大小对骨愈合影响很大。

骨折部位因活动和负重而产生应力的大小和类型也是影响骨愈合的重要因素。研究表明，早期对骨折断端间轴向加压（微动）可促进骨愈合，但恒定加压并无作用。坚强固定将骨折端运动减至极低，骨痂形成有限；柔性固定可增加骨痂形成，但固定不牢有时反而导致骨不连。

当然治疗的因素也对骨愈合产生影响。如复位固定手术适应证选择不当，术中过多剥离了骨膜。制动不当、固定不完善造成骨折端不稳定。

（五）神经损伤

神经因素对于骨愈合有重要影响，可调节骨修复中的多种反应，影响细胞增殖、迁移、因子释放。骨组织中有肽能神经、含降钙素基因相关肽（CGRP）和小肠血管活性肠肽（VIP）的神经分布于骨膜，而骨髓腔则由 P 物质（SP）和 CGRP 免疫阳性神经支配。神经系统可通过这些递质调节细胞功能，增加骨折局部血供。研究发现，骨折可诱导神经生长入骨折部位，骨痂内可检出 CGRP 免疫阳性纤维，骨折后 21 天这种感觉纤维增生达 3 倍以上。神经生长因子（NGF）也能刺激骨形成，在鼠肋骨骨折部位引入 NGF，可使骨痂生成增加，其刚度和强度也增加。神经损伤后，该神经支配的效应组织会产生更多的 NGF，以诱导损伤神经向效应器官生长，同时骨组织和周围骨骼肌所产生的 NGF 也促进了骨痂的形成。

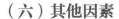

（六）其他因素

氢化可的松类、抗凝血类、非甾体抗炎药及化疗药物均影响骨愈合，导致骨延迟愈合和骨不连。在骨修复早期，给予环丙氟沙星之类的抗生素也会阻碍骨愈合。香烟中的尼古丁直接抑制骨细胞增殖及其功能，使血管收缩，从而愈合延迟。

四、 骨损伤的康复

骨损伤的诊断和治疗一般不很困难，但治疗效果却往往不够满意。除去某些因损伤严重、病情复杂而引起的不易避免的后遗症外，重治疗、轻康复的医疗观点造成的功能障碍十分常见。如经长期外固定治疗骨折的患者常发生关节活动障碍，甚至关节僵硬以及肌肉萎缩、粘连、变性等，而其中有些功能障碍是完全可以避免的。因此，合理而有针对性的康复治疗是很重要的。

（一）骨损伤治疗原则

骨损伤治疗有三大原则，即复位、固定和康复治疗。

复位是将移位的骨折段恢复正常或近乎正常的解剖关系，是治疗的基础。早期正确的复位，是骨折愈合过程顺利进行的必要条件。

固定将骨折维持在复位位置，使其在良好对位情况下达到牢固愈合，是骨折愈合的关键。

康复治疗是在不影响固定的情况下，尽快地恢复患肢肌、肌腱、韧带、关节囊等软组织的舒缩活动，促进骨组织正常的力学改造，是恢复患肢功能的重要保证。

（二）康复治疗的作用

1. **促进肿胀消退** 损伤后局部肿胀是由于组织出血、体液渗出，加以疼痛反射造成的肌肉痉挛，唧筒作用消失，局部静脉和淋巴管淤滞和回流障碍所形成的。如能在局部复位和固定的基础上，进行相应的康复治疗，则可恢复肌肉的唧筒作用，有助于血液循环，促进肿胀的消退。

2. **减少肌肉萎缩的程度** 因骨损伤固定而产生的肢体失用会导致肌肉萎缩，即使做最大的努力进行功能康复锻炼，也不可避免，但在萎缩的程度上会有很大差别。

3. **防止关节粘连僵硬** 肌肉、关节不活动是造成关节粘连乃至僵硬的首要原因。长期不恰当的固定可以造成关节僵硬，而即使不固定但长期不活动，关节也会如此。由于肌肉、关节不活动，静脉和淋巴淤滞，组织水肿，渗出的浆液纤维蛋白在关节囊皱襞和滑膜反折处以及肌肉间形成粘连。这种水肿可以在骨损伤邻近和远处关节发生。因此，如果不进行肌肉锻炼，即使是未做固定的部位，也同样会出现僵硬。如果从治疗之初重视功能康复锻炼，既包括未固定关节的充分自主活动，也包括固定范围内肌肉的等长收缩，关节的粘连和僵硬是可以避免的。

4. **促进骨折愈合过程的正常发展** 功能康复锻炼既可促进局部的血液循环，使新生血管得以较快的生长，又可通过肌肉的收缩作用，借助外固定以保持骨折端的良好接触。同样，功能锻炼能促使骨折愈合后期骨痂的塑形改造顺利完成。

（三）康复治疗方法

骨损伤康复治疗方法有运动治疗、物理治疗、支具应用等。运动疗法主要包括肌力训练、关节活动度训练、耐力训练。物理治疗有电疗、光疗、磁疗、水疗、热疗、冷疗、超声波治疗等。支具也是骨损伤康复治疗中不可缺少的方法，包括 3 类：固定支具、矫形支具、假肢。但不管哪种支具，都要进行肌力训练，以保证肌肉骨骼的恢复。

第五节　制动与运动对骨的影响

肢体制动是骨科疾病和创伤中常用的治疗或辅助治疗方法。正常人体在日常生活及职业活动中或多或少保持着一定的运动，运动不足的影响不易显现，但是持续制动和长期卧床会导致所涉及的骨关节结构新的损伤。在制动所造成的组织损伤中因制动部位、方式以及时间不同，所造成组织的损伤程度以及解除制动后损伤组织恢复原有形态和功能的程度也不同。了解制动所造成组织损伤的机制对临床上合理选择制动时间、预防损伤等具有重要意义。

一、制动对骨的影响

Wolff 指出骨的结构包括其外形、内部孔隙度、矿物质含量、结构排列等经常按其所受的应力而改变。因此当制动后，以前负重部位应力刺激减弱，骨量因应力变化而丧失，且骨松质明显多于骨皮质。制动初期，骨松质每月丧失骨量 4%~8%，骨皮质约 0.5%~1%，大约 6 个月后，骨量丧失达到稳定状态。尤其是老年人的制动可造成明显危害，其制动 1 周所丧失的骨量和一般骨质疏松症 1 年丧失的骨量相似。

当然，运动不足也可发生骨量流失。特别是户外运动减少，一方面可抑制成骨细胞的活性，影响骨骼的再造；另一方面接受紫外线的机会减少，会使维生素 D 合成降低，影响肠道对钙的吸收，使骨质变得疏松。

另一个特殊情况是重力消失。重力消失时，体液分布紊乱，会导致承重骨的肌肉发生进行性萎缩，骨骼所受到的应力刺激减少或消失，成骨细胞增殖障碍，破骨细胞变得很活跃，从而导致了失重性骨质疏松的发生。据统计，6 个月的航天飞行中，最高的骨质丧失可达到 15%~22%。我们正常人一年骨丢失 0.5%~1%，而航天员一个月就会丢失 1%~3%。航天飞行带来的另一个危害是骨质丧失迅速而恢复缓慢，"和平号"空间站上一名航天员在 4 个半月内骨质丧失约 12%，返回地面 1 年后，才恢复了 6%。失重性骨质疏松的发生和发展也具有一定的部位选择性，承重骨骨量丢失明显，而非承重骨则不明显。

二、运动对骨的影响

制动、少动和失重会使骨量减少，而运动时肌肉收缩牵拉刺激骨骼，改善骨骼血液循环，加速骨生长，使骨增粗、骨密质加厚，骨量、骨强度提高，能够承受较大负荷。其机制有以下方面：

（一）直接机械应力刺激

1. 力学因素调控骨细胞反应　骨骼能承受骨组织的机械应变，并具有适应这些功能需要的能力，骨骼结构受应力影响，负荷增加骨增粗，负荷减少骨变细。因此，作用于骨骼的机械负荷的大小是决定骨骼进行骨塑造和再造的重要因素。

作用于骨单位面积上的力称之为应力，应力引起骨的变形称之为应变，1 个应变单位相等于骨有 0.1% 的形状改变。当应力达到 2500 微应变单位以上，即可引起骨的 0.25% 形状改变，骨形成增加，骨吸收减少。在剧烈活动中应变可达到 0.3%（3000 个微应变），这一应变水平可使骨骼基质发生变形，而体内骨细胞实际承受的应变水平可能是骨基质的 10 倍。骨重建对应变大小的变化，负荷周期的数量、负荷的分布以及应变的速率敏感，即骨细胞对动态负荷敏感。当力学事件发生在休眠期时，合成代谢的电位上升，虽然剧烈运动产生的峰值骨应变为 3 个数量级以下的张力，但当以高频率诱导时可促进骨组织的合成代谢，增加骨量、改善骨的质量和强度。生理水平的应变就可减少骨细胞凋亡，而过多的应变可导致骨骼的微损伤并加快连接细胞的死亡。因此，成骨性运动方案的"关键成分"并不是"越大越好"。

2. **骨细胞的力学反应**　骨陷窝、骨细胞、骨小管系统共同构成骨的力学感受系统，感知力学刺激，转化力学刺激为生物化学信号，并整合这些信号转导为骨骼结构、形态及数量的变化。

骨细胞占成人骨骼细胞的 95%，是骨组织塑形的关键因子。由调节缝隙连接的连接蛋白内部连接形成的骨细胞合体，形成触角样三维形态，可感知甚至放大生物物理刺激。因此，以骨细胞为中心，所有骨细胞与骨内外膜上骨衬细胞、成骨细胞，通过缝隙连接构成多级网状结构，使某一局部的力学刺激信号能迅速传递到整个骨骼。尤其是负荷的去除依赖于骨细胞的活性，负荷减少或消失时，调控骨细胞释放骨硬化蛋白，抑制骨骼生长。骨细胞网络的连接性随着年龄增长而显著下降，并导致骨逐渐对化学和物理信号丧失敏感性，这也是年龄增长性骨质疏松产生的原因。

3. **力学信号进入骨细胞**　细胞力学感受器精巧敏感，通过细胞膜和其依附的底物与外界相连，同时细胞内的许多成分都可以起到力学感受器的作用，转导物理负荷进入细胞反应。剧烈运动时，3000 个微应变的骨张力（应变）被分解成细胞水平，使骨细胞膜伸展或应变，转化为细胞内信号，通过信号因子可选择地将各种力学信号转换到细胞内不同结构部件上，最终汇聚到细胞核，调控特异基因的转录，使骨的内部结构和外部形态按照 Wolff 定律，适应运动训练中力学载荷环境的变化，发生骨骼的塑造与再造。

（二）肌肉的牵拉刺激

骨细胞对不同方向外力作用的承受能力是不同的，承受能力大小依次为压缩力、牵拉力和剪切力。运动时肌肉收缩对骨骼产生的牵拉力、挤压力和剪切力的间接刺激作用，有效的加大了对骨骼力学负荷。骨细胞需要承受力学负荷下组织间液的流体动态压力改变，以及运动产生的功能性负荷诱导的髓腔内压力，骨小管的剪应力，通过组织间液流经带电荷的骨晶体产生动态电场。骨骼复杂的负荷环境产生各种各样力学信号，这些生物物理因素可以靶向不同的组织、细胞和分子活性。运动产生的应变与骨骼应变阈值相当时可使骨形成增加。这表明肌肉收缩的副产物如剪切力、应变电位对骨适应性应答的生物学调控很重要。

（三）激素调节

适宜的运动可以提高身体素质，保持稳定的内分泌轴功能，通过激素水平的变化，可以间接地影响骨代谢。

运动引起下丘脑—垂体—性腺轴产生变化，在一定程度上调节并改善性腺功能，促进性激素的合成与分泌。性激素可以通过调节成骨细胞的增殖、分化，骨基质蛋白的合成及骨细胞的凋亡，使骨骼的成骨作用大于破骨细胞作用，促进骨形成，抑制骨吸收。同时，运动还可增加肌肉和骨组织中性激素受体的数量和活性。但长期进行大强度的运动训练，特别是过度的耐力性运动训练，反而导致机体内性激素的下降，导致骨代谢异常。

运动还影响其他在骨代谢过程中起到重要作用的激素，例如：PTH、维生素 D_3、降钙素等，适宜运动使其分泌增加，促进骨形成大于骨吸收，最终使骨矿物质含量增加。

（四）骨血流量

骨血流量的增加，也是引起骨形成增加的机制之一。运动时，机体的血液会重新分布，使骨骼和肌肉的血流量增加。由于运动增加了骨血量，使骨内血液保持中性，防止了骨溶解；同时，骨血量的增加使更多的营养物质运送到骨细胞，成骨细胞活性升高，进而促进骨形成。骨血量增加也可对关节软骨产生节律性挤压作用，促进关节软骨的营养，延缓关节软骨的退变。因此，运动可改善骨骼和关节的营养代谢，促进骨的重建和修复。

思考题

1. 试述骨形成和骨吸收过程。
2. 阐述骨再造过程及影响因素。
3. 阐述骨代谢调节。
4. 阐述骨的再造过程。
5. 阐述骨愈合的生理过程。
6. 试述制动和运动对骨骼的影响。

（朱　荣）

第五章
血液

本章讲述了血液的组成及理化特性、血细胞生理、生理性止血、血型和输血原则、血液疾病康复的生理学基础。重点要求掌握血浆渗透压及其意义，血细胞的正常值及红细胞的生成和调节，生理性止血及血液凝固基本过程，ABO血型的分型及鉴定，输血原则，运动康复对血液的影响。了解血液的组成，纤维蛋白溶解，Rh血型分型，血液疾病分类、运动康复对血液凝固和纤溶的影响。

血液是心血管系统中循环流动的流体组织，它起着沟通人体内部及其与外部环境之间的作用。生物体的生理变化和病理变化往往引起血液成分的改变，所以血液成分的检测有重要的临床意义。

第一节 概 述

一、血液的组成

人体的血液由无形成分血浆（plasma）和有形成分血细胞（blood cells）两部分组成。

（一）血浆

血浆是含有多种溶质的水溶液。其中水占91%~92%，溶质约占8%~9%。血浆的基本成分为晶体物质溶液，包括水和溶解于其中的多种电解质、小分子有机化合物与一些气体。由于这些溶质和水都很容易通过毛细血管的管壁同组织液中的物质进行交换，所以血浆中电解质的含量与组织液中的基本相同（表5-1）。因此临床检测外周血液的血浆中各种电解质的浓度，可以大致反映组织液中这些物质的浓度。

表 5-1 人体各部分体液中电解质的含量（mmol/L）

正离子	血浆	组织液	细胞内液	负离子	血浆	组织液	细胞内液
Na^+	142	145	12	Cl^-	104	117	4
K^+	4.3	4.4	139	HCO_3^-	24	27	12
Ca^{2+}	2.5	2.4	<0.001*	$HPO_4^{2-}/H_2PO_4^-$	2	2.3	29
Mg^{2+}	1.1	1.1	1.6*	蛋白质**	14	0.4	54
				其他	5.9	6.2	53.6
总计	149.9	152.9	152.6	总计	149.9	152.9	152.6

* 表示游离浓度

** 是以毫当量浓度（mEq/L）表示，而不是用毫摩尔浓度

1. **血浆蛋白** 血浆蛋白（plasma proteins）是血浆中多种蛋白质的总称。从表 5-1 中可以看出，血浆与组织液的主要差别是后者蛋白质含量很少。用盐析法可将血浆蛋白分为白蛋白（albumin，A）、球蛋白（globulin，G）和纤维蛋白原（fibrinogen）三类。用电泳法又可将球蛋白区分 α_1、α_2、β、γ 球蛋白等。正常成人血浆蛋白含量约为 65~85g/L，其中白蛋白约为 40~48g/L，球蛋白约为 15~30g/L，纤维蛋白原仅为 2~4g/L。除 γ 球蛋白来自浆细胞外，白蛋白和大多数球蛋白主要由肝脏产生。肝功能异常时可导致白蛋白 / 球蛋白比值下降 ［正常人为（1.5~2.5）：1］。血浆蛋白的主要功能是：①形成血浆胶体渗透压，保持部分水于血管内；②与甲状腺激素、肾上腺皮质激素、性激素等结合，使血浆中这些激素不会很快地经肾脏排出，从而维持这些激素在血浆中相对较长的半衰期；③作为载体运输脂质、离子、维生素、代谢废物以及一些异物（包括药物）等低分子物质；④参与血液凝固、抗凝与纤溶等生理过程；⑤抵御病原微生物（如病毒、细菌、真菌）的入侵；⑥营养功能。

2. **小分子有机物** 血液中的小分子有机物包括吸收的营养物、激素和代谢产物，如尿素、尿酸、肌酸、肌酐、氨基酸、多肽、胆红素、氨等。血液中这些非蛋白质含氮化合物所含氮的总量，称为非蛋白氮（non-protein nitrogen，NPN）。正常人血液中 NPN 为 14~25mmol/L，其中约有一半为尿素氮。尿素氮（blood urea nitrogen，BUN）为 3.2~7.1mmol/L。通常，尿素、尿酸、肌酐等代谢废物不断由肾排出体外，当肾功能不全时，血中 NPN、BUN 都升高，故 NPN、BUN 可作为肾功能不全的指标。血液中的糖类主要是葡萄糖（glucose），正常血糖为 3.5~6.1mmol/L。血液中的脂类有甘油三酯（TG）（0.56~1.70mmol/L）、总胆固醇（TCH）（2.8~6.0mmol/L）、磷脂（PL）（1.30~2.2g）和游离脂肪酸（FFA）（300~900μmol/L）等，大都是临床体检的指标。

3. **电解质和气体** 血浆中主要的电解质为 Na^+、K^+、Ca^{2+}、Mg^{2+}、HCO_3^-、Cl^-、HPO_4^{2-}、SO_4^{2-} 等。主要气体为 O_2 和 CO_2。

（二）血细胞

血细胞可分为红细胞、白细胞和血小板三类。将新采的血液经抗凝处理装入分血计玻璃管中，以每分钟 3000 转的离心速度离心 30 分钟后，可将血浆与血细胞分开（图 5-1）。在分血计玻璃管的上部为淡黄色液体是血浆，约占 50%~60%，管下部为深红色不透明的血柱是红细胞，约占 40%~50%，在血浆与红细胞之间为一薄层灰色密集的血柱是白细胞和血小板，约占 1%。血细胞在血液中所占的容积百分比，称为血细胞比容（hematocrit）。正常成年男性血细胞比容为 40%~50%，成年女性为 37%~48%，新生儿约为 55%。由于血液中白细胞与血小板仅占总容积的 0.15%~1%，故血细胞比容可反映血液中红细胞的相对浓度。

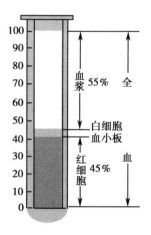

图 5-1　血液的组成示意图

二、血量

血量（blood volume）指人体内血液的总量。正常成人血量约相当于自身体重的 7%~8%（容量 / 重量），即每千克体重约有 70~80ml 血液。因此，体重为 60kg 的人，血量约为 4.2~4.8L，其中大部分在心血管中流动称为循环血量，小部分滞留在肝、脾、肺、静脉等贮血库中称为贮存血量。在剧烈运动、情绪激动以及其他应急状态时，贮血库中的血液可释放入循环，以补充循环血量的相对不足。

正常人体内血液的总量是相对恒定的。它使血管保持一定的充盈度从而维持正常血压和血流，保证器官、组织、细胞在单位时间内能够获得充足的血液灌流，满足其功能活动所需的营养物质和能量供应及代谢尾产物的排除。血量不足时将导致血压下降、血流减慢，最终引起细胞、组织、器官代谢障碍和功能损害。一般认为少量失血，即成人一次失血在 500ml 以下，不超过全身血量的 10% 时，由于心脏活动增强、血管收缩和体内贮血库中血液释放等功能的代偿，血管充盈度不致发生显著变化，可无明显临床症状出现。而且血量和血液的主要成分恢复较快。水和电解质可由组织液加速回流，在 1~2 小时内恢复；血浆蛋白质可由肝加速合成，1~2 天内恢复；红细胞可由骨髓造血功能加强，在 1~2 月内得到补充而恢复。中等失血即一次失血 1000ml，达全身血量的 20% 时，机体功能难以代偿，会出现血压下降、脉搏加快、四肢冰冷、眩晕、口渴、恶心、乏力等现象，甚至昏倒。严重失血即一次失血 1500ml，达全身总量的 30% 时，如不及时抢救就会危及生命。

由此可见，为了抢救危重患者和临床需要，一次献血 200~300ml，对一个健康成人不会带来损害。临床上急性大出血的患者，必须立即进行抢救，而抢救的最有效措施就是输血。输血不仅能直接补充血量，恢复正常血压，并能提高中枢神经系统的兴奋性，增强心血管活动和改善机体的新陈代谢。

三、 血液的理化特性

（一）颜色

血液的颜色主要取决于红细胞内血红蛋白的颜色。动脉血液内氧分压高，红细胞含氧合血红蛋白较多，呈鲜红色；静脉血液内二氧化碳分压高，红细胞含还原血红蛋白较多，呈暗红色。空腹血浆清澈透明，进餐后，尤其摄入较多的脂类食物后，血浆中悬浮很多脂蛋白微滴而变得浑浊。因此，临床做某些血液生物化学成分检测时，要求空腹采血，以避免食物影响检测的结果。

（二）比重

正常人全血比重为 1.050~1.060，血浆的比重为 1.025~1.030，红细胞的比重为 1.090~1.092，全血比重的高低主要取决于红细胞的数量，血液中红细胞越多，则血液比重越大；反之则越小。血浆比重的高低主要取决于血浆蛋白的含量，血浆中蛋白质含量越多，血浆比重越大；反之越小。红细胞比重与红细胞内血红蛋白的含量成正相关。测定全血或血浆的比重可间接估计红细胞或血浆蛋白的含量。

（三）黏度

血液的黏度来源于其内部或颗粒之间的摩擦。通常，体外测定血液或血浆的黏度用与水相比的相对黏度表示，例如以水的黏度为 1，则全血的相对黏度为 4~5，主要取决于红细胞的数量及其在血浆中成分多少；血浆的相对黏度为 1.6~2.4，主要取决于血浆蛋白的含量。严重贫血的患者，红细胞减少，血液黏度下降；大面积烧伤的患者，水分大量渗出血管，血液浓缩，黏度增高。此外，在血流速度小于一定限度时，血液黏度与流速互成反变关系，即血流速度减慢时，红细胞叠连成团，血液黏度增大；血流速度加快时，红细胞不易叠连成团，血液黏度变小。相反，血液的黏度又是形成血流阻力的重要因素之一。血液黏度下降，血流阻力小，流速加快；血液黏度增大时，血流阻力较大，使血液流速减慢，易引起血管内凝血或血压升高，影响血液循环的正常运行。

（四）酸碱度

正常人血浆 pH 为 7.35~7.45，变动范围极小。血浆 pH 能够保持相对恒定，是由于在血浆和红细胞中含有对酸碱物质起缓冲作用的缓冲物质以及正常的肺肾功能。血浆内的缓冲物质包括 $NaHCO_3/$ H_2CO_3、Na_2HPO_4/NaH_2PO_4、蛋白质钠盐 / 蛋白质；红细胞中的血红蛋白钾盐 / 血红蛋白、氧合血红蛋白钾盐 / 氧合血红蛋白、K_2HPO_4/KH_2PO_4、$KHCO_3/H_2CO_3$ 等。其中以血浆中的 $NaHCO_3/H_2CO_3$ 缓冲对最为重要，只要 $NaHCO_3/H_2CO_3=20/1$，血浆的 pH 就可稳定在 7.4。当酸性或碱性物质进入血液时，由于这些缓冲系统的作用，可将它们对血浆 pH 的影响降至最小，加上肾和肺的排泄功能不断调节，排出体内过多的酸或碱，故血浆 pH 能够保持稳态。当血浆 pH 低于 7.35 为酸中毒，高于 7.45 为碱中毒。血浆 pH 低于 6.9 或高于 7.8 时，将危及生命。

（五）血浆渗透压

溶液渗透压（osmotic pressure）的高低与溶液中所含溶质的颗粒数目成正比，而与溶质颗粒的种类和大小无关。溶质颗粒数目越多，渗透压越高；溶质颗粒数目越少，渗透压越低。例如 10%NaCl 溶液比 5%NaCl 溶液的 NaCl 颗粒数目多，"拉水"的力量大，渗透压高。水渗透的总方向是从渗透压低的一侧向渗透压高的一侧渗透移动。渗透压的单位通常有以下几种表示：①用摩尔（mol/L）或渗透克分子〔Osmol，Osm/（kg·H_2O）〕表示，由于人体体液的溶质浓度较低，故医学上血浆渗透压用 mol/L 或 Osm/（kg·H_2O）的千分之一表示，即用毫摩尔（mmol/L）或毫渗透克分子，简称毫渗〔milli-Osmol，mOsm/（kg·H_2O）〕表示。②用大气压力（kPa 或 mmHg）表示。

形成渗透压必需的两个条件是半透膜和溶质，身体内这两个条件都具备。从半透膜来说，身体内的细胞膜和毛细血管壁都是半透膜。从溶质来说，血浆中有多种溶质颗粒，大致可分为两大类：一类是低分子晶体物质（如无机离子 Na^+、K^+ 及葡萄糖、尿素等）；另一类是高分子胶体物质（如血浆白蛋白和球蛋白，主要是白蛋白）。所以，血浆渗透压可分为两类：晶体渗透压和胶体渗透压。血浆渗透压约为 300mOsm/（kg·H_2O）或 300mmol/L，约相当于 5790mmHg 或 770kPa。由于血浆蛋白分子量大，数量少，产生的血浆胶体渗透压小，仅为 1.33mOsm/（kg·H_2O），约相当于 25mmHg 或 3.3kPa，不足总渗透压的 1%，而血浆晶体颗粒小，分子量小，数量多，产生的血浆晶体渗透压大，是形成血浆渗透压的主要力量。可以说血浆渗透压几乎都是血浆晶体渗透压，而血浆胶体渗透压只占极小一部分。由于血浆中的晶体物质绝大部分不易透过细胞膜，特别是红细胞膜，在红细胞外便形成一定的浓度，并产生相对稳定的渗透压，"拉"住一部分水，因此细胞膜内外两侧，特别是红细胞膜内外两侧，晶体物质（主要是 Na^+ 和 Cl^-）"拉水"（或"吸水"）的力量称为晶体渗透压（crystal osmotic pressure）。如果红细胞外液晶体渗透压改变，将影响红细胞内外水的交换，例如红细胞在 0.9%NaCl 的溶液中能维持正常形态。若把红细胞放在 0.4%NaCl 溶液中，则因渗透作用，水进入红细胞内，使红细胞胀大成球形。放在 0.32%NaCl 溶液中则破裂溶血。若红细胞放在 2%NaCl 溶液中，则红细胞内的水渗出而皱缩变形，终致破裂溶血。故血浆晶体渗透压的相对稳定对维持细胞特别是红细胞内外水的分布及红细胞的正常形态和功能起着重要的作用（详见红细胞的渗透脆性）。

血浆晶体物质不能自由通过红细胞膜，却能够自由通过毛细血管壁，因而毛细血管内外两侧具有基本相同的晶体渗透压，也就是说，血浆晶体渗透压不影响毛细血管内外两侧水的分布。然而血浆胶体物质如血浆蛋白则难以自由通过毛细血管壁，致使血浆蛋白质含量大大多于组织液中的蛋白质含

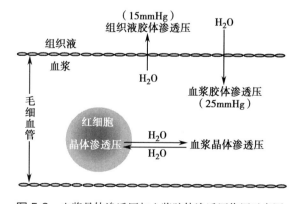

图 5-2 血浆晶体渗透压与血浆胶体渗透压作用示意图

量，所以血浆胶体渗透压（25mmHg）高于组织液胶体渗透压（15mmHg）（图 5-2）。胶体渗透压的这种差别成为组织液中水分子进入毛细血管的主要力量。因此，毛细血管壁内外，胶体物质（主要是白蛋白）"拉水"（或"吸水"）的力量称为胶体渗透压（colloid osmotic pressure）。构成血浆胶体渗透压的蛋白质主要是白蛋白，当血浆白蛋白减少时，如肝硬化（血浆白蛋白合成减少），慢性肾炎（血浆白蛋白丢失过多），均可使血浆胶体渗透降低，水被"拉"至毛细血管外，出现水肿。因此，血浆胶体渗透压的相对稳定，对保持毛细血管内外水平衡具有重要作用，血浆胶体渗透压的改变，将会影响毛细血管内外水的交换。

血浆晶体渗透压与血浆胶体渗透压的比较见表 5-2。

表 5-2　血浆晶体渗透压与胶体渗透压的比较

比较项目	晶体渗透压	胶体渗透压
来源	晶体物质（主要为 Na^+、Cl^-）	胶体物质（主要为白蛋白）
颗粒数目	多	少
渗透压大小	770kPa（5775mmHg）	3.3kPa（25mmHg）
作用	调节细胞内外的水平衡，维持细胞的形态和功能	调节血管内外的水平衡，维持血浆容量

四、 血液的功能

（一）运输功能

血液是体内重要的运输工具，通过血液的循环流动把由肺吸入的 O_2 和消化管吸收的各种营养物质运送至全身各部位的组织细胞，并将其代谢产物如 CO_2、尿素、水等运送到肺、肾和皮肤等器官排出体外，从而保证组织细胞新陈代谢的正常进行。在临床治疗中的某些药物，也是通过血液运输到相应器官而发挥治疗作用的。

（二）维持内环境稳态

内环境稳态的维持除有赖于体内各器官系统的活动外，血液的流动也有很重要的作用。由于血液循环，并借助于肺、消化道、肾以及皮肤等器官与外环境的相沟通，从而保持内环境各种理化性质如水、O_2、营养物质、渗透压、酸碱度、体温和血细胞的相对稳定。

（三）防御和保护功能

血液具有重要的防御和保护功能，血浆中有许多免疫物质、吞噬细胞和淋巴细胞，具有对抗、消灭侵入机体的病原体和异物的功能；血浆中的凝血因子和血小板参与凝血和止血过程，对防止机体失血具有保护作用。

（四）调节体温

血浆中的水比热大，可以吸收大量的热量，有利于维持体温的相对恒定。

第二节　血细胞生理

一、血细胞生成的部位和一般过程

血细胞起源于造血干细胞。出生后血细胞几乎都在骨髓生成，如果需要增加时，骨髓外造血组织仍具有一定的代偿作用。到18岁以后，则只有扁骨（如髂骨、肋骨、胸骨、颅骨）、脊椎骨和长骨近端骨骺处才有骨髓造血。若成人出现骨髓外造血则是造血功能紊乱的表现。

造血（hemopoiesis）过程也就是各类造血细胞发育和成熟的过程。一般将造血过程分为三个阶段：①造血干细胞（hemopoietic stem cells），它具有自我复制和多向分化（polydirectional differentiation）的能力。通过自我复制可保持自身细胞数量的稳定；通过多向分化则可形成各系定向祖细胞。②定向祖细胞（committed progenitors），它在体外培养时，可形成相应血细胞的集落，即集落形成单位（colony forming unit，CFU）。红系定向祖细胞形成红系集落形成单位（CFU-E）；粒-单核系祖细胞形成粒-单核细胞集落形成单位（CFU-GM）；巨核系祖细胞形成巨核系集落形成单位（CFU-MK）；淋巴系祖细胞形成淋巴系集落形成单位（CFU-L）。③前体细胞（precursors），此阶段造血细胞已发育成为形态学上可以辨认的各系幼稚细胞，这些细胞进一步分化成熟，成为具有特殊功能的各类终末血细胞，然后有规律地释放入血液循环（图5-3）。由于各类血细胞均起源于造血干细胞，而造血干细胞又主要存在于骨髓中，而且造血干细胞又具有很强的增殖潜能。因此，临床上可抽取正常人的骨髓，给造血或免疫功能低下的患者进行骨髓造血干细胞移植（简称骨髓移植），可使患

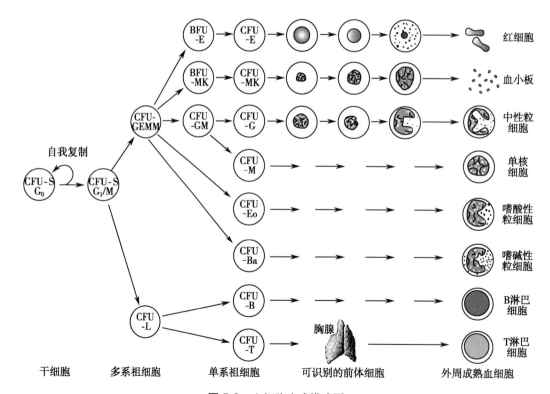

图5-3　血细胞生成模式图

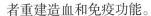

者重建造血和免疫功能。

造血的过程需要适宜的造血微环境（hemopoietic microenvironment），它是指造血干细胞定居、存活、增殖、分化和成熟的场所（T淋巴细胞在胸腺中成熟），包括造血器官中的基质细胞及其分泌的细胞外基质和各种造血调节因子，进入造血器官中的神经与血管，在血细胞生成的全过程中起调控、诱导和支持的作用。造血微环境的改变可导致机体造血功能的异常。

二、红细胞

（一）红细胞的正常值和功能

红细胞（red blood cell，RBC）是血液中数量最多的细胞。人类成熟红细胞无核，呈双凹圆碟形，直径约7~8μm。我国成年男性红细胞正常值为（4.0~5.5）×10^{12}/L，成年女性为（3.5~5.0）×10^{12}/L。新生婴儿的红细胞数可达（6.0~7.0）×10^{12}/L，出生后数周逐渐下降，在儿童期一直保持在较低水平，且无明显性别差异，直到青春期才逐渐增加，接近成人水平。红细胞内的蛋白质主要是血红蛋白（hemoglobin，Hb）。我国成年男性血红蛋白含量约为120~160g/L，女性约为110~150g/L，新生儿约为170~200g/L。

生理情况下，血细胞数量和血红蛋白含量随年龄、性别、体质条件，生活环境不同而有一定差异。如果在外周血液中，单位容积内的红细胞、血红蛋白和红细胞比容低于正常，或其中一项明显低于正常，则称为贫血（anemia）。生理情况下，单位容积血液中，Hb含量与红细胞数量密切相关，红细胞数量越多，Hb含量也越高。病理情况下则不同，如钩虫病引起的缺铁性贫血，红细胞数量减少不多，而Hb下降显著。

红细胞的主要功能是运输O_2与CO_2。红细胞通过Hb结合携带的O_2比溶解于血浆中的O_2多65倍，CO_2多18倍。Hb只有存在于红细胞内才具有携带O_2与CO_2的功能，当红细胞破裂时，Hb溢出红细胞外，则其携带O_2与CO_2的功能丧失。另外，煤气中毒时，Hb与一氧化碳结合超过与O_2结合的210倍，形成一氧化碳血红蛋白（HbCO）；亚硝酸盐、磺胺药中毒时，Hb中的Fe^{2+}被氧化为Fe^{3+}，形成高铁血红蛋白，都将使Hb运输O_2与CO_2功能丧失。此外，红细胞具有缓冲血液酸碱度及清除免疫复合物的作用（见本章第一节）。

（二）红细胞的生理特性

1. 红细胞的可塑变形性 正常红细胞在外力作用下具有变形的能力。红细胞的这种特性称为可塑变形性。红细胞在全身循环系统中运行，借助血流动力，通过变形，可以通过比它直径小得多的毛细血管和肝、脾中的血窦孔隙，然后再恢复其正常形态（图5-4）。可塑变形性是红细胞生存所需的最重要的特性。红细胞的变形能力取决于红细胞的几何形状、红细胞内的黏度和红细胞膜的弹性，其中红细胞正常的双凹圆碟形的几何形状最为重要。正常的双凹圆碟形使红细胞具有较大的表面积与体积之比，使红细胞在受到外力时易于变形。红细胞的变形能力与其表面积（S）成正比，而与其体积（V）成反比。S增大和/或V变小，则变形能力增强；反之则变形能力减弱。衰老的红细胞和遗传性球形红细胞，由于表面积（S）减少，体积（V）增大，因而其变形能力降低。此外，当红细胞内的黏度增大或红细胞膜的弹性降低时，也会使红细胞的变形能力降低。血红蛋白发生变性或细胞内血红蛋白浓度过高时，可因红细胞内黏度增高而降低红细胞的变形能力。

2. 悬浮稳定性 红细胞能够相对稳定地悬浮于血浆中不易下沉的特性称为红细胞的悬浮稳定性

（suspension stability）。红细胞悬浮的原因除血液在血管内不断流动形成轴流外，一般认为与红细胞本身的双凹圆碟形使表面积与体积的比值较大，导致它与血浆间的摩擦力较大，以及红细胞膜表面带负电荷，使红细胞之间相互排斥等因素有关。红细胞的悬浮稳定性可用测量其沉降率的方法来判定。红细胞沉降率（erythrocyte sedimentation rate，ESR），简称血沉，是将新采的静脉血经抗凝处理后，装入有刻度的血沉细玻璃管内垂直静置，红细胞缓慢下沉，以第 1 小时末管内出现的血浆柱（mm/h），亦即血细胞下沉的毫米数来表示。沉降率愈快，表示红细胞的悬浮稳定性愈小。

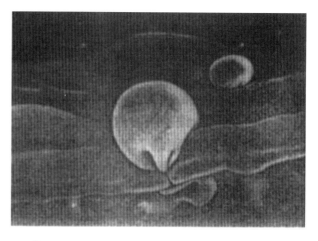

图 5-4　红细胞挤过脾窦的内皮细胞裂隙（大鼠）

　　根据实验观察，血沉的快慢，并不是红细胞本身的原因，而是与血浆的成分有关，血浆对血沉有决定性的影响。例如，把血沉增高患者的红细胞加入正常人的血浆（血型相同），其血沉正常；若把正常人的红细胞加入血沉增高患者的血浆（血型相同），则其血沉加快。研究表明，血浆中白蛋白可提高红细胞的悬浮稳定性，使血沉减慢，球蛋白和纤维蛋白原、胆固醇能降低红细胞的悬浮稳定性，使血沉加快。有些疾病如风湿性关节炎，活动性肺结核等可出现红细胞的悬浮稳定性下降，血沉加快，可能是由于血浆中纤维蛋白原或球蛋白增加，红细胞彼此以双凹面相贴，形成红细胞叠连，平均表面积变小，使叠连红细胞表面积与体积之比减少，从而使摩擦阻力减小，血沉加快。

　　3. 红细胞的渗透脆性　正常红细胞的渗透压与血浆渗透压相等，因而红细胞能维持正常形态。如果把红细胞放在低渗溶液中，则因渗透作用水分子进入红细胞内，使其容积胀大，当容积增大 30% 时，红细胞扩张成球形，若容积增大 45%~60%，红细胞破裂，血红蛋白溢出，称为溶血（hemolysis），许多因素都可引起溶血，上述因渗透压改变而造成的溶血称为渗透性溶血（osmotic hemolysis）。正常人红细胞一般在 0.46%~0.42%NaCl 溶液中才开始溶血，在 0.34%~0.28%NaCl 溶液中完全溶血（图 5-5）。说明红细胞对低渗溶液有一定的抵抗力。因此，红细胞的渗透脆性是指红细胞在低渗溶液中发生膨胀破裂的特性。对低渗溶液抵抗力的大小，可用渗透脆性来表示，渗透脆性越大，表示其对低渗溶液的抵抗力越小，容易溶血，例如溶血性黄疸患者的红细胞渗透脆性大，表示其对低渗溶液的抵抗力小，容易溶血；反之，渗透脆性越小，表示其对低渗溶液的抵

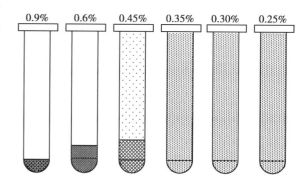

图 5-5　红细胞在不同浓度 NaCl 溶液中的溶血情况

抗力越大，不容易溶血，例如阻塞性黄疸患者的红细胞渗透脆性小，表示其对低渗溶液的抵抗力大，不容易溶血。因而红细胞渗透脆性实验可用于两种黄疸鉴别诊断的参考。相反，如果把红细胞放在高渗溶液如 2%NaCl 或 20% 葡萄糖溶液中，则红细胞中的水分渗出细胞，使红细胞皱缩变形，终致破裂溶血。因此，向静脉中大量输液、冲洗伤口或者手术中用温热湿纱布压迫止血时都不能用低渗盐水或蒸馏水，而要用 0.9%NaCl 等渗溶液（又称生理盐水）。同理，抽血化验时用的注射器、针头与试

管都必须保持干燥，否则将引起溶血，影响化验结果。例如测血钾（血清钾），若用一湿试管盛血液标本，则因有轻度溶血导致血钾偏高。

（三）红细胞的生成与破坏

1. 红细胞的生成

（1）生成部位与过程：人出生后，红骨髓是制造红细胞的唯一场所，成人的红骨髓主要在扁骨（肋骨、胸骨、颅骨、盆骨）、脊椎骨和长骨近端的骨骺。红细胞的生成是由红骨髓内的骨髓造血干细胞首先分化成红系定向祖细胞，在促红细胞生成素的作用下，红系定向祖细胞经过3~5次分裂，经过原红细胞、早幼红细胞、中幼红细胞阶段生成晚幼红细胞，后者不再分裂，细胞核渐渐消失成为网织红细胞，逐渐释放入血，并在1~2天内脱去核糖体和线粒体，发育为成熟红细胞。网织红细胞仅占红细胞总数的0.5%~1.5%，当骨髓造血功能增强时，大量网织红细胞释放入血，计数可以高达30%~50%。

（2）生成的原料：红细胞的主要成分是血红蛋白。合成血红蛋白的主要原料是铁和蛋白质。

铁的来源：一部分是"内源性铁"的再利用，约占95%，是由衰老红细胞在体内破坏，铁从血红蛋白分解释出，每日约25mg，绝大部分以铁蛋白形式贮存于肝、骨髓和巨噬细胞系统，供重复利用。另一部分是"外源性铁"，从食物中吸取，只占5%，每天食物约可提供10~15mg铁。成人每日需从食物中吸取铁仅1mg，不到食物中含铁量的1/10。外源性铁多以铁（Fe^{3+}）化合物形式存在于有机物中，须经胃酸作用，将其从食物中分离出来还原为亚铁形式才能在小肠上段吸收。吸收后一部分在骨髓有核红细胞内与原卟啉形成血红素，后者再与珠蛋白合成血红蛋白。还有一部分以铁蛋白形式贮存于肝、脾。成人通常内外源性铁的日供量约为30~40mg，而用于红细胞生成的日需铁量为20~30mg。因此，正常情况下不会缺铁，只有各种长期慢性出血，如钩虫病、溃疡病、痔疮、月经过多或大出血；或者正在生长发育期的婴幼儿或孕妇、乳母，食物中的铁供应不足可以引起缺铁性贫血，表现为红细胞数量与血红蛋白浓度均减少，红细胞平均体积小于正常，称为小细胞低色素性贫血，可以口服硫酸亚铁或枸橼酸铁铵等含铁药物予以治疗，并注意多吃含铁较多的食物如菠菜、黑木耳、莴笋、肝、蛋类、黄豆等。

蛋白质的来源：来自食物，食物中的蛋白质经消化分解为氨基酸后，吸收入血液运送到骨髓，在有核红细胞内血红素与珠蛋白合成血红蛋白。人类日常膳食中所含蛋白质足以满足造血的需要，因单纯缺乏蛋白质而发生贫血者较少见，但对贫血患者来说，则应补充质量较高的蛋白质，如蛋类、肝、肾、瘦肉等。

（3）促成熟因子：叶酸与维生素B_{12}是RBC的成熟因子。幼红细胞分裂时需要有新的脱氧核糖核酸（DNA）合成，叶酸是合成DNA所必需的辅酶，因此，叶酸缺乏时直接造成骨髓中有核红细胞核内DNA合成障碍，使幼红细胞的分裂增殖速度减慢，成熟障碍。维生素B_{12}的作用是促进叶酸在体内的利用，从而间接促进DNA的合成。总之，缺乏叶酸和维生素B_{12}使得有核红细胞中的核不能发育成熟，核停滞在幼稚阶段，在红细胞中不消失，而红细胞中血红蛋白的合成并未受影响，细胞质能继续发育成熟，这就形成大细胞高色素性贫血，又称巨幼红细胞性贫血。食物中的维生素B_{12}均与蛋白质结合在一起，须经胃蛋白酶消化，分离出的维生素B_{12}再与胃黏膜壁细胞分泌的"内因子"结合形成复合物，在回肠吸收入血液。所以先天性缺乏"内因子"，或因后天胃次全切除引起的"内因子"缺乏，都可造成维生素B_{12}吸收障碍，导致巨幼红细胞性贫血。

总之，红细胞生成受许多因素影响。一般说，生成原料铁、蛋白质与细胞质成熟有关，促成熟因

子维生素 B_{12}、叶酸与细胞核成熟有关。

（4）生成的调节：正常成人的红细胞数量之所以能保持在相对稳定的水平是因为机体对造血功能有很精细的调节。红细胞的生成主要受促红细胞生成素和雄激素的调节。

促红细胞生成素（erythropoietin，EPO）　机体内促红细胞生成素的水平总是与组织的需氧量相适应。高原居民及长期从事体力劳动或体育锻炼的人以及临床上失血、贫血、缺氧、肾血流减少、肺心病患者，由于组织需氧量增加，造成相对缺氧，由于组织缺氧的刺激，使肾脏的肾皮质肾小管周围的间质细胞（如成纤维细胞，内皮细胞）合成促红细胞生成素增加，是红细胞生成增加的主要原因。促红细胞生成素是一种糖蛋白，分子量为 34 000，主要在肾脏生成，约占 90%，肾外（肝、胃）也可生成少量，约占 10%。切除两肾后，血浆中 EPO 浓度急剧降低。完全缺乏 EPO 时，骨髓中几乎没有红细胞生成。两肾实质严重破坏的晚期肾病患者常因缺乏 EPO 而发生肾性贫血。EPO 主要的作用是促使骨髓内红系祖细胞加速分化为原红细胞，还加速幼红细胞的分裂增殖和血红蛋白的合成，并促进骨髓内网织红细胞和成熟红细胞释放入血，增加循环中红细胞数量，提高血液的运氧能力，满足组织对氧的需要，从而缓解组织的缺氧，这是一种负反馈调节。严重肾脏疾病时，肾脏合成 EPO 减少，是患者贫血的原因之一。近年来认为，再生障碍性贫血可能与红系祖细胞膜上 EPO 受体缺陷有关。目前已从肾组织中提取出编码 EPO 的 mRNA 与 cDNA，还确定了 EPO 基因定位在 7 号染色体上，并分离克隆出人 EPO 基因，重组人类 EPO 已用于再生障碍性贫血及慢性肾衰贫血的治疗，相信攻克贫血已指日可待。

雄激素：正常成年男性的红细胞和血红蛋白均多于女性。临床上伴有雄激素增多的疾病如皮质醇增多症患者，其血液中红细胞和血红蛋白均超过正常。相反，雄性性腺功能低下者，红细胞与血红蛋白减少。而且临床上也常用雄激素类药物如苯丙酸诺龙治疗再生障碍性贫血，这些都说明雄激素可以刺激骨髓造血。雄激素既可直接刺激红骨髓，使红细胞生成增多，也可作用于肾脏，通过生成 EPO 增多，间接促进红细胞生成。

此外，甲状腺激素、生长激素和糖皮质激素等对红细胞的生成也有一定促进作用。雌激素则有抑制红细胞生成的作用。

2. 红细胞的破坏　红细胞的平均寿命约为 120 天，每四个月血液中全部红细胞更新一次，每天约有 0.8% 的衰老红细胞被破坏。90% 的衰老红细胞被巨噬细胞吞噬。由于衰老红细胞的变形能力减弱，难以通过脾窦、肝窦中的微小孔隙，容易滞留于脾、肝、骨髓中而被巨噬细胞所吞噬，这称为血管外破坏。巨噬细胞吞噬红细胞后，将血红蛋白消化，释出铁、氨基酸和胆红素，其中铁和氨基酸可被重新利用，而胆红素则由肝排入胆汁，最后排出体外。此外，10% 的衰老红细胞被血管中血流的机械冲击而破损，此称为血管内破坏。血管内破坏所释放的血红蛋白立即与血浆中的触珠蛋白结合，进而被肝摄取。当血管内的红细胞大量破坏，血浆中血红蛋白浓度过高超出触珠蛋白的结合能力时，未能与触珠蛋白结合的血红蛋白将经肾排出，从而出现血红蛋白尿。

三、白细胞

（一）白细胞的分类和正常值

白细胞（white blood cell，WBC）为无色、有核的细胞，在血液中一般呈球形，在组织中则有不同程度的变形。依据白细胞胞质中有无特殊的嗜色颗粒，将其分为粒细胞和无粒细胞两大类。又依据粒细胞所含嗜色颗粒特性的不同，将粒细胞分为中性粒细胞、嗜酸性粒细胞和嗜碱性粒细胞。无粒细胞分为单核细胞和淋巴细胞。如果按照防卫功能来分，又可将白细胞分为吞噬细胞和免疫细胞两大类。前者包括中性粒细胞和单核细胞，后者主要是指淋巴细胞。我国健康成人血液中，白细胞总数为（4.0~10.0）×10⁹/L。低于4.0×10⁹/L为白细胞减少，高于7.0×10⁹/L为白细胞增多。中性粒细胞（neutrophil，N）占50%~70%，嗜酸性粒细胞（eosinophil，E）占0.5%~5%，嗜碱性粒细胞（basophil，B）占0%~1%，淋巴细胞（lymphocyte，L）占20%~40%，单核细胞（monocyte，M）占3%~8%。各类白细胞的正常值及百分比见表5-3。

表5-3 我国健康成人血液白细胞正常值及主要功能

名称	均值	百分比（%）	主要功能
中性粒细胞	4.5×10^9/L	50~70	吞噬细菌与坏死细胞
嗜酸性粒细胞	0.1×10^9/L	0.5~5	抑制组胺释放
嗜碱性粒细胞	0.025×10^9/L	0~1	释放组胺与肝素
淋巴细胞	1.8×10^9/L	20~40	参与特异性免疫
单核细胞	0.45×10^9/L	3~8	吞噬细菌与衰老的红细胞

白细胞总数和分类可随年龄活动和营养不同而改变，新生儿白细胞总数多于成年人，约为（10.0~20.0）×10⁹/L，中性粒细胞占65%，以后随年龄增长，白细胞总数及中性粒细胞数均逐渐下降，到15岁左右达到正常成人数值。白细胞总数呈昼夜周期变化，一般下午比早晨稍高。月经、妊娠、分娩时白细胞总数均可增加。剧烈运动时白细胞总数可暂时性增多。临床上急性化脓性疾病时白细胞总数及中性粒细胞显著增加，寄生虫病时嗜酸性粒细胞增加，结核病时淋巴细胞增加。营养不良时白细胞总数减少，经常X线照射对骨髓造血功能有损害作用，可引起白细胞总数减少。通常血管内的粒细胞大约只有一半随血液循环流动，称为循环粒细胞。另一半则贴靠在血管壁上，称为边缘粒细胞。临床常规检查的白细胞总数，仅仅反映循环粒细胞的数量。剧烈运动时由于边缘粒细胞转变为循环粒细胞，致使血液中粒细胞总数暂时显著增加。粒细胞直径为10~15μm，核形多样，有的呈杆形或肾形，有的核分成2~5叶（以2~3叶最多），故粒细胞又称多形核白细胞。粒细胞越老化分叶越多，幼稚型白细胞核不分叶，如果核不分叶的白细胞超过白细胞总数的5%，临床上称"核左移"，表示新生成的中性粒细胞增多，生成旺盛，是机体防御反应增强的象征，常见于急性传染病或化脓性炎症，有诊断意义。如果4~5叶核的比例增多，则称"核右移"，表示衰老白细胞增多，造血功能减退，常见于巨幼红细胞性贫血的患者。

（二）白细胞的功能

白细胞参与机体对入侵异物的反应过程，具有防卫功能。中性粒细胞和单核细胞靠吞噬活动处理异物，参与炎症反应，达到免疫目的。这些活动不针对特定的异物，故称为非特异性免疫（nonspecific immunity）。淋巴细胞则不同，当它被某种入侵异物或微生物刺激后，能产生针对这种物质或微生物的特异性抗体或局部细胞反应，达到免疫目的，故称为特异性免疫（specific immunity）。

1. 中性粒细胞 中性粒细胞是白细胞的主要部分，它没有繁殖的能力，寿命为7~14天。它的主要功能是吞噬细菌和微生物，也吞噬一些坏死组织和衰老的红细胞，它处于机体抵御微生物病原体的前哨，特别是化脓性细菌入侵的第一线，在血液的非特异性免疫中起着非常重要的作用。中性粒细胞的变形运动和吞噬能力都很强。在细菌产物趋化作用的影响下，可以渗出血管游走并大量集中到病灶处，进行吞噬活动。首先是将细菌或异物吞噬形成吞噬体，然后在溶酶体释放的多种酶的作用下，将其水解消化，残渣排出体外。一个中性粒细胞可先后吞噬十几个到几十个细菌，若吞入的细菌过多，耗能过盛，则中性粒细胞本身也死亡，死亡的中性粒细胞称为脓细胞，它们和死细菌及溶解的组织碎片一起被分解溶化形成脓液。由于中性粒细胞的主要功能是吞噬，因此当血液中中性粒细胞减少时，可使机体抵抗力降低，发生感染的危险性增加；而当体内有细菌感染时，血液中的中性粒细胞增多。

2. **嗜碱性粒细胞**　嗜碱性粒细胞无吞噬作用，它与肥大细胞一样，能合成并释放组胺、过敏性慢反应物质白三烯、嗜酸性粒细胞趋化因子和肝素。组胺可使小血管扩张，局部充血水肿，还使支气管平滑肌收缩。白三烯有强烈的支气管平滑肌收缩作用。嗜酸性粒细胞趋化因子是把嗜酸性粒细胞吸引到肥大细胞和嗜碱性粒细胞周围，限制它们地释放。肝素有抗凝作用。目前认为嗜碱性粒细胞的主要作用是参与人体的变态反应（过敏反应），可引起哮喘、荨麻疹、食物过敏等过敏反应的症状。

3. **嗜酸性粒细胞**　嗜酸性粒细胞虽含溶酶体，但缺乏溶菌酶，故吞噬能力很弱，基本上没有杀菌能力。嗜酸性粒细胞的主要作用是：①抑制过敏反应，通过释放一些酶类破坏组胺和白三烯，抑制嗜碱性粒细胞和肥大细胞引起的过敏反应。②参与对蠕虫的免疫反应，该细胞可以黏附在蠕虫表面，释放一些物质来杀伤蠕虫。在机体发生过敏反应（例如支气管哮喘、荨麻疹）或蠕虫感染（例如血吸虫、钩虫、蛔虫等）时，常伴有嗜酸性粒细胞数量增多。因此，临床血液化验如有嗜酸性粒细胞增多，往往表示患者有过敏反应或蠕虫感染。

4. **单核细胞**　单核细胞具有较强的变形运动和吞噬能力。它在血流中停留 2~3 天后，渗出毛细血管进入组织，转变成巨噬细胞（macrophage），此时体积增大，溶酶体颗粒及多种酶量增多，吞噬能力增强，成为体内吞噬能力最强的细胞。全身各处的巨噬细胞统称单核 - 吞噬细胞系统（mononuclear phagocyte system），包括结缔组织、脾脏、淋巴结和浆膜腔的巨噬细胞，肝脏血窦的库普弗细胞，肺的尘细胞和中枢神经系统的小胶质细胞等。它们的主要功能有：①吞噬并杀灭入侵机体的致病物如病毒、疟原虫、真菌、结核杆菌、麻风菌等；②参与免疫反应，激活淋巴细胞的特异性免疫功能；③清除坏死组织、衰老的细胞、变性的血浆蛋白和脂类等；④能识别和杀伤肿瘤细胞；⑤产生集落刺激因子、调节粒系祖细胞的增殖与分化。此外，还产生白细胞介素、干扰素及抗体等，参与体内的防御机制。

5. **淋巴细胞**　淋巴细胞在免疫应答过程中起核心作用。主要有两大类：一类是由骨髓生成的淋巴干细胞迁移到胸腺，在胸腺激素的作用下发育成熟的淋巴细胞故称为 T 淋巴细胞，约占血液中淋巴总数的 70%~80%，更新率慢，生存时间长（几个月至几年），为长寿淋巴细胞。其作用是排斥异体细胞，参与细胞免疫，破坏和杀死含有特异抗原的细胞，如移植的异体细胞，肿瘤细胞或受病毒感染的细胞等；或者分泌出免疫物质（淋巴因子），促使巨噬细胞和中性粒细胞破坏抗原和抗原细胞。由于 T 淋巴细胞是通过与细胞直接接触而发挥其免疫作用，故称为细胞免疫。另一类是在骨髓或肠道淋巴组织中相当于鸟类的法氏囊（bursa of Fabricius，B）发育成熟的淋巴细胞，故称为 B 淋巴细胞，约占 20%~30%，更新率快，生存一至几日，为短命淋巴细胞。其作用是合成抗体，参与体液免疫，它被抗原激活后分化成熟为浆细胞，后者产生大量抗体，存在于血浆的 γ 球蛋白中，称为免疫球蛋白（如 IgG、IgM 等），其中 IgG 是血浆中含量最多最主要的一种抗体，由于 B 淋巴细胞通过产生抗体（免疫球蛋白）而引起免疫反应，故称为体液免疫。

T 淋巴细胞与 B 淋巴细胞的比较见表 5-4。

表5-4 T淋巴细胞与B淋巴细胞的比较

比较项目	T-细胞（胸腺依赖式淋巴细胞）	B-细胞（骨髓依赖式淋巴细胞）
来源	淋巴干细胞	淋巴干细胞
发育成熟	在胸腺	骨髓、肠道淋巴组织
占淋巴细胞总数	70%	30%
更新率	慢	快
寿命	生存1年以上，为长寿淋巴细胞	生存1至数日，为短寿淋巴细胞
功能	参与细胞免疫（如移植排异）	参与体液免疫，产生免疫球蛋白

（三）白细胞生成的调节

白细胞是由骨髓造血干细胞分化而来，其增殖与分化受一组造血生长因子和抑制因子调节。①集落刺激因子，能促进白细胞的生长与发育。②抑制因子，如乳铁蛋白等，可直接抑制白细胞的增殖、生长或抑制造血生长因子的释放与作用。

（四）白细胞的破坏

由于白细胞主要在组织中发挥作用，淋巴细胞可往返于血液、组织液和淋巴之间，并能增殖分化，故白细胞的寿命较难判断。循环血液只是将白细胞从骨髓和淋巴组织运送到机体所需部位的通路，白细胞在血液中停留的时间较短。一般来说，中性粒细胞在循环血液中停留6~8小时后进入组织，4~5天后衰老死亡，或经消化道排出；若有细菌入侵，中性粒细胞在吞噬过量细菌后，因释放溶酶体酶而发生"自我溶解"，与破坏的细菌和组织碎片共同形成脓液。单核细胞在血液中停留2~3天，然后进入组织，并发育成巨噬细胞，在组织中可生存3个月左右。

四、血小板

（一）血小板的正常值与结构

血小板（platelet）是由骨髓生血系中最大的巨核细胞的细胞质裂解脱落的一些小碎片，在骨髓中或入血后立即变成极小的血小板。每个巨核细胞产生约2000~7000个血小板，循环血液中血小板的正常值为（100~300）×10^9/L，寿命约为9~12天。从骨髓出来的血小板约60%~75%进入循环血液，约30%贮存于脾脏，机体应急时，可进入血液循环，脾切除可导致血小板数量减少。血小板呈梭形或椭圆盘形，体积最小约8μm^3，直径约1~4μm，含有颗粒、小泡、微管、线粒体和高尔基体。有人认为血小板是一种有代谢能力的细胞，因为它具有许多完整细胞的功能特性。但也有人认为血小板不是细胞，因为它没有细胞核，无RNA，又不能复制。公正的评价应是：血小板是一种具有多种功能的结构不完整的细胞。它既是一种收缩细胞，又是一种分泌细胞。血小板的主要功能是参与生理性止血、维持毛细血管壁的完整性和促进凝血。

血小板数量超过1000×10^9/L，称血小板过多，易发生血栓；血小板数量低于50×10^9/L，称血小板减少，可产生出血倾向。

（二）血小板的生理特性

1. 黏附 当血管损伤暴露内膜下的胶原组织时，血小板便黏着于胶原组织上称为黏附，这是血栓形成的开始部位。

2. 聚集 血小板黏附后，其他循环血小板又粘连到已经黏附的血小板上，这种血小板与血小板之间的相互粘连称为聚集。能够引起血小板聚集的因素统称致聚剂。包括生理性致聚剂（ADP、肾上腺素、5- 羟色胺、胶原、凝血酶等）和病理性致聚剂（细菌、病毒、药物等）。血小板聚集可分为两个时相：第一时相发生迅速，聚集后还可解聚，称为可逆聚集；第二时相发生较缓慢，聚集后不能再解聚，称为不可逆聚集。

3. 释放 指血小板受刺激后，将其颗粒中的 ADP、肾上腺素、5- 羟色胺、血小板因子、Ca^{2+}、纤维蛋白原、血栓素 A_2 等活性物质向外排出的过程。释放有助于凝血和止血。凡是促进血小板聚集的因素均可引起血小板释放；凡是抑制血小板聚集的因素均可抑制血小板释放。

4. 吸附 血小板表面吸附了许多凝血因子，当血管破损时，随着血小板的黏附、聚集，吸附大量凝血因子在破损局部浓度增高，可促进和加速凝血过程的进行。

5. 收缩 血凝后，主要靠血小板内的血栓收缩蛋白（thrombosthenin）发生收缩，使血凝块缩小硬化，牢固地封住血管破口，巩固止血过程。

（三）血小板的功能

1. 保持血管内皮的完整性 血小板能填补血管壁上由于内皮细胞脱落而留下的空隙，并能溶于内皮细胞对其进行修复，对于保持血管壁的完整性及正常通透性具有重要作用。如血小板减少，毛细血管壁的脆性增加，患者的皮肤则易出现皮下瘀点或紫癜。

2. 促进凝血过程 血小板表面结合有纤维蛋白原等多种凝血因子，这些因子相继激活可加速凝血过程；血小板含有许多与凝血有关的因子，如血小板因子 3（platelet factor 3，PF3）；活化的血小板还为凝血过程中凝血因子的激活提供磷脂表面。血小板减少可使凝血时间大大延长。

3. 参与生理性止血过程 详见本章第三节。

第三节 生理性止血

正常情况下，小血管受损后引起的出血在几分钟内就会自行停止，这种现象称为生理性止血（hemostasis）。生理性止血是机体重要的保护机制之一。当血管受损时，一方面要求迅速形成止血栓以免血液流失；另一方面要使止血反应限制于损伤局部，保持全身血管内血液的流体状态。因此，生理性止血是多种因子和机制互相作用，维持精确平衡的结果。临床上常用采血针刺破耳垂或指尖，使血液自然流出，然后测定出血持续的时间，这段时间称为出血时间，正常人不超过 9 分钟（模板法）。出血时间的长短可反映生理性止血功能的状态。若生理性止血功能减退可有出血倾向，而生理性止血功能过度激活则可导致血栓形成。

一、 生理性止血的基本过程

生理性止血过程主要包括血管收缩、血小板止血栓形成和血液凝固三个过程。

（一）血管收缩

生理性止血首先表现为受损血管局部和附近的小血管收缩，使局部血流减少。若血管破损不大，可使血管破口封闭，从而制止出血。引起血管收缩的原因有以下三个方面：①损伤性刺激反射性使血管收缩；②血管壁的损伤引起局部血管发生肌源性收缩；③黏附于损伤处的血小板释放 5-HT、TXA$_2$ 等缩血管物质，引起血管收缩。

（二）血小板止血栓的形成

血管损伤后暴露内皮下胶原，1~2 秒内即有血小板黏附于内皮下胶原，形成止血栓的第一步。黏附的血小板进一步激活血小板内信号途径导致血小板聚集。同时活化的血小板释放内源性 ADP 和 TXA$_2$，进而激活血液中其他血小板，募集更多的血小板互相黏着而发生聚集，放大血小板的聚集反应，使血流中的血小板不断聚集、黏着在已黏附于内皮下胶原的血小板上，形成血小板止血栓，从而堵塞伤口，达到初步的止血，也称一期止血（图 5-6）。一期止血主要依赖血管收缩及血小板止血栓的形成。

（三）血液凝固

血管受损也可启动凝血系统，在损伤局部迅速发生血液凝固，使血浆中可溶性的纤维蛋白原转变为不溶性的纤维蛋白，并交织成网，以加固止血栓，称为二期止血（图 5-6）。最后局部纤维组织增生，并长入血凝块，达到永久性止血。

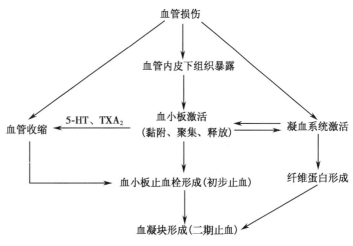

图 5-6　生理性止血过程示意图
5-HT：5-羟色胺；TXA$_2$：血栓素 A$_2$

生理性止血过程中，血管收缩、血小板止血栓形成和血液凝固这三个过程相继发生并互相重叠，彼此密切相关。血管收缩，血流减慢，使血小板黏附易于实现；而血小板激活后释放的 5-HT、TXA$_2$ 又可促进血管收缩。活化的血小板可为血液凝固过程中凝血因子的激活提供磷脂表面。血小板还可释放纤维蛋白原等凝血因子，从而加速凝血过程。而血液凝固过程中产生的凝血酶又可加强血小板的活化。此外，血凝块中血小板的收缩，可引起血凝块回缩，挤出其中的血清，从而使血凝块变得更为坚实，牢固封住血管的破损口。由于血小板在生理性止血的三个过程均有密切关系，因此，血小板在生理性止血过程中居于中心地位。当血小板减少或功能减退时，出血时间会延长。

二、 血液凝固

血液由流体状态变为不能流动的胶胨状凝块的过程称为血液凝固（blood coagulation），简称血凝或凝血。它是一系列顺序发生的酶促反应过程，只要启动因子被激活，凝血过程将依次发生，最终使血液中可溶性的纤维蛋白原变为不溶性的丝状纤维蛋白多聚体，交织网罗血细胞而形成凝血块。

（一）凝血因子

血浆和组织中许多直接参与凝血的物质统称为凝血因子（blood coagulation factor）。国际通用命名法将这些因子按发现先后顺序，用罗马字编号，公认的凝血因子实为 12 个（表 5-5），编号为 I 至 XIII 个，因为其中 VI 因子为激活的 V 因子，已被取消。纤维蛋白原、凝血酶原、组织凝血激酶和 Ca^{2+} 四种名词沿用已久，已成习惯，故虽分别命名为 I、II、III 和 IV 因子但少称之，各种凝血因子列于表 5-5。此外，还有前激肽释放酶、激肽原及血小板磷脂也都直接参与凝血过程。除 Ca^{2+} 外，其余公认的凝血因子都是蛋白质，其中大部分是以酶原形式存在的蛋白酶，没有活性，须经激活才有活性，如 II、IX、X、XI、XII 因子等。被激活的因子，则在其右下角标以"a"（activated）表示，如 IIa、IXa、Xa、XIa、XIIa 因子等。除 III 因子（组织因子）存在组织中外，其他凝血因子均存在于新鲜血浆中，且已知 II、VII、IX、X 因子都是肝脏合成的，合成中需要维生素 K 参与。因此，肝功能受损或维生素 K 缺乏，都会导致凝血过程障碍而发生出血倾向。

表 5-5 凝血因子的名称及某些特性

因子	同义名	合成部位	主要激活物	主要抑制物	主要功能
I	纤维蛋白原	肝细胞			形成纤维蛋白
II	凝血酶原	肝细胞（需维生素 K）	凝血酶原酶复合物	抗凝血酶 III	凝血酶促进纤维蛋白原转变为纤维蛋白；激活 FV，FVIII，FXI，FXIII 和血小板，正反馈促进凝血
III	组织因子	内皮细胞和其他细胞			作为 FVIIa 的辅因子，是生理凝血反应过程的启动物
IV	钙离子（Ca^{2+}）	—			辅因子
V	前加速素易变因子	内皮细胞和血小板	凝血酶和 FXa，以凝血酶为主	活化的蛋白质 C	加速 FXa 对凝血酶原的激活
VII	前转变素稳定因子	肝细胞（需维生素 K）	FXa	组织因子途径抑制物，抗凝血酶 III	与组织因子形成 VIIa-组织因子复合物，激活 FX 和 FIX
VIII	抗血友病因子	肝细胞	凝血酶，FXa	不稳定，自发失活；活化的蛋白质 C	作为辅因子，加速 FIXa 对 FX 的激活
IX	血浆凝血活酶成分	肝细胞（需维生素 K）	FXIa，VIIa-组织因子复合物	抗凝血酶 III	FIXa 与 VIIIa 形成因子 X 酶复合物，激活 FX 为 FXa
X	Stuart-Prower 因子	肝细胞（需维生素 K）	VIIa-组织因子复合物，FIXa-VIIIa 复合物	抗凝血酶 III	形成凝血酶原酶复活物激活凝血酶原，FXa 还可激活 FVII，FVIII 和 FV
XI	血浆凝血活酶前质	肝细胞	FXIIa，凝血酶	α_1 抗胰蛋白酶，抗凝血酶 III	激活 FIX 为 FIXa
XII	接触因子或 Hageman 因子	肝细胞	胶原、带负电的异物表面	抗凝血酶 III	激活 FXI 为 FXIa
XIII	纤维蛋白稳定因子	肝细胞和血小板	凝血酶		使纤维蛋白单体相互交联聚合形成纤维蛋白网
—	高分子量激肽原	肝细胞			辅因子，促进 FXIIa 对 FXI 和 PK 的激活，促进 PK 对 FXII 的激活
—	前激肽释放酶	肝细胞	FXIIa	抗凝血酶 III	激活 FXII 为 FXIIa

*因子 VI 是血清中活化的 Va，故不再视为独立的凝血因子

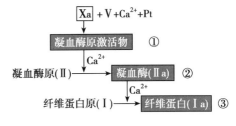

图 5-7　血液凝固的基本步骤

（二）凝血过程

凝血过程大致可分为三个步骤：第一步是凝血酶原激活物（也称凝血酶原酶复合物）的形成；第二步是凝血酶原被激活生成凝血酶；第三步是纤维蛋白原在凝血酶作用下生成纤维蛋白（图 5-7）。

通常根据凝血过程是否有血液以外的凝血因子参与，将凝血酶原激活物前Xa 的形成分为内源性与外源性途径。内源性途径是指完全依靠血浆内凝血因子逐步使X因子激活为Xa 的途径，启动因子是XII因子；外源性途径是指由血管外受损组织释放的III因子（组织因子）与VII因子组成复合物在 Ca^{2+} 存在下将X因子激活为Xa 的途径，启动因子是III因子。一旦Xa 生成后就没有内源性与外源性途径之分了。

1. **凝血酶原激活物的形成**　凝血酶原激活物是血液凝固开始的第一步，也是最复杂的一步，由Xa 因子与V 因子被 Ca^{2+} 连接在磷脂表面上形成凝血酶原激活物。而Xa 的形成比较复杂，可以分为内源性与外源性两条途径（图 5-8）。

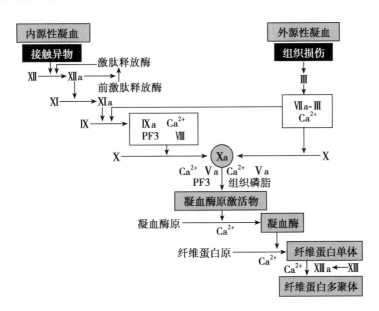

图 5-8　血液凝固过程示意图

（1）内源性凝血途径：是指完全依靠血浆内凝血因子逐步使X因子激活为Xa 的途径。启动因子是XII因子。当血液接触异面（如胶原纤维等）时，XII因子立即激活为XII a，XII a 可激活前激肽释放酶使之成为激肽释放酶，后者反过来又能激活XII因子，通过这种正反馈过程，形成大量的XII a。XII a 因子又激活XI因子使之成为XI a。由XII因子被激活到XI a 形成称为"表面激活"。XI a 在 Ca^{2+} 参与下再激活IX因子生成IX a，IX a 再与VIII因子、Ca^{2+} 和 PF_3 一起形成VIII因子复合物。其中PF3 是血小板膜上的磷脂，提供磷脂吸附表面，通过 Ca^{2+} 同时将 IX a 和X因子分别连接在磷脂表面上，IX a 是一种蛋白水解酶，可使X因子水解，激活为Xa。VIII因子本身不是蛋白酶，不能激活X因子，但能使IX a 激活X因子的作用加速几百倍。VIII因子是一种辅助因子，但却十分重要，缺乏VIII因子将发生甲型血友病，患者的凝血过程非常缓慢，凝血时间延长，但有出血倾向，甚至微小的创伤也出血不止，而且有自发性皮下、黏膜、关节囊内出血。

（2）外源性凝血途径：是由被损伤的血管外组织释放的III因子所发动的使X因子激活为Xa 的途

径。启动因子是Ⅲ因子。由Ⅲ因子与Ⅶ因子组成复合物，在Ca^{2+}参与下将X因子激活为Xa。Ⅲ因子是一种磷脂蛋白，广泛存在于血管外组织中，在脑、肺和胎盘中特别丰富。一方面激活Ⅶ因子形成Ⅶa，另一方面提供组织磷脂表面。Ca^{2+}的作用是将Ⅶa和X因子都结合在Ⅲ因子所提供的组织磷脂表面上，以便Ⅶa催化X因子形成Xa。此外，Ⅲ、Ⅶ、Ca^{2+}形成的复合物还可以激活Ⅸ因子使外源性与内源性途径联系起来共同完成凝血过程。

无论是内源性或外源性途径形成Xa后，Xa与Va因子同时被Ca^{2+}结合在血小板磷脂或组织磷脂表面上，形成凝血酶原激活物。

2. 凝血酶的形成　凝血酶原激活物形成以后再将凝血酶原（Ⅱ因子）激活成凝血酶（Ⅱa），完成第二步凝血过程。在此过程中凝血酶原激活物中的Xa因子和血浆中的凝血酶原（Ⅱ）被Ca^{2+}同时连接在磷脂表面，以便Xa催化凝血酶原形成凝血酶。Va因子不是蛋白酶，是一种辅助因子，但它可使Xa的催化作用加速几十倍。凝血酶是一个多功能的凝血因子，可以激活ⅩⅢ形成ⅩⅢa，也可以激活Ⅴ因子形成Va，还可以激活Ⅷ因子形成Ⅷa，其主要作用还是分解纤维蛋白原。

3. 纤维蛋白的形成　形成的凝血酶能迅速催化纤维蛋白原分解为纤维蛋白单体。同时在Ca^{2+}参与下，凝血酶还能激活ⅩⅢ形成ⅩⅢa，ⅩⅢa又使纤维蛋白单体互相连接形成牢固的纤维蛋白多聚体，即不溶于水的血纤维，后者交织成网，网罗血细胞形成血凝块，完成凝血的第三步过程。在生理性止血过程中，既有内源性凝血途径的激活，也有外源性凝血性途径的激活。近年来发现，缺乏内源性凝血途径的启动因子Ⅻ因子及前激肽释放酶、激肽原的患者，几乎没有出血症状；而缺乏外源性凝血途径的Ⅶ因子，则产生明显的出血症状。故目前认为，外源性凝血途径在体内生理性凝血反应的启动中起关键作用，而内源性凝血途径则在凝血过程的维持中起重要作用。组织凝血激酶（Ⅲ因子）为强因子，被认为是凝血过程的启动因子。

应当强调的是：①凝血过程是一种正反馈，一旦启动就会迅速连续进行，直至完成为止。②内源性与外源性途径是指Xa形成以前有此两条途径的区分，一旦形成Xa，以后的凝血就没有内源性与外源性途径的区别了。③Ca^{2+}（Ⅳ）在多个凝血环节上起促凝作用，如果用枸橼酸钠或草酸钾除去血液中的Ca^{2+}，则血液不会凝固。④凝血过程本质上是一种酶促连锁反应，它的每一步都是密切联系的，任何一个环节受阻则下游凝血过程就会停止。

如在血液的组成中所述，新采出的血液经抗凝剂处理，离心后上层淡黄液体即为血浆。血液从血管抽出后，如不加抗凝剂处理，则会自行凝固，并有血凝块回缩，析出淡黄色清澈不凝固的液体，这种液体称为血清。可见血清是血液凝固后析出的液体，因此血清中已没有纤维蛋白原和某些凝血因子的存在，但增加了少量在凝血过程中由血小板释放出来的血小板因子和激活了的一些凝血因子，多了5-羟色胺、K^+和半胱氨酸，故不能简单认为血清是去纤维蛋白原的血浆。临床检验中，经常应用血清标本作血钾测定、血型鉴定和血清免疫测定等，不能用血浆代替血清，也不能用血清代替血浆做检验。因此区别血清与血浆对医学生有重要的意义。

（三）抗凝与促凝

凡是能阻断或延缓凝血过程的因素都可以抗凝；相反，凡是能加速凝血过程的因素都可以促凝。临床上常根据血液凝固的理论，按照不同的目的和需要设计延缓和加速血凝的方法。

1. 抗凝　正常情况下，血液不会在血管内凝固，主要原因有：①血管内壁光滑，不存在与异面及Ⅲ因子接触；②血流速度快；③管壁内皮细胞产生PGI_2、NO；④表面电荷的斥力；⑤最重要的是血浆中含有抗凝物质和纤溶系统。血浆中最重要的抗凝物质是抗凝血酶Ⅲ、蛋白质C、组织因子途径抑制物和肝素。

（1）抗凝血酶Ⅲ（antithrombin Ⅲ）：已发现的抗凝血酶有六种，其中抗凝血酶Ⅲ的作用强而重要。由肝与血管内皮细胞分泌。抗凝血酶Ⅲ含有精氨酸残基，可与凝血酶、Ⅶa、Ⅸa、Ⅹa、Ⅺa、Ⅻa因子活性中心的丝氨酸残基结合，"封闭"活性中心而失活，起到抗凝作用。通常抗凝血酶Ⅲ的直接抗凝作用弱而慢，但它与肝素结合后，其抗凝血作用增强 2000 倍。

（2）蛋白质C（protein C）：蛋白质C是由肝细胞合成的一种维生素依赖性蛋白，以酶原形式存在于血浆中。激活后的蛋白质C能够灭活 Va 和Ⅷa因子，并抑制凝血酶原的激活，此外，近年认为它还有促进组织纤溶酶原激活物释放和灭活纤溶酶原激活物抑制因子的作用，从而促进纤维蛋白质溶解，发挥抗凝作用。

（3）组织因子途径抑制物：组织因子途径抑制物（tissue factor pathway inhibitor，TFPI）来源于内皮细胞。其作用是直接抑制Ⅹa因子的活性，在 Ca^{2+} 参与下灭活Ⅶ因子与Ⅲ因子的复合物，从而发挥抑制外源性凝血途径的作用。

（4）肝素（heparin）：肝素是一种黏多糖，由肥大细胞和嗜碱性粒细胞合成与释放。肝素与抗凝血酶Ⅲ结合，使其与凝血酶的亲和力增强 100 倍，从而使凝血酶立即失活。两者结合还能抑制激肽释放酶（单独无此作用）。肝素还能抑制凝血酶原的激活，抑制血小板黏附、聚集和释放反应，促使血管内皮细胞释放凝血抑制物和纤溶酶原激活物。所以肝素是一种很强的抗凝物质，已在临床实践中广泛用于体内、外抗凝。

2. 促凝

（1）化学性促凝：根据凝血的三个步骤都需要 Ca^{2+}，在体外可用草酸盐或枸橼酸盐除去 Ca^{2+} 阻断凝血过程，以达到抗凝目的。又如凝血是酶促反应，故在外科手术时，可用温热盐水纱布按压创面，加快酶的反应速度，从而促进凝血。

（2）物理性促凝：温热盐水纱布压迫创面，除加速酶的反应外，纱布可增加粗糙接触表面，促进表面激活和加速血小板解体，以促进凝血，减少出血。

（3）生物性促凝：肾上腺素和去甲肾上腺素可促进凝血，应激时交感神经兴奋，大量肾上腺素和去甲肾上腺素释放，促使血管收缩和凝血，故战伤出血容易凝固。

三、 纤维蛋白溶解

纤维蛋白被分解液化的过程叫纤维蛋白溶解（fibrinolysis，简称纤溶）。已于前述，纤维蛋白网罗血细胞形成血凝块完成了止血任务以后，便在血凝块中逐渐被纤维蛋白溶酶溶解，从而防止血栓形成，保证血流畅通。体内纤溶系统包括四种成分（图 5-9）：①纤维蛋白溶酶原（profibrinolysis，简称纤溶酶原，又称血浆素原）；②纤维蛋白溶酶（fibrinolysin，简称纤溶酶，又称血浆素）；③纤溶酶原激活物；④纤溶抑制物。纤溶的基本过程可分为两个阶段：即纤溶酶原的激活和纤维蛋白的降解。血栓形成前，血小板抑制纤溶；血栓形成后，血小板促进纤溶。

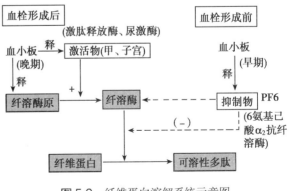

图 5-9　纤维蛋白溶解系统示意图

（一）纤溶酶原的激活

纤溶酶原是单肽链的 β 球蛋白，可能在肝、骨髓、肾内合成，常人血浆约含 100~200mg/L。体内有多种物质可以激活纤溶酶原。具有激活纤溶酶原的物质统称为纤溶酶原激活物（profibrinolysin activator）。根据其来源的不同，可以分为三类：第一类为血浆激活物，当血管内出现血凝块时，由血管内皮细胞和血小板大量释放这类激活物吸附在血凝块上。第二类为组织激活物，存在于许多组织中，尤以子宫、甲状腺、前列腺、肺、卵巢、肾上腺等处较多，组织损伤时释放出来，因此上述器官手术时易发生术后渗血。月经血因含这类激活物而不凝固，以便排出体外。组织激活物的作用主要是在血管外促进纤溶，以利于伤口愈合和组织修复。肾合成和释放的尿激酶（urokinase）是一种活性很强的组织激活物，有助于防止肾小管中纤维蛋白沉积，临床上已用于治疗血栓病。第三类为依赖于凝血因子XII的激活物，如前激肽释放酶被XII$_a$激活生成的激肽释放酶可激活纤溶酶原，这类激活物的作用可能使血凝与纤溶两个过程相互协调保持动态平衡以维持血液的正常液态。总之纤溶酶原在纤溶酶原激活物的作用下形成纤溶酶。

（二）纤维蛋白的降解

纤溶酶是血浆中活性最强的蛋白水解酶，主要作用是将纤维蛋白或纤维蛋白原分子分割成许多可溶性的小肽，总称为纤维蛋白降解产物。这种降解产物一般不能再凝固，而且其中一部分还有抗凝作用。

（三）纤溶抑制物

血液中纤溶酶的抑制物主要为 α$_2$ 抗纤溶酶，此外，六氨基己酸（EACA）、血小板 6 因子（PF6）也都是纤溶酶的抑制物。其抗纤溶酶的作用机制有二：一是与纤溶酶结合封闭该酶分子的活性中心，使其失活；二是在XII$_a$因子的作用下，与纤维蛋白结合，防止纤维蛋白被纤溶酶降解。

综上所述，血凝与纤溶是相互对立又统一的复杂过程。两个系统的一些因子可彼此催化或抑制。例如①凝血酶可激活纤溶酶原形成纤溶酶，纤溶酶除使纤维蛋白和纤维蛋白原降解外，还能水解破坏V、VII、VIII、IX因子，阻碍凝血，故当血液中纤溶酶生成过多时，凝血功能往往低下。②血凝和纤溶两个系统都可由XII$_a$触发，既有利于止血又有利于血流通畅。③血小板在血栓形成前释放PF6，抑制纤溶酶，防止纤维蛋白降解，而在血栓形成以后，血小板又释放 5- 羟色胺和纤溶酶原激活物，加速纤溶酶形成，促进纤维蛋白降解。实际上在正常血管中有时也会有少量纤维蛋白形成，但有纤溶系统的作用，使之迅速溶解，血液得以保持流态，这是血凝系统与纤溶系统经常处于动态平衡的结果。当二者平衡紊乱时，将导致纤维蛋白形成不足或过多，引起出血或血栓形成等病理变化。如果血浆中纤溶酶活性过强而致出血与渗血时，可用 6- 氨基己酸等抗纤溶酶的药物治疗。如果血栓形成过多或血栓脱落使心、脑小血管堵塞，导致心肌梗死、脑梗死则后果严重，临床也用尿激酶等溶栓疗法。

第四节 血型与输血

一、红细胞凝集

　　将两种不同类型的血液相混合，可发生红细胞聚集成簇的现象，称为红细胞凝集（agglutination）。红细胞凝集是一个不可逆的反应，在补体的作用下可引起红细胞破裂发生溶血。输血时如发生凝集反应，可引起血管阻塞，溶血则损害肾功能甚至造成过敏性反应，产生严重后果，甚至危及生命。

　　红细胞凝集的本质是抗原 - 抗体反应。红细胞膜上的一些特异糖蛋白，起着抗原的作用。称为凝集原（agglutinogen）。而血浆中有相应的抗体，为 γ 球蛋白，称为凝集素（agglutinin）。由于每个抗体上具有 2~10 个与抗原结合的位点，因此抗体可以在若干个带有相应抗原的红细胞之间形成桥梁，使它们聚集成簇而发生凝集反应。

二、红细胞血型

（一）ABO 血型系统

　　1. ABO 血型分型依据及鉴定　ABO 血型系统是 1901 年奥地利 K·兰德斯泰纳（K.Landsteiner）发现的。根据红细胞膜上凝集原即抗原的种类及有无，可将 ABO 血型系统分为四种：A 型、B 型、AB 型和 O 型。凡是红细胞膜上含有 A 抗原者称 A 型血，含 B 抗原者称 B 型血，同时含 A 与 B 两种抗原者称 AB 型血，A 与 B 两种抗原都没有的称 O 型血。ABO 血型系统各种血型抗原的特异性取决于红细胞膜上的糖蛋白或糖脂上所含的糖链。这些糖链都是由暴露在红细胞膜表面的少数糖基所组成的寡糖链。ABO 血型系统中 A 和 B 抗原寡糖链的结构差异：A 抗原是在基本结构 H 抗原前面加一个

N- 乙酰半乳糖胺，而 B 抗原则是加半乳糖（图 5-10）。红细胞膜上检测出来的血型抗原并不都是在红细胞膜上合成的，有一些是存在于体液中的抗原物质被红细胞所摄取的，有一些血型抗原物质不仅存于红细胞膜上，而且广泛分布于机体很多组织上，因而在组织器官移植时，也要考虑红细胞的血型，骨髓移植时更要考虑。血型抗体主要有天然抗体（如 IgM）与免疫抗体（如 IgG）两种。ABO 血型系统存在上述抗原相对应的天然凝集素即抗体（antibody），如 A 型血的血清中含有抗 B 抗体，B 型血的血清中含有抗 A 抗体，AB 型血的血清中不含抗 A 和抗 B 抗体，O 型血的血清中则含有抗 A 和抗 B 两种抗体。婴儿出生后半年左右血液中就出现天然抗体，天然抗体产生的原因还不清楚。由于天

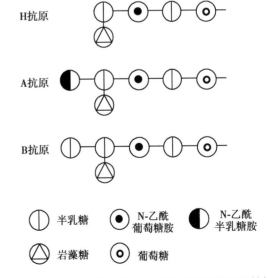

图 5-10　ABO 血型系统中 A 和 B 抗原寡糖链的结构

然抗体多属于分子量大的 IgM，一般不能通过胎盘。因此，O 型母亲血中有天然的抗 B 与抗 A 抗体，一般不能通过胎盘使 B 型或 A 型胎儿血中的红细胞凝集破坏。同一个体血清中不含与其本身红细胞相对抗的抗体，如 A 型血的血清中不含抗 A 抗体，B 型血不含抗 B 抗体等。另一类是免疫抗体，是由输入不同抗原后在体内产生的，属于分子量小的 IgG，能通过胎盘进入胎儿体内，如妊娠期间胎儿的红细胞随脱落的绒毛膜绒毛进入母体，而刺激母体产生的免疫抗体，这类抗体属 IgG 抗体，分子量小，可以通过胎盘再和胎儿血中的红细胞产生凝集反应，发生新生儿溶血病。

如果某一血型的红细胞抗原和其相对抗的抗体相遇，就会发生凝集反应，例如 A 型红细胞抗原与抗 A 抗体相遇时，红细胞彼此凝集在一起成为一簇簇不规则的细胞团的现象，一旦发生这种凝集反应，在补体参与下，就可出现红细胞溶解（溶血）。凝集与血液凝固不同，凝集反应的本质是抗原-抗体反应，是免疫反应的一种形式；而血液凝固的本质是酶促反应，是不溶性纤维蛋白网罗血细胞形成血块的过程。ABO 血型系统中各血型的抗原和抗体分布情况见表 5-6。

表 5-6　ABO 血型系统中的凝集原和凝集素

血型	抗原（凝集原）	抗体（凝集素）
A	A	抗 B
B	B	抗 A
AB	A 和 B	无
O	无	抗 A 和抗 B

从被检查者的耳垂或指尖取一小滴血混合到小试管的生理盐水中，即成红细胞混悬液。再用一块玻片，一端滴上一滴 A 型标准血清（含抗 B 抗体），另一端滴上一滴 B 型标准血清（含抗 A 抗体），然后在 A 型血清和 B 型血清中各滴入一滴被检查者的红细胞混悬液，静置 10~30 分钟，用肉眼并在显微镜下观察有无红细胞凝集，即可判断出被检查者的血型。例如，A 型血清中加入红细胞混悬液后不发生凝集，B 型血清中加入红细胞混悬液后也不发生凝集，则被检查者的血型为 O 型；A 型血清中加入红细胞混悬液后不发生凝集，B 型血清中加入红细胞混悬液后发生凝集，则被检查者的血型为 A 型；如果前者发生凝集，后者不发生凝集，则被检查者的血型为 B 型；如果两者都发生凝集，则被检查者的血型为 A B 型（图 5-11）。

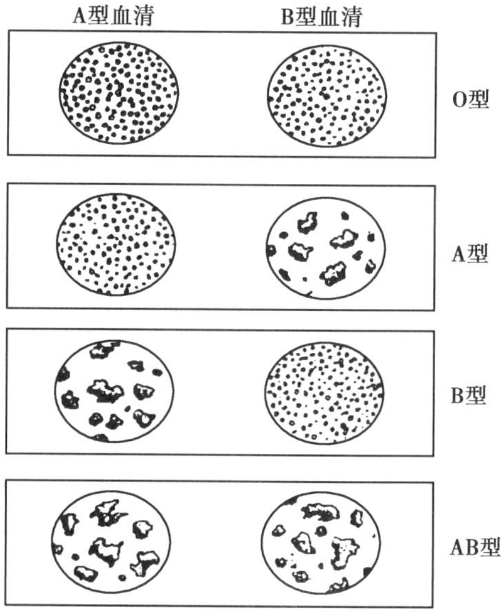

图 5-11　ABO 血型玻片检查法

2. ABO 血型的遗传

遗传型与表现型：ABO 血型的遗传受 A、B、O 三个基因控制，A 与 B 为显性基因，O 为隐性基因。每个人从父亲获得一个基因，从母亲获得一个基因，它们在两条染色体中处于同一个基因位点上，称为复等位基因。一对染色体相互可以产生 6 种组合方式的遗传基因，如 AA、BB、AB、AO、BO 和 OO（表 5-7）。在复等位基因中，两个基因相同的叫作纯合子，如 AA、BB、OO，两个基因不相同的叫杂合子，如 AO、BO、AB，遗传型基因实际上就是染色体上基因的总和。O 基因只有在纯合子时才表现出来，在杂合子时不能表现出来，故称为隐性基因。因此，平常说的血型是指表现型，只有 A、B、O 与 AB 四型。

表 5-7　血型与遗传型的关系

| 血型 | 遗传型基因 | |
（表现型）	纯合子	杂合子
A	AA	AO
B	BB	BO
O	OO	—
AB	—	AB

　　根据表 5-7 来判断，如果双亲分别为 A 和 B 型，若基因为 AO 和 BO，则（A+O）×（B+O）=AB+AO+BO+OO，表明其子女可能是四种血型的任何一种。如果双亲分别为 O 和 AB 型，基因为 A、B 和 O，则（A+B）×（O+O）=2AO+2BO，表明其子女只能是 A 或 B 型。根据这些遗传知识，如果已知父母血型，则可判断其子女可能有的血型和不可能有的血型，因此也就能从子女的血型表现型来推断亲子关系。必须注意的是，法医学上依据血型来判断亲子关系时，只能做出否定的判断，却不能做出肯定的判断。

（二）Rh 血型

　　1. Rh 血型的发现和分布　Rh 抗原是人类红细胞膜上存在的另一类抗原（凝集原），最先发现于恒河猴（Rhesus monkey）的红细胞，取其学名的前两个字母命名，故称为 Rh 抗原（Rh 凝集原）。将恒河猴的红细胞重复注射于豚鼠或家兔的腹腔中，引起豚鼠或家兔发生免疫反应，血清中产生了抗 Rh 抗体。后来发现此血清抗体能使大部分人的红细胞发生凝集反应，说明多数人红细胞膜上存在有 Rh 抗原。现已知 Rh 血型系统有 40 多种抗原，按装雪（Fisher）命名法，与临床密切相关的是 C、c、D、E、e5 种抗原。其中以 D 的抗原性最强，所以凡是红细胞膜上有 D 抗原的就称为 Rh 阳性，没有 D 抗原的称为 Rh 阴性。无论 Rh 阳性或阴性，他们的血清中均无先天抗体，它是后天经致敏才获得免疫抗体的，即 Rh 阴性的人在输入 Rh 阳性的血液后，或者 Rh 阴性妇女怀 Rh 阳性的胎儿后，体内发生免疫反应才产生抗 Rh 抗体的。我国生理学家、原中国科学院学部委员、湖南医学院易见龙教授首先报道中国汉族人 Rh 阳性占 99%，Rh 阴性占 1%，被国际上公认采用。后知苗族人 Rh 阳性占 70.6%，Rh 阴性占 29.4%。塔塔尔族人 Rh 阳性占 84.2%，Rh 阴性占 15.8%。外国白人 Rh 阳性占 85%，Rh 阴性占 15%。

　　2. Rh 血型在医学上的重要意义

　　（1）输血：Rh 阴性的人，如果第一次接受 Rh 阳性人的输血，由于受血者体内没有天然的抗 Rh 抗体，因而不会发生凝集反应，但由于 Rh 阳性血红细胞的抗原的刺激，使 Rh 阴性受血者体内发生免疫反应而产生抗 Rh 抗体。因此，当他再次接受 Rh 阳性人的输血时，就会发生凝集反应而引起严重的后果。所以在临床上第二次输血时，即使是同一供血者的血液，也要作交叉配血试验，以避免可能由于 Rh 血型不合引起严重的后果。

　　（2）妊娠：Rh 阴性妇女怀孕后，如果胎儿是 Rh 阳性，则胎儿的 Rh 抗原有可能透过胎盘而进入母体，引起免疫反应使母体产生抗 Rh 抗体，或者 Rh 阴性母体曾接受过 Rh 阳性的血液，体内已经产生了抗 Rh 抗体，当抗 Rh 抗体透过胎盘进入胎儿血液时，可使胎儿血液中的红细胞发生凝集反应而溶血，导致胎儿的死亡。因此，对于妇女多次怀死胎或多次婴儿死于黄疸，尤其是少数民族妇女，应引起医务人员高度注意，建议她们检查 Rh 血型，并采取相应措施，防止不幸事故的发生。

三、 输血原则

输血已成为治疗某些疾病、抢救伤员生命和保证一些手术得以顺利进行的重要手段。但若输血不当或发生差错，将会给患者造成危害，甚至引起死亡。为了保证输血的安全和提高输血的效果，必须遵守输血的原则，注意输血的安全和有效。

坚持同型输血，输血前必须进行交叉配血试验（图5-12）。交叉配血的方法是：将供血者的红细胞与受血者的血清混合，称为交叉配血的主侧；再将供血者的血清与受血者的红细胞混合，称为交叉配血的次侧，观察各有无凝集反应发生。这样，既可检验血型鉴定是否有误，又能

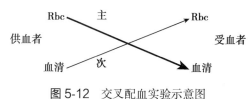

图 5-12 交叉配血实验示意图

发现供血者和受血者的红细胞或血清中是否还存在其他不相容的血型抗原或血型抗体。只有主、次两侧均无凝集，才称为"配血相合"，可以输血。如果主侧凝集，则不管次侧反应如何，都称为"配血不合"，绝对不可输血。如果主侧不凝集，次侧凝集，可认为配血"基本相合"，应予慎重，一般不输，但在无血源的紧急情况下，可慢速输入少量。

由于输血时主要考虑供血者的红细胞不被受血者血浆中的凝集素所凝集，因而 O 型血曾有"万能供血者"之称。虽然 O 型血红细胞上无凝集原，但其血浆中含有抗 A、抗 B 凝集素，能与其他血型受血者红细胞上的凝集原发生凝集反应。如输血量大，输血速度快，供血者血浆中的抗体不能被受血者的血浆足够稀释时，受血者的红细胞会被广泛凝集，造成严重后果。因此"万能"的说法是不恰当的。而 AB 血型"万能受血者"的说法同样也是不可取的。

随着医学和科学技术的进步与发展，由于血液成分分离机的广泛应用以及分离技术和成分质量的不断提高，输血疗法已从原来的输全血发展为输成分输血。根据患者对输血的不同要求，采用缺什么补什么的原则，例如急性大失血患者，由于血浆和红细胞都减少，血压下降，应输全血；严重贫血者，主要是红细胞和血红蛋白不足，总血量不一定减少，最好输浓缩的红细胞混悬液；大面积烧伤患者，由于创面渗液增加，主要是血浆和水丢失，应输血浆或血浆代用品；某些出血性疾病，主要是凝血能力降低，则可输浓缩的血小板混悬液或含凝血因子的血浆，或新鲜血液，以促进凝血和止血。

第五节 血液疾病康复的生理学基础

一、 血液疾病分类

血液疾病是原发于造血系统的疾病，或影响造血系统伴发血液异常改变，以贫血、出血、发热为特征的疾病。造血系统包括血液、骨髓单核 - 巨噬细胞系统和淋巴组织，凡涉及造血系统病理、生理，并以其为主要表现的疾病，都属于血液病范畴。血液疾病临床分为三大类型：红细胞疾病、白细胞疾病、出血和血栓性疾病。临床上常见的疾病有白血病、再生障碍性贫血、骨髓增生异常综合征、血小板减少症、多发性骨髓瘤、淋巴瘤、骨骼纤维化、血友病、地中海贫血等。

二、 血液疾病康复治疗的生理学基础

现代医学对血液病的治疗多应用激素、化疗等方法，但副作用大，患者治愈率低、易复发。20世纪60年代国外首次将骨髓移植用于治疗白血病，使白血病由不治之症变为可治之症，治愈率有所提高，然而骨髓资源十分缺乏，且捐献的骨髓很大部分与患者的人类白细胞抗原（human leukocyte antigen，HLA）不一致，即使移植成功，5年内复发率也高达70%。20世纪50年代我国探索中医治疗血液病的途径，经临床研究，中医治疗有些疾病的效果已远远超出世界发达国家。当前，康复治疗应用于血液疾病已取得长足发展和广泛应用。康复治疗包括物理治疗、药物治疗、心理治疗、营养支持、健康教育等，其中最重要的物理治疗方法是运动疗法。

（一）运动康复对血量的影响

血容量指人体循环血量的总量。包括血浆容量和血细胞容量。运动时血容量可发生变化，变化程度与运动强度、持续时间、环境温度和湿度以及个人运动习惯等因素有关。

1. 一次性运动对血容量的影响 从事短时间大强度运动时，由于储存血释放，循环血量增加，其中血细胞容量增加较血浆容量的增加更显著，因此血液相对浓缩，这与储存血中红细胞数量较多有关。

进行长时间耐力运动时，体内产热明显增加，机体排汗增多导致水分和无机盐丢失。一次长时间运动可使血浆容量减少约10%左右。环境温度越高，运动时间越长，血浆水分的丢失也越多。如果没有及时补充水分，机体可出现运动性脱水。人体在热环境中运动脱水而造成体重下降3%~8%，血浆容量可减少6%~25%。脱水可使血黏度增高，循环效率降低，代谢产物堆积，体温调节能力减弱，最终导致疲劳加剧及运动能力下降。

运动时由于血液的重新分配，心脏和运动肌肉的血流量明显增加，心肌血流量可比安静时增加3~5倍，参与运动的骨骼肌血流量可增加4~20倍，而不参与运动的肌肉和内脏的血流量则减少。

2. 长期运动对血容量的影响 大量研究表明，运动具有增加血容量、降低血黏度，改善微循环的作用。长期规律运动可引起血容量增加，由于血浆容量的增加较红细胞容量增加更显著，血液相对稀释（图5-13）。如中等强度的慢跑训练能引起血浆容量增加约5%，而一名优秀长跑运动员的血浆容量则可增加20%甚至更多。引起这种高血浆容量反应的机制是运动使血浆总蛋白含量增多，导致血浆胶体渗透压升高，更多的水分保留在血管内，使循环血量增多。尤其以耐力训练后的变化最为明显（图5-13）。血容量的增加一方面有利于增大运动时的心输出量，即使大量出汗使血浆水分丧失时，仍可维持较充足的循环血量，保证血液的灌注和氧的运输；另一方面，可使血黏度下降，减少血流阻力，提高循环效率。

严格卧床休息7~10日后，循环血量可减少700~800ml。由于血浆容量的减少，血黏度增高，高黏滞血症可使微循环的血管形态和血液流变发生异常，易发生血栓栓塞并发症。

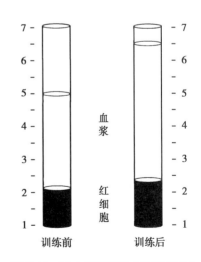

图5-13 耐力训练前后血容量的变化
耐力训练使血容量增加，其中血浆容量明显增加，血细胞容量轻度增加，血细胞比容从44%降至38%

（二）运动康复对血细胞的影响

1. 运动康复对红细胞的影响

（1）一次性运动对红细胞的影响：运动可引起红细胞数量暂时增加，其增加幅度与运动强度及持续时间有关。短时间运动因储存血释放，使循环血中红细胞数量增多。大强度、长时间运动时，由于血液中代谢产物增多、大量出汗等因素，造成血浆中的水分向血管外转移，血浆渗透压增高，引起血液浓缩，相对提高了红细胞的浓度。

运动时红细胞增多可使血细胞比容增大，在正常黏度范围内红细胞数量和血红蛋白浓度增加可提高氧运输能力。当血细胞比容超过50%以上时，血黏度将随血细胞比容变化成指数关系上升，造成运动时循环阻力增加以及心脏负担加重，从而限制和降低了运动能力。另一方面，高渗血浆可引起红细胞变形能力下降及聚集性增高，使血液流变性发生异常，不仅影响血液的流速和氧气的交换，也是导致溶血性贫血及运动性疲劳的重要原因。研究表明，中小强度运动对红细胞变形性不会有明显影响甚至略有改善，而短时间极限强度运动以及长时间的衰竭性运动则可能导致血液流变性异常。运动时红细胞数量的暂时性增加，可在运动停止后1~2小时恢复正常。

（2）长期运动对红细胞的影响：研究表明，长期坚持体育锻炼的人和运动员安静时红细胞和Hb总量略高于缺乏锻炼者。但由于运动使血浆容量的增加较红细胞容量增加更显著，红细胞增高少于血浆容量的增加，血细胞比容及单位容积中血红蛋白含量（g/L）反而降低（图5-13）。调查显示，坚持长跑锻炼2~15年的妇女和长期进行太极拳锻炼的老年男子，血细胞比容明显低于不锻炼者。安静时血细胞比容降低，可使血黏度减小，血液的流变性改善，对防止各种心、脑血管疾病有积极作用。

由血液稀释造成血细胞比容和血红蛋白浓度（g/L）降低，有的甚至低于正常值，如以临床医学的诊断标准，可能被诊断为"运动性贫血"（sports anemia）。这在耐力项目运动员中较为常见，然而高血浆容量伴随的血细胞比容和Hb浓度下降，是机体对运动适应的良好反应，并非真正的贫血，故称为稀释性假性贫血。但如果长期运动量过大，红细胞破坏增多或铁丢失过多而补充不足，影响血红蛋白合成，则可造成临床意义的贫血。这在运动实践中应注意区分。

由于运动加快了对衰老红细胞的淘汰，同时也加快了红细胞的更新，新生的红细胞膜具有更好的弹性以及变形能力，一定程度改善了血液的流变性。

2. 运动康复对白细胞的影响

（1）运动时白细胞变化的三个时相：运动后白细胞可出现一过性增高。叶果罗夫和兰道斯把运动引起的白细胞增多现象称为肌动白细胞增多，并将其分为三个时相。

淋巴细胞增多时相：主要特点是白细胞总数略有增加，淋巴细胞数至40%~50%，中性粒细胞相对减少10%~15%。此时相在肌肉始动工作时、短时间轻微体力活动后及赛前状态都可出现。

中性粒细胞增多时相：该时相白细胞总数明显增多，主要是中性粒细胞明显增加，而淋巴细胞减少到10%~12%。此时相是训练水平较高的人在进行长时间中等强度或大强度运动后出现。

中毒时相：中毒时相分为再生阶段和变质阶段。再生阶段的特点是，白细胞总数大大增加，嗜酸性粒细胞消失；变质阶段的血液中白细胞被破坏，白细胞总数开始减少。出现中毒时相是没有经过运动训练的人在进行长时间大强度力竭运动时，引起造血功能下降的不良反应。

运动使白细胞增多的机制，普遍认为是运动中儿茶酚胺等物质分泌增加，促使血管内边缘池以及肝、脾、淋巴结和胸腺等血管外组织白细胞池释放的结果。

（2）运动康复对免疫功能的影响：运动能增强体质，很大程度上与机体免疫能力提高有关。白细胞是机体实施免疫功能的重要成分，运动引起的白细胞数量变化是否影响机体免疫能力，不同的运动负荷产生的影响不同。研究表明，中小等强度的运动可以提高血液白细胞及其亚群的数量以及免疫球蛋白水平，增强机体对疾病的抵抗能力。短时间小强度运动（如 5 分钟上下楼梯跑），或长时间中等强度运动（以 75%VO$_{2max}$ 强度运动 60 分钟），都能引起白细胞总量、淋巴细胞和中性粒细胞不同程度的增加。进行 3 个月太极拳锻炼的老人，NK 细胞数量和白细胞介素活性增高，同时呼吸道感染的发病率明显降低。通过 6 周和 16 周中等强度锻炼（60%VO$_{2max}$）的中年和老年妇女，NK 细胞活性分别增加了 57% 和 33%。长年坚持适宜锻炼引起淋巴细胞出现积极性免疫应答，某种程度上提高了机体免疫能力，降低了患病风险。

长时间、力竭性运动或长期的过度训练则对免疫功能有不良影响。运动强度越大，持续时间越长，对机体免疫功能的抑制作用越明显。长时间力竭性运动时，白细胞数量在运动过程中急剧增高，淋巴细胞亚群比例发生明显改变。运动后，淋巴细胞数量降至安静水平以下，增殖分化能力及活性降低，NK 细胞的活性下降，免疫球蛋白含量和功能也受到影响，机体出现暂时性免疫缺陷，可持续 3~72 小时不等，此时对疾病的易感率增高，这一免疫功能低下期称为"开窗期"。

3. **运动对血小板的影响**　运动可引起血小板数量增加、血小板活性增强以及循环血中血小板聚集趋势增加，其增加幅度及活化程度与运动负荷强度呈高度正相关。研究表明，当超过最大运动能力的 75% 以上时，血小板有明显的释放反应。

血小板在心血管疾病的发生发展中起关键作用。在动脉粥样硬化的形成过程中、冠状动脉痉挛、心肌缺血、心肌梗死或猝死中，血小板都起着重要作用。研究证明，适宜的有氧运动抑制血小板的活化，因而可减少血栓的发生。大强度剧烈运动增加血小板的聚集和活化，导致血液呈高凝状态，特别对一些平时较少运动的心血管疾病患者，短时间剧烈运动可增加心肌梗死的危险性。

（三）运动康复对血液凝固和纤溶的影响

1. **一次性运动对血凝和纤溶的影响**　一次性运动能引起凝血系统功能亢进，剧烈运动后可观察到内源性凝血因子，特别是以因子Ⅷ为中心的活性亢进，并可延续到运动后 8 小时 以上。其机制可能与运动引起的肾上腺素分泌增加有关，因为给予 β 阻断剂后能阻碍这种增高。不同运动方式及运动量对凝血系统的影响不同，有实验表明，以 68% 的 VO$_{2max}$ 强度运动时，反映凝血活性的指标无明显增高，但能促使纤溶酶的形成。而以 83%VO$_{2max}$ 强度运动，凝血活性和纤溶酶活性都增高。可见中等强度的运动能提高血液纤溶活性，而大强度的运动可同时激活凝血系统和纤溶系统。

很早就已知道，运动可刺激组织释放纤溶酶原激活因子，进而激活纤溶系统。进行 5 分钟的功率自行车运动到跑马拉松，都可以增强纤溶活性。5 分钟激烈运动后纤溶活性的增强可以保持 90 分钟。纤溶活性亢进与运动强度及持续时间有关。如分别以 40%、70%、100%VO$_{2max}$ 强度进行运动，后两种强度的运动纤溶活性明显增高。如在 70%VO$_{2max}$ 强度的运动中延长运动时间，纤溶活性亢进的程度也能达到 100%VO$_{2max}$ 强度运动时的水平。

2. **长期运动对血凝和纤溶系统的影响**　研究表明，经常从事体育运动的人血液凝固能力与一般人无差异，但纤溶能力高于一般人。纤溶能力的增强是长期系统的运动所引起的适应性改变，其改变的程度与锻炼年限呈正相关。近年来研究认为，运动具有抗血栓形成的作用，长期坚持适度的运动可以减少血小板聚集，改善血液的纤溶能力，并且这种改善可使纤溶能力亢进者减弱，不足者增强，正常者仍保持正常，并可减弱由于年龄的增长而使纤溶能力下降的影响。心血管病流行病学调查显示，纤溶活性降低与冠心病、血栓性疾病密切相关，而体力劳动者患冠心病者则较少。

思考题

1. 根据红细胞生成的过程和调节机制，分析哪些原因可引起贫血，简述其引起贫血的机制。

2. 血浆渗透压如何形成？有何生理意义？试简述运动对血浆渗透压的影响。

3. 血液疾病的康复治疗措施有哪些？试简述运动对血细胞的影响。

（罗怀青）

第六章
血液循环

本章节主要介绍了心脏泵血功能的实现及其电生理基础、血管生理和心血管活动的调节。重点要求掌握心肌细胞动作电位的特点和产生机制，心肌细胞电生理特性及其影响因素，心脏泵血的机制和过程以及心脏泵血功能评价的基本指标，影响心脏泵血功能的因素，动脉血压的形成及影响因素，心血管活性的调节；熟悉静脉血压及影响静脉回流的因素，微循环的血流通路及其意义，组织液的生成与影响因素等。了解心脏泵功能贮备、心音，心电图的产生原理及心电图各波所代表的意义；血管的分类、功能特点和动脉脉搏等。

循环系统（circulation system）是人体内相对封闭的管道系统，主要包括起主导作用的心血管系统（cardiovascular system）和起辅助作用的淋巴系统（lymphatic system）。心血管系统是完成血液循环的主要系统，由心脏、血管和存在于心腔和血管内的血液组成。在整个生命活动中，心脏不停地跳动，推动血液在心血管系统中按一定方向周而复始地流动，称为血液循环。

血液循环的主要功能是完成体内的物质运输，保证新陈代谢正常进行；运送内分泌激素和生物活性物质到相应的靶细胞，实现机体的体液调节；维持机体内环境的稳态和保证血液防卫免疫功能的实现；此外，心房肌细胞可合成和分泌心房钠尿肽，参与机体水盐代谢调节。

循环系统的活动受神经和体液因素的调节，并且与呼吸、消化、泌尿、神经和内分泌等多个系统相互协调来维持机体更好地适应内、外环境的变化。循环功能一旦发生障碍，机体的新陈代谢便不能正常进行，一些重要器官的功能将受到严重损害，甚至危及生命。因此，在临床抢救复苏过程中，首要的是迅速建立有效的循环。

第一节　心脏的泵血功能

心脏的节律性收缩和舒张对血液的驱动作用成为心脏的泵功能（pump function）或泵血功能，是心脏的主要功能。心脏是由心肌和瓣膜等构成的一个中空器官，在血液循环中起"泵"的作用，即强有力的左、右心室将血液分别射入体循环和肺循环，并维持血液的循环流动。正常情况下，左、右心房不相通，左、右心室不相通；房室瓣使血液只能由心房流向心室，动脉瓣使血液只能由心室流向动脉。心脏和血管中的瓣膜使血液在循环系统中只能以单一方向流动。心脏周而复始的收缩舒张活动推动血液流动，完成血液循环（图 6-1）。

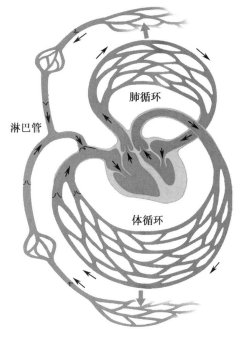

图 6-1　心脏的一般结构和血液流动示意图

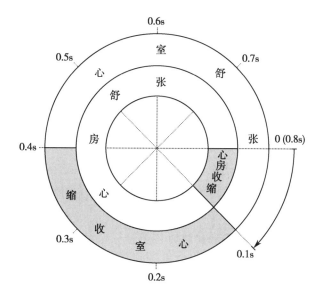

图 6-2　心动周期示意图

一　心脏泵血的过程和机制

（一）心动周期

心脏一次收缩和舒张构成一个机械活动周期，称为心动周期（cardiac cycle）。每分钟心动周期的次数，称为心率（heart rate）。心动周期包括心房的收缩期和舒张期以及心室的收缩期和舒张期，但两者在时间上不完全一致，心房收缩在先，心室收缩在后。一般以心房开始收缩作为一个心动周期的起点。由于心室在心脏泵血活动中起主要作用，故心动周期通常指的是心室的活动周期。

心动周期时程的长短与心率快慢有关。按成年人的心率平均每分钟 75 次计算，则每一心动周期平均历时 0.8 秒，其中心房收缩期约为 0.1 秒，舒张期为 0.7 秒；心室收缩期约为 0.3 秒，舒张期约为 0.5 秒。在心室舒张期的前 0.4 秒，心房也处于舒张状态，此时心房和心室同时处于舒张状态，称为全心舒张期（图 6-2）。在一个心动周期中，心房和心室的活动是按一定的次序和时程先后进行的，心房和心室的收缩期均短于各自的舒张期。心率加快时，心动周期缩短，收缩期和舒张期均相应缩短，但舒张期缩短的程度更大，这对心脏的持久活动是不利的。

（二）心脏泵血过程

在一个心动周期中，心房、心室顺序收缩，心腔内的压力、容积、血流以及心脏瓣膜的开启和关闭将按照一定的时间顺序发生一系列周期性的变化。各种变化之间均有一定的时序关系，以保证血液在循环系统中沿着单一方向流动。

整个心动周期过程可区分为心房收缩期、心室收缩期和心室舒张期三个时期，而心室收缩期和舒张期又可根据瓣膜的启闭和血流的快慢等特点分为不同的时相。在心脏泵血过程中，心室起主要作用，左右心室活动相似。现以心率为 75 次 / 分，心动周期 0.8 秒，并以左心为例，说明心脏泵血的具

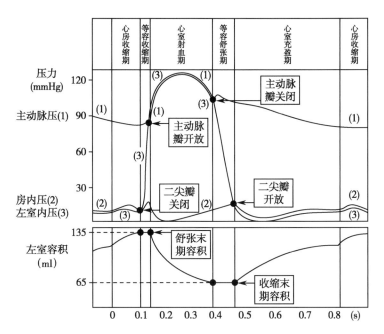

图 6-3 心动周期中左心室内压力、容积和瓣膜等的变化

体过程（图 6-3）。

1. 心房收缩期 当进入心房收缩期（period of atrial systole），心房开始收缩时，心房压升高，血液被挤入心室。此时，动脉血压大于心室内的压力，而心室内压又小于心房内的压力，故半月瓣关闭、房室瓣开放。心房收缩期历时约为 0.1 秒，然后转为舒张期，历时约为 0.7 秒。

由于心房壁较薄、收缩力不强，心房的收缩对心室的充盈不起主要作用，但可使心室的充盈量增加 10%~30%，使心室舒张末期容积增大，心室肌收缩前的初长度增加，肌肉的收缩力量加大，从而提高心室的泵血功能效率；另一方面，如心房收缩缺失，将会导致房内压增加，不利于静脉血液回流，也可间接地影响射血。因此心房起着"初级泵"作用，有助于心脏射血和静脉血回流。

2. 心室收缩期 心房收缩期结束转为舒张后，心室收缩开始，心室肌的强烈收缩使心室内血液压力升高，超过动脉内的压力，血液射入大动脉。根据心腔内压力、容积变化及瓣膜启闭的特点又可将其分为等容收缩期和射血期，而射血期又可分为快速射血期和减慢射血期。

（1）等容收缩相：心室开始收缩后，室内压迅速升高，当室内压高于房内压时，房室瓣立刻关闭，血液不会倒流入心房；但此时室内压仍低于主动脉压，半月瓣尚未开启，心室暂时成为一封闭的腔，室内压急剧升高，心室收缩但容积保持不变，故称等容收缩相（period of isovolumic contraction），历时约为 0.05 秒。

（2）快速射血相：等容收缩相后，心室肌继续收缩，室内压又进一步升高，并达峰值，当心室内压超过主动脉压时，半月瓣开启，血液被迅速射入动脉内，心室容积迅速缩小，称为快速射血相（period of rapid ejection），历时约为 0.11 秒。此期心室射出的血量约占整个收缩期射出血量的 70%。

（3）减慢射血相：快速射血相之后，由于大量血液已射入主动脉，主动脉压上升，心室收缩强度减弱，心室内压开始下降，射血速度逐步减慢，故称为心室减慢射血相（period of slow ejection），历时约为 0.15 秒。此时心室内压已略低于主动脉压，血液主要靠惯性作用继续流向动脉。

3. 心室舒张期 心室收缩期之后，心室开始舒张。根据心腔内压力、容积变化及瓣膜启闭的特点也可将其分为三个时相。

（1）等容舒张相：心室收缩期结束后，射血停止，心室开始舒张，心室内压下降，主动脉内的血液向心室方向反流，推动半月瓣使之关闭；但此时心室内压仍高于心房内压，房室瓣依然处于关闭状态，从半月瓣关闭到房室瓣开启前的这段时间内，心室暂时成为一个封闭的腔，心室舒张而心室容积并不改变，故称之为等容舒张相（period of isovolumic relaxation），历时约为0.06~0.08秒。在该期内，由于心室肌继续舒张，因而室内压急剧下降。

（2）快速充盈相：随着室内压进一步下降，当心室内压降到低于心房内压水平时，房室瓣开放，由于心室舒张所产生"抽吸"作用，血液可经心房快速流入心室，使心室容积迅速增大，这一时期称为快速充盈相（period of rapid filling），历时约为0.11秒。在这个时期内，进入心室的血液约为心室总充盈量的2/3。

（3）减慢充盈相：快速充盈相之后，随着心室内的血液不断地充盈，心室内压有所升高，房室间压力梯度逐渐减小，心室充盈速度逐步减慢，称为减慢充盈相（period of slow filling），历时约为0.22秒。接着进入下一个心动周期，心房开始收缩。

（三）心音

在心动周期中，心肌收缩、瓣膜启闭和血液流速改变形成的湍流和血流撞击心室壁和大动脉壁引起的机械振动可通过周围组织传递到胸壁产生声音称为心音（heart sound）。若用换能器将这些机械振动转化为电信号记录下来，便得到心音图。

心音发生在心动周期的某些特定时期，其音调和持续时间也有一定的特征和规律。每个心动周期有四个心音，分别称为第一心音（first heart sound，S1）、第二心音（second heart sound，S2）、第三心音（third heart sound，S3）和第四心音（fourth heart sound，S4），用听诊的方法一般只能听到第一和第二心音，在部分正常儿童和青年人可听到较弱的第三心音。

1. **第一心音** 第一心音是心室收缩开始的标志，其特点是音调较低，持续时间较长，在心尖搏动处（左第五肋间锁骨中线）听的最清楚。主要由房室瓣突然关闭引起心室内血液和室壁的振动，以及心室射血引起的大血管壁和血液湍流所发生的振动而产生。

2. **第二心音** 第二心音是心室舒张开始的标志，其特点是音调较高、持续时间较短，在胸骨旁第二肋间处听的最清楚。主要与动脉瓣关闭和血液反流冲击动脉壁及心室壁引起的振动有关。

3. **第三心音** 第三心音是出现在心室快速充盈相末，是一种低频、低幅的振动。主要是与快速充盈期末室壁和乳头肌突然伸展及充盈血流突然减速引起的振动有关。

4. **第四心音** 第四心音出现在心室舒张晚期，是心房收缩使血液进入心室引起振动而形成的，故又称心房音。正常心房收缩一般听不到声音，但在异常有力的心房收缩和左心室壁变硬的情况下，即可听到第四心音。

心音的听诊在临床上对诊断心瓣膜病变具有重要意义。如在房室瓣和半月瓣关闭不全或狭窄时，因出现湍流而产生各种杂音。

二、 心脏泵血功能的评价

心脏的主要功能是泵血。在运动过程中和疾病状态下常常要对心脏的泵血功能进行判断，或对心脏功能状态进行评价。评定心脏泵血功能是否正常具有重要的生理学意义、临床应用价值以及对运动训练提供指导。

（一）每搏输出量和射血分数

一侧心室一次收缩射入动脉的血量称为每搏输出量（stroke volume），简称搏出量，相当于心室舒张末期容量与收缩末期容量之差，正常成年人在安静状态下约为60~80ml。可见，心室在每次射血时，并未将心室内充盈的血液全部射出。搏出量占心室舒张末期容积的百分比，称为射血分数（ejection fraction，EF）。

$$射血分数 = \frac{搏出量（ml）}{心室舒张末期容积（ml）} \times 100\%$$

健康成年人的射血分数约为55%~65%。正常情况下，搏出量和心室舒张末期容积是相适应的。即当心室舒张末期容积增加时，搏出量也相应增加，而射血分数基本保持不变。而在心功能减退、心室异常扩大的患者，其搏出量可能和正常人无明显差别，但心室容积增加将导致射血分数降低。因此，每搏输出量和射血分数能反映心室泵血的效率，而射血分数更能准确反映心脏的泵血功能。

（二）每分输出量和心指数

一侧心室每分钟射出血液量，称为每分输出量（minute volume），也称为心输出量（cardiac output），它等于搏出量与心率的乘积。如果心率为75次/分钟，搏出量为70ml，则心输出量约为5L/min。心输出量与机体的新陈代谢水平相适应，可因性别、年龄及其他生理情况不同而不同。如在肌肉运动、情绪激动和怀孕等情况下，心输出量增高。而在麻醉状态下，心输出量则明显下降。此外，青年人的心输出量较老年人高；女子心输出量较同体重男子约低10%左右。

由于不同个体之间存在身材、体重的差异，因此，以心输出量作为指标，进行不同个体之间的心脏功能比较是不全面的。研究表明，人体静息状态下的心输出量与体表面积成正比。以单位体表面积（m^2）计算的心输出量，称为心指数（cardiac index）。不同身材的个体，其心指数是大致相当的，安静和空腹状态下测定的心指数称为静息心指数，可作为比较不同身材个体的心功能评定指标。正常中等身材成人的心指数约为3.0~3.5L/（min·m^2）。在同一个体的不同年龄或不同生理情况下，或者运动、妊娠、情绪激动和进食时，心指数均会有所不同。因此，每分输出量和心指数反映不同功能状态和身材个体的心功能。

（三）心脏做功量

1. 每搏功　血液在心血管内流动过程中所消耗的能量是由心脏做功所供给的。心脏收缩射血所释放的机械能转化为压强能和血流的动能两部分。心室每搏动一次所做的功，称为每搏功（stroke work）。由于人体在安静状态下，血流动能在左心室每搏功的总量中所占的比例很小，仅为1%，故一般可忽略不计，故每搏功近似于搏出量乘以一个心动周期中室内压的增量值。即每搏功=（射血期左心室内压 - 左心室舒张末期内压）× 搏出量。右心室搏出量与左心室相等，但肺动脉平均压仅为主动脉平均压的1/6，故右心室做功量也只有左心室的1/6。

2. 每分功　心室每分钟内收缩射血所做的功为每分功（minute work）。每分功等于每搏功乘以心率。

心脏的耗氧量与心肌的做功量是平行的。在动脉血压升高的情况下，心室要射出与原先同等量的血液，就必须做较多的功，心肌耗氧量将增加。因此，心脏做功量是评价心脏的泵血功能较为全面的指标。

三、 心脏泵功能的贮备

健康成年人安静时心输出量约 5~6L，而剧烈运动或强体力劳动时可增加到 25~35L，说明健康人的心输出量具有随机体代谢的需要而增加的能力，这种能力称为心力贮备（cardiac reserve）。心泵功能贮备可用心脏每分钟能射出的最大血量，即心脏的最大输出量来表示。其大小主要决定于搏出量和心率能够提高的程度，因而心泵功能储备包括搏出量储备（stroke volume reserve）和心率储备（heart rate reserve）两部分。

（一）搏出量储备

搏出量的增加可通过增加心缩期射血量（收缩期贮备）和增加心舒期充盈量（舒张期贮备）两个方面实现。安静时，左室舒张末期容积约为 125ml，左室收缩末期容积约为 55ml，搏出量为 70ml；由于正常心室腔不能过分扩大，一般只能达到 140ml 左右，故舒张期储备仅 15ml 左右。而当心肌做最大程度收缩时，心室收缩末期容积可减小到不足 20ml，而收缩期储备可达 35~40ml。相比之下，收缩期储备要比舒张期储备大得多。

（二）心率储备

正常健康成年人安静时的心率为 60~100 次 / 分。假如搏出量保持不变，使心率在一定范围内加快心率达 160~180 次 / 分时，心输出量可增加至静息时的 2.0~2.5 倍，称为心率储备。但心率过快（大于 180 次 / 分时）时由于舒张期过短，心室充盈不足，则可导致搏出量和心输出量减少。

在进行强烈的体力活动时，体内交感 - 肾上腺系统活动增强，机体主要通过动用心率储备和收缩期储备而使心输出量增加。如训练有素的运动员，其心肌纤维增粗，心肌收缩力明显增强，可使心室收缩和舒张速度都明显增快，心输出量最大可增加到正常的 7 倍。

四、 影响心输出量的因素

如前所述，心输出量 = 搏出量 × 心率。因此，凡能影响搏出量和心率的因素均可影响心输出量。而搏出量的多少则取决于心室的前负荷、后负荷和心肌收缩能力等。

（一）心室收缩的前负荷

1. 心室肌的前负荷 心室肌在收缩前所承受的负荷称为心肌的前负荷（preload）。心室舒张末期容积相当于心室的前负荷。

正常情况下，心肌肌小节的初长度比最适初长度小，心室舒张末期容积增加，使初长度增加，进而使搏出量增加（图 6-4）。这种通过改变心肌初长度而引起心肌收缩力改变的调节称为异长自身调节（heterometric autoregulation）。心脏异长自身调节的主要生理意义在于对搏出量进行精细调节，使心室射血量与静脉回心血量保持平衡，从而使心室舒张末期容积和压力保持在正常范围内。也就是说，在生理范围内，心脏能将回流的血液全部泵出，使血液不会在静脉内蓄积。但如果循环功能发生幅度较大、持续

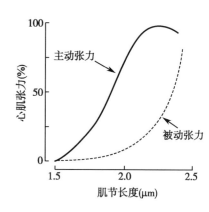

图 6-4 心室功能曲线

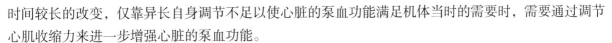

时间较长的改变，仅靠异长自身调节不足以使心脏的泵血功能满足机体当时的需要时，需要通过调节心肌收缩力来进一步增强心脏的泵血功能。

2. 影响前负荷的因素 凡能影响心室舒张期充盈量的因素，都可通过异长自身调节使搏出量发生改变。心室舒张末期充盈量是静脉回心血量和射血后心室内剩余血量二者之和。多数情况下，静脉回心血量的多少是决定心室前负荷大小的主要因素。而静脉回心血量又受到心室充盈时间、静脉回流速度、心室舒张功能、心室顺应性和心包腔内压力等因素的影响。

（二）心室收缩的后负荷

心肌在收缩时所承受的负荷，称为后负荷（afterload）。心室肌收缩时必须克服来自动脉压的阻力，推开动脉瓣才能将血液射入动脉，因此动脉血压是心室收缩射血时所承受的后负荷。如果前负荷不变，后负荷的增加将使心肌收缩所遇到的阻力增大，心肌缩短程度减小，搏出量减少。搏出量降低会导致心室内剩余血量（前负荷）增加，通过异长自身调节机制使搏出量恢复；另一方面，搏出量降低可引起交感神经兴奋，使心肌收缩能力增强，进而促使搏出量的恢复。

因此，后负荷升高本身可直接降低搏出量，但随后通过心肌初长度的改变和收缩能力的改变，使前负荷和心肌收缩能力与后负荷相互配合，从而使机体得以在动脉血压增高的情况下能够维持适当的心输出量。然而，长期的动脉血压升高，会引起心肌收缩力的持续增强，导致心室肌肥厚等病理性变化。

（三）心肌收缩能力

前负荷和后负荷是影响心脏泵血功能的外在因素，而肌肉本身的功能状态也是决定肌肉收缩效果的重要因素。心肌收缩能力（cardiac contractility）是指心肌不依赖于前、后负荷而能改变其力学活动（包括收缩强度和速度）的一种内在特性。这种通过改变心肌收缩能力的心脏泵血功能调节，称为等长调节（homometric regulation）。

心肌收缩力受到多种因素的影响。凡能影响心肌细胞兴奋 - 收缩偶联过程中各个环节的因素都可影响收缩能力，其中活化的横桥数目和肌球蛋白头部 ATP 酶的活性是影响心肌收缩能力的主要环节。此外，神经、体液和药物等多种因素都可通过改变心肌收缩能力来调节心搏出量。如儿茶酚胺增强心肌收缩能力，而乙酰胆碱降低心肌收缩能力。

（四）心率

由于心输出量 = 每搏输出量 × 心率。在一定范围内，心率加快可使心输出量增加。当心率增快尚未超过一定限度时，心率增加可使每分输出量明显增加。但如果心率过快，超过 160~180 次 / 分，心室舒张期充盈时间过短，回流血量减少，搏出量将明显减少，从而导致心输出量也将随之下降；若心率过慢时，如低于 40 次 / 分，将使心室舒张期过长，此时心室充盈早已接近最大限度，心舒期的延长已不能进一步增加充盈量和搏出量，因此心输出量也将减少。此外，在整体情况下，心率还受神经、体液以及体温等因素的调节。

第二节　心脏的生物电活动和生理学特性

心脏有节律的收缩和舒张活动是心脏实现泵血功能的基本保证，而心脏的节律性舒缩活动又是以心肌细胞的生物电活动为基础。心肌细胞可分为两大类：一类是普通的心肌细胞，也称工作心肌细胞（working cardiomyocyte），是组成心房和心室壁的细胞，具有收缩性，其功能是产生心肌收缩；另一类是特殊分化的心肌细胞，也称为自律心肌细胞（autorhythmic cardiomyocyte），这类细胞具有自动节律性或起搏功能。自律细胞构成了心脏特殊的传导系统，主要包括窦房结（sino-atrial node，SAN）、房室交界（atrioventricular junction）、所有的传导束和浦肯野纤维系统（Purkinje system）。

一、心肌细胞的跨膜电位

心肌细胞的跨膜电位在波形上和形成机制上要远比神经细胞和骨骼肌细胞复杂。不同类型心肌细胞的跨膜电位特征也不一致。下面主要介绍心室肌细胞和窦房结跨膜电位的形成机制。

（一）工作细胞跨膜电位及其形成机制

1. **静息电位** 心肌工作细胞（心房、心室肌细胞）的静息电位稳定，约为 -80~-90mV。其形成机制与骨骼肌细胞相似，主要是 K^+ 的平衡电位（详见第二章）。心肌工作细胞膜中存在内向整流钾通道（inward rectifier K^+ channel，I_{K1} channel），在静息电位水平，处于开放状态，而此时钠通道和钙通道则基本处于关闭状态。I_{K1} 通道属于非门控通道，不受电压和化学信号的控制，但其开放程度可受膜电位的影响。工作细胞的静息电位主要由内向整流钾电流（I_{K1}）引起的 K^+ 平衡电位产生。

2. **心室肌细胞动作电位** 心室肌细胞受到刺激后，产生动作电位，动作电位由去极化和复极化两个过程组成，去极化过程又称为 0 期（快速去极期），复极化过程分为 1 期（快速复极初期）、2（平台期）、3（快速复极末期）和 4 期（完全复极期或静息期）（图 6-5）。

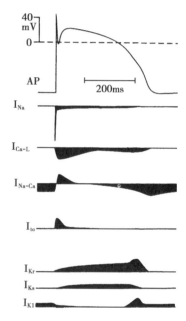

图 6-5 心室肌细胞的动作电位及主要离子流示意图

（1）0 期（快速去极期）：心室肌细胞受到刺激而兴奋时发生去极化，膜电位由静息状态时的 -90mV 迅速上升到 +30mV 左右，构成动作电位的升支，其幅度约为 120mV。历时约 1~2 毫秒。0 期去极化主要由 Na^+ 内流引起。当心肌细胞受刺激去极化达阈电位水平（-70mV）时，膜中的 I_{Na} 通道开放，Na^+ 顺其浓度梯度和电位梯度快速内流进入细胞，使膜电位进一步去极化。

（2）1 期（快速复极初期）：0 期后，膜电位由 +30mV 迅速下降到 0mV 左右，约持续 10 毫秒。由于 0 期和 1 期的膜电位变化迅速，又合称为锋电位。瞬时外向电流（transient outward current，I_{to}）是引起心室肌细胞 1 期快速复极的主要跨膜电流，对动作电位的形态和时程具有决定性的作用，不同动物之间存在明显的种属差异。

（3）2 期（平台期）：当 1 期复极到 0mV 附近时，膜电位几乎停滞于同一水平形成平台，复极化速度极其缓慢，故又称为平台期（plateau），约持续 100~150 毫秒。平台期的存在是快反应心肌细胞动作电位时程较长的主要原因，也是区别于神经、骨骼肌动作电位的主要特征。与心肌细胞的兴奋 - 收缩偶联、有效不应期长、不会产生强直收缩等特性有关。

参与此期的离子流比较复杂，既有内向电流如 L 型钙电流（L-type calcium current，I_{Ca-L}），Na^+-Ca^{2+} 交换电流（Na^+-Ca^{2+} exchange current，I_{Na-Ca}），也有外向电流，如内向整流钾电流（inward rectifying potassium current，I_{K1}）和随时间逐渐增强的延迟整流钾电流（delayed rectifier potassium current，I_K）。

（4）3期（快速复极末期）：平台期之后，钙通道失活，K^+继续外流，复极加快而进入快速复极末期，直至膜电位恢复至静息电位水平。约持续100~150ms。此期I_K的逐渐加强是促进复极的重要因素。此外，I_{K1}、I_{Na-Ca}也都参与了3期的复极化过程。

从0期去极化开始到3期复极化完毕的这段时间，称为动作电位时程（action potential duration，APD）。心室肌细胞的APD为200~300ms。

（5）4期（静息期）：继3期之后，心肌细胞的复极过程转入4期。此时膜电位已恢复到原先的静息电位水平，但是膜内、外离子的分布尚未恢复到原先静息状态的稳态，此期通过钠-钾泵和钠-钙交换体活动的加强，将内流的Na^+和Ca^{2+}排出膜外，将外流的K^+转运进入膜内，从而恢复了细胞膜内外各种离子分布的稳态，使心室肌细胞又重新恢复到静息状态，为再度兴奋做好准备。

（二）自律细胞的跨膜电位及其形成机制

自律细胞没有稳定的静息电位，动作电位3期复极末达到最大极化状态时的电位称为最大复极电位（maximal repolarization potential）。此后立即开始自动去极化，当除极达阈电位后便可引起兴奋，产生动作电位。这种4期自动去极化（phase 4 spontaneous depolarization），是自律细胞生物电活动的共同特点，也是产生自动节律性兴奋的基础。不同类型的自律细胞，其自动节律活动产生的机制有所不同。

不同类型的自律细胞，其动作电位也各有特点，主要是动作电位0期去极化速率和4期自动去极化速率的差别。浦肯野纤维和希氏束自律细胞的动作电位除4期可自动去极化外，其余部分与心室肌细胞相似，其动作电位的0期去极化速率较快，属于快反应自律细胞。而窦房结自律细胞的动作电位0期除极的速率较慢，动作电位的幅值也较小，属于慢反应自律细胞。下面主要介绍窦房结细胞的动作电位和自动节律的形成机制。

窦房结P细胞的动作电位：窦房结内的自律细胞为P细胞（pace-maker cell），其含量十分丰富。窦房结P细胞的动作电位形状与心室肌等快反应电位很不相同。窦房结P细胞的最大复极电位和动作电位幅度均较小。由于窦房结P细胞缺乏I_{to}通道，因此动作电位没有明显的1期和2期，只有0、3、4期。窦房结细胞动作电位最显著的特征是4期自动去极化和0期去极化缓慢（图6-6）。

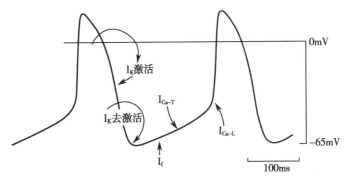

图6-6　窦房结细胞的动作电位及其离子机制

（1）0期：当窦房结细胞从最大复极电位（约$-70mV$）自动去极化到阈电位（约$-40mV$）水平时即爆发动作电位。窦房结细胞膜上缺乏I_{Na}通道，其动作电位0期主要依赖I_{Ca-L}，因而0期去极化速度较慢，持续时间较长（约7ms）。因此窦房结细胞动作电位0期去极幅度低，速度慢。

（2）3期：0期之后钙通道失活，Ca^{2+}内流逐渐减少，而I_K通道被激活，出现K^+外流，使膜电位复极到最大复极电位水平。

（3）4期：从最大复极电位到阈电位这一时期称为4期。其最大特点是4期不稳定，能发生自动去极化，当达到阈电位时，激活钙通道引发新的动作电位，这是窦房结细胞能产生自律性的根本原因。参与窦房结P细胞4期自动去极化的离子流较为复杂，其机制也尚未完全阐明。

一般认为当窦房结P细胞膜电位达到最大复极电位后，由于外向I_K的进行性衰减和内向I_f的进行性增强引起4期自动去极化；当去极化达到$-50mV$左右时，内向I_{Ca-T}的加入可加速自动去极化；

当去极化达到 I_{Ca-L} 通道激活的阈电位水平时，I_{Ca-L} 通道激活，内向 I_{Ca-L} 便引发一个新的动作电位出现升支。此外，内向 I_{Na-Ca} 在 4 期自动去极化的后 1/3 期间也发挥了一定的作用。由此可见，窦房结 P 细胞动作电位 4 期自动去极化的机制涉及外向电流减弱和内向电流增强两个方面，其中较重要的是 I_K、I_f 和 I_{Ca-T}。

二、心肌细胞的生理特性

心脏的主要功能是泵血。心脏不断有秩序的、协调的收缩与舒张，是实现泵血功能的必要条件。心脏的这种功能是依赖于心肌细胞的生理特性：兴奋性、自律性、传导性和收缩性。其中自律性、兴奋性、传导性是以心肌细胞的生物电活动为基础的，属于电生理特性；收缩性则以细胞内收缩蛋白的功能活动为基础，属于心肌细胞的机械特性。心肌细胞在收缩前先有动作电位的产生，而后通过兴奋 - 收缩偶联引起心肌收缩，而心肌收缩活动改变的信息也可通过细胞器传递到细胞膜，影响心肌细胞的电活动。所以心脏的电生理特性和机械特性是紧密联系的。

（一）兴奋性

兴奋性（excitability）是指细胞在受到刺激时产生兴奋的能力。心肌细胞兴奋的标志是产生动作电位。衡量心肌兴奋性的高低，可用引起动作电位的刺激阈值的大小来表示。阈强度（threshold intensity）是能够引起心肌兴奋的最小刺激强度。因此，阈强度大说明心肌的兴奋性低，阈强度小说明心肌的兴奋性高。

1. 决定和影响心肌细胞兴奋性的因素

（1）离子通道的性状：离子通道的状态指的是离子通道在某一时刻的功能状态。如前所述，钠通道有激活、失活和备用 3 种功能状态。当通道处于备用和失活状态时，通道都是关闭的。但在备用状态下，通道虽然关闭，受到刺激却可以开放；而在失活状态时，通道关闭且受到阈上刺激也不能开放；当通道处于激活状态时，通道是开放的。因此，如果外来刺激到来时离子通道处于失活状态，则通道不能对刺激做出反应，细胞不能产生动作电位。

（2）静息电位（或最大舒张电位）和阈电位之间的差值：如果静息电位（或最大舒张电位）和阈电位之间的差距较大，则使细胞膜除极化到阈电位水平所需要的时间就比较长，表示心肌细胞的兴奋性降低。反之则表示细胞的兴奋性增高。此外，若阈电位上移，则与静息电位之间的差距增大，心肌的兴奋性降低；反之，心肌的兴奋性增高。一般在生理情况下阈电位很少发生变化。

2. 心肌细胞兴奋性的规律性变化　心肌细胞在一次兴奋过程中，膜电位发生一系列规律性的变化，兴奋性也随之发生相应的周期性变化。整个变化过程可分为有效不应期、相对不应期、超常期等阶段。这种兴奋性的周期性变化使心肌细胞在不同时期内对重复刺激表现出不同的反应特性。现以心室肌细胞为例，简介如下：

（1）绝对不应期和有效不应期：在心肌细胞的兴奋产生以后，从动作电位的 0 期去极化到 3 期复极化至 –55mV 的时期内，无论受到多强的刺激，细胞都不会发生任何程度的去极化，这段时间称为绝对不应期（absolute refractory period，ARP）。这是由于钠通道在这段时间处于失活状态。随后当细胞膜由 –55mV 复极化 –60mV 这一时段内，如给予足够强的刺激可以引起细胞产生局部反应（局部兴奋），称为局部反应期。由于这段时间内只有部分钠通道复活，其开放只能导致局部反应，不足以引起动作电位。因此，从 0 期去极化到 3 期复极化到 –60mV 的这段时间内，心肌细胞不能产生可以扩布的动作电位，这一时期称为有效不应期（effective refractory period，ERP）。心室肌细胞由于有平台期的存在，有效不应期可长达 200 毫秒以上。有效不应期特别长是心室肌细胞的重要电生理特性，有其重要的生理意义。

（2）相对不应期：从复极化至 –60mV～–80mV 这段时间内，给予阈刺激仍不能使心肌细胞产生动作电位，需要用大于阈强度的刺激（阈上刺激）则可使心肌细胞产生动作电位。此期兴奋性虽有所恢复，但仍低于正常水平，故称为相对不应期（relative refractory period）。产生这种现象的原因，是由于此时钠通道还没有完全复活，仍处于逐步恢复到正常备用状态的过程中。

（3）超常期：心肌细胞继续复极化至 –80mV～–90mV 的时间内，由于此时膜电位与阈电位（约 –70mV）的差距很小，因而兴奋性较高，故称为超常期（supranormal period）。同样，在超常期内钠通道仍未完全复活，因此引发的动作电位"较小"，其传导速度也较慢。

3. 心肌细胞较长的有效不应期决定了其收缩活动的特点

（1）心肌不发生强直收缩：由于心肌细胞的有效不应期特别长，可长达 200~300 毫秒，时间上相当于心肌机械活动的收缩期和舒张早期。在此期间，心肌不论受到何种刺激都不会产生第二次兴奋和收缩。因此，心肌不可能产生完全性强直收缩，而只能是收缩与舒张交替活动。两次收缩之间有一个舒张的时间，可以保证心脏的充盈过程，有助于实现心脏的泵血功能（图 6-7）。

（2）期前收缩和代偿间歇：正常心脏是按照窦房结所发放的窦性起搏信号而兴奋并引起收缩的，但在某些情况下，如果心肌在有效不应期之后，下一次正常窦性冲动传来之前，受到一次人工刺激或来自异位起搏点的刺激时，便可出现一次提前的收缩，称为期前收缩（premature systole）（又称早搏）。由于期前收缩也有它自己的有效不应期，所以紧接在期前收缩之后传来的窦性兴奋常常落在期前收缩的有效不应期内，因而不能引起心脏的兴奋和收缩，形成一次"脱失"，必须等到下一次窦房结的兴奋传来时，才能引起心房和心室的兴奋和收缩。这样，在一次期前收缩之后往往出现一段较长的舒张期，就称为代偿间歇（compensatory pause）（图 6-8）。

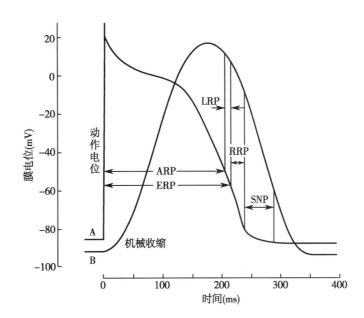

图 6-7　心肌的兴奋性的变化和收缩之间的关系
ERP：有效不应期　RRP：相对不应期 SNP：超常期

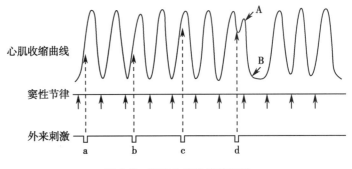

图 6-8　期前收缩和代偿间歇
额外刺激 a、b、c 落在有效不应期内不引起反应，刺激 d、A、B 落在相对不应期内，引起期前收缩和代偿间歇

（二）传导性

传导性（conductivity）是指心肌细胞具有传导兴奋的能力，通常用兴奋的传导速度来衡量心肌传

导性的高低。兴奋在同一细胞的传导是以局部电流的形式在整个心肌细胞膜扩布；心肌细胞之间的闰盘为低电阻的缝隙连接，一个细胞的动作电位可通过缝隙连接，引起相邻细胞的兴奋，实现同步化活动，使心房和心室各自形成一个功能合胞体（functional syncytium）。

1. **心脏内兴奋的传播特征**　正常情况下，窦房结细胞产生的动作电位，首先通过心房肌传播到整个心房；同时，沿着由心房肌组成的"优势传导通路"快速传向房室交界区；经过房室交界后，再依次通过希氏束、左右束支、浦肯野纤维传播到整个心室，引起心室肌兴奋。

兴奋在心脏的各个部位传导速度有明显差异。心房肌传导速度为 0.4m/s，在窦房结与房室交界之间有一条优势传导通路，其传导速度较一般心房肌细胞快，约为 1m/s。心室肌传导速度可达 1m/s，而心室内传导组织的传导速度则更快，末梢浦肯野纤维传导速度可达 4m/s，这对于保持心室的同步收缩是十分重要的。房室交界区细胞的传导速度很慢，其中结区最慢，传导速度仅 0.02m/s。这种传导速度的差异是因为不同部位心肌细胞的电生理学特性不同以及细胞间缝隙连接的分布密度和类型不同所致。

房室交界区兴奋传导缓慢，兴奋在这里延搁一段时间才向心室传播，使心室在心房收缩完毕之后才开始收缩，有利于心室的充盈和射血，这种房室交界区兴奋传导缓慢的现象称为房室延搁（atrio-ventricular delay）。房室交界是兴奋由心房传入心室的唯一通路，而且房室交界传导速度较慢，易发生传导阻滞，使心房的兴奋不易或不能传到心室。房室延搁的生理意义是保证心房先收缩之后，心室才收缩，有利于心室的充盈和射血。

2. **决定和影响心肌传导性的因素**

（1）结构因素：主要是细胞的直径和闰盘的数量。

直径大的心肌细胞的胞内电阻较小，动作电位传导速度快，反之，传导速度慢。浦肯野纤维细胞的直径最大，因而其传导速度也最快，房室结的结区细胞直径最小，故其传导速度也最慢。此外，心肌细胞单位面积内的闰盘数量即闰盘密度越高，传导速度越快，反之传导速度慢。

（2）0 期最大去极化速度与幅度：0 期去极化速度愈快，局部电流的形成就愈快，使邻近未兴奋部分细胞膜快速去极化到阈电位水平，故兴奋传导愈快。另一方面，0 期去极化的幅度愈大，兴奋部位和未兴奋部位之间的电位差愈大，形成的局部电流愈强，兴奋传导也愈快。

（3）邻近未兴奋部位心肌的兴奋性：当邻近部位心肌细胞的膜电位和阈电位间的差距较小时，邻近部位细胞膜兴奋性较高，传导速度快；邻近未兴奋部位心肌细胞静息电位发生较大程度去极化时，钠通道处于失活状态时（在有效不应期内），则发生传导阻滞；如在相对不应期或超常期内，则传导减慢。

（三）自律性

组织细胞能在没有外来刺激作用的条件下，自动地发生节律性兴奋的特性称为自动节律性（autorhythmicity），简称自律性。特殊分化的心肌细胞具有自律性，自律性产生的电生理基础是 4 期自动去极化。

1. **心脏的起搏点与心肌细胞自律性的关系**　心肌细胞中各种自律细胞的自律性存在等级差异。窦房结自律细胞的 4 期去极化速度最快，因而自律性也最高，是心脏的正常起搏点（normal pacemaker）；其他自律性较低的心肌细胞只能起着传导兴奋的作用，其自身的自律性并不表现出来，因而成为潜在起搏点（latent pacemaker）。以窦房结为起搏点的心脏节律性活动称为窦性节律（sinus rhythm）。以窦房结以外的部位为起搏点的心脏活动称为异位节律（ectopic rhythm）。窦房结自动节律的频率约为 100 次 / 分；房室结的自律性次之，频率约为 50 次 / 分；浦肯野纤维的自律性最低，约为 25 次 / 分。

2. 决定和影响心肌细胞自律性的因素

（1）最大复极电位水平：若心肌细胞的最大复极电位的绝对值减小，则与阈电位的差距变小，自动去极化达到阈电位水平所需要的时间便缩短，自律性增高；反之，自律性降低。

（2）阈电位水平：心肌细胞的阈电位发生上移，则与最大复极电位的差距增大，自动去极化达到阈电位水平所需要的时间延长，自律性降低；反之，自律性增高。

（3）4 期自动去极化的速度：心肌细胞自动去极化的速度增快时，达到阈电位水平所需要的时间缩短，单位时间内发生自动节律性兴奋的次数增多，自律性增高；反之，自律性降低。4 期自动去极速度是影响自律性的主要因素（图 6-9）。

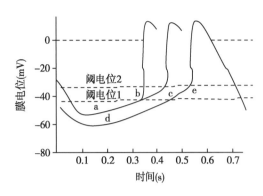

图 6-9　影响自律性的因素
最大复极化电位（ab，de）对自律性的影响；阈电位水平（1，2）对自律性的影响；自动去极化速度（ab，ac）对自律性的影响

（四）收缩性

心肌的收缩原理与骨骼肌基本相同，但因心肌的组织结构和电生理特性与骨骼肌不完全相同，因此其收缩性也具有一些自身的特点。

1. **"全或无"式收缩**　心房和心室各自形成一个功能合胞体，所有的心房肌细胞或心室肌细胞同步收缩，表现出"全或无"式。因此，心房肌细胞或心室肌细胞要么完全不收缩，要么全部收缩。这种方式的收缩力量大，有利于心脏射血。

2. **不发生完全性强直收缩**　心肌发生一次兴奋后，有效不应期特别长，相当于整个收缩期和舒张早期。在此期间，无论多大的刺激均不能引起心脏兴奋收缩，须等有效不应期之后，才能再次兴奋，因此心脏不会发生完全强直收缩，而始终保持着收缩与舒张交替的节律性活动，有利于心脏的充盈和射血的进行。

3. **依赖细胞外液的钙离子**　心肌细胞肌质网终池不发达，容积小，贮 Ca^{2+} 量少。心肌细胞横管系统较骨骼肌发达，为细胞外 Ca^{2+} 进入细胞内增大了面积。因此，心肌兴奋时不仅终池内 Ca^{2+} 释放入肌浆，而且依赖细胞外液中 Ca^{2+} 通过肌膜和横管膜进入肌浆，触发心肌收缩。细胞外液中 Ca^{2+} 浓度在一定范围内升高，引起心肌收缩力增强；反之，细胞外液 Ca^{2+} 浓度降低，心肌收缩力减弱。

三、　心电图

心脏的生物电活动可以通过其周围的组织和体液传布到机体的表面。将检测电极安置在人体的体表特定部位，可以记录到各种反映心脏电活动的图形，反映了心脏兴奋的产生、传导及恢复过程中的生物电变化，所记录到的图形称为心电图（electrocardiogram，ECG）。心电图是整个心脏在心动周期中各细胞生物电活动的综合向量变化，与心脏的机械收缩和舒张无直接关系。引导电极安放的位置和连线的方式不同时，所记录到的心电图波形有所不同，但基本上都具有 P 波、QRS 波群和 T 波（图 6-10）。正常典型体表心电图的波形及其生理意义如下：

（一）P波

代表左右两心房去极化过程的电位变化，其波形较小、圆钝，波幅一般不超过0.25mV，时程约为0.08~0.11秒。

（二）QRS波群

代表左右两心室去极化过程的电位变化，其幅度较高、波形尖锐、时程约为0.06~0.10秒。典型的QRS波群是由3个紧密连接的电位变化所组成，通常规定将第一个向下的波称为Q波，第一个向上的波称为R波，在R波之后向下的波称为S波。在不同导联所记录到的心电图中，不一定都出现这3个波，而且各波的波形和幅度也有差异。

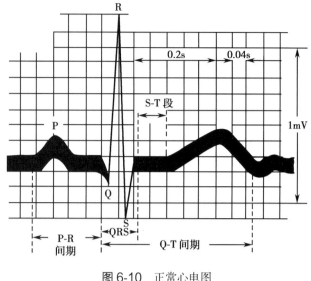

图6-10 正常心电图

（三）T波

QRS波之后是一个持续时间较长、波幅较低的向上的波，代表心室复极化过程中所发生的电位变化。T波图形的改变，可反映心室复极化过程中的问题，这一点在临床上具有重要的诊断价值。T波的波幅一般约为0.1~0.8mV，在R波较高的导联中，T波的波幅不应当低于R波的十分之一。T波的时程约为0.05~0.25秒，其方向应与QRS波群的主波方向相一致。

（四）PR间期

从P波的起点到Q波的起点的这段时间成为PR间期。反映了房室传导时间。通常P-R间期约为0.12~0.20秒，在房室传导阻滞时，PR间期将明显延长。

（五）ST段

从S波的终点到T波的起点的这段时间，称为ST段，大致反映心室肌动作电位复极化的平台期。ST段的改变在临床上具有重要诊断意义，若有偏移现象，往往提示心肌损伤或心肌缺血。

（六）QT间期

从Q波的起点到T波的终点这段时间，成为QT间期。代表心室肌开始去极化直到完全复极的时程。QT间期的时程与心率呈负相关，心率愈快，QT间期愈短。

第三节 血管生理

血管分为动脉、毛细血管和静脉三大类，起着运送血液、分配血量和物质交换等方面的作用。各类血管在结构上存在差异，功能上也各不相同。

一、 血管的分类及功能特点

依据生理功能的不同，可将血管分为以下几类：

（一）弹性贮器血管

弹性贮器血管（windkessel vessel）指主动脉、肺动脉主干及其发出的最大分支。这些血管管壁坚厚，富含弹力纤维，具有较好的弹性和可扩张性。心室射血时，动脉被动扩张，将一部分血液暂时贮存起来。心室舒张时，被扩张的动脉管壁发生弹性回缩，把其中的那部分血液继续推向外周。其生理意义是使心脏的间断射血化为血管系统中连续的血流并减小心动周期中动脉血压的波动幅度。

（二）分配血管

分配血管（distribution vessel）是指中动脉，从弹性贮器血管以后至分支为小动脉前的动脉管道，其中膜的平滑肌较多，故血管壁的收缩性较强，其功能是将血液输送到各器官组织。

（三）阻力血管

小动脉和微动脉的管径较小，对血流阻力大称为阻力血管（resistance vessel），前血管壁平滑肌丰富，在平时保持一定的紧张性收缩，它们的舒缩活动可引起血管口径的明显变化，从而改变所在器官、组织的血流阻力和血流量，又称为毛细血管前阻力血管。毛细血管后阻力血管是指微静脉，但其产生的阻力在血管系统总阻力中只占很小比例。然而，微静脉的舒缩可以影响毛细血管前阻力和毛细血管后阻力的比值，从而改变毛细血管血压和体液在血管内和组织间的分布。

（四）毛细血管前括约肌

在真毛细血管的起始部常有平滑肌环绕，称为毛细血管前括约肌（precapillary sphincter）。实际上，它是末梢微动脉管壁末端的一些平滑肌，属于阻力血管的一部分。其收缩和舒张可以控制毛细血管的关闭和开放，因此可以决定某一时间内毛细血管开放的数量。

（五）交换血管

毛细血管（capillary）数量极多，口径很细，血流速度缓慢。其管壁仅由单层内皮细胞组成，外边包绕一薄层基膜，故其通透性很高，是血液与组织液之间进行物质交换的主要场所，故称之为交换血管（exchange vessel）。

（六）容量血管

静脉口径大、管壁薄，容量较大，而且可扩张性大（即较小的压力变化就可使容积发生较大的变化），所以静脉又称为容量血管（capacitance vessel）。在安静状态下，循环血量的60%~70%容纳在静脉中。静脉口径发生较小变化时，其容纳的血量却可发生明显的改变，从而显著改变回流到心房的血量。因此，静脉在血管系统中起着血液储存库的作用。

（七）短路血管

一些血管床中小动脉和小静脉之间直接吻合，称为短路血管（shunt vessel）或动静脉短路，在手指、足趾、耳郭等处的皮肤中多见。短路血管开放时，小动脉中的血液不经过毛细血管而直接流入小静脉，功能上与体温调节有一定关系。

此外，研究证实血管壁的内皮细胞和平滑肌细胞还具有内分泌功能。在正常情况下，血管内皮细胞可合成和分泌多种生物活性物质，如一氧化氮、内皮超极化因子、前列环素、血栓素 A2 等，并在局部维持一定浓度的动态平衡，参与血管的收缩和舒张、凝血、免疫功能以及细胞增殖等的调节。平滑肌细胞也可表达组织因子，分泌激肽释放酶等物质，参与凝血以及局部组织血管的紧张性和血流量的调节。

二、动脉血压

心室肌收缩时所释放的能量用于形成血压（压强能）和推动血流（动能），心室舒张时，大动脉发生弹性回缩，又将一部分势能转变为推动血液的动能，使血液在血管中继续向前流动。另外，血液在流动过程中，由于血流阻力的存在而消耗了能量，从动脉到静脉，血压逐渐降低。在机体处于安静状态时，体循环中毛细血管前阻力血管部分血压降落的幅度最大。

（一）概念

动脉血压（arterial blood pressure）是指动脉内流动的血液对单位面积动脉管壁产生的侧压力。在一个心动周期中，动脉血压随着心室的舒缩而发生规律性的波动。在心动周期内心室收缩时，主动脉血压升高，约在收缩期的中期达到最高值，称收缩压（systolic pressure）；心室舒张时，主动脉血压下降，在心舒末期降到最低值，称为舒张压（diastolic pressure）。收缩压与舒张压之差称为脉搏压，简称脉压（pulse pressure）。在一个心动周期中，动脉血压的平均值称为平均动脉压（mean arterial pressure），约等于舒张压 +1/3 脉压。

（二）正常值及生理变异

一般所说的动脉血压是指主动脉压。因为在大动脉中血压降落很小，故通常将在上臂测得的肱动脉血压代表主动脉压。我国健康青年人在安静状态时的收缩压为 100~120mmHg（13.3~16.0kPa），舒张压为 60~80mmHg（8.0~10.6kPa），脉搏压为 30~40mmHg（4.0~5.3kPa）。如果安静时收缩压高于 140mmHg（18.6kPa）或舒张压持续超过 90mmHg（12.0kPa），可认为是高血压。舒张压低于 60mmHg（8.0kPa）、收缩压低于 90mmHg（12.0kPa），则认为是低血压。随着年龄的增长，收缩压和舒张压均有逐渐增高的趋势，收缩压增高较为显著。在性别方面，男性略高于女性。在情绪激动和运动状态下，由于交感神经活动增强，血压特别是收缩压可明显增高。此外，体位、睡眠、环境温度等也会影响血压。

（三）形成原因

1. **心血管系统足够的血液充盈**　心血管系统有足够的血液充盈是形成动脉血压的前提条件。血液在循环系统的充盈程度可以用循环系统平均充盈压来表示。其数值的高低取决于血量和循环系统容积之间的相对关系。如果血量过多或循环系统容积变小，则循环系统平均充盈压就升高，反之则降低。

2. **心室射血**　心室收缩向动脉内射血，是形成动脉血压的必要条件，为血压的形成提供能量。如前所述，心室在收缩期所释放的能量既包括血液的动能，也包括大动脉扩张所储存的弹性势能。在心室舒张期，被扩张的大动脉发生弹性回缩，将储存的势能转化为推动血液继续流动的能量。因此，

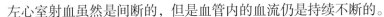

左心室射血虽然是间断的，但是血管内的血流仍是持续不断的。

3. 外周阻力 外周阻力是影响动脉血压的重要因素。小动脉和微动脉是循环系统外周阻力的主要部分。如果只有心室射血，而无外周阻力，那么心室射入主动脉的血液则会全部流走，因而不能保持对主动脉和大动脉管壁的侧压力，动脉血压不能形成。由于外周阻力的存在，心室每次搏动射出的血液仅 1/3 在收缩期流到外周，约 2/3 被暂贮于主动脉和大动脉内，主动脉压也随之升高。心室舒张时，被扩张的大动脉弹性回缩，由于外周阻力的存在，大动脉的血液部分向外周方向流动，部分仍留在大动脉内，使主动脉压在舒张期仍能维持在较高的水平。

4. 主动脉和大动脉的弹性贮器作用 主动脉和大动脉被称为弹性贮器。心脏射血射出的血液约有 2/3 可被储存于弹性贮器中，在舒张期暂存在弹性贮器中的血液，在主动脉和大动脉的弹性作用下继续流向外周。如果主动脉和大动脉没有这种弹性贮器作用，则动脉血压会随着心脏射血而显著升高，又随着心脏舒张而显著降低，使动脉血压产生较大的波动，且血液不能在血管里连续流动。主动脉和大动脉的弹性贮器作用可减小动脉血压在一个心动周期中的波动幅度，以及血液在血管中连续流动。

（四）影响动脉血压的因素

动脉血压的形成与搏出量、心率、外周阻力、动脉弹性以及血管系统内的血液充盈量等因素有关，凡改变上述诸因素，动脉血压将受到影响。

1. 每搏输出量 每搏输出量的变化主要影响收缩压。在心率和外周阻力不变的情况下，如搏出量增大，心缩期射入主动脉和大动脉的血量增多，管壁所受的张力更大，故收缩压明显升高。由于主动脉和大动脉管壁被扩张的程度大，心舒期弹性回缩力量也大，推动血液向外周流动的速度加快，因此，到心舒期末，主动脉和大动脉内存留的血量增加并不多，故舒张压虽有所升高，但升高的程度不大，故脉压增大。反之，当每搏输出量减少时，收缩压降低为主，脉压减小。所以，收缩压的高低主要反映心脏每搏输出量的多少。

2. 心率 心率的改变对舒张压的影响较收缩压更明显。在其他因素都不变的情况下，心率加快时，心动周期缩短，其中以心舒期缩短为主，在心舒期血液流到外周的时间减少，故心舒期末存留在主动脉内的血量增多，使舒张压升高；由于舒张压升高又使血流速度加快，因而心缩期内可有较多的血液流到外周，故收缩压的升高不如舒张压的升高明显，脉压减小。反之，心率减慢时，舒张压降低的幅度比收缩压降低的幅度大，脉压增大。故心率主要影响舒张压。

3. 外周阻力 外周阻力的改变以影响舒张压为主。如心输出量不变而外周阻力增加时，心舒期中血液流向外周的速度减慢，心舒期末存留在主动脉内的血量增多，故舒张压明显升高；在心缩期，动脉血压升高使血流速度加快，动脉内增多的血量相对较少，因此收缩压的升高不如舒张压的升高明显，脉压减小。反之，当外周阻力减小时，舒张压的降低比收缩压降低明显，脉压加大。在一般情况下，舒张压的高低主要反映外周阻力的大小。

4. 主动脉和大动脉的弹性贮器作用 主动脉和大动脉的弹性贮器功能具有缓冲动脉血压作用，使收缩压不至于过高，舒张压不至于过低。主动脉和大动脉的弹性降低时，在心缩期，由于其弹性贮器作用对动脉血压的缓冲作用减弱，收缩压明显升高；在心舒期，同样由于弹性贮器作用的减弱，心舒期末存留在动脉内的血量减少，舒张压反而降低，脉压增大。老年人的动脉血管弹性降低，导致收缩压升高，舒张压降低，脉压加大，这也是老年人动脉血压的特点。

5. 循环血量与血管容积的比例 正常情况下，循环血量与血管容积相适应，使心血管系统内有足够的充盈度，这是产生动脉血压的前提条件。循环血量增加或血管容积减少时，动脉血压升高；循环血量减少或血管容积增大时，动脉血压降低。如果血管容积不变而循环血量减小（如大失血），或者循环血量不变而血管容积增大（如中毒性休克或过敏性休克），都可使体循环的平均充盈压降低，回心血量减少，心输出量减少，动脉血压降低。

在各种不同的生理情况下，单一因素的改变而其他因素不变的情况几乎是不存在的，上述影响动脉血压的因素可同时发生改变，因此某种生理或病理情况下动脉血压的变化往往是多种因素相互作用的综合结果。

（五）动脉脉搏

在每个心动周期中，心室的收缩和舒张引起动脉内的压力发生周期性波动，这种周期性的压力变化可引起动脉血管发生搏动，称为动脉脉搏（arterial pulse），简称脉搏。用手指可在身体浅表部位摸到动脉搏动，可用脉搏描记仪记录下来，脉搏的波形可因描记的方法和部位的不同而有差异，但一般都包括上升支和下降支两部分（图6-11）。

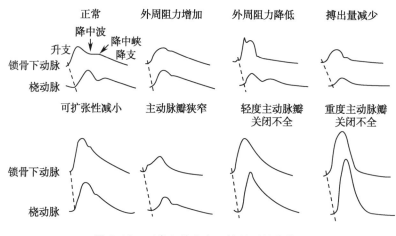

图6-11 正常和某些病理情况下的脉搏图

1. 上升支 在心室快速射血期，动脉血压迅速上升，管壁突然扩张而形成上升支。上升支的斜率和幅度可以反映射血速度、心输出量、外周阻力及主动脉和大动脉管壁的弹性。阻力大、射血速度慢或心输出量小，则上升支的斜率小，幅度也较低。反之，则斜率大、幅度高。

2. 下降支 在心室射血的后期，射血速度减慢，动脉血压逐渐降低，被扩张的动脉弹性回缩，存留在动脉内的血液继续向外周流动，形成下降支的前段。随后心室舒张，血压继续下降，形成下降支的后段，在下降支上有一个切迹，称为降中峡（dicrotic notch）。降中峡是由于动脉瓣关闭的一瞬间，血液向心室方向倒流，反流的血液使主动脉根部的容积增大，并且受到闭合的主动脉瓣阻挡，发生的一个返折波。在降中峡的后面形成一个短暂向上的小波，称为降中波。

动脉脉搏波下降支的形状可反映外周阻力的高低。外周阻力增高时，降支前段下降速度较慢，切迹位置较高，降中波以后的降支后段坡度较陡；反之，外周阻力降低时，降支前段下降速度较快，切迹位置较低，降中波以后的降支后段坡度较平坦。主动脉瓣关闭不全时，心舒期有部分血液反流入心室，故下降支很陡，降中波不明显或者消失。

三、 静脉血压和静脉回心血量

静脉系统的功能不仅是血液回流入心脏的通道，同时还起着血液储存库的作用。静脉系统容量很大，而且容易扩张和收缩，因此，静脉的收缩和舒张可有效地调节回心血量和心输出量，使循环功能能够适应机体在各种生理状态时的需要。

（一）静脉血压

静脉系统是一个低压、低阻、高容量的系统。静脉血压和右心房压之差是血液回流入心脏的驱动力，中心静脉压可反映血容量的多少与心脏射血能力的强弱。

血液通过动脉和毛细血管到达小静脉时，血压下降至约 2.0~2.7kPa（15~20mmHg）；以后越接近心脏，静脉血压越低，最后汇入右心房时，压力已接近于零。根据测量的部位，将静脉血压分为中心静脉压和外周静脉压。

1. 中心静脉压　右心房和胸腔内大静脉的血压称为中心静脉压（central venous pressure，CVP）。正常成人中心静脉压约为 0.4~1.2kPa（4~12cmH$_2$O）。中心静脉压的高低取决于心脏射血能力和静脉回心血量。如心脏泵血功能良好，能及时将回流入心脏的血液射入动脉，则中心静脉压较低；反之，心脏泵血功能减退（如心力衰竭），中心静脉压将会升高。另一方面，如静脉回流速度加快，则中心静脉压升高；反之，静脉回流速度减慢，则中心静脉压降低。因此临床上监护中心静脉压可作为控制补液速度和补液量的指标。

2. 外周静脉压　各器官的静脉血压称为外周静脉压（peripheral venous pressure）。通常以人体平卧时的肘静脉压为代表，正常值为 4~12cmH$_2$O。其高低取决于心脏射血能力和静脉回心血量之间的关系。当心脏射血功能减弱而使中心静脉压升高时，静脉回流将会减慢，较多的血液滞留在外周静脉内，使外周静脉压升高。另外，在受周围组织的压迫时，如妊娠、腹腔大肿瘤、大量腹腔积液，可使外周静脉压升高。

（二）重力对静脉压的影响

在平卧时，身体各部分血管的位置大致都处在和心脏相同的水平，静水压也大致相同，此时重力对静脉血压的影响不大。当人体从平卧转为直立时，足部血管内的血压比卧位时高，其增高的部分相当于从足至心脏这样一段血柱高度形成的静水压，约90mmHg。而在心脏水平以上的部分，血管内的压力较平卧时为低（图 6-12）。

虽然重力形成的静水压大小，对于处在同一水平上的动脉和静脉具有相同的影响，但是它对静脉功能的影响远比对动脉功能的影响大。因为静脉管壁有较大的可扩张性。当人直立时，足部的静脉充盈饱满，而颈部的静脉则塌陷，由于身体中大多数容量血管都处于心脏水平以下，如果站立不动，由于身体低垂部分的静脉充盈扩张可比卧位时多容纳 400~600ml 血液。

（三）影响静脉回流的因素

静脉回心血量取决于外周静脉压和中心静脉压之差，以及静脉对血流的阻力。故凡能影响外周静脉压、中心静脉压以及静脉阻力的因素，都能影响静脉回心血量。

1. 心脏泵血功能　心脏泵血时将血液射入动脉，同时从静脉系统抽吸血液。如果心泵功能强，对心房和大静脉内血液的抽吸力量就

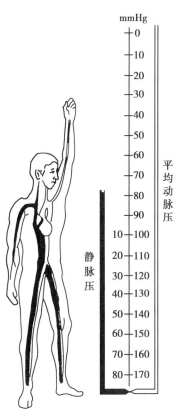

图 6-12　直立位时重力对血压的影响（1mmHg=0.133kPa）

比较大，有利于心房和胸腔内大静脉的血液回流；反之，心力衰竭时，心脏泵血功能下降，导致心房内压力升高，中心静脉压升高，回心血量减少，造成静脉系统淤血和水肿。右心衰竭时，心脏收缩力减弱，舒张期右心室内压较高，血液淤积在右心房和大静脉内，回心血量大大减少，患者可出现颈外静脉怒张，肝充血肿大，下肢水肿等体征。左心衰竭时，引起左心房和肺静脉压升高，造成肺淤血和肺水肿。

2. 循环系统平均充盈压 循环系统平均充盈压是反映心血管系统内血液充盈程度的指标，受血管容积与循环血量的影响。当容量血管收缩或血量增加时，循环系统平均充盈压升高，静脉回心血量也就增多。反之，容量血管舒张或血量减少时，循环系统平均充盈压降低，静脉回心血量减少。

3. 体位改变 由于静脉血压及静脉回流明显受重力影响，所以体位改变也可明显影响静脉回流。当人体从卧位变为立位时，身体低垂部分的静脉因跨壁压增大而扩张，容纳的血量增多，故回心血量减少。长期卧床的患者，静脉管壁的紧张性较低，可扩张性较高，加之腹壁和下肢肌肉的收缩力量减弱，对静脉的挤压作用减小，故由平卧位突然站起来时，可因重力关系大量血液充盈于下肢，回心血量急剧减少，导致心输出量降低而发生昏厥。在高温环境中，皮肤血管舒张，皮肤血管中容纳的血量增多，如果人在高温环境中长时间站立不动，回心血量就会明显减少，导致心输出量减少和脑血供不足，可引起头晕甚至昏厥。

4. 骨骼肌的挤压作用 静脉内有瓣膜存在，只允许血液流向心脏，而不能倒流。骨骼肌收缩时，静脉因受到挤压而压力升高，加速静脉内的血液流向心脏；肌肉舒张时，静脉内压降低，有利于微静脉和毛细血管内的血液流入静脉。当骨骼肌再次收缩时，又促使较多的血液流向心脏。这样，骨骼肌的舒缩在静脉瓣配合下，对静脉回流起"泵"的作用，故称为"肌肉泵"。但是，如果肌肉不是作节律性的舒缩，而是维持在紧张收缩状态，则静脉持续受压，静脉回流反而减少。

5. 呼吸运动 胸膜腔内压通常为负压，因此胸腔内大静脉经常处于充盈扩张状态。吸气时胸腔容积加大，胸膜腔负压值进一步增大，使胸腔内的大静脉和右心房更加扩张，压力也进一步降低，有利于静脉血回流至右心房，心输出量也随着相应增加。呼气时胸膜腔负压值减小，由静脉回流入右心房的血量也相应减少。这种压力变化对静脉回流也起着"泵"的作用。屏气时，胸膜腔内负压减小，甚至为正值，不利于静脉回流，这也是便秘易导致痔疮的原因之一。

四、微循环

微循环（microcirculation）是指微动脉和微静脉之间的血液循环，其基本功能是实现血液和组织间的物质交换，同时，微循环还控制流经组织的血流量，影响动脉血压和静脉回流量，并通过组织液的生成和回流影响全身或局部体液的分布。典型的微循环由微动脉、后微动脉、毛细血管前括约肌、真毛细血管、通血毛细血管、动-静脉吻合支和微静脉等七个部分组成（图6-13）。

微动脉管壁有完整的平滑肌层，其收缩和舒张可控制微循环的血流量，是微循环的"总闸门"。后微动脉是微动脉的分支，平滑肌层不完整，每根后微动脉向一根至数根真毛细血管供血。真毛细血管起始部位有平滑肌环绕，称为毛细血管前括约肌（precapillary sphincter），它可以调节进入每一真毛细血管的血流量，起"分闸门"的作用。

（一）微循环的血流通路

微循环的血液可通过迂回通路、直捷通路和动静脉短路三条途径由微动脉流向微静脉。

1. 迂回通路 血液经微动脉→后微动脉→毛细血管前括约肌→真毛细血管网→微静脉，这一通

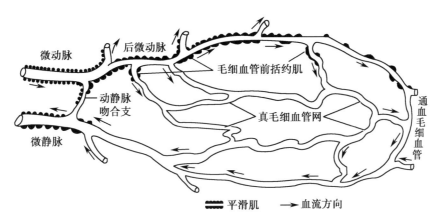

图 6-13　微循环模式图

路称为迂回通路（circuitous channel），真毛细血管数量多，管壁薄通透性高，迂回曲折，相互交错形成网状。毛细血管中血流缓慢，是血液与组织进行物质交换的主要部位，故又称为营养通路。

2. **直捷通路**　血液经微动脉→后微动脉→通血毛细血管→微静脉，这一通路称为直捷通路（thoroughfare channel）。通血毛细血管是后微动脉的直接延续，其管壁平滑肌逐渐稀少以至于消失，管径比真毛细血管粗，血流速度也相对较快，且管壁比真毛细血管厚，所以直捷通路几乎没有物质交换的功能，其主要功能是使一部分血液能迅速通过微循环而进入静脉，以保证组织血流量的相对恒定。直捷通路在骨骼肌组织的微循环中较为多见。

3. **动-静脉短路**　血液从微动脉经动-静脉吻合支直接回流到微静脉，这一通路称为动-静脉短路（arteriovenous shunt）。该通路管壁较厚，有发达的纵行平滑肌层和丰富的血管运动神经末梢，血流较快，几乎不进行物质交换，通常处于关闭状态。一般认为该通路与散热和体温调节功能有关。当环境温度升高时，动-静脉短路大量开放时，皮肤血流量增多，促进散热；关闭时，皮肤血流量减少，以保存热量。

（二）微循环的自身调节

微循环的血流量主要受后微动脉和毛细血管前括约肌的血管舒缩活动控制。后微动脉和毛细血管前括约肌不断发生每分钟约 5~10 次的交替性的收缩和舒张活动，称为血管舒缩活动。血管舒缩活动主要与局部组织的代谢活动有关。

在安静状态下，骨骼肌组织同一时间内大约只有 25% 真毛细血管处于开放状态。当组织代谢增强时，局部舒血管的代谢产物增多，微动脉舒张，进入微循环的血流量增加，并且后微动脉和毛细血管前括约肌舒张，进入真毛细血管网的血流量增加，带来氧和营养物质并运走代谢产物，因而舒血管物质随之减少，于是开放一段时间的真毛细血管又行关闭。因此，微循环的血流量是和组织的代谢活动相适应的。

五、 组织液的生成

组织液存在于组织细胞的间隙中，其成分除各种血浆蛋白质浓度明显低于血浆外，其他成分基本与血浆相似。存在于组织、细胞间隙内的组织液绝大部分呈胶胨状，不能自由流动，组织液只有极小一部分呈液态，可自由流动。组织液是细胞生活的内环境，细胞从中摄取 O_2 和营养物质，并向其中排出 CO_2 和其他代谢产物。组织液是由血浆通过毛细血管壁过滤而形成并再经重吸收回流入血液，

康复生理学 第3版

滤过和重吸收两种力量的对比决定液体移动的方向。

（一）组织液的生成

组织液是血浆滤过毛细血管壁而形成的。具体地说组织液的生成与回流决定于毛细血管压、组织液胶体渗透压、组织液静水压及血浆胶体渗透压四种压力相互作用的结果。前两者是滤过的动力，后两者是重吸收入的力量。促进液体滤过和重吸收的力量之差，称为有效滤过压（effective filtration pressure，EFP），如下式所示

EFP=（毛细血管血压＋组织液胶体渗透压）－（组织液静水压＋血浆胶体渗透压）

动脉端毛细血管血压约为30mmHg，在静脉端约为10mmHg，血浆胶体渗透压约为25mmHg，组织液胶体渗透压约8mmHg，组织液静水压约1mmHg。把这些数值分别代入上式，毛细血管动脉端的有效滤过压为12mmHg，可促进液体滤出毛细血管；而在毛细血管静脉端的有效滤过压为–8mmHg，可促进液体重吸收（图6-14）。

总的说来，流经毛细血管的血浆，约有0.5%~2%在毛细血管动脉端以滤过的方式进入组织间隙，其中约90%在毛细血管静脉端被重吸收回血液，约10%组织液流入毛细淋巴管形成淋巴液（图6-14）经淋巴循环而入体循环。

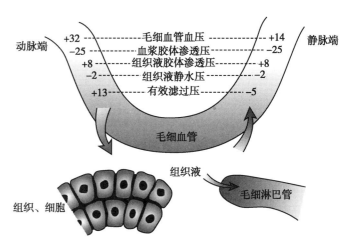

图6-14 组织液和淋巴液的生成与回流模式图

（二）影响组织液生成的因素

上述参与形成有效滤过压的各种因素若发生变化，均会影响组织液生成。在正常情况下，组织液不断生成，又不断被重吸收，保持动态平衡。如果这种动态平衡遭受破坏，发生组织液生成过多或重吸收减少，则破坏动态平衡，以至于组织间隙中就有过多的液体潴留，称为组织水肿（edema）。

1. 毛细血管有效流体静压 毛细血管有效流体静压即毛细血管血压与组织液静水压的差值，是促进组织液生成的主要因素。全身或局部的静脉压升高是有效流体静压增高的主要原因。如右心衰竭可引起体循环静脉压增高，静脉回流受阻，使全身血管后阻力增大，导致毛细血管有效流体静压增高，引起全身水肿。局部静脉压增高可见于血栓阻塞静脉腔或肿瘤压迫静脉壁等。

2. 有效胶体渗透压 有效胶体渗透压即血浆胶体渗透压与组织液胶体渗透压之差，是限制组织液生成的主要力量。血浆胶体渗透压主要取决于血浆蛋白尤其是白蛋白的浓度。当血浆蛋白减少，可引起血浆胶体渗透压降低组织液生成增多而导致水肿。如饥饿、肝病使血浆蛋白生成减少，或肾病使血浆蛋白丧失过多。

3. 毛细血管壁通透性 正常情况下，毛细血管壁对蛋白质几乎不通透，从而能维持正常的有效胶体渗透压。但在感染、烧伤、过敏反应、蚊虫叮咬等情况下，毛细血管壁通透性异常增高，血浆蛋白和水分漏出管外而致全身或局部水肿。

4. 淋巴回流 由于从毛细血管滤出的液体约10%需经淋巴系统回流，故淋巴系统是否通畅可直接影响组织液回流。同时，淋巴系统还能在组织液生成增多时代偿性加强回流，以防组织液在组织间

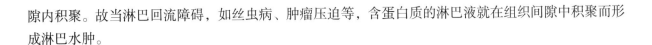

隙内积聚。故当淋巴回流障碍，如丝虫病、肿瘤压迫等，含蛋白质的淋巴液就在组织间隙中积聚而形成淋巴水肿。

六、淋巴液的生成和回流

淋巴系统（lymphatic system）由淋巴管、淋巴结、脾和胸腺等组成。淋巴管收集全身的淋巴液，最后经右淋巴导管和胸导管流入静脉。

（一）淋巴的生成与回流

组织液进入毛细淋巴管，即成为淋巴液（lymph）。毛细淋巴管的盲端起始于组织间隙，管壁由单层内皮细胞组成，管壁外无基膜，故通透性极高，大分子蛋白质、脂类、细菌和癌细胞等均较容易进入。在毛细淋巴管起始处，内皮细胞的边缘像瓦片般互相覆盖，形成只能向管腔内开启的单向活瓣，可阻止淋巴管的组织液反流入组织间隙。

（二）影响淋巴液的生成与回流的因素

淋巴液的生成和回流受组织液压力、毛细淋巴管压力和局部组织压力等因素的影响。一方面，组织液压力升高或是毛细淋巴管压力降低可使淋巴液的生成增加；另一方面，外部骨骼肌的节律性收缩、相邻动脉的搏动以及外部物体对组织的压迫等，都能促进淋巴液回流。而淋巴管和淋巴结急慢性炎症等可引起淋巴系统阻塞，导致淋巴窦和淋巴管扩张，造成淋巴水肿；又由于淋巴液中含有蛋白质，可刺激纤维组织增生，进一步加重淋巴液的滞留。

（三）淋巴的生理功能

1. 回收蛋白质、运输营养物质、调节体内液体平衡 由于组织液中的蛋白质可透入毛细淋巴管而进入血液，故淋巴液回流的最重要意义是回收蛋白质。每天约有75~200g蛋白质由淋巴液带回到血液中，使组织液中的蛋白质能保持较低的水平。小肠黏膜吸收的营养物质特别是脂肪可由小肠绒毛的毛细淋巴管吸取而转运至血液中，由肠道吸收的脂肪，80%~90%是经过这一途径被输送入血液的，因此小肠的淋巴呈乳糜状。淋巴液回流的速度虽然很慢，但一天中回流的淋巴液量大致相等于全身的血浆量，故淋巴液的回流对血浆和组织液之间的平衡起到一定作用。

2. 防御屏障功能，清除组织中的红细胞、细菌和异物等 进入组织间隙的红细胞或侵入体内的细菌、异物，由于毛细淋巴管的通透性较大，故可进入淋巴液。淋巴液流经淋巴结时，淋巴液中的红细胞、细菌、异物等被淋巴结中的巨噬细胞吞噬。此外，淋巴结尚能产生淋巴细胞和浆细胞，参与免疫反应。故淋巴系统还具有防御的功能。

第四节　心血管活动的调节

人体在不同状态下，各组织器官的代谢水平不同，对血流量的需要也不同。机体通过神经调节、体液调节和自身调节，保持正常心率、心输出量、动脉血压及各组织器官血流量的相对稳定，并在机体内外环境变化时协调各器官之间的血流量分配，使心血管活动适应代谢活动改变的需要。

一、神经调节

神经系统对心血管活动的调节主要是通过自主神经系统的活动来实现的。神经系统通过改变心肌收缩能力、心率以及血管的口径（阻力血管、容量血管），使心输出量和各器官组织的血流分配适应当时的需要，同时保持动脉血压的相对稳定。

（一）心脏和血管的神经支配

1. 心脏的神经支配 心脏受心迷走神经和心交感神经的双重支配，前者使心脏活动抑制，后者使心脏活动增强。

（1）心迷走神经及其作用：心迷走神经节前神经元的胞体起源于延髓的迷走神经背核和疑核，节前纤维在迷走神经干中下行，在心内神经节更换神经元。节后纤维支配窦房结、心房肌、房室交界、房室束及其分支，心室肌也有少量的迷走神经支配。心迷走神经节后纤维末梢释放的递质是乙酰胆碱，与心肌细胞膜上的 M 型胆碱能受体结合，通过抑制腺苷酸环化酶，提高心肌细胞膜对 K^+ 通透性及减少 Ca^{2+} 内流，其结果是使心率减慢，房室传导减慢，心房肌收缩能力减弱，即具有负性变时、变传导和变力作用。心迷走神经对心脏的抑制作用可被 M 受体拮抗剂（阿托品等）所阻断。

（2）心交感神经及其作用：心交感神经的节前神经元位于脊髓第 1~5 胸段的中间外侧柱，在星状神经节或颈神经节中更换神经元，节后神经元的轴突组成心脏神经丛，支配心脏的各个部分。心交感神经节后纤维末梢释放的神经递质是去甲肾上腺素，与心肌细胞膜上的 β_1 型肾上腺素能受体结合后通过腺苷酸环化酶、蛋白激酶途径，提高心肌细胞膜对 Ca^{2+} 通透性，引起心率加快、传导加快、心房肌和心室肌的收缩能力增强等效应，即正性变时、变传导和变力作用。β受体拮抗剂（心得安等）可阻断心交感神经对心脏的兴奋作用。

（3）心交感紧张和心迷走紧张：神经或肌肉等组织维持一定程度的持续活动成为"紧张"（tonus）。窦房结是心脏的正常起搏点，窦房结的自律性大约 100 次/分，但正常人安静时心率为 70 次/分左右，这是由于安静时心迷走神经比心交感神经的作用占优势。在动物实验中可以看到，切断心迷走神经引起心率加快，而切断心交感神经则引起心率减慢，由此可见，心交感神经和心迷走神经平时均具有紧张性，共同持续调节心脏活动。

2. 血管的神经支配 除真毛细血管外血管壁都有平滑肌分布，绝大多数血管平滑肌受自主神经支配。支配血管平滑肌的神经纤维可分为缩血管神经纤维（vasoconstrictor fiber）和舒血管神经纤维（vasodilator fiber），其中主要是缩血管神经纤维。缩血管神经纤维分布广泛，对血压调节起到重要作用。

（1）缩血管神经纤维：缩血管神经纤维都是交感神经纤维，其节前神经元位于脊髓胸、腰段灰质的中间外侧柱内，在椎旁神经节和椎前神经节交换神经元。节后神经纤维末梢释放的神经递质是去甲肾上腺素，可与血管平滑肌细胞膜上 α 和 β_2 肾上腺素能受体结合。去甲肾上腺素与 α 肾上腺素能受体结合引起血管平滑肌收缩，与 β_2 肾上腺素能受体结合则引起血管平滑肌舒张。去甲肾上腺素与 α 肾上腺素能受体结合的能力比与 β 受体结合的能力强，所以缩血管神经纤维兴奋时引起缩血管效应。

人体几乎所有的血管都受交感缩血管纤维的支配，多数受交感缩血管纤维的单一支配。支配血管的交感纤维缓慢而持续地发放约 1~3 次/秒的低频冲动，称交感缩血管紧张（vasomotor tone），使血管平滑肌保持一定程度的收缩状态。当交感缩血管紧张加强时，血管平滑肌进一步收缩；当交感缩血管紧张降低时，血管平滑肌的收缩程度减弱，血管舒张。

不同部位的血管中缩血管神经纤维分布的密度不同。皮肤血管中缩血管神经纤维分布最密，骨骼肌和内脏的血管次之，冠状血管和脑血管中分布较少。同一器官中，缩血管神经纤维在各段血管的分布密度也不同，一般来说，在微动脉分布最密，大动脉和静脉分布较少，毛细血管前括约肌分布极少。

（2）舒血管神经纤维：体内有一部分血管除接受缩血管神经纤维支配外，还接受舒血管神经纤维支配，舒血管神经纤维分为交感舒血管神经纤维和副交感舒血管神经纤维。

交感舒血管神经纤维主要分布在骨骼肌血管，其节后纤维末梢释放的递质是乙酰胆碱，通过 M 受体起作用，其效应可被阿托品所阻断。这类纤维平时无紧张性活动，不参与血压调节，只有在情绪激动或剧烈肌肉运动时才发放冲动，使骨骼肌血管舒张而增加其血流量。

副交感舒血管神经纤维只存在于少数器官如脑膜、唾液腺、胃肠道腺体和外生殖器等的血管，其节后纤维末梢释放的递质也是乙酰胆碱，作用于 M 型胆碱能受体，引起血管平滑肌舒张。副交感舒血管神经纤维主要调节所支配器官组织的局部血流，对总外周阻力影响很小。

（二）心血管中枢

与调节心血管活动有关的神经元集中的部位称心血管中枢（cardiovascular center）。它在中枢神经系统内并非集中在一个小的范围，而是广泛分布在中枢神经系统的各级水平，包括脊髓灰质侧角、脑干网状结构、下丘脑、小脑、大脑的边缘叶以及大脑皮质的一些部位。各区域间互相联系，相互配合使整个心血管系统的活动协调一致，并与整个机体的活动相适应。

1. 延髓心血管中枢　一般认为延髓是调节心血管活动的最基本中枢。只要保留延髓及其以下中枢部分的完整，就可以维持心血管正常的紧张性活动，并完成一定的心血管反射活动。

延髓心血管中枢的神经元是指位于延髓内的心迷走神经元、心交感神经元和交感缩血管神经元。这些神经元在平时都有紧张性活动，分别称为心迷走紧张、心交感紧张和交感缩血管紧张。心交感中枢与心迷走中枢两者之间有交互抑制的现象。心交感中枢兴奋增强时，心迷走中枢活动被抑制；反之亦然。在安静状态下，正常人的心迷走中枢紧张性占优势，心率较慢，平均约为 75 次 / 分。在运动、情绪紧张、疼痛、大出血等情况下，心交感中枢的紧张性占优势，故心率增快，心肌收缩能力增强，心输出量增加。交感缩血管中枢的紧张性活动，通过交感缩血管神经纤维传出冲动，使血管处于适当的收缩状态，维持一定的外周阻力。

2. 延髓以上的心血管中枢　在延髓以上的脑干以及下丘脑、小脑和大脑中，也都存在与心血管活动有关的神经元。它们发挥比延髓心血管中枢更加复杂的整合作用。

心迷走神经、心交感神经和缩血管神经在平时的紧张性活动起源于延髓的心血管中枢，而延髓心血管中枢的紧张性活动受高级中枢下传信息调控和外周感受器上传冲动的影响。总之，心血管活动的调节是由上起大脑，下至脊髓的一个完整统一的神经系统完成的。

（三）心血管反射

神经系统对心血管活动的调节是通过各种心血管反射（cardiovascular reflex）来实现的，使心血管的活动发生相应改变，动脉血压也作相应变动。其生理意义在于维持机体内环境的稳态，使循环功能适应于当时机体所处的状态和环境的变化。

1. 压力感受性反射　颈动脉窦和主动脉弓血管壁的外膜下有丰富的感觉神经末梢，能感受动脉内血压对管壁的牵张刺激，并发放冲动，故按其所在部位分别称为颈动脉窦压力感受器和主动脉弓压力感受器。当动脉血压升高时，动脉管壁受到的牵张程度加大，可引起压力感受性反射（baroreceptor reflex），其反射效应使血压下降；当动脉血压降低时，反射发生相反的变化，反射效应使血压升高。

（1）压力感受性反射的反射弧：压力感受器位于颈动脉窦和主动脉弓血管外膜下的感觉神经末梢，能感受动脉内血压对管壁的牵张刺激，并发放冲动，故按其所在部位分别称为颈动脉窦压力感受器和主动脉弓压力感受器（图6-15）。颈动脉窦和主动脉弓压力感受器兴奋后，通过窦神经（颈动脉窦压力感受器的传入神经），上行过程中加入舌咽神经和迷走神经（主动脉弓压力感受器的传入神经），传入反射中枢——延髓内的心迷走中枢、心交感中枢和交感缩血管中枢，传出神经分别是心迷走神经、心交感神经和交感缩血管神经，效应器主要是心脏和血管。

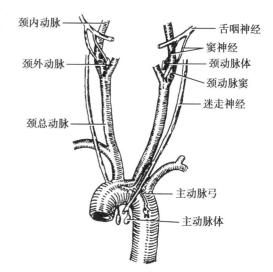

图6-15 颈动脉窦和主动脉弓的压力感受器和化学感受器

（2）反射过程及效应：当动脉血压升高时，颈动脉窦和主动脉弓压力感受器兴奋，窦神经和迷走神经传入神经冲动增加；引起延髓内的心迷走中枢兴奋、心交感中枢和交感缩血管中枢抑制；于是，心迷走神经传出冲动增多、心交感神经传出冲动减少，结果使心率减慢，心肌收缩能力减弱，心输出量减少；交感缩血管神经传出冲动减少，使血管平滑肌舒张，外周阻力下降；总的结果使动脉血压降低。这一反射效应使血压下降，故称为减压反射。反之，当动脉血压下降时，感受器、传入神经、中枢、传出神经和效应器发生相反的变化，血压回升。压力感受性反射的调节方向总是与血压变化的方向相反，使偏离得到纠正。因此，压力感受性反射是一种负反馈调节机制，其生理意义主要是短时间内快速调节动脉血压，保持动脉血压相对稳定。

（3）反射的特点：①压力感受性反射是一种负反馈调节。②主要对血压的快速变化起缓冲作用，而对血压的缓慢变化敏感性降低。因此，压力感受性反射在动脉血压的长期调节中不起关键作用，并不能有效阻止血压的缓慢、持续升高。③压力感受性反射在一定范围内最敏感，即窦内压在正常血压范围（约100mmHg）附近发生变动时，压力感受性反射最为敏感，纠正偏离正常血压的能力最强。④可发生重调定。如果动脉血压缓慢持续升高，压力感受性反射的工作范围发生改变，即在比正常血压高的水平上工作，故动脉血压维持在比较高的水平，称为压力感受性反射的重调定。

2. 化学感受性反射 外周和中枢均存在化学感受器（chemoreceptor）。外周化学感受器存在于颈总动脉分叉处和主动脉弓区域，称为颈动脉体和主动脉体。当机体动脉血中O_2分压降低、CO_2分压升高和H^+浓度升高时，颈动脉体和主动脉体化学感受器发放冲动增多；传入信号由颈动脉窦神经和迷走神经传入至延髓孤束核，影响延髓内呼吸神经元和心血管神经元的活动。

化学感受性反射的主要生理意义是调节呼吸，反射性地引起呼吸加深加快；进而间接引起心率加快、心输出量增加、外周血管阻力增大和血压升高。化学感受性反射在平时对心血管活动并不起明显的调节作用，只有在缺氧、窒息、失血、动脉血压过低和酸中毒等情况下才发挥调节心血管活动的作用，可引起心率加快，心输出量增加，脑和心脏的血流量增加，骨骼肌和大部分内脏血管收缩，总外周血管阻力增大，血压升高。化学感受性反射对血液循环的这种调节功能，意义在于提高心输出量，增加外周阻力，使血液重新分配，保证心脑的血液供应，以维持其正常功能。

3. 其他心血管反射 在身体的其他部位，均存在影响心血管功能的感受器，它们接受刺激后，通过传入神经冲动增加，引起不同的心血管反应。

（1）心肺感受器引起的心血管反射：在心房、心室和肺循环血管中存在许多压力感受器，总称为心肺感受器（cardiopulmonary receptor）。心肺感受器可感受机械牵张刺激如心房、心室和肺循环的压力和容积变化，也可感受化学刺激如前列腺素、缓激肽等。这些刺激使心肺感受器兴奋，通过迷走神经传到中枢，使交感紧张降低和心迷走紧张加强，导致心率减慢、心输出量减少、外周阻力降低和血压下降；此外，交感缩血管神经的传出冲动减少，可使肾、骨骼肌血管舒张，血流量增多。心肺感受器的传入冲动还可抑制肾素和血管升压素的释放，这两种激素都参与调节循环血量。

容量感受性反射（volume receptor reflex）是典型的心肺感受器反射，主要调节循环血量和细胞外液量。心房壁的牵张感受器又称为容量感受器，当心房压升高时尤其是血容量增多引起心房壁受牵张刺激增强时，容量感受器兴奋，传入冲动经迷走神经传到中枢后，不仅引起交感神经抑制和迷走神经兴奋，使心率减慢，心输出量减少，外周阻力下降和血压降低，还降低血浆血管升压素和醛固酮水平，减少远曲肾小管和集合管对钠和水的重吸收，降低循环血量和细胞外液量。

（2）躯体感受器引起的心血管反射：皮肤的冷热刺激、各种伤害性刺激和骨骼肌的活动均可引起心血管反射。轻、中度的痛刺激，常出现血管收缩、心率加速、血压升高，剧烈疼痛则反射地引起心率减慢和血压降低。伤害性刺激作用于皮肤时，感觉冲动在传向中枢的同时，还沿其传入纤维在外周末梢的分支到达刺激部位邻近的微动脉，使微动脉舒张，局部皮肤充血。

（3）内脏感受器引起的心血管反射：肺、胃、肠、膀胱等空腔器官受到牵拉、扩张、重击或睾丸受到挤压时，常可引起心率减慢和外周血管舒张等效应，引起一过性血压降低。

二、体液调节

心血管活动的体液调节是指血液和组织液中一些生物活性物质对心肌和血管平滑肌活动的调节。这些发挥体液调节作用的物质，有些需要通过体液的运输，广泛作用于心血管系统；有些则在组织中形成，主要作用于局部的血管，调节局部血流量。

（一）肾素 - 血管紧张素系统

1. 血液循环中的肾素 - 血管紧张素（renin-angiotensin system，RAS）系统　对心血管系统的正常发育、心血管功能稳态、电解质和体液平衡的维持，以及血压的调节均具有重要作用。

经典的 RAS 系统是指肾近球细胞合成和分泌的肾素（renin）进入血液循环后，水解肝脏合成和释放的血管紧张素原（angiotensinogen），产生血管紧张素 I（angiotensin I，Ang I）。在肺循环血管内皮表面的血管紧张素转换酶（angiotensin-converting enzyme，ACE）作用下，血管紧张素 I 水解产生血管紧张素 II（angiotensin II，Ang II）。血管紧张素 II 再在血浆和组织中的 ACE2、氨基肽酶等作用下，进一步酶解生成血管紧张素 III（angiotensin III，Ang III）、血管紧张素 1-9（Ang 1-9）以及血管紧张素 IV（angiotensin IV，Ang IV）等，构成血管紧张素家族。

循环系统中的 Ang I 和 Ang II 作为强大的缩血管活性物质及醛固酮分泌的刺激物，参与调节机体血压和体液平衡、调节红细胞生成和男性生殖功能，以及肾脏发育等。在失血、失水等情况下，肾素 - 血管紧张素系统的活动加强，对血压和循环血量的维持起重要作用。肾素 - 血管紧张素系统的异常与高血压的发病机制有密切关系。

对多数组织而言，Ang I 不具有生理活性，Ang II 通过与细胞膜表面高度特异的血管紧张素受体（angiotensin receptor，AT receptor）结合而发挥生理作用。AT 受体分为 AT_1、AT_2、AT_3 和 AT_4 受体四种亚型。在多数情况下，AT_2 受体活化后的效应具有拮抗 AT_1 受体的作用。Ang Ⅱ 通过与 AT_1 受体结合后可发挥以下作用：

（1）缩血管作用：可直接使全身微动脉收缩，血压升高；也可使静脉收缩，提高回心血量，增加心输出量。

（2）水、钠潴留作用：Ang Ⅱ 还可刺激肾上腺皮质球状带，增加醛固酮合成与释放。而后者又可促进肾小管对 Na^+ 和水的重吸收，使水、钠排出减少，结果是使血量增加，血压升高。由于血管紧张素可通过醛固酮的释放来调节血容量，故在血压的长期调节中起重要作用。

（3）增强心肌收缩力：Ang Ⅱ 与受体结合后可导致肌浆网释放 Ca^{2+}，使心肌细胞收缩力增强。

Ang Ⅲ 可作用于 AT_1 受体，产生与 Ang Ⅱ 相似的生物效应，但其缩血管的作用仅为 Ang Ⅱ 的 10%~20%，而刺激肾上腺皮质合成和释放醛固酮的作用较强。

2. 组织局部的肾素 - 血管紧张素系统　目前研究证实，除全身的 RAS 外，在心血管等器官组织中还存在局部独立的 RAS 称为组织肾素 - 血管紧张素系统（tissue rennin-angiotensin system）或局部肾素 - 血管紧张素系统（local rennin-angiotensin system）。这种局部 RAS 通过旁分泌和（或）自分泌方式对心血管活动进行调节，起着比全身 RAS 更直接、更重要的生理和病理生理作用。

（1）心脏的肾素 - 血管紧张素系统：心脏局部 RAS 的活动对心脏的作用主要包括以下几个方面：

1）正性肌力作用：心肌细胞产生的 Ang Ⅱ 以自分泌方式直接作用于心肌的 AT_1 受体产生正性变力作用；或通过旁分泌方式促进心交感神经末梢释放儿茶酚胺，间接增强心肌的收缩力。

2）致心脏重构作用：心脏重构（cardiac remodeling）指心脏在某些生理或病理情况下发生的结构和功能上的相应改变，也称为重塑。在各种原因引起的心脏重构过程中几乎都伴有心脏 RAS 系统的激活。绝大多数是在病理状况下心肌受到不同程度的损伤引起的一系列神经、内分泌和基因表达的改变，进而引起心脏形态异常、室壁增厚、心室扩张间质纤维化以及心肌细胞的增厚和凋亡等，同时伴有心功能的改变。

（2）血管壁的肾素 - 血管紧张素系统：血管壁内的局部 RAS 系统在体内大小动脉和静脉均有分布，主要起到以下几个方面的作用。

1）调节血管张力和内皮功能：Ang Ⅱ 可作用于血管平滑肌细胞上的 AT_1 受体使血管收缩或增加活性氧的产生，减少 NO 的生物利用度；也可通过 AT_2-NO-cGMP 通路增加 NO 的生物利用度。因此，Ang Ⅱ 对不同血管的净作用及器官血流量的影响取决于上述机制的相对平衡。

2）血管重塑：Ang Ⅱ 是平滑肌细胞生长因子，通过刺激 *c-myc* 和 *c-fos* 癌基因的表达，加速细胞内 DNA 和蛋白的合成，并促进其他生长因子的表达，导致血管平滑肌细胞和成纤维细胞增生。另外还可促使氧化应激敏感的细胞因子的表达加重血管局部炎症反应，参与高血压和动脉粥样硬化的发病。

3）促进血栓形成：Ang Ⅱ 与 AT_4 受体结合，可刺激血管内皮细胞对纤溶酶激活物及其移植物的合成，加速血小板的聚集和黏附，促进血栓的形成。

（二）肾上腺素和去甲肾上腺素

肾上腺素（epinephrine，E）和去甲肾上腺素（norepinephrine，NE）在化学结构上都属于儿茶酚胺类。循环血液中的肾上腺素和去甲肾上腺素主要来自肾上腺髓质的分泌。肾上腺髓质释放的儿茶酚胺中，肾上腺素约占 80%，去甲肾上腺素约占 20%。交感神经节后纤维末梢释放的去甲肾上腺素极少进入血液循环，交感神经兴奋可促进肾上腺髓质分泌肾上腺素和去甲肾上腺素。

肾上腺素与去甲肾上腺素对心脏和血管的作用有许多共同点，但又有各自的特点。肾上腺素可与 α 和 β 两类肾上腺素能受体结合，但对 β 受体的作用更强。在与心肌细胞膜上的 $β_1$ 受体结合时，可发挥正性的变时和变力作用，临床上将肾上腺素作为强心药。在作用于血管平滑肌时，其效应取决于血管平滑肌上 α 和 β₂ 受体的分布情况。在皮肤、肾、胃肠血管的平滑肌上，α 受体在数量上占优势，肾上腺素的作用是使这些器官的血管收缩；在骨骼肌和肝脏血管的平滑肌上，β₂ 受体占优势，肾上腺素常引起血管舒张，但大剂量肾上腺素也兴奋 α 受体使血管收缩。由于肾上腺素对心脏的兴奋作用较强，临床上可作为强心药用于心脏复苏。由于肾上腺素对血管的作用是使部分血管收缩，部分血管舒张，因而对总外周阻力影响不大。

去甲肾上腺素主要选择性地与 α 肾上腺素能受体结合，与 β₂ 受体结合的能力较弱。因此，去甲肾上腺素作用于血管，可使全身大多数血管收缩，外周阻力增大，血压升高，临床上用作升压药。血管对肾上腺素和去甲肾上腺素的反应取决于血管平滑肌上肾上腺素能受体分布的情况。去甲肾上腺素与心肌的 β₁ 受体结合比肾上腺素弱。整体情况下，静脉注射去甲肾上腺素，可使全身血管广泛收缩，动脉血压升高；而血压升高又可通过压力感受性反射抑制心脏的活动，并超过去甲肾上腺素对心脏的直接效应，故心率反射性减慢。

交感 - 肾上腺素系统与 RAS 之间关系密切，Ang II 对肾上腺素能受体的效应通常表现为正性的协同作用。

（三）血管升压素具有缩血管和抗利尿作用

血管升压素（vasopressin）是在下丘脑视上核和室旁核的神经元合成，合成后运输入神经垂体储存。当血浆晶体渗透压升高时，刺激脑内渗透压感受器，可使血管升压素释放增加；在失水、失血等情况下，心房和肺血管的容量感受器传入冲动减少，也可使血管升压素释放增加。生理剂量的血管升压素的主要作用是促进肾远曲小管和集合管对水的重吸收，使尿液浓缩、尿量减少，故又称抗利尿激素（antidiuretic hormone，ADH）。其主要作用是调节机体水的平衡，维持晶体渗透压的稳定。此外，当血浆中血管升压素浓度明显高于正常时，可引起广泛的血管平滑肌收缩，外周阻力增加，血压显著上升。血管升压素是已知的最强的缩血管物质之一，其作用是通过结合血管平滑肌上的血管升压素受体实现的。可见，血管升压素在维持体液量的恒定和动脉血压的稳定中都起着重要的作用。

（四）其他调节物质

血管内皮细胞生成的血管活性物质、激肽释放酶 - 激肽系统、气体信号分子（如一氧化碳 CO 和硫化氢 H₂S）以及多种血管活性多肽等也参与了心血管活动的体液调节。

1. **血管内皮细胞生成的血管活性物质** 血管内皮细胞可以生成并释放若干种血管活性物质，引起血管平滑肌舒张或收缩。血管内皮生成和释放多种舒血管物质，其中比较重要的是内皮舒张因子（endothelium-derived relaxing factor，EDRF）和前列腺环素（prostacyclin，PGI₂）。大多数学者认为内皮舒张因子是一氧化氮（nitric oxide，NO），是由 L- 精氨酸（L-arginine）在一氧化氮合酶（nitric oxide synthase，NOS）的作用下合成的。NO 通过激活血管平滑肌细胞内鸟苷酸环化酶的活性，cGMP 浓度升高，细胞内游离 Ca²⁺ 浓度降低，故血管舒张。内皮细胞在基础状态下即向血管平滑肌和血管腔内释放 NO，维持血管的正常张力。前列环素是血管内皮细胞上磷脂中的花生四烯酸的代谢物。各种前列腺素对血管平滑肌的作用是不同的。PGE 具有强烈的舒血管作用，PGF 则使静脉收缩，PGI₂ 主要在血管内皮细胞中合成，有强烈的舒血管作用。除 NO 和 PGI₂ 外，内皮细胞还能产生一种能引起血管舒张的因子，因为它是通过使血管平滑肌细胞超极化而引起血管舒张，故被命名为内皮超极化因子（endothelium-derived hyperpolarizing factor，EDHF）。EDHF 是通过存在于内皮和平滑肌细胞上的钙离子依赖的钾通道开放而发挥作用的。目前尚未能确定究竟 EDHF 是哪种物质。

血管内皮细胞也可产生多种缩血管物质，称为内皮缩血管因子（endothelium-derived vasoconstrictor factor，EDCF），主要包括内皮素（endothelin，ET）和血栓素 A_2。ET 具有强烈而持久的缩血管效应和促进细胞增殖肥大的效应，并参与心血管细胞的凋亡、分化和表型转化等多种病理过程，是心血管活动的重要调节因子之一。到目前为止，已经明确内皮素家族有三种，ET-1，ET-2 和 ET-3，其中 ET-1 是已知的最强烈的缩血管物质之一。

2. 激肽释放酶 - 激肽系统　激肽释放酶（kallikrein）是体内的一类蛋白酶，可使血浆和组织中的蛋白质底物激肽原分解，成为激肽（kinin）。激肽具有较强的舒张血管、增加毛细血管通透性和增强白细胞趋化性等作用，从而参与对血压和局部组织血流的调节。激肽释放酶有两大类，即血浆激肽释放酶（plasma kallikrein）和组织激肽释放酶（tissue kallikrein）。血浆中的激肽释放酶可水解高分子量激肽原，产生缓激肽（bradykinin）。肾、唾液腺、胰腺、汗腺以及胃肠黏膜等组织中激肽释放酶作用于低分子量激肽原，产生赖氨酰缓激肽，并可在氨基肽酶的作用下失去赖氨酸成为缓激肽。

3. 气体信号分子　一氧化碳（carbon monoxide，CO）是内源性舒血管物质。几乎所有器官、组织的细胞都能合成和释放内源性的一氧化碳。CO 是一种小的气体分子，能快速自由通过各种生物膜，以旁分泌和（或）自分泌的方式作用于邻近细胞，产生舒张血管、抑制平滑肌细胞增殖以及血小板的聚集等生物效应。此外，硫化氢是之后发现的另一种调节心血管活动的气体信号分子。生理浓度的 H_2S 具有舒张血管、维持正常血压稳定的作用；对心肌组织具有负性肌力作用和降低中心静脉压的作用。最近研究表明，H_2S 还参与了许多与心血管疾病有关的病理生理过程。不同的气体分子之间可以发生相互作用，形成具有网络调节关系的气体信号分子"家系"。

4. 血管活性多肽　心血管系统中存在多种血管活性多肽，对心血管活动起重要调节作用。其中降钙素基因相关肽（calcitonin gene-related peptide，CGRP）是人类应用分子生物学技术发现的第一种生物活性多肽。由感觉神经末梢释放，其受体广泛分布于心肌和血管壁。CGRP 是目前发现的最强的舒血管多肽，并对心肌具有正性变力和变时作用；CGRP 还可促进内皮细胞的生长和内皮细胞向受损血管壁的迁移，促进新生血管的生成。

心房钠尿肽（atrial natriuretic peptide，ANP）又称"心钠素""心房肽"，是由心房肌细胞合成和释放的一类具有生物活性的多肽，可使血管舒张，外周阻力降低，心率减慢，心输出量减少，血压降低。心房钠尿肽作用于肾的受体，使肾排水和排钠增多；还能抑制肾素和醛固酮的释放。因此，心房钠尿肽是体内调节水盐平衡和动脉血压的一种重要的循环多肽。当血容量和血压升高时，可促使心房肌细胞释放 ANP。

以上分析的各种因素对心血管分别有不同程度的调节作用。但在体内，它们并不是单独实现其调节功能的，而是很多种因素相互制约、相互协调，在不同水平上发挥作用，达到整体的协调统一。

三、局部血流调节

去除调节血管活动的外部神经、体液因素，在一定的血压变动范围内，器官、组织的血流量仍能通过局部血管舒缩活动得到适当的调节。这种调节机制存在于器官组织或血管本身，称为自身调节（autoregulation）。血管的自身调节机制，一般认为主要有以下两类。

（一）代谢性自身调节机制

当组织细胞代谢活动增强时，局部组织中氧分压降低，造成 CO_2、H^+、腺苷、ATP、K^+ 等各种代谢产物积聚，代谢产物使局部的微动脉和毛细血管前括约肌舒张，局部的血流量增加，从而向组织提供更多的氧，适应增加的组织代谢水平。局部血流量增多带走了引起血管舒张的代谢产物，微动脉和毛细血管前括约肌重新收缩，局部的血流量恢复正常，如此周而复始。局部组织微循环这种随氧分压下降和代谢产物增加而引起的局部舒血管效应，称为代谢性自身调节机制。其生理意义在于使局部的血流量同组织代谢水平相适应。

（二）肌源性自身调节机制

血管平滑肌本身经常保持一定的紧张性收缩，称为肌源性活动（myogenic activity）。血管平滑肌还有一个特性，即被牵张时其肌源性活动增强。这种现象在毛细血管前阻力血管特别明显。当供应某一器官的血管的灌注压突然升高时，血管跨壁压增大，血管平滑肌受到的牵张刺激增加，引起肌源性活动增强，血管收缩，器官的血流阻力增大，从而保证器官的血流量不致于因灌注压升高而增多；当器官血管的灌注压突然降低时，则发生相反的变化，即阻力血管舒张。其生理意义在于在灌注压变化时器官血流量能保持相对稳定。这种肌源性的自身调节现象，在肾血管、脑血管表现特别明显，但皮肤血管一般不出现这种情况。

总之，心血管系统活动的调节是多种机制参与的复杂过程。神经调节一般是快速、短暂的，主要通过对心脏活动的阻力血管口径的调节来实现；体液调节则大多起效较慢，但作用时间长。此外，循环系统的自身调节与神经、体液调节互相配合来维持内环境的相对稳定。

四、 动脉血压的长期调节

动脉血压的相对恒定依赖于体内神经、体液和自身调节，使心血管功能能够适应机体活动的改变。根据各种神经、体液因素对动脉血压调节的过程，可将动脉血压调节分为短期调节和长期调节。其中短期调节是指对短时间内发生的血压变化起即刻的调节作用，主要是由神经调节实现的，包括各种心血管反射通过调节心肌收缩力和血管外周阻力使动脉血压恢复正常并保持相对稳定。

当血压在比较长时间内（如数小时，数天，数月或更长）发生变化时，单纯依靠神经调节常不足以将血压调节到正常水平。动脉血压的长期调节（long-term regulation）主要是通过肾脏调节细胞外液量来实现的，因而构成肾-体液控制系统（renal-body fluid system）。在肾功能正常情况下，当体内细胞外液量增多时，循环血量增多，循环血量和血管系统容量之间的相对关系发生改变，使动脉血压升高，可导致肾血流量增多和肾小球滤过率升高，因此肾脏在单位时间内排出的 Na^+ 和水增多（尿量增多），将过多的体液排出体外，使循环血量回降，从而使血压恢复到正常水平。当体内细胞外液量或循环血量减少，血压下降时，则会发生相反的情况，使尿量减少，循环血量增加，因此血压回升至接近正常水平。肾-体液控制系统的活动受体内若干因素的影响，其中肾素-血管紧张素-醛固酮系统是调节肾-体液控制系统活动的最重要的因素；血管升压素通过控制肾集合管对水的重吸收实现对动脉血压的长期调节；肾脏和心脏的内分泌在动脉血压的长期调节中也起作用。

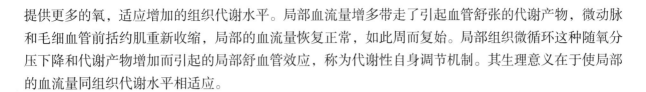

第五节　心血管系统疾病康复的生理学基础

心血管疾病已成为全球主要的死亡原因之一，目前占我国居民疾病死亡构成的 40% 以上，已成为重大的公共卫生问题，严重威胁人类的健康。心血管疾病的康复治疗对于改善患者的预后和生活质量举足轻重。目前心血管疾病的康复治疗包括物理治疗、药物治疗、心理治疗、营养支持、健康教育等。其中最基本最重要的物理治疗方法是运动疗法。2015年《冠心病患者运动治疗中国专家共识》中指出冠心病患者缺乏运动可造成心动过速、直立性低血压、血栓栓塞风险增加、运动耐量降低及体能明显下降等多种不良后果，年龄增长、卧床时间延长等原因均会对心肺功能及体能产生不良影响。因此，个体化的适量规律运动是心血管疾病辅助治疗过程的重中之重。下面以冠心病和高血压为例，简要介绍心血管疾病康复的生理学基础。

一、冠心病康复的生理学基础

冠心病（coronary heart disease，CHD）是由于血脂异常增高等原因导致冠状动脉壁脂质沉积形成粥样硬化斑块，逐步发展为血管狭窄或阻塞，部分合并冠状动脉痉挛，致心肌缺血、缺氧为特征的疾病。冠心病发生发展的核心是心肌供氧和需氧之间失去平衡，导致心肌缺氧和代谢障碍。心血管疾病的发病机制包括内皮功能紊乱、凝血抗凝机制异常、血小板激活、血管舒缩功能失调、免疫失调、炎症激活、细胞凋亡等多种途径，运动康复治疗可以同时作用于这些病理机制的多个靶点，通过相互拮抗和相互激活，使不同细胞因子、蛋白和细胞功能达到互补和协调，实现机体外在环境和内在基因组的良好互动，机体内环境的统一调节。

（一）运动对心血管功能的影响

经常性的体育锻炼和运动锻炼，可引起心血管系统的形态、功能和能量调节产生较持久的适应，从而提高人体运动能力，特别是有氧耐力。人在安静时，耗氧量仅为0.25L/min，在持续运动时，耗氧量可增至6L/min。作为运动重要支持系统的循环系统，将通过提高其功能，以增加氧的供应，来尽量满足运动时各器官对氧的需求。长期系统的运动训练，心脏的形态、微细结构及功能会发生一系列适应性变化，进而加强心脏泵血功能，保证了人体持续运动或剧烈运动时氧的供应。

（二）运动康复对冠心病的影响

1. 运动康复训练改善冠心病的危险因素 冠心病的危险因素有很多，主要包括：肥胖、高血压、糖尿病、脂质代谢异常、血管功能紊乱等。运动康复可改善其危险因素等，降低冠心病的发生率。其机制涉及到改善脂质代谢异常、降低血压、逆转左室肥厚（LVH）和左心室重构和改善胰岛素抵抗等。

2. 运动对心泵功能的影响

（1）运动对心脏超微结构的影响：长期适当运动锻炼可使心肌纤维增粗，ATP酶活性提高，心肌肌质网对Ca^{2+}的贮存、释放、摄取能力提高；线粒体与细胞膜功能改善，ATP再合成速度增加，能利用ATP供横桥摆动以实现肌丝滑行的能力提高；心肌内蛋白质合成代谢加强，尤其是合成收缩蛋白增多，使心肌收缩期贮备增加，收缩力增强。

（2）运动对冠脉循环的影响：冠心病患者冠状动脉病变局部侧枝循环的形成对心肌有一定程度的保护作用。运动可增加心肌毛细血管密度，促进侧支循环生成，改善冠脉循环，对心脏本身的血液供应加强，有利于心肌细胞营养物质和O_2的供应，为心泵功能的加强提供了物质基础。

（3）运动对心力贮备的影响：长期参加运动锻炼可使动脉压力感受器重新调制，副交感神经活性增强，安静时心率减慢，使得心率贮备增加，增强了心力贮备；心率减慢使心脏舒张期延长，有利于心肌的血液灌注。

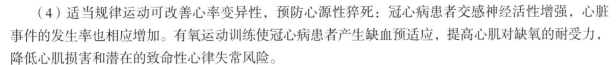

（4）适当规律运动可改善心率变异性，预防心源性猝死：冠心病患者交感神经活性增强，心脏事件的发生率也相应增加。有氧运动训练使冠心病患者产生缺血预适应，提高心肌对缺氧的耐受力，降低心肌损害和潜在的致命性心律失常风险。

3. 运动对血管的影响　经常进行体育锻炼，不仅可使中枢神经系统对血液循环器官的调节功能得到改善，减弱小动脉血管的紧张程度，降低血流的外周阻力；其次，有助于清除血管壁上的脂类沉积物，延缓动脉硬化，消除动脉硬化斑块，降低血栓栓塞和猝死风险，并可提高小动脉血管的张力和弹性，从而使血压下降。另外，还可提高老年人的纤溶活性，降低血浆纤维蛋白原水平和血小板聚集性，使不稳定性心绞痛和急性心梗的发生率明显减少。

此外，适当规律地进行有氧运动可改善血管内皮细胞的功能，增加 NO 合成、释放和活性；通过促进内皮祖细胞和间充质干细胞动员，促进血管新生和内皮修复，改善心肌缺血及冠心病患者的预后。

二、　高血压康复的生理学基础

高血压（hypertension）是一种以体循环动脉收缩期和（或）舒张期血压持续升高为主要特点的全身性疾病。临床上诊断高血压的标准为：收缩压≥140mmHg 和（或）舒张压≥90mmHg。正常人的血压随着年龄增加而升高，故高血压的发病率也随着年龄的上升而升高。对高血压患者进行运动康复治疗有助于改善心血管功能和血脂代谢，防治血管硬化，维持血压至正常范围，减少心、脑、肾等脏器的并发症，提高患者生活质量，降低病死率和病残率。

1. 运动康复有助于降低高血压的危险因素　目前研究表明，除了遗传因素外，超重、高血脂、高血糖、吸烟、饮酒以及高盐饮食等也是造成高血压，进而触发心血管疾病的重要危险因素。在进行健康饮食的同时，长期适宜的运动训练可辅助降低高血压的危险因素。

2. 运动康复对神经-内分泌调节的作用　运动调整了大脑皮层及皮层下血管运动中枢的功能状态；使血管运动中枢紧张度下降，收缩血管的交感神经兴奋性降低，扩张血管的迷走神经兴奋性升高；血液儿茶酚胺含量降低，外周血管阻力减少；同时运动锻炼具有调节植物性神经功能，降低肾上腺素能反应性，进而抑制身心紧张，消除焦虑状态，起到调节、稳定情绪，使心率减慢，从而达到稳定、降低血压的作用。

3. 运动康复对外周阻力的影响　运动使肌肉中的毛细血管扩张，毛细血管密度和开放数量增加，血液循环和代谢改善，降低了外周阻力，尤其是对舒张压的降低具有较大意义。

4. 运动康复有助于降低血粘度，改善血液流变性　据统计，高血压患者多伴有血液流变性异常，且高血压病的轻重与血粘度成正相关。运动可改善红细胞的变形能力，还可增强血浆纤维蛋白溶解和抗血栓形成，进而降低血粘度，改善血液流变性和微循环；同时，运动可使血浆浓缩渗透压增加，淋巴回流减少使组织静水压增加，交感神经兴奋、静脉收缩使有效循环血量增加，进而减少外周阻力，血压下降。

5. 运动对细胞活性物质的影响　细胞活性物质在高血压的研究中是个热点，血压的相对稳定或变化是此类物质相互作用、相互影响的结果。目前研究已证实，内源性 NO 与内皮素 ET 之间的失衡在高血压的发生发展中起着重要作用；而运动后血流剪切应力增加，促进 NO 释放增加，引起内皮依赖性血管扩张；同时抑制 ET、AngⅡ等缩血管活性物质的产生，导致血压下降。

心血管疾病的康复治疗具有一定的共同性、规律性，但由于疾病本身的复杂性，个体之间的功能状况、健康素质差异很大，因此，心血管疾病的运动康复治疗必须考虑到每个患者的具体情况，在药物治疗的基础上，制定出个体化、切实可行、详细周密的科学康复方案，即运动处方是心血管疾病患者康复安全有效的保障。

思考题

1. 与骨骼肌相比，心肌细胞收缩的特点及其生理学意义。
2. 试述动脉血压的形成及影响因素。
3. 试述颈动脉窦、主动脉弓压力感受器反射的全过程及生理意义。
4. 试述冠心病患者运动康复的生理学机制。

（李鹏云）

第七章
呼吸

本章分别介绍了呼吸过程的三个环节及相关机制、呼吸运动的调节和呼吸功能康复的生理学基础。通过本章的学习要求掌握肺通气的动力和阻力，胸膜腔内压的形成及意义，肺表面活性物质，肺换气的过程及影响因素，通气/血流比值，氧解离曲线的特点，化学感受性反射对呼吸运动的调节，常用的呼吸康复手段；熟悉影响气道阻力的因素，肺容积和肺容量，肺泡通气量，气体交换的原理，CO_2 的运输，呼吸中枢；了解呼吸的概念、呼吸膜、Hb 与 O_2 结合的特征，呼吸节律的产生原理等内容。

呼吸是指机体与外界环境之间进行气体交换的过程。通过呼吸，人体不断从外界摄取 O_2，排出 CO_2，维持内环境中 O_2 和 CO_2 含量的相对稳定。

呼吸是维持机体生命活动所必需的基本生理过程之一，呼吸全过程主要由三个相互联系的环节完成（图 7-1）：①外呼吸：是指肺与外环境之间的气体交换（肺通气）以及肺泡与肺毛细血管之间的气体交换（肺换气）过程。②血液的气体运输：由循环血液将 O_2 从肺运输到组织以及将 CO_2 从组织运输到肺的过程。③内呼吸：是指毛细血管血液与组织细胞之间的气体交换以及组织细胞的生物氧化过程。三个环节相互衔接并同时进行，其中肺通气是整个呼吸过程的基础，通常所说的呼吸仅指引起肺通气的呼吸运动。

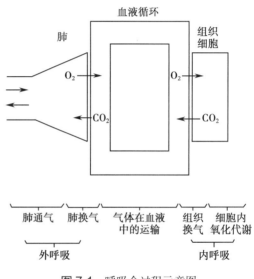

图 7-1　呼吸全过程示意图

第一节　肺　通　气

肺通气（pulmonary ventilation）是肺与外界环境之间的气体交换过程。实现肺通气的器官包括呼吸道、肺泡、胸廓等。呼吸道是气体进出肺的通道，具有对吸入气体加温、加湿、过滤和清洁的作用；肺泡是肺换气的场所；胸廓通过呼吸肌的运动为肺通气提供动力。

一、肺通气的原理

气体进入肺取决于两方面因素的相互作用：推动气体流动的动力和阻止其流动的阻力，动力必须克服阻力，才能实现肺通气。

（一）肺通气的动力

实现肺通气的直接动力是肺内压（intrapulmonary pressure）和大气压之间的压力差。可是肺本身不具有主动张缩的能力，其扩张和缩小依赖于呼吸肌的收缩和舒张引起的胸廓运动，呼吸肌的收缩和舒张引起的节律性呼吸运动是肺通气的原动力。

1. 呼吸运动 呼吸肌的收缩和舒张所引起的胸廓节律性扩大和缩小称为呼吸运动。使胸廓扩大产生吸气动作的肌肉为吸气肌，主要有膈肌和肋间外肌；使胸廓缩小产生呼气动作的是呼气肌，主要有肋间内肌和腹肌。此外，还有一些辅助吸气肌，如斜角肌、胸锁乳突肌等。

（1）呼吸运动过程：

1）吸气：吸气运动是由吸气肌收缩实现的，所以吸气运动是主动过程。膈肌位于胸腔和腹腔之间，形似穹隆，静止时向上隆起，构成胸腔的底。膈肌收缩时，隆起的中心下移，能够增大胸腔的上下径；肋间外肌起自上一肋骨的下缘，斜向前下方走行，止于下一肋骨的上缘。由于脊椎的位置是固定的，而胸骨可以上下移动，所以当肋间外肌收缩时，肋骨和胸骨上提，肋骨下缘向外侧偏转，从而增大了胸腔的前后径和左右径。胸腔的上下、前后、左右径都增大，引起胸腔和肺容积的增大，肺内压降低。当肺内压低于大气压时，外界气体进入肺内，完成吸气。

2）呼气：平静呼气时，呼气由膈肌和肋间外肌舒张所致，是一个被动过程。膈肌和肋间外肌舒张时，胸廓缩小，胸腔和肺容积减小，肺内压升高。当肺内压高于大气压时，肺内气体被呼出，完成呼气。

（2）呼吸运动形式：

1）平静呼吸和用力呼吸：安静状态下的呼吸运动为平静呼吸。平静呼吸时吸气是主动的，呼气是被动的，呼吸运动平稳均匀，每分钟呼吸频率约 12~18 次。当机体运动或吸入气中 CO_2 含量增加而 O_2 含量减少或肺通气阻力增大时，呼吸运动将加深加快，这时的呼吸称为用力呼吸或深呼吸。用力吸气时，不仅膈肌和肋间外肌加强收缩，辅助吸气肌也参与收缩，胸廓体积进一步扩大，以增加吸入气体量。用力呼气时，呼气肌主动参与收缩，胸腔和肺容积进一步缩小以加深呼气。因此用力呼吸时吸气和呼气都是主动过程。在缺氧、CO_2 增多或肺通气阻力增大较严重的情况下，如果用力呼吸，仍不能适应机体的需要，会出现呼吸窘迫、鼻翼煽动以及胸部困压的感觉，称为呼吸困难。

2）胸式呼吸和腹式呼吸：以膈肌舒缩活动为主的呼吸运动称为腹式呼吸（abdominal breathing），表现为明显的腹壁起落动作。以肋间外肌舒缩活动为主的呼吸运动称为胸式呼吸（thoracic breathing），表现为明显的胸壁起落动作。一般情况下，成年人的呼吸运动呈腹式和胸式混合式呼吸，婴幼儿因为胸廓发育相对迟缓表现为腹式呼吸；妊娠后期膈肌活动受限，可出现明显的胸式呼吸。在某些疾病状态下，也会出现单一形式的呼吸。例如，肺气肿患者膈肌活动范围受限，常表现胸式呼吸。而胸膜炎或胸腔积液患者，胸廓运动减弱会出现明显的腹式呼吸。

2. 肺内压 肺泡内的压力称为肺内压（intrapulmonary pressure）。在呼吸过程中，肺内压成周期性变化。在呼吸暂停、声带开放、呼吸道通畅时，肺内压与大气压相等。吸气时，肺容积增大，肺内压下降并低于大气压，外界气体进入肺泡，随着肺内气体的增加，肺内压也逐渐升高，至吸气末，肺内压升高到和大气压相等，气体流动停止。呼气时，肺容积减小，肺内压升高并超过大气压，气体由肺内呼出，随着肺内气体的减少，肺内压逐渐下降，至呼气末，肺内压又降到和大气压相等，气流随之停止（图 7-2）。

呼吸运动的强弱以及呼吸道是否通畅会影响呼吸过程中肺内压的变化程度。平静呼吸时，肺内压的变化较小，吸气时肺内压较大气压约低 1~2mmHg，呼气时较大气压高 1~2mmHg；用力呼吸或呼

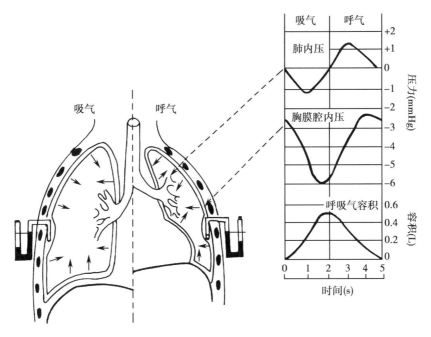

图 7-2　胸膜腔和胸内压测定示意图

吸道不够通畅时，肺内压变化的程度增大。例如，紧闭声门并尽力作呼吸动作，吸气时肺内压可低至 –100~–30mmHg，呼气时可高达 60~140mmHg。

根据这一原理，临床实施人工呼吸（artificial respiration）就是用人工方法建立起肺内压与大气压之间的压力差以维持肺通气。人工呼吸的方法很多，除了利用人工呼吸机进行正压或负压通气外、紧急救援时采取的口对口人工呼吸为正压通气、节律性地举臂压背或挤压胸廓为负压通气。

3. 胸膜腔内压　胸膜腔内压（intrapleural pressure）是指胸膜腔内的压力。胸膜腔是存在于肺和胸廓之间的潜在密闭腔隙，中间仅有一薄层浆液。浆液在两层胸膜之间起润滑作用，使得呼吸运动过程中两层胸膜可以互相滑动，减小摩擦。另外，浆液分子之间的内聚力可使两层胸膜紧贴在一起，不易分开。使肺可以随胸廓的运动而运动。

（1）胸膜腔内压测定：胸膜腔内压可用两种方法进行测定。一种是直接测定，即将与检压计相连的注射针头斜刺入胸膜腔内进行测定（图 7-2）。但直接测定有可能损伤到机体，常用于动物实验。另一种是间接测定，即让受试者吞下带有薄壁气囊的导管到下胸部食管，通过测量呼吸过程中食管内压变化来反映胸膜腔内压的变化。在平静呼吸过程中胸膜腔内压始终低于大气压，若视大气压为 0，则胸膜腔内压为负压。平静呼气末胸膜腔内压约为 –5~–3mmHg，吸气末约为 –10~–5mmHg。但胸膜腔内压的波动幅度会随肺通气阻力的增大而增大，甚至在呼气时有可能高于大气压。例如，在关闭声门，用力吸气时，胸膜腔内压可降至 –90mmHg，用力呼气时，胸膜腔内压可升高到 110mmHg。

（2）胸膜腔内压形成：胸膜腔内负压的形成与肺和胸廓的自然容积不同有关。在人的生长发育过程中，胸廓的生长速度快于肺的生长，因此，胸廓的自然容积大于肺的自然容积。而胸膜腔内浆液分子的内聚力使两层胸膜紧贴在一起，从出生后第一次呼吸开始，肺被充气而始终处于扩张状态，被扩张的肺所产生的弹性回缩力使肺趋于缩小。而胸廓则因为肺的牵拉，使其容积小于自然容积，从而使胸廓产生的弹性回位力是向外扩展的，使胸廓的容积趋于扩大。在肺的内向回缩力和胸廓的外向回位力的作用下，胸膜腔内压便降低而低于大气压，即形成负压。

如前所述，在平静呼吸时肺始终处于扩张状态。其扩张状态的维持主要取决于跨肺压（transpulmonary pressure），跨肺压指肺泡壁内外的压力差，由于肺组织间隙内压与胸膜腔内压几乎

相等，所以，跨肺压 = 肺内压 – 胸膜腔内压

在吸气末或呼气末，呼吸道内气流停止，若气道开放并与外界相通，则肺内压等于大气压，因而：

$$跨肺压 = 大气压 – 胸膜腔内压$$

若以大气压为 0 计，则：

$$跨肺压 = – 胸膜腔内压$$

可见，使肺维持扩张状态的主要因素是胸膜腔内压。

（3）胸膜腔内压生理意义：胸膜腔内压具有重要的生理意义：一是有利于肺的扩张；二是可降低心房、腔静脉及胸导管内的压力，使之扩张而有利于静脉血和淋巴液的回流。但如果外伤或疾病导致胸壁或肺破裂时，胸膜腔与大气相通，空气立即进入胸膜腔，形成气胸（pneumothorax），两层胸膜彼此分开，胸内负压消失，肺将因其自身的回缩力而塌陷，造成肺不张。肺不再随胸廓运动而扩张和缩小。因此，胸膜腔内负压对维持肺的扩张状态具有重要意义，而胸膜腔的密闭是形成胸膜腔内负压的必要条件。

（二）肺通气的阻力

气体在进出肺的过程中，会遇到各种阻止其流动的力，统称为肺通气的阻力。肺通气的动力必须克服肺通气的阻力才能实现肺通气。肺通气的阻力有两种：弹性阻力和非弹性阻力。弹性阻力来自肺和胸廓的弹性组织，约占肺通气阻力的 70%；非弹性阻力包括呼吸道阻力、惯性阻力和组织的黏滞阻力，约占肺通气的阻力的 30%。

1. 弹性阻力和顺应性　指弹性组织对抗外力作用所引起的变形的力，称为弹性阻力。肺和胸廓都属于弹性组织，均存在弹性阻力，两者的弹性阻力之和，构成呼吸总弹性阻力。弹性阻力因在气流停止的情况下仍然存在，故是静态阻力。

（1）顺应性：顺应性（compliance）是指弹性组织在外力作用下的可扩张性。容易扩张则顺应性大，弹性阻力小；不易扩张则顺应性小，弹性阻力大。因此顺应性与弹性阻力成反比关系，即：

$$顺应性（C）= \frac{1}{弹性阻力（R）}$$

顺应性的大小可用单位压力变化（ΔP）所引起的容积变化（ΔV）来表示，单位是 L/cmH_2O。

$$C = \frac{\Delta V}{\Delta P}（L/cmH_2O）$$

肺的弹性阻力可用肺的顺应性（compliance of lung，C_L）表示，即

$$肺顺应性（C_L）= \frac{肺容积的变化（\Delta V）}{跨肺压的变化（\Delta P）}（L/cmH_2O）$$

式中跨肺压为肺内压与胸膜腔内压之差，正常成人平静呼吸时，肺顺应性约为 $0.2L/cmH_2O$。在某些病理情况下，如肺充血、肺水肿、肺纤维化等，肺弹性阻力增大，顺应性减小，可导致吸气困难；而在肺气肿时，肺弹性成分大量破坏，弹性阻力减小，顺应性增大，表现为呼气困难。

肺顺应性还受肺总量的影响，由于不同个体间肺总量存在差别，所以临床上测得的肺顺应性为男性大于女性，成年人大于儿童。一般情况下肺总量较大，其顺应性也较大；反之则较小。为了比较不同肺总量个体的肺弹性阻力，要排除肺总量的影响，可测定单位肺容量的顺应性，即比顺应性（specific compliance）。由于平静吸气是从功能余气量（见后文）开始的，所以肺的比顺应性可用下式计算得到

$$比顺应性 = \frac{平静呼吸时的肺顺应性（L/cmH_2O）}{功能余气量（L）}$$

胸廓的弹性阻力可用胸廓的顺应性（compliance of chest wall，C$_{chw}$）表示，即

$$胸廓顺应性（C_{chw}）= \frac{胸腔容积的变化（\Delta V）}{跨胸壁压的变化（\Delta P）}（L/cmH_2O）$$

式中跨胸壁压为胸膜腔内压与胸壁外大气压之差。正常人胸廓顺应性也是 0.2L/cmH$_2$O。胸廓顺应性可因肥胖、胸廓畸形、胸膜增厚等而降低。但由此而引发肺通气功能障碍的情况较少见。

（2）肺的弹性阻力：肺的弹性阻力来自两个方面：①肺泡表面张力所形成的回缩力；②肺组织自身的弹性回缩力。肺泡表面张力是形成肺弹性阻力的重要成分，占肺总弹性阻力的 2/3，肺组织弹性阻力仅占 1/3。两者均使肺具有回缩倾向。

肺泡表面张力是在肺泡内侧表面覆盖一薄层液体，与肺泡内气体形成液 - 气界面，其表面张力的方向指向肺泡中央，可影响肺泡内压（P）。根据 Laplace 定律，肺泡内压（P）与肺泡表面张力（T）成正比，与肺泡半径（r）成反比，三者的关系表示为：$P=2T/r$。如果彼此连通的大小两个肺泡的表面张力相同，则小肺泡内压力 P 大于大肺泡内压力，小肺泡内的气体将流入大肺泡，引起小肺泡塌陷而大肺泡膨胀，肺泡将失去稳定性（图 7-3）。但由于肺泡液 - 气界面上存在肺表面活性物质，所以，实际并未发生这种情况。

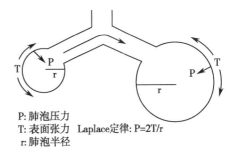

P：肺泡压力
T：表面张力　Laplace定律：P=2T/r
r：肺泡半径

图 7-3　相联通的大小不同液泡内压及气流方向示意图

肺表面活性物质主要成分为二棕榈酰卵磷脂（dipalmitoyl phosphatidyl choline，DPPC），由肺泡Ⅱ型细胞合成并释放。DPPC 以单分子层形式覆盖于肺泡液 - 气界面上，随肺泡的收缩舒张而改变其密度。DPPC 的主要作用是降低肺泡肺泡液 - 气界面的表面张力，因而具有重要的生理意义：①降低吸气阻力，减少吸气做功。②维持大小肺泡的稳定性：在小肺泡或呼气时，DPPC 的密度变大，降低表面张力的作用强，可以防止小肺泡塌陷；而在大肺泡或吸气时，DPPC 的密度小，降低表面张力的作用弱，肺泡表面张力增加，可防止大肺泡过度膨胀。③防止肺水肿：DPPC 的存在减弱了肺泡表面张力对肺毛细血管中液体的吸引作用，防止了液体渗入肺泡，使得肺泡保持相对干燥。

早产儿由于肺泡Ⅱ型细胞尚未成熟，容易因缺乏 DPPC 而发生肺不张和肺泡内表面透明质膜形成，造成呼吸窘迫综合征，严重时可致死亡。临床可应用抽取羊水并检查 DPPC 含量的方法，协助判断并采取措施，加以预防。例如，如果 DPPC 含量低，可以延长妊娠时间或用药物促进其合成。

（3）胸廓的弹性阻力：胸廓的弹性阻力来自胸廓的弹性组织，在平静吸气末，胸廓处于自然位置时，肺容量约为肺总量的 67%，胸廓无变形，弹性阻力为零。在平静呼气或深呼气时，肺容量小于肺总量的 67%，胸廓被牵引向内而缩小，表现出向外的弹性阻力，成为吸气的动力，呼气的阻力；在深吸气时，肺容量大于肺总量的 67%，胸廓被牵引向外而扩大，表现出向内的弹性阻力，成为吸气的阻力，呼气的动力。所以胸廓的弹性回缩力既可能是吸气或呼气的阻力，也可能是吸气或呼气的动力，视胸廓的位置而定，而肺的弹性回缩力总是吸气的阻力。

2. 非弹性阻力　非弹性阻力（inelastic）是在气体流动时产生的，并随气体流速加快而增加，所以是动态阻力。包括惯性阻力、黏滞阻力和气道阻力（airway resistance）。平静呼吸时，呼吸频率低、气流流速慢、惯性阻力、黏滞阻力很小，可忽略不计。气道阻力来自气体流经呼吸道时气体分子之间和气体分子与气道壁之间的摩擦，是非弹性阻力的主要成分，约占非弹性阻力的 80%~90%。

气道阻力受气流速度、气流形式和气道管径大小的影响。气流速度快，则阻力大；反之，则阻力

小。气流形式有层流和湍流，层流阻力小，湍流阻力大。气管内有黏液、渗出物或肿瘤、异物等情况下容易发生湍流，可用排痰、清除异物、减轻黏膜肿胀等方法减少湍流，以降低阻力。气道管径是影响呼吸道阻力的重要因素，受呼吸道内外压力差，即跨壁压（transmural pressure）、肺实质对气道壁的外向放射状牵引作用等因素影响。吸气时，呼吸道内压力高，跨壁压增大，同时肺弹性成分对小气道的牵引作用增强，使气道口径增大，阻力减小；呼气时则相反，气道口径变小，阻力增大。一些化学因素如组织胺、5-羟色胺、前列腺素 $F2_\alpha$ 等，可引起平滑肌的强烈收缩，增加气流阻力；儿茶酚胺、前列腺素 E_2 则引起气道平滑肌舒张。呼吸道平滑肌受交感和副交感神经双重支配。吸气时交感神经兴奋，气道平滑肌舒张，气道管径变大，气道阻力减少；呼气时副交感神经使气道平滑肌收缩，管径变小，阻力增加。因此临床上常用拟肾上腺素能药物解除支气管痉挛，缓解呼吸困难。

二、肺通气功能的评价

肺通气作为呼吸的一个重要环节，采用肺量计记录进出肺的气量可作为衡量肺通气功能的基本指标。

（一）肺容积和肺容量

肺容积和肺容量是评价肺通气功能的基础。

1. **肺容积** 肺内气体的容积称为肺容积（pulmonary volume）。有四种基本肺容积每一项均为不能分割的最小单位，它们互不重叠，全部相加等于肺总量（图7-4）。

（1）潮气量：每次呼吸时吸入或呼出的气体量称为潮气量（tidal volume，TV）。正常成年人平静呼吸时潮气量为400~600ml。

（2）补吸气量或吸气贮备量：平静吸气末，再尽力吸气所能吸入的气体量为补吸气量（inspiratory reserve volume，IRV）。正常成年人约为1500~2000ml。

（3）补呼气量或呼气贮备量：平静呼气末，再尽力呼气所能呼出的气体量为补呼气量（expiratory reserve volume，ERV）。正常成年人约为900~1200ml。

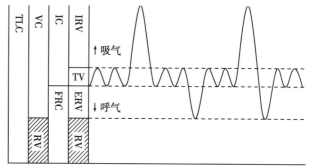

图7-4 肺容积和肺容量示意图
ERV：补呼气量；FRC：功能余气量；IC：深吸气量；IRV：补吸气量；RV：余气量；TLC：肺总量；TV：潮气量；VC：肺活量

（4）余气量：用力呼气后留在肺内不能再呼出的气体量为余气量（residual volume，RV）。正常成年人约为1000~1500ml。余气量与年龄和健康状况有关，老年人大于青壮年，男性大于女性。支气管哮喘和肺气肿患者的余气量增加。

2. **肺容量** 肺容积中两项或两项以上的联合气体量称为肺容量（pulmonary capacity）。肺容量包括深吸气量、功能余气量、肺活量和肺总量（图7-4）。

（1）深吸气量：从平静呼气末做最大吸气时所能吸入的气体量为深吸气量（inspiratory capacity，IC），它是潮气量和补吸气量之和。深吸气量是衡量最大通气潜力的一个重要指示，其高低与胸廓的状态和吸气肌的发达程度有关。

（2）功能余气量：平静呼气末尚存留于肺内的气体量称为功能余气量（functional residual

capacity，FRC），它是余气量和补呼气量之和。正常成年人约为 2000~2500ml。功能余气量能缓冲呼吸过程中肺泡气 PO_2 和 PCO_2 过高或过低的急骤变化。由于功能余气量的稀释作用，吸气时，肺内 PO_2 不至于突然升得太高，PCO_2 不至于降得太低；呼气时，肺内 PO_2 则不会降得太低，PCO_2 不至于升得太高，从而有利于肺换气。

（3）肺活量、用力肺活量和用力呼气量：尽力吸气后，从肺内呼出的最大气量称为肺活量（vital capacity，VC），为潮气量、补吸气量和补呼气量之和。正常成年男性平均约为 3500ml，女性约为 2500ml，高水平的运动员肺活量可达 7000ml 之多。用力肺活量（forced vital capacity，FVC）是指尽力最大吸气后，尽力尽快呼气所能呼出的最大气量。正常时，用力肺活量略小于肺活量。在尽力最大吸气后再尽力尽快呼气，计算在第 1、2、3 秒末呼出的气体量占用力肺活量的百分比，称为用力呼气量（forced expiratory volume，FEV），也称时间肺活量（timed vital capacity，TVC）。正常成年人最大呼气时，第 1、2、3 秒呼出的气量分别占肺活量的 83%、96% 和 99%（图 7-5A）。其中以第 1 秒的意义最大，第 1 秒内呼出的气体量称为 1 秒用力呼气量。在慢性阻塞性肺部疾病患者，可导致 FEV_1 下降（图 7-5B）。时间肺活量是评价肺通气功能的较好指标，因为它不仅能反映肺容量的大小，而且能反映呼吸时所遇到的阻力变化以及肺的弹性等情况。

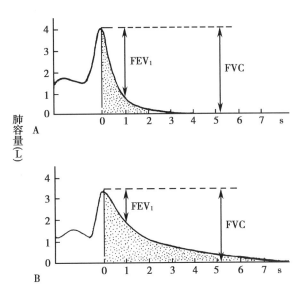

图 7-5 用力肺活量（FVC）和用力呼气量（FEV）
A. 正常人；B. 气道狭窄患者纵坐标的 "0" 等于余气量

（4）肺总量：肺所能容纳的最大气量为肺总量（total lung capacity，TLC），它是肺活量和余气量之和。其数值因性别、年龄、体表面积、运动锻炼情况和体位而异，成年男性平均约为 5000ml，女性约为 3500ml。

（二）肺通气量和肺泡通气量

1. 肺通气量 肺通气量（pulmonary ventilation）也称每分通气量，是指每分钟吸入或呼出的气体总量，为潮气量和呼吸频率的乘积。即：

$$肺通气量 = 潮气量 \times 呼吸频率$$

平静呼吸时，正常成年人呼吸频率为每分钟 12~18 次，潮气量为 500ml，则肺通气量为 6~9L/min。肺通气量随性别、年龄、身材和活动量不同而有差异。为便于比较，最好在基础条件下测定，并以每平方米体表面积为单位来计算。最大随意通气量（maximal voluntary ventilation，MVV）是指尽力作深快呼吸时，每分钟所能吸入或呼出的最大气体量，最大随意通气量也称为最大通气量。测定最大通气量时，一般只测量 10 秒或 15 秒再换算成每分钟的最大通气量。最大通气量反映单位时间内充分发挥全部通气能力时所能达到的通气量，是估计一个人能进行多大运动量的重要指标，一般可达 150L。比较平静呼吸时的每分通气量和最大通气量，可了解通气功能的贮备能力，通常用通气贮量百分比表示，其正常值应大于或等于 93%。

$$通气贮量百分比 = \frac{最大通气量 - 每分平静通气量}{最大通气量} \times 100\%$$

2. **无效腔和肺泡通气量** 每次吸入的气体，一部分将留在从上呼吸道至呼吸性细支气管以前的呼吸道内，不参与肺泡与血液之间的气体交换，这部分呼吸道的容积称为解剖无效腔（anatomical dead space），其容积约为150ml。进入肺泡的气体，也可因血流在肺内分布不均而不能都与血液进行气体交换，这部分未能发生交换的肺泡容量称为肺泡无效腔（alveolar dead space）。肺泡无效腔与解剖无效腔一起合称为生理无效腔（physiological dead space）。健康人平卧时，生理无效腔等于或接近于解剖无效腔。

由于无效腔的存在，每次吸入的新鲜空气不能都到达肺泡与血液进行气体交换。真正有效的气体交换量，应以肺泡通气量为准。肺泡通气量（alveolar ventilation）是指每分钟吸入肺泡的新鲜空气量，计算公式为：

肺泡通气量 =（潮气量 – 无效腔气量）× 呼吸频率

肺泡通气量是反映肺通气效率的重要指标。如果潮气量为500ml，无效腔为150ml，则每次吸入肺泡的新鲜空气量为350ml。在潮气量减半但呼吸频率加倍或潮气量加倍而呼吸频率减半时，肺通气量保持不变，但肺泡通气量却发生明显的变化（表7-1），故从气体交换的效果，深而慢的呼吸比浅而快的呼吸效率高。

表7-1　不同呼吸频率和潮气量时的肺通气量和肺泡通气量

呼吸频率（次/分）	潮气量（ml）	肺通气量（ml/min）	肺泡通气量（ml/min）
16	500	8000	5600
8	1000	8000	6800
32	250	8000	3200

第二节　肺换气和组织换气

一、气体交换的基本原理

气体交换包括肺泡与血液之间的肺换气，以及血液与组织细胞之间的组织换气。两种换气遵循相同的原理，都是通过扩散来实现的。

（一）气体扩散

气体分子由分压高处向分压低处发生净移动，这一过程为气体扩散（diffusion）。机体的气体交换就是以扩散方式进行的，通过扩散各处气体分压趋于相等。单位时间内气体扩散的容积称为气体扩散速率（diffusion rate，D）。气体扩散速率受多种因素的影响，如下式所示

$$气体扩散速率 \propto \frac{分压差 \cdot 温度 \cdot 扩散面积 \cdot 溶解度}{扩散距离 \cdot \sqrt{气体分子量}}$$

1. **气体的分压差** 气体的分压差是气体扩散的动力，分压差越大，扩散速率越大；反之，分压差越小，则扩散速率越小。

2. **气体的分子量和溶解度** 气体扩散速率和各气体分子量的平方根成反比。溶解度是单位分压下溶解于单位容积溶液中的气体量。一般以 1 个大气压，38℃时，100ml 液体中溶解的气体毫升数来表示。溶解度与分子量平方根之比为扩散系数（diffusion coefficient），它取决于气体分子本身的特性。因为 CO_2 在血浆中的溶解度（51.5）约为 O_2 的（2.14）24 倍，CO_2 的分子量（44）略大于 O_2 的分子量（32），所以 CO_2 的扩散系数是 O_2 的 20 倍。这是呼吸功能障碍时，更容易发生缺氧的重要原因之一。

3. **扩散面积和距离** 气体扩散速率与扩散面积成正比，与扩散距离成反比。

4. **温度** 气体扩散速率与温度成正比。因为正常情况下人体体温相对恒定，温度因素可忽略不计。

（二）机体不同部位 O_2 和 CO_2 的分压

液体中的气体分压也称气体的张力，血液和组织中的 PO_2 和 PCO_2 见表 7-2。不同组织中 PO_2 和 PCO_2 不同，决定气体扩散的方向。

表 7-2 血液和组织中气体的分压（mmHg）

	肺泡气	动脉血	混合静脉血	组织
PO_2	102	97~100	40	30
PCO_2	40	40	46	50

二、 肺换气

（一）肺换气过程

由表 7-2 可知，混合静脉血流经肺毛细血管时，血液 PO_2 是 40mmHg，比肺泡气 PO_2 低，肺泡气中 O_2 在分压差的作用下向血液净扩散，血液的 PO_2 逐渐上升，最后接近肺泡气的 PO_2；CO_2 则向相反的方向扩散，因为混合静脉血的 PCO_2 是 46mmHg，肺泡的 PCO_2 是 40mmHg，血液中的 CO_2 便扩散到肺泡。通过肺换气血液的 PO_2 升高，PCO_2 降低，静脉血变成动脉血（图 7-6）。

（二）影响肺换气的因素

前已述及，气体分压差、扩散面积、扩散距离、温度和扩散系数等因素均可影响气体扩散速率，这里进一步讨论与肺组织结构密切相关的三种因素对肺换气的影响。

1. **呼吸膜的厚度** 肺换气时，O_2 和 CO_2 必须通过呼吸膜才能与血液气体进行交换。呼吸膜厚度与气体扩散速率成反比关系，呼吸膜增厚，单位时间内交换的气体量就减少。

呼吸膜由六层结构组成（图 7-7），自肺泡内表面向外依次为：含肺表面活性物质的液体层、肺泡上皮细胞层、上皮基底膜、肺泡上皮和毛细血管膜之间的间隙、毛细血管的基膜和毛细血管内皮细胞层。虽然有六层结构，但厚度很薄，平均约为 0.6μm，有的地方仅有 0.2μm，因此呼吸膜通透性非常好，气体易于扩散通过。O_2 和 CO_2 不必经过血浆层即可到达红细胞或进入肺泡，扩散距离短，交换速度快。病理情况下，如肺纤维化、肺水肿等均可使呼吸膜增厚，扩散距离增加，从而影响换气效率。运动时血流加速，缩短了气体在肺部的交换时间，这时呼吸膜的厚度或扩散距离的改变对肺换气的影响就更为主要。

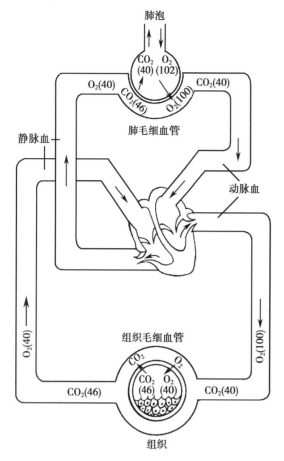

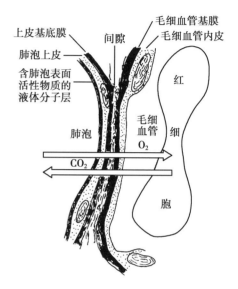

图 7-6　肺换气和组织换气的过程
数字为气体分压（mmHg）

图 7-7　呼吸膜断面的超微结构示意图

2. 呼吸膜的面积　正常成年人两肺有 3 亿左右肺泡，总扩散面积约 70m²。安静状态下，气体扩散的呼吸膜面积仅需 40m²，故有相当大的贮备。运动时，因肺毛细血管开放数量和开放程度的增加，气体扩散面积也增大。肺气肿、肺实变、肺不张或肺毛细血管关闭和阻塞等，均可导致呼吸膜扩散面积减小，影响肺换气。

3. 通气 / 血流比值　通气 / 血流比值（ventilation/perfusion ratio）是指每分钟肺泡通气量（$\dot{V}_A$）和每分钟肺血流量（$\dot{Q}$）之间的比值（$\dot{V}_A/\dot{Q}$）。正常成年人安静时，$\dot{V}_A$ 约为 4.2L/min，$\dot{Q}$ 约为 5L/min，故 $\dot{V}_A/\dot{Q}$ 为 0.84。如果 $\dot{V}_A/\dot{Q}$ 比值增大，意味着通气过剩，血流相对不足，部分肺泡气未能与血液充分交换，肺泡无效腔增大。反之，$\dot{V}_A/\dot{Q}$ 比值下降，则意味着通气不足，血流相对过剩，部分血液流经通气不良的肺泡，混合静脉血中的气体未能得到充分更新，造成功能性动 - 静脉短路。可见，无论 $\dot{V}_A/\dot{Q}$ 增大或减小，都会妨碍有效的肺换气，导致机体缺氧和 CO_2 潴留，因此 $\dot{V}_A/\dot{Q}$ 比值可作为衡量肺换气功能的重要指标。

三、　组织换气

组织换气的机制和影响因素与肺换气相似，不同的是气体交换发生于液相（血液、组织液、细胞内液）之间，且细胞内氧化代谢的强度和组织血流量会影响到扩散膜两侧 O_2 和 CO_2 的分压差。由于组织细胞代谢不断消耗 O_2 并产生 CO_2，所以组织内 PO_2 总是低于动脉血 PO_2，而 PCO_2 总是高于动

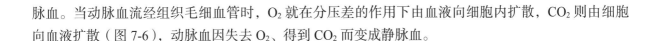

脉血。当动脉血流经组织毛细血管时，O_2 就在分压差的作用下由血液向细胞内扩散，CO_2 则由细胞向血液扩散（图 7-6），动脉血因失去 O_2、得到 CO_2 而变成静脉血。

第三节 气体在血液中的运输

肺换气后进入血液的 O_2 通过血液运输到各组织供细胞利用，由细胞代谢产生的 CO_2 经组织换气后，也经血液运输到肺泡。血液运输 O_2 和 CO_2 的形式有两种：物理溶解和化学结合，以化学结合为主要形式。但血液中的气体要溶解后才能发生化学结合，结合的气体也要先转为溶解形式才能从血液中逸出，以保持两者间处于动态平衡。

一、氧的运输

（一）物理溶解

O_2 在血液中运输，其中约 1.5% 以物理溶解形式存在于血浆，98.5% 进入红细胞与血红蛋白（hemoglobin，Hb）结合形成氧合血红蛋白（oxyhemoglobin，HbO_2）。Hb 是红细胞内的色蛋白，其分子结构使之成为有效的运 O_2 工具。同时，Hb 也参与 CO_2 的运输。

（二）化学结合

1. Hb 的分子结构　Hb 分子由 1 个珠蛋白和 4 个血红素（又称亚铁原卟啉）组成。每个血红素中心含一个 Fe^{2+}。每个珠蛋白有 4 条多肽链，每条多肽链与 1 个血红素相连接，构成 Hb 的单体或亚单位。Hb 是由 4 个单体构成的四聚体。血红素基团中心的 Fe^{2+} 可与氧分子结合，形成氧合血红蛋白。

2. Hb 与 O_2 结合的特征

（1）迅速、可逆、不需酶催化的氧合反应：反应的方向取决于 PO_2 的高低，在肺部 PO_2 高，Hb 与 O_2 结合，形成 HbO_2；组织 PO_2 低，HbO_2 迅速解离并释放 O_2，成为去氧 Hb。其反应式为：

$$Hb+O_2 \underset{PO_2\ 低的组织}{\overset{PO_2\ 高的肺部}{\rightleftharpoons}} HbO_2$$

（2）氧合反应非氧化：Hb 与 O_2 结合不伴有铁离子价的改变，Fe^{2+} 与 O_2 结合后仍是二价铁，所以该反应是氧合（oxygenation）而非氧化（oxidation）。

（3）饱和现象：1 分子 Hb 可以结合 4 分子 O_2，1 克 Hb 可以结合 1.34~1.39ml O_2。100ml 血液中，Hb 所能结合的最大 O_2 量称为 Hb 氧容量（oxygen capacity），而 Hb 实际结合的 O_2 量称为 Hb 氧含量（oxygen content），Hb 氧含量与氧容量的百分比称为 Hb 氧饱和度。由于溶解于血浆中的 O_2 极少，故 Hb 氧容量，Hb 氧含量和 Hb 氧饱和度可分别视为血氧容量（oxygen capacity of blood）、血氧含量（oxygen content of blood）和血氧饱和度（oxygen saturation of blood）。

HbO_2 呈鲜红色，去氧 Hb 呈紫蓝色，当体表表浅毛细血管内血液中的去氧 Hb 含量达 5g/100ml 以上时，皮肤、黏膜呈浅蓝色，称为发绀。发绀通常表示机体缺氧，但严重贫血者，由于去氧 Hb 达不到 5g/100ml，此时虽有缺氧但无发绀；而红细胞增多（如高原性红细胞增多症）时，Hb 含量达 5g/100ml 以上，因而出现发绀，但机体并不一定缺氧。

（4）Hb 的变构效应：Hb 有两种构型，即去氧 Hb 为紧密型（tense form，T 型）和氧合 Hb 为疏松型（relaxed form，R 型）。当 O_2 与 Hb 的 Fe^{2+} 结合后，Hb 分子构型逐步由 T 型变为 R 型，对 O_2 亲和力增加。Hb 的 4 个亚单位彼此间有协同效应，即 1 个亚单位与 O_2 结合后，由于变构效应，其他亚单位更易与氧结合；反之，当 HbO_2 的 1 个亚单位释放 O_2 后，可促进其他亚单位对 O_2 的释放。这是氧解离曲线呈 S 型的重要原因。

（三）氧解离曲线

氧解离曲线（oxygen dissociation curve）是表示血液 PO_2 和 Hb 氧饱和度关系的曲线（图 7-8）。根据氧解离曲线的 S 形变化，人为将曲线分为三段。

1. **氧解离曲线的上段**　相当于 PO_2 在 60~100mmHg 之间，是 Hb 与 O_2 结合的部分。该段曲线较平坦，表明在这段范围内 PO_2 的变化对 Hb 氧饱和度影响不大，例如，当 PO_2 为 100mmHg 时（相当于动脉血 PO_2），Hb 氧饱和度为 97.4%，血氧含量约为 19.4ml/100ml；而 PO_2 降至 60mmHg，血氧饱和度仍可保持在 90% 的较高水平，这种特点对于在高原、高空或有轻度呼吸功能不全的人非常有利，只要 PO_2 不低于 60mmHg，Hb 氧饱和度仍能保持在 90% 以上，血液就可携带足够的 O_2，不致发生明显的低氧血症。

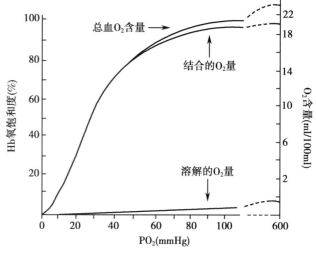

图 7-8　氧解离曲线

在血液 pH7.4，PCO_2 40mmHg，温度 37 ℃，Hb 浓度为 15g/100ml 时测定

2. **氧解离曲线的中段**　相当于 PO_2 在 40~60mmHg 之间，是 HbO_2 释放 O_2 的部分，该段曲线较陡，反映安静状态下机体的供 O_2 情况。PO_2 为 40mmHg，相当于混合静脉血 PO_2，此时血氧饱和度约为 75%，血氧含量为 14.4ml/100ml，即每 100ml 动脉血流经组织时释放了 5ml O_2，保证安静状态下组织代谢所需 O_2 量。

3. **氧解离曲线的下段**　相当于 PO_2 在 15~40mmHg 之间，也是 HbO_2 与 O_2 解离的部分，该段曲线坡度最陡，反映代谢增强时向组织增加供 O_2 的情况。当机体代谢活动加强时，组织 PO_2 可降至 15mmHg，血氧饱和度降至 22% 左右，血氧含量仅为 4.4ml/100ml，即每 100ml 血液能供给组织 15ml O_2，是安静时的 3 倍，表明血液向组织供 O_2 具有较大的贮备。

（四）影响氧解离曲线的因素

许多因素可以影响 Hb 与 O_2 的结合或解离，改变 Hb 对 O_2 的亲和力，使氧解离曲线的位置发生偏移（图 7-9）。Hb 对 O_2 的亲和力通常用 P_{50} 表示。P_{50} 指 Hb 氧饱和度达到 50% 时的 PO_2，正常为 26.5mmHg。P_{50} 增大，说明需要更高的 PO_2 才能使 Hb 氧饱和度达到 50%，即 Hb 与 O_2 的亲和力降低，曲线右移；P_{50} 减小，说明 Hb 氧饱和度达到 50% 所需要的 PO_2 降低，即 Hb 与 O_2 的亲和力增加，曲线左移。影响 Hb 与 O_2 亲和力的因素有血液的 pH、PCO_2、温度和有机磷化合物等。

1. **pH 和 PCO_2 的影响**　当血液 pH 降低或 PCO_2 升高时，Hb 与 O_2 的亲和力降低，P_{50} 增大，氧解离曲线右移，有利于 O_2 的释放；而 pH 升高或 PCO_2 降低时，Hb 与 O_2 的亲和力增加，P_{50} 降低，曲线左移，不利于 O_2 的释放。pH 和 PCO_2 对 Hb 氧亲和力的影响称为波尔效应（Bohr effect）。波尔效应的生理意义在于：当血液流经肺时，CO_2 从血液向肺泡扩散，血液 PCO_2 降低，H^+ 浓度也降低，促进肺毛细血管血液中 Hb 和 O_2 的结合，血氧含量增加；当血液流经组织时，CO_2 从组织扩散进入血液，血液 PCO_2 和 H^+ 浓度也随之升高，Hb 与 O_2 的亲和力降低，有利于组织毛细血管内的血液释放 O_2。

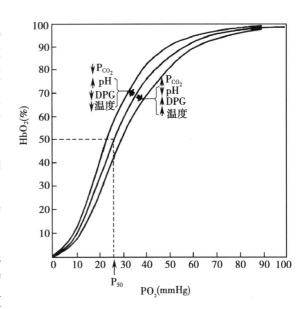

图 7-9　影响氧解离曲线的主要因素

2. **温度的影响**　温度升高可降低 Hb 与 O_2 的亲和力，氧解离曲线右移；温度降低，曲线左移，O_2 的释放减少。组织代谢活动增强时，局部组织温度和代谢水平增高，同时 CO_2 和酸性代谢产物增加，pH 下降，均使曲线右移，促进 Hb 释放 O_2，使组织获得更多的 O_2 以适应机体代谢的需要。

3. **2,3- 二磷酸甘油酸**　2,3- 二磷酸甘油酸（2,3-diphosphoglyceric acid，2,3-DPG）是红细胞无氧糖酵解的产物，对调节 Hb 与 O_2 的亲和力起重要作用。2,3-DPG 浓度升高，Hb 与 O_2 亲和力降低，氧解离曲线右移；反之，曲线左移。在高山缺氧的情况下，糖酵解增加，2,3-DPG 生成增多，曲线右移，有利于 O_2 的释放，但由于高山缺氧，肺泡 PO_2 也降低，过多的 2,3-DPG 也妨碍 Hb 与 O_2 结合。所以缺氧时 2,3-DPG 增加并使氧解离曲线右移对机体是否有利尚无定论。用枸橼酸 - 葡萄糖液保存三周后的血液，由于糖酵解停止，红细胞 2,3-DPG 含量下降，Hb 不易与 O_2 解离。所以，用大量贮存血液给患者输血，其运输 O_2 功能较差。

4. **Hb 自身性质的影响**　除上述因素外，Hb 与 O_2 的结合还受其自身性质的影响。Hb 的 Fe^{2+} 氧化成 Fe^{3+}，失去运 O_2 能力。胎儿 Hb 和 O_2 的亲和力大，有助于胎儿血液流经胎盘时从母体摄取 O_2。CO 与 Hb 的亲和力比 O_2 与 Hb 的亲和力大 250 倍，因此极大地妨碍 Hb 与 O_2 的结合。当 CO 与 Hb 分子中某个血红素结合后，将增加其余 3 个血红素对 O_2 的亲和力，使氧离曲线左移，妨碍 O_2 的解离。所以 CO 中毒既妨碍 Hb 与 O_2 的结合，又妨碍 Hb 与 O_2 的解离，危害极大。Hb 与 CO 结合后呈樱桃红色，因而 CO 中毒时，机体虽有严重缺氧却不出现紫绀，必须高度关注。

二、二氧化碳的运输

（一）物理溶解

血液中物理溶解的 CO_2 约占 CO_2 总运输量的 5%，化学结合的占 95%。化学结合是 CO_2 的主要运输方式。

（二）化学结合

化学结合的形式主要是碳酸氢盐和氨基甲酰血红蛋白两种，前者约占 88%，而后者约占 7%。所以，碳酸氢盐形式是 CO_2 在血液中主要的运输方式。

1. **碳酸氢盐形式**　从组织扩散入血的 CO_2 在血浆中和 H_2O 结合生成 H_2CO_3，H_2CO_3 又解离成 HCO_3^- 和 H^+（图 7-10），H^+ 被血浆缓冲系统缓冲，血浆 pH 无明显变化。在血浆中，这一反应过程较为缓慢。绝大部分 CO_2 快速扩散入红细胞，进入红细胞内的 CO_2 经上述反应生成 HCO_3^- 和 H^+。

该反应极为迅速、可逆。这是因为红细胞内含有浓度较高的碳酸酐酶，在其催化下反应可以加速 5000 倍。红细胞内增多的 HCO_3^- 顺浓度梯度扩散进入血浆，大部分与血浆中的 Na^+ 结合成 $NaHCO_3$，少部分在红细胞内与 K^+ 结合成 $KHCO_3$。由于红细胞膜不允许正离子自由通过，为维持电荷平衡，血浆中的 Cl^- 便扩散进入红细胞，这一现象称为 Cl^- 转移（chloride shift）。在红细胞膜上有特异的 HCO_3^--Cl^- 转运体，转运这两种离子进行跨膜交换。这样，

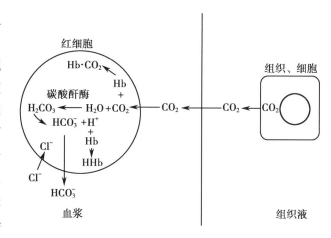

图 7-10　CO_2 在血液中的运输示意图

HCO_3^- 便不会在红细胞内堆积，有利于上述反应的进行和 CO_2 的运输。而上述反应中产生的 H^+，大部分和 Hb 结合，形成还原 Hb（HHb）而被缓冲。

当血液流经肺部时，上述反应向相反的方向进行。CO_2 向肺泡扩散，红细胞内的 HCO_3^- 与 H^+ 生成 H_2CO_3，碳酸酐酶又加速 H_2CO_3 分解成 CO_2 和 H_2O，CO_2 从红细胞扩散入血浆，再经肺泡排出体外。而血浆中的 HCO_3^- 通过 HCO_3^--Cl^- 转运体进入红细胞补充被消耗的 HCO_3^-，Cl^- 则扩散出红细胞。这样，以 HCO_3^- 形式运输的 CO_2 便在肺部被释放出来。

2. **氨基甲酰血红蛋白**　进入红细胞的 CO_2，一部分可直接与 Hb 的氨基结合生成氨基甲酰血红蛋白（carbaminohemoglobin, HHbNHCOOH）（图 7-10）。其反应式为：

$$HbNH_2O_2 + H^+ + CO_2 \underset{\text{在肺}}{\overset{\text{在组织}}{\rightleftharpoons}} HHbNHCOOH + O_2$$

该反应迅速、可逆，而且无需酶的催化，影响该反应的主要因素是氧合作用。HbO_2 与 CO_2 结合的能力比去氧 Hb 小。当血液流经组织时，HbO_2 释放出 O_2 成为去氧 Hb，可迅速与 CO_2 结合形成 HHbNHCOOH；而且，由于去氧 Hb 酸性较弱，容易与 H^+ 结合，也促进反应向右进行，并缓冲 pH 的变化。当血液流经肺时，HbO_2 生成增多，反应向左进行，促使 HHbNHCOOH 解离，CO_2 即被释放入肺泡以排出体外。

（三）CO_2 解离曲线

CO_2 解离曲线（carbon dioxide dissociation curve）是表示血液中 CO_2 含量与 PCO_2 关系的曲线（图 7-11）。血液 CO_2 含量随 PCO_2 上升而增加。与氧解离曲线不同，两者之间接近线性关系而不是呈 S 形，无饱和点，故 CO_2 解离曲线纵坐标不用饱和度而用浓度表示。图 7-11 中的 A 点是 PO_2 为 40mmHg、PCO_2 为 45mmHg 的静脉血中 CO_2 的含量，约为 52ml/100ml；B 点是 PO_2 为 100mmHg、PCO_2 为 40mmHg 的动脉血中 CO_2 的含量，约为 48ml/100ml。可见，血液流经肺部时，每 100ml 血液释放出 4ml 的 CO_2。

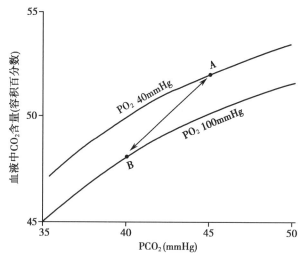

图 7-11　CO_2 解离曲线
A. 静脉血；B. 动脉血

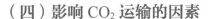

（四）影响 CO_2 运输的因素

O_2 与 Hb 结合促使 CO_2 的释放，而去氧的 Hb 则容易与 CO_2 结合，这一现象称为何尔登效应（Haldane effect）。这是由于 HbO_2 的酸性较强，与 CO_2 的亲和力小，易于 CO_2 和 H^+ 的释放。而去氧 Hb 酸性较弱，容易与 CO_2 结合生成 $HHbNHCOOH$，也容易与 H^+ 结合，使 H_2CO_3 解离过程中产生的 H^+ 被及时中和。因此，在组织中，HbO_2 释出 O_2 而成为 Hb，何尔登效应促使血液摄取并结合 CO_2；在肺部，则因 Hb 与 O_2 结合，何尔登效应促进 CO_2 释放。所以，O_2 和 CO_2 的运输不是孤立进行，而是相互影响的。CO_2 通过波尔效应影响 O_2 的结合和释放，O_2 又通过何尔登效应影响 CO_2 的结合和释放。

第四节　呼吸运动的调节

呼吸运动是呼吸肌的节律性舒缩活动，其节律性起源于呼吸中枢。呼吸运动的深度和频率可以随体内外环境的变化而改变，以适应机体代谢的需要。

一、呼吸中枢与呼吸节律的形成

（一）呼吸中枢

在中枢神经系统，产生和调节呼吸运动的神经细胞群称为呼吸中枢。呼吸中枢分布于大脑皮层、间脑、脑桥、延髓和脊髓等部位，但各部位在呼吸节律的产生和调节中所起的作用不同，正常的节律性呼吸运动是在各级呼吸中枢的协调配合下完成的。

1. **脊髓**　脊髓中支配呼吸肌的运动神经元胞体位于第 3~5 颈段（支配膈肌）和胸段（支配肋间肌和腹肌）脊髓前角。脊髓前角运动神经元发出神经冲动，支配相应呼吸肌发生节律性收缩和舒张，引起呼吸运动。在动物实验中，延髓和脊髓之间被横断（图 7-12，D 平面），呼吸运动停止，表明脊髓只是联系脑和呼吸肌的中继站，以及在某些呼吸反射活动的初级整合中可能具有一定作用。

2. **低位脑干**　低位脑干包括脑桥和延髓，1923 年，英国生理学家 Lumsden 用横断猫脑干的方法首次证实了自主呼吸节律中枢位于低位脑干。实验显示：在动物的中脑和脑桥之间横断（图 7-12，A 平面），呼吸节律无明显变化；在延髓和脊髓之间横断（图 7-12，D 平面），呼吸运动停止，表明呼吸节律产生于低位脑干。如果在脑桥中、上部之间横断（图 7-12，B 平面），呼吸则变慢变深；如果再切断双侧迷走神经，吸气动作明显延长，偶尔短暂呼气，此为长吸式呼吸（apneusis），提示脑桥上部有抑制吸气活动的呼吸调整中枢（pneumotaxic center，PC），同时来自肺部的迷走神经传入冲动也有抑制吸气活动的作用；脑桥中下部可能存在兴奋吸气活动的长吸中枢（apneustic center）。在脑桥和延髓之间横切（图 7-12，C 平面），不论迷走神经是否完整，都出现不规则的喘息样呼吸（gasping）。于是，在 20 世纪 20~50 年代，形成了三级呼吸中枢学说，即在延髓内，有喘息中枢（gasping center），产生最基本的呼吸节律；在脑桥下部，有长吸中枢，能够易化吸气活动；在脑桥上部，有呼吸调整中枢，周期性抑制长吸中枢，在三级中枢的共同作用下，形成正常的呼吸节律。之后的研究证实了延髓有呼吸节律基本中枢和脑桥上部有呼吸调整中枢，但未能证实脑桥中下部存在长

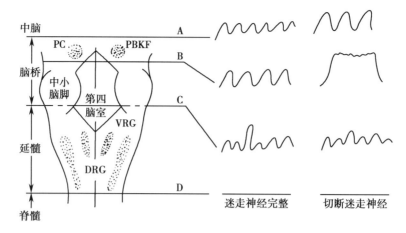

图 7-12　在脑干不同平面横切后呼吸运动的变化

吸中枢。

3. 高位脑　呼吸运动还受脑桥以上部位的影响，如大脑皮层、边缘系统、下丘脑等。大脑皮层作为随意呼吸调节系统，在一定程度上能够随意控制低位中枢呼吸神经元的活动，以保证与呼吸相关活动的完成，如说话、唱歌、吹奏乐器、吞咽、控制特殊体位和姿势等。随意屏气或加深加快呼吸也靠大脑皮层的控制来实现。大脑皮层随意呼吸调节系统和低位脑干自主呼吸节律调节系统下行通路是分开的。例如，在脊髓前外侧索下行的自主呼吸通路受损后，自主节律性呼吸发生障碍甚至停止，而患者仍可以进行随意呼吸。但这种患者需依靠人工呼吸机来维持肺通气，否则一旦入睡，呼吸运动就会停止。

（二）呼吸节律的形成

关于呼吸节律形成的机制，目前主要有神经元网络学说和起步细胞学说。

神经元网络学说认为，在延髓内存在一些起中枢吸气活动发生器（central inspiratory activity generator）和吸气切断机制（inspiratory off-switch mechanism）作用的神经元。（图 7-13）。前者的活动引起吸气神经元兴奋，冲动下传至脊髓，引起吸气；另一方面冲动又传至具有吸气切断机制作用的神经元，该神经元兴奋达到一定阈值时，可以抑制吸气活动发生器的活动，使吸气终止，转为呼气。在呼气过程中，吸气切断机制神经元活动逐渐减弱，中枢吸气活动发生器神经元活动逐渐增强，再次引起吸气。如此循环，形成节律性的呼吸运动。吸气切断机制神经元的激活除由于延髓吸气神经元的冲动外，还与脑桥上部臂旁内侧核（NPBM）和相邻的 Kolliker-Fuse（KF）核，二者共同组成的 PBKF 核群有关，该核群的作用是限制吸气。另外，迷走神经中肺牵张感受器的传入信息也能够兴奋吸气切断机制神经元，抑制中枢吸气活动发生器神经元的活动，使吸气转为呼气。所以在实验过程中损毁 PBKF 并切断迷走神经，动物便出现长吸式呼吸。

起步细胞学说认为，如同窦房结起搏细胞的节

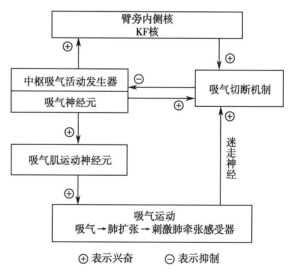

图 7-13　呼吸节律形成机制模式

律性兴奋引起心脏产生节律性收缩一样，在延髓内存在呼吸节律起步样活动神经元，如前包钦格复合体，正常的呼吸节律就是由呼吸节律起步神经元的兴奋引起的。

由于方法学的限制，关于起步细胞学说的依据主要是新生动物实验，而神经元网络学说的依据多来自成年动物，所以可能在新生期起步细胞的活动占主导作用，而随着机体生长发育成熟，呼吸神经元之间的相互作用加强，神经元网络的作用更加重要。因此，即使呼吸节律的产生依赖于起步神经元的活动，神经元网络对于完整机体正常节律性呼吸运动的维持应该具有关键作用。

二、呼吸运动的反射性调节

呼吸运动受到来自呼吸器官以及其他器官系统感受器传入信息的反射性调节，使呼吸运动的频率、深度和形式等发生相应的改变。这些反射可以分为化学感受性反射、机械感受性反射和防御性反射三类。

（一）化学感受性呼吸反射

动脉血液、组织液或脑脊液中的 O_2、CO_2 和 H^+ 对呼吸运动的调节是一种反射性活动，称为化学感受性反射（chemoreceptive reflex）。机体通过呼吸运动调节维持血液中 O_2、CO_2 含量和 pH 的相对稳定，使机体代谢活动得以正常进行。

1. 化学感受器 化学感受器（chemoreceptor）是指其适宜刺激是 O_2、CO_2 和 H^+ 等化学物质的感受器。根据所在部位不同，化学感受器分为外周化学感受器（peripheral chemoreceptor）和中枢化学感受器（central chemoreceptor）。

（1）外周化学感受器：外周化学感受器位于颈动脉体和主动脉体，其适宜刺激是动脉血液中 PO_2 降低、PCO_2 和 H^+ 浓度升高的变化，兴奋冲动分别经窦神经和迷走神经传入延髓呼吸中枢和心血管中枢，反射性地使呼吸加深加快并引起血液循环功能的变化。其中，颈动脉体主要参与呼吸调节，其作用比主动脉体强6倍，而主动脉体主要参与对循环功能的调节。由于颈动脉体的解剖位置有利于研究，所以对外周化学感受器的研究主要集中在颈动脉体。

颈动脉体内主要有 I 型细胞和 II 型细胞，I 型细胞数量较多，呈球形，内有大量含乙酰胆碱、儿茶酚胺等神经递质的突触囊泡，是主要的感受器细胞；II 型细胞数量较少，无囊泡，在功能上类似于神经胶质细胞。窦神经的传入纤维末梢与 I 型细胞之间形成突触结构（图 7-14）。实验记录到，当灌流液中的 PO_2 下降，PCO_2 升高或 H^+ 浓度升高时，刺激 I 型细胞，触发神经递质释放，引起传入神经纤维兴奋，进而兴奋呼吸运动。

（2）中枢化学感受器：中枢化学感受器位于延髓腹外侧浅表部位，左右对称，分为

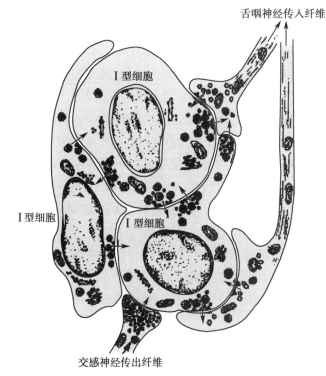

图 7-14 颈动脉体内 I 型细胞结构示意图

舌咽神经传入纤维

I 型细胞

I 型细胞

I 型细胞

交感神经传出纤维

头、中、尾三区（图 7-15A）。其头端和尾端区具有化学感受性，中间区不具有化学感受性，可能是头端和尾端区传入冲动向脑干呼吸中枢投射的中继站。中枢化学感受器的生理性刺激是脑脊液和局部细胞外液的 H^+，但血液中的 CO_2 能迅速通过血-脑屏障，使化学感受器周围细胞外液中的 H^+ 浓度升高，从而刺激中枢化学感受器，继而引起呼吸中枢兴奋（图 7-15B）。由于脑脊液中碳酸酐酶含量很少，CO_2 与水的水合反应很慢，所以对 CO_2 的反应有一定的时间延迟。而动脉血中的 H^+ 不易通过血-脑屏障，故血液 pH 的变化对中枢化学感受器的作用较小，故中枢化学感受器的有效生理刺激物是脑脊液或局部脑组织细胞外液的 H^+。

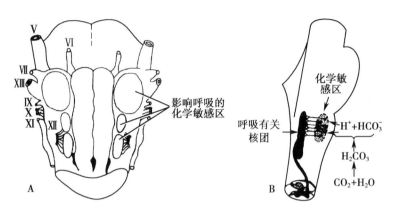

图 7-15　中枢化学感受器
A. 延髓腹外侧的三个化学敏感区；B. 血液或脑脊液 PCO_2 升高时，刺激呼吸的中枢机制

与外周化学感受器相比，中枢化学感受器不感受低氧的刺激，但对 H^+ 的敏感性较外周化学感受器高，其作用可能是调节脑脊液的 H^+ 浓度，使中枢神经系统有一稳定的 pH 环境。

2. CO_2、H^+ 和低氧对呼吸运动的调节

（1）CO_2 对呼吸运动的调节：CO_2 是调节呼吸运动最重要的生理性化学因素。吸入气中 CO_2 含量增加时，动脉血 PCO_2 随之增加，呼吸加深加快，肺通气量增加（图 7-16）。而机体在过度通气后会发生呼吸暂停，则是由于排出了较多的 CO_2，使动脉血 PCO_2 降得很低，对呼吸刺激减弱造成的。因此，一定水平的 PCO_2 对维持呼吸和呼吸中枢的兴奋性是必要的，但超过一定限度则有抑制和麻醉效应。如吸入气中 CO_2 含量增加 1%，即可引起肺通气量增加；吸入气中 CO_2 增加 4% 时，肺通气量可增加 1 倍。当吸入气中的 CO_2 含量增加 7% 时，肺通气量不再增加，导致体内 CO_2 堆积，抑制包括呼吸中枢的中枢神经系统活动，发生呼吸困难、头痛、头昏，甚至昏迷，出现 CO_2 麻醉。

CO_2 刺激呼吸运动是通过两条途径实现的：一是通过刺激中枢化学感受器再兴奋呼吸中枢；二是刺激外周化学感受器，冲动窦神经和迷走神经

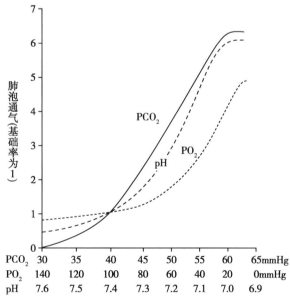

图 7-16　改变动脉血液 PCO_2、PO_2、pH 三因素之一而维持另外两个因素正常时对肺泡通气的影响

传入延髓呼吸，反射性地使呼吸加深加快。去除外周化学感受器的作用之后，CO_2 引起的通气反应仅下降约 20%。可见，中枢化学感受器途径者是主要的，约占总效应的 80%。不过，因为中枢化学感受器的反应较慢，所以当动脉血 PCO_2 突然增高时，外周化学感受器在引起快速呼吸反应中可起重要作用。

（2）H^+ 对呼吸运动的调节：动脉血中 H^+ 浓度增加，可使呼吸运动加深加快，肺通气量增加；H^+ 浓度降低，呼吸运动则受到抑制（图 7-16）。H^+ 对呼吸运动的调节也是通过外周化学感受器和中枢化学感受器两条途径实现的。且中枢化学感受器对 H^+ 的敏感性比外周化学感受器高，但由于血液中 H^+ 不易通过血 - 脑屏障，因而限制了它对中枢化学感受器的作用，所以，动脉血中的 H^+ 主要通过刺激外周化学感受器而起作用，而脑脊液中的 H^+ 才是中枢化学感受器最有效的刺激物。

（3）低氧对呼吸运动的调节：吸入气 PO_2 降低时，肺泡气和动脉血 PO_2 都随之降低，呼吸加深、加快，肺通气量增加（图 7-16）。通常动脉血 PO_2 下降到 80mmHg 以下，肺通气量才有明显的增大，可见动脉血 PO_2 对正常呼吸的调节作用不大，但在特殊情况下，如严重肺气肿、肺心病患者，肺换气功能障碍，导致机体慢性缺氧和长时间的 CO_2 潴留，致使中枢化学感受器对 CO_2 的敏感性降低，而外周化学感受器对低氧刺激适应很慢，这时低氧对外周化学感受器的刺激成为驱动呼吸的主要因素。对这类患者如快速输入纯氧，可因突然解除了低氧对外周化学感受器的刺激而导致呼吸抑制，所以在临床应用氧疗时应给予高度重视。

低氧对呼吸运动的刺激作用是完全通过刺激外周化学感受器实现的。低氧对呼吸中枢具有直接抑制作用，但轻度低氧可以通过刺激外周化学感受器而兴奋呼吸中枢，对抗其对呼吸中枢的直接抑制作用。严重缺氧时，外周化学感受性反射不足以对抗其对呼吸中枢的直接抑制作用，将导致呼吸运动减弱。

3. CO_2、H^+ 和低氧在呼吸运动调节中的相互作用 图 7-16 显示的是 CO_2、H^+ 和 O_2 三个因素中只改变一个因素而保持其他两个因素不变时的通气效应，由图可见，三者引起的肺通气反应程度大致接近。然而，在自然呼吸情况下，一种因素的改变常常会引起另外一种或两种因素相继改变或几种因素的同时改变。三者之间具有相互作用，对肺通气的影响既可因总和而增强，也可因相互抵消而减弱。图 7-17 所示为一种因素改变而对另外两种因素不加控制时的情况。可见，CO_2 对呼吸的刺激作用最强，且比其单因素作用时更明显；H^+ 的作用次之；低氧的作用最弱。PCO_2 升高时，H^+ 浓度也随之升高，两者的协同作用使肺通气反应比单纯 PCO_2 升高时更强；H^+ 浓度增加时，因肺通气增大使 CO_2 排出，PCO_2 下降，H^+ 浓度也有所降低，可部分抵消 H^+ 的刺激作用，使肺通气的增加比单独 H^+ 浓度升高时减小；PO_2 降低时，也因肺通气量增加，呼出较多的 CO_2，使 PCO_2 和 H^+ 浓度降低，从而减弱低氧的刺激作用。

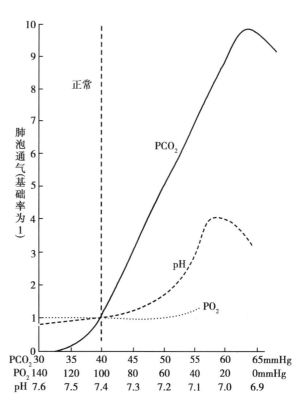

图 7-17 改变动脉血液 PCO_2、PO_2、pH 三因素之一而不控制另外两个因素时对肺泡通气的影响

（二）机械感受性呼吸反射

1. 肺牵张反射 由肺扩张或肺萎陷引起的吸气抑制或吸气兴奋的反射称为肺牵张反射（pulmonary stretch reflex）或黑 - 伯反射（Hering-Breuer reflex）。包括肺扩张反射和肺萎陷反射。

（1）肺扩张反射：肺扩张反射是肺扩张时抑制吸气活动的反射。该反射感受器位于从气管到细支气管的平滑肌中，可感受牵拉扩张的刺激。吸气时肺扩张，牵拉呼吸道，使呼吸道扩张，引起牵张感受器兴奋，传入冲动经迷走神经到达延髓，兴奋吸气切断机制神经元，终止吸气活动，将吸气转为呼气。该反射的生理意义在于加速吸气过程向呼气过程的转换，增加呼吸频率。肺扩张反射属负反馈调节机制，若切断动物的双侧迷走神经，吸气过程延长，吸气活动加深，呼吸变得深而慢。

肺扩张反射有种属差异，兔的肺扩张反射最敏感，人的最弱。在成年人，当潮气量增加至1500ml时，才能引起肺扩张反射。所以在平静呼吸时，肺扩张反射不参与呼吸运动的调节。在病理情况下，肺顺应性降低，气道对肺扩张的牵张刺激敏感，可引起该反射，使呼吸变得浅而快。

（2）肺萎陷反射：肺萎陷反射（pulmonary deflation reflex）是肺萎陷时增强吸气活动或促进呼气转换为吸气的反射。该反射感受器同样位于气道平滑肌内，但性质尚不清楚。肺萎陷反射在肺缩小程度较大时才出现，对防止呼气过深和肺不张可能起一定作用。

2. 呼吸肌本体感受性反射 肌梭和腱器官是骨骼肌的本体感受器。肌梭受到牵张刺激时，可反射性引起其所在的骨骼肌收缩，这种反射称为骨骼肌牵张反射（muscle stretch reflex），属于本体感受性反射（proprioceptive reflex）。呼吸肌被牵拉时，也可发生牵张反射。切断动物的胸段脊神经背根，则呼吸运动减弱。在人类，呼吸肌本体感受性反射也参与正常呼吸运动的调节，尤其在呼吸肌负荷增加作用更加明显。

（三）防御性呼吸反射

当呼吸道黏膜受到机械或化学刺激（如香烟、组胺、前列腺素等）时，引起的以清除激惹物为目的的反射性呼吸变化，称为防御性呼吸反射，包括咳嗽反射和喷嚏反射。

1. 咳嗽反射 咳嗽反射（cough reflex）是常见的重要防御性反射。该反射的感受器位于喉、气管和支气管的黏膜。兴奋冲动经迷走神经传入延髓，触发咳嗽反射。咳嗽时，先是短促或深吸气，接着声门紧闭，呼气肌强烈收缩，肺内压和胸膜腔内压急速上升，然后声门突然开放，由于肺内压很高，气体以极高的速度从肺内冲出，将呼吸道内的异物或分泌物排出。

2. 喷嚏反射 喷嚏反射（sneeze reflex）和咳嗽反射类似，不同的是刺激作用于鼻黏膜感受器，传入神经是三叉神经，反射效应是腭垂下降，舌压向软腭，而不是声门关闭，呼出气主要从鼻腔喷出，以清除鼻腔中的刺激物。

第五节　呼吸功能康复的生理学基础

呼吸系统康复也称作肺康复，是康复医学中的一个分支，主要是针对慢性阻塞性肺疾病（chronic obstructive pulmonary disease，COPD）、支气管哮喘等慢性呼吸系统疾病和神经肌肉等病变造成的继发性呼吸障碍患者，根据患者的具体情况制订综合性多学科方案，用以稳定、逆转肺疾病的病理生理和病理心理改变，达到减少患者呼吸困难症状，提高运动耐力，改善生活质量的目的。

一、常用的呼吸康复手段对呼吸功能的影响

综合肺康复包括对患者的评估、教育、药物治疗、物理治疗、氧疗、运动、心理社会干预等系列内容，其中常用的直接改善呼吸功能的物理康复手段主要包括呼吸训练、运动疗法和氧气治疗。

（一）呼吸训练对呼吸功能的影响

呼吸训练是通过进行高效率的呼吸法，强化呼吸肌，改善呼吸协调性，以减轻呼吸困难、缓解胸部紧张、提高通气功能的方法。常见的呼吸训练方法有缩唇呼吸、腹式呼吸和局部呼吸。

1. 缩唇呼吸 缩唇呼吸（push lip breathing）是指先用鼻吸气再用口呼气，呼气时尽量将口唇缩拢施加抵抗，持续缓慢呼气。该方法能够从以下几方面影响呼吸功能：①锻炼膈肌功能；②降低呼吸频率，延长呼气时间，增加潮气量，进而提高肺泡通气量；③减轻肺泡过度充气，延缓肺气肿的发生。

2. 腹式呼吸 腹式呼吸主要使用的呼吸肌为膈肌，因此也称为横膈呼吸（diaphragmatic breathing）。如前所述，膈肌分割胸腔和腹腔，向上方隆起，在进行用力呼吸时可有上下 7~10cm 的移动，也就是膈肌具有 1750~2500ml 的通气能力。此呼吸法的目的是使膈肌的活动变大，斜角肌、胸锁乳突肌等辅助呼吸肌的活动减少，从而降低呼吸频率，增加潮气量、肺泡通气量，减少功能余气量，增强咳嗽反射，缓解呼吸困难症状，改善肺换气功能。

3. 局部呼吸 局部呼吸（segmental breathing）是对特定的肺组织进行扩张训练，扩张的部位是胸壁和有病变的肺叶部分。局部呼吸能够促进胸廓运动，排出支气管分泌物，畅通气道，扩张肺组织，改善 $\dot{V}_A/\dot{Q}$ 比值。

（二）运动疗法对呼吸功能的影响

康复医学以功能治疗为主，运动疗法是它的核心。常见的呼吸康复运动疗法有步行、功率踏车、跑步等下肢运动，举重物、弹力带操等上肢运动，以及呼吸肌训练。运动训练在康复治疗期间及康复后都可以减轻呼吸障碍患者的呼吸困难，因此，运动疗法是呼吸康复治疗中的重要内容。

1. 运动时呼吸的变化

（1）运动时肺通气量的变化：运动促进呼吸加深加快，肺通气量增加。运动时，潮气量可以从安静时的 500ml 增至 2000ml 以上，呼吸频率由 12~18 次 / 分增至 40~60 次 / 分，肺通气量从安静时的 6~8L 增加到 80~150L。

如图 7-18 所示，在运动开始之前，肺通气量即有少许的增加；运动开始后，肺通气量先快速增长，继而缓慢上升；若进行中等强度的运动，肺通气量在几分钟快速增长后，上升趋势减缓，最后保持在一个相对稳定的水平上直到运动结束。健康人在稳态下运动，肺通气量的增长和耗氧量的增长成直线关系，此时呼吸当量保持不

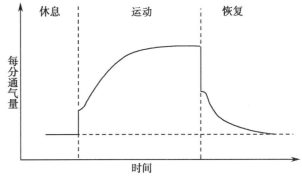

图 7-18 运动时肺通气量的变化

变。当运动强度超过无氧阈强度时，无氧代谢产物乳酸增多，血液缓冲乳酸使CO_2增加，为排出CO_2，肺通气量增大，此时肺通气量和耗氧量不再保持直线关系，呼吸当量增大，机体摄O_2效率降低。

运动结束后，通气量先快速下降，随后缓慢下降并恢复到安静水平。恢复期的长短取决于氧储备的重建和运动后过量氧耗的偿还时间。

（2）运动时氧利用率的变化：每100ml动脉血流经组织时所释放的O_2占动脉血氧含量的百分数，称为氧利用率（utilization ratio of oxygen）。计算公式如下：

$$氧利用率 = \frac{动脉血氧含量 - 静脉血氧含量}{动脉血氧含量} \times 100\%$$

安静时，动脉血PO_2为100mmHg时的血氧饱和度约为97.4%。正常人每100ml血液的氧含量较恒定（约19.4ml）。静脉血PO_2为40mmHg时，血氧饱和度约为75%，则每100ml静脉血的氧含量为14.4ml。因此，氧利用率为26%。剧烈活动时肌肉的PO_2可降至20mmHg甚至0mmHg，若以PO_2在15mmHg，氧饱和度约为22%，而静脉血的O_2氧含量应为4.4ml，这时的氧利用率为77%，比安静时高出约3倍。因此，剧烈运动时，随着局部血流量的提高，氧利用率也相应提高，甚至可以接近100%。

2. 心肺功能运动试验　心肺功能运动试验（cardiopulmonary exercise test，CPET）是采用呼吸代谢的方法在负荷递增的运动中进行人体心肺功能的测试，它反映人体的最大有氧代谢能力和心肺储备能力，特别强调心肺联合功能测定。能够为临床提供疾病诊断和康复的依据。CPET的评价内容包括摄氧量（oxygen uptake，VO_2），代谢当量（METs），氧脉搏（oxygen pulse），无氧阈（anaerobic threshold，AT），肺部气体交换等。

（1）摄氧量：经肺泡与肺血流摄取的氧量称为摄氧量，反映细胞中氧的利用程度，包括运动中肌肉细胞氧的利用情况。在人体进行最大强度的运动时，所能摄入的氧气含量，为最大摄氧量（maximal oxygen uptake，VO_{2max}），是反映人体有氧运动能力的重要指标。由于运动强度小于70% VO_{2max}时血液中乳酸不增高，因此把大于70% VO_{2max}的运动量定为高强度运动，高强度运动易出现乳酸血症；50%~70%为中等强度运动，中等强度的运动属于有氧运动，对慢性病患者最有利；低于50%为低强度运动。

（2）代谢当量：VO_{2max}除以3.5即为代谢当量。1 MET是指人安静时平均VO_2，相当于每分钟每公斤3.5ml的摄氧量，用来衡量运动强度，生活活动强度，如用于康复运动处方。

（3）氧脉搏　心脏每次搏动输出的血量所摄取的氧量，称为氧脉搏，也称每搏氧量。可以用每分摄氧量除以每分心率计算。安静时正常值在4.1ml左右，在心率为130~140次/分时，最高值为11~17ml，心率过快时则有下降趋势。但也有运动员在从事剧烈活动时，氧脉搏高达23ml之多。氧脉搏数值和动脉血氧饱和度之间有密切关系。氧脉搏数值大时，血氧饱和度较高，反之则低。氧脉搏的高低可反映心肺功能效率，可作为评定心肺功能的综合指标。

（4）无氧阈：指运动时有氧供能尚未需要无氧代谢补充供能时的最大VO_2值，即尚未发生乳酸性酸中毒时的最高VO_2，反映了机体耐受负荷的潜能，同时也反映了乳酸盐和乳酸盐/丙酮酸比率在肌肉和动脉血中增加，它取决于无氧代谢时乳酸产量。是运动时无氧代谢能力的标志。

（5）肺部气体交换：有效地气体交换功能对于正常的运动效果极为重要，其反应指标主要有肺泡-动脉氧分压差[P（A-a）O_2]，生理无效腔与潮气量比值（VD/VT）。[P（A-a）O_2]在静息状态下通常小于10mmHg，但在运动中可能大于20mmHg。如果大于35mmHg则说明气体交换异常，大于50mmHg说明肺内存在疾患。VD/VT是另一个有效气体交换的指标，VD/VT升高反映了无效腔增大，肺部疾患患者在运动中 VD/VT 通常也升高。

3. 运动疗法在呼吸康复中的作用

（1）运动提高机体有氧代谢：慢性呼吸系统疾病患者往往因为呼吸困难而缺乏运动，导致肌肉功能减退，进而加重呼吸功能障碍，引发呼吸困难的症状。患者外周肌肉功能障碍以大肌群为主，全身大肌群包括呼吸肌进行长时间的中等强度运动时，机体能量来源是脂肪酸和葡萄糖，并且此时 VO_2 上升至恒定水平，机体处于有氧代谢状态。有氧代谢运动有助于改善心肺耐力。所以，长期坚持运动训练可以提高机体的有氧代谢能力，保障患者更有效地改善呼吸功能，提高生活质量。

（2）运动增强呼吸储备功能：呼吸系统的功能储备十分强大，上面提到安静时机体的 VO_2 为 3.5ml/（kg·min），而运动时 VO_{2max} 可以达到 40~70ml/（kg·min），大约是安静时的 10~20 倍。运动中 VO_2 的增加就是呼吸功能储备量。VO_2 增加的程度越高，就意味着呼吸功能储备越强。呼吸系统疾病早期，由于上述储备力的作用，在安静时可以不表现为异常。而运动试验可以有助于激发异常表现，以帮助诊断。另一方面，通过合理的运动训练，可以逐步增强呼吸功能储备，从而提高患者的适应能力，改善症状，达到康复治疗的目的。

（三）氧气治疗对呼吸功能的影响

低氧血症并发组织缺氧，是导致呼吸衰竭的常见原因之一。氧气治疗是改善低氧血症的主要手段，在呼吸康复中起关键作用。

1. 氧气疗法改善呼吸功能 氧气治疗可以改善呼吸功能。首先，氧气治疗能够增加组织氧含量，提高了心肺工作效率；组织氧利用增加使得无糖酵解减少，缓解运动性低氧血症；血氧分压上升解除了低 PO_2 对化学感受器的刺激，降低了通气需求；另外，根据氧解离曲线，在严重缺氧时，PO_2 略有下降，血氧饱和度就可大幅度下降，氧气治疗后使血氧分压维持在 60mmHg 以上，可避免上述情况发生。

2. 氧气治疗与 CO_2 潴留 对于呼吸衰竭患者，无限制的或者高浓度的吸氧会发生呼吸抑制，导致 CO_2 潴留。如前所述，慢性呼吸衰竭时，中枢化学感受器对 CO_2 的敏感性降低，低氧成为兴奋呼吸中枢的主要刺激，高浓度吸氧使动脉血 PO_2 迅速升高，呼吸中枢失去刺激，导致呼吸抑制，出现中枢性通气不足。另外，也有观点认为高浓度吸氧导致 CO_2 潴留，是继发于何尔登效应，即 CO_2 在血中运输，有 7% 依靠与 Hb 结合，在 Hb 氧合不足时，还原 Hb 运输 CO_2 的能力较大，所以高浓度吸氧可导致 CO_2 潴留。

二、 慢性阻塞性肺疾病康复的生理学基础

COPD 是一种以气流受限为特征的疾病，气流受限不完全可逆、呈进行性发展，与慢性支气管炎和肺气肿密切相关，临床表现为咳嗽咳痰，劳力性呼吸困难，严重时可出现呼吸衰竭症状。由于在慢性呼吸系统疾病中 COPD 所占比例最大，所以 COPD 患者是呼吸康复的主要对象，而呼吸康复也是 COPD 患者重要的治疗措施之一。

（一）COPD 病理生理学基础

COPD 以肺部对有害气体或有害颗粒的异常炎症反应为重要特征，病理解剖可见肺局部吞噬细胞、中性粒细胞和淋巴细胞的增加，目前认为 COPD 以气道、肺实质和肺血管的慢性炎症变化为病

理基础，炎症反应引起黏液分泌增加和水肿发生，气流受限是该病发生的始动阶段。肺功能检查是判定气流受限的客观指标，对 COPD 的诊断、评价具有重要意义，吸入支气管舒张剂后 FEV_1/FVC<70%，表明存在不完全可逆的气流受限，可以诊断为 COCP。

随着 COPD 病情进展，加重外周气道阻塞、肺实质破坏及肺血管异常将导致肺气体交换能力下降，产生低氧血症，进而产生慢性肺源性心脏病甚至有心衰竭，提示预后不良。在这个过程中除了气道和肺实质的改变，呼吸肌的功能紊乱也在 COPD 发病中起重要作用。另外，COPD 还会出现全身多系统受累，包括四肢肌肉功能障碍、骨骼疏松、营养不良等，以上病理生理学改变为制定 COPD 患者的康复治疗方案奠定了基础。

（二）COPD 呼吸康复措施

COPD 是慢性进展性疾病，即使在稳定期也需要进行药物治疗，同时在 COPD 发病的各个阶段，都可以对患者进行个体化康复训练以帮助患者减轻症状、延缓病情、预防并发症发生。COPD 的康复治疗措施包括呼吸训练、运动训练、氧气治疗、营养、心理支持、健康教育等手段。

1. **呼吸训练**　COPD 患者存在呼吸方式、呼吸肌做功效率改变。呼吸训练可显著增加吸气肌肉力量和耐力、提高通气效率、降低 COPD 稳定期患者呼吸困难。常用的针对 COPD 患者呼吸训练的方法如前所述主要有腹式呼吸和缩唇呼吸两种。COPD 患者由于肺过度充气致膈肌位置下移，膈面平坦，使得膈肌活动受限。腹式呼吸的目的是要患者尽量用膈肌吸气，增加膈肌做功效率，减少肋间肌和呼吸肌的无效劳动，降低呼吸功；缩唇呼吸主要目的是防止小气道陷闭，增加肺泡气排出，减少残气量，以吸入更多新鲜空气。

2. **运动训练**　运动训练是 COPD 患者进行呼吸康复必不可少的组成部分，其目的是增加患者的肌肉体积和血红蛋白含量，提高患者肌力，改善心肺耐力和肌肉耐力。运动处方要根据患者的运动能力、康复目标和心肺功能等科学合理地安排。对于运动方式的选择，通常要同时进行上、下肢肌肉训练，因为上肢运动有利于精细动作的完成，而下肢运动能够提高运动耐力，增强肌肉力量。在条件允许的情况下，可以测定最大摄氧量（VO_{2max}）来监测运动强度。大于 70% VO_{2max} 为高强度运动，高强度运动易出现乳酸血症；50%~70% VO_{2max} 为中等强度运动，中等强度运动属于有氧运动，对患者康复最为有利；小于 50% VO_{2max} 为低强度运动，对于没有运动基础的患者可以从低强度运动开始，然后逐渐加大运动强度达到训练目的。同时，运动持续时间、运动频率、周期要针对患者个体情况与运动强度进行调节，已达到最佳康复效果。

3. **氧气治疗**　COPD 患者伴有低氧血症时宜给予氧气治疗，为防止 CO_2 潴留要采取低流量给氧的方法，即每天大于 15h，氧流量控制在 1~2L/min。长期氧疗由于组织供氧的增加，能有效缓解呼吸肌和骨骼肌的疲劳，提高运动耐力，另外还能维持肺动脉压的稳定、降低血粘度提高患者生存率，延缓肺心病的发展。

4. **营养支持**　COPD 患者营养状况和气道阻塞程度成正相关，由于呼吸困难、血氧饱和度下降等均可导致能量摄入不足，并发不同程度的胃肠功能障碍；另外，由于患者呼吸功增加，导致机体代谢率增加，以上原因均导致 COPD 患者营养不良。长期营养不良易造成反复气道感染，加重肺功能恶化，故给予合理的营养支持治疗对于 COPD 患者是非常重要的。

5. **心理干预**　由于 COPD 病程较长，治愈率低，常会使得患者焦虑、抑郁，对疾病治疗丧失信心。在呼吸康复过程中，需要对患者进行心理测评，制定心理治疗方案，最大限度地解除患者负性情绪，增强康复治疗信心。

6. **健康教育**　对 COPD 患者健康教育旨在纠正其不良的生活模式和卫生行为，加强其对疾病发生发展规律地认识。其内容应包括疾病相关知识、就诊指征、药物作用及不良反应、正确的锻炼方法、合理膳食组合、氧气的正确使用，感冒的预防等。

三、 支气管哮喘康复的生理学基础

支气管哮喘简称哮喘，是多种细胞和细胞成分参与的气道过敏性疾病，其特征为广泛性气道受限，引起反复发作的喘息、气急、胸闷、咳嗽等症状，多数患者可自行或经治疗后缓解，但重症常呈持续发作状态表现为困难，为避免哮喘反复发作，减轻患者痛苦，维持病情稳定，对哮喘患者进行呼吸康复也是非常必要的。

（一）支气管哮喘病理生理学基础

哮喘主要表现在非特异性气道炎症和在气道炎症基础上的气道高反应性，气道炎症的启动包括炎症细胞的活化和炎症介质的释放，导致气道充血、水肿、平滑肌收缩，引起阻塞性通气功能障碍，如果发生气道重塑，疾病可逆性下降。随着气道阻塞加重，患者会出现明显的 $\dot{V}_A/\dot{Q}$ 失调，严重患者甚至出现高碳酸血症性呼吸衰竭。哮喘临床表现可分为三期：急性发作期、慢性持续期和临床缓解期，康复治疗宜在疾病缓解期或药物配合下进行，急性发作期不适合运动康复。

（二）支气管哮喘呼吸康复措施

哮喘的呼吸康复主要目的是让患者的肺功能尽量维持在正常水平，并像正常人一样生活、学习、运动和工作，使患者达到最好的生活状态。前述呼吸康复手段也适用于哮喘患者，以下针对哮喘发病的特点做些补充说明。

1. **呼吸训练** 在重度哮喘发作时，让患者上半身成90°回旋，侧卧，保持头高脚低位，不要压迫胸、腹部；轻度哮喘发作时，一般采用坐位或半卧位，抬头，微展双臂，让患者呼吸大量新鲜空气。进行呼吸训练时，尽可能让患者放松，进行下部胸式呼吸、腹式呼吸或缩唇呼吸。分泌物多的情况下，先排痰，分泌物黏稠时可用一些祛痰剂。

2. **运动训练** 对于哮喘患者来说运动训练也是治疗程序中的一部分，对于轻、中度哮喘患者在缓解期可以进行适当运动训练，即使是运动性哮喘患者只要运动方案合理，坚持规律的运动，控制运动性哮喘的发作也是可能的。科学的运动训练一方面可以降低运动后哮喘的发生，另一方面还可以增强患者体质，提高呼吸道防御能力，改善肺通气功能，使患者对呼吸困难的耐受程度明显增加。

3. **心理干预** 由于哮喘具有反复发作的特点，容易给患者造成极大的心理负担，所以在进行呼吸康复时帮助患者树立信心就显得尤为重要。另外，一些情绪不稳定因素往往会诱发哮喘的发生，在进行心理干预时要让患者了解精神因素对疾病的影响，帮助患者消除负面情绪，培养兴趣爱好，进行放松训练等心理调控，使其在良好的心理环境下接受治疗，缩短病程，尽早康复。

思考题

1. 简述胸内负压的生理意义。

2. 为什么通气/血流比值增大或减小都会使肺换气效率降低？

3. 试述氧离曲线的特征及生理意义。

4. 简述血液中 CO_2 增多、缺 O_2、和 H^+ 增高对呼吸的影响及作用途径。

5. 切断家兔双侧迷走神经，呼吸运动有何变化？为什么？

（焦海霞）

第八章
消化和吸收

本章重点介绍食物在消化道内消化和吸收的过程与机制。通过本章的学习要求掌握消化和吸收的概念，胃的运动形式及其意义，胃液的主要成分、作用以及消化期胃液分泌的调节，胰液的主要成分、作用及分泌的调节，胆汁的主要成分、作用及胆盐的肠肝循环，营养物质的吸收，康复措施促进消化系统功能改善的生理学原理；熟悉消化道平滑肌的一般生理特性，胃肠激素，胃的排空，小肠运动的形式和意义，小肠液的分泌和作用，消化道的神经支配及其作用；了解口腔内消化、大肠的吸收等内容。

第一节　消化系统功能活动的基本原理

消化器官的主要生理功能是对食物进行消化和吸收，从而为机体新陈代谢提供必不可少的物质和能量来源。

消化（digestion）是食物在消化道内被分解为可吸收的小分子物质的过程。消化的方式有两种：一种是通过消化道肌肉的舒缩活动，将食物磨碎，并使之与消化液充分混合，以及将食物不断地向消化道的远端推送的方式，此称为机械性消化；另一种消化方式是通过消化腺分泌的消化液参与完成，消化液中含有各种消化酶，能分别分解蛋白质、脂肪和糖类等物质，使之成为小分子物质，这种消化方式称化学性消化。正常情况下，这两种方式的消化同时进行，互相配合。食物经过消化后，透过消化道的黏膜，进入血液或淋巴循环的过程，称为吸收（absorption）。消化和吸收是两个相辅相成、紧密联系的过程。未被吸收的食物残渣以粪便的形式排出体外。

一、消化道平滑肌的生理特性

在整个消化道中，除口、咽、食管上端和肛门外括约肌为骨骼肌外，其余部分的肌组织均属于平滑肌。消化道通过这些肌肉的舒缩活动，完成对食物的机械性消化，并将食物推向前进；消化道的运动对于食物的化学性消化和吸收，也有促进作用。

（一）消化道平滑肌的一般特性

消化道平滑肌具有肌组织的共同特性，如兴奋性、传导性和收缩性，但这些特性的表现均有其自身特点。

消化道平滑肌的兴奋性较骨骼肌为低，收缩速度较慢；平滑肌经常处于微弱的持续收缩状态，具有一定的紧张性。这种特性能使消化道内经常保持一定的压力，使胃肠保持一定的形态和位置；消化道平滑肌在离体后，置于适宜的环境内，仍能进行良好的节律性运动；消化道能容纳好几倍于自己原始体积的食物，富有伸展性；消化道平滑肌对电刺激较不敏感，但对于牵张、温度和化学刺激则特别敏感。

（二）消化道平滑肌的电生理特性

消化道平滑肌细胞的电活动较骨骼肌复杂，其电生理变化主要有静息电位、慢波电位和动作电位三种形式。

1. 静息电位　消化道平滑肌的静息电位不稳定，波动较大，其电位实测值为：$-50 \sim -60mV$。静息电位主要由 K^+ 的平衡电位形成，但 Na^+-K^+ 泵的生电作用也参与了静息电位的产生。

2. 慢波电位　消化道平滑肌细胞可在静息电位基础上，发生节律性的自动去极化和复极化电位波动，其频率较慢，故称为慢波（slow wave），因慢波决定平滑肌的收缩节律，又称为基本电节律（basic electrical rhythm，BER），其波幅为 $5 \sim 15mV$。消化道平滑肌细胞慢波频率随部位而异：胃体约为 3 次 / 分，十二指肠为 $11 \sim 12$ 次 / 分，回肠末端为 $8 \sim 9$ 次 / 分。

慢波起源于消化道纵行肌和环行肌之间的间质细胞（interstitial cajal cell，ICC）。ICC 既不是神经细胞也不是平滑肌细胞，而是一种兼有成纤维细胞和平滑肌细胞特性的间质细胞，分布在消化道自主神经末梢和平滑肌细胞。目前认为它是胃肠运动的起搏细胞。去除支配平滑肌的神经纤维后，慢波依然出现，说明慢波的产生不依赖于神经的支配，但慢波的幅度和频率受自主神经的调节。

过去认为慢波本身并不直接引起平滑肌收缩，但能使平滑肌细胞的静息电位减小，当去极化达到阈电位时，便可引起肌细胞膜中的电压门控钙通道大量开放，从而产生动作电位和肌细胞收缩。目前已证实，平滑肌细胞存在有两个临界膜电位值：机械阈（mechanical threshold）和电阈（electrical threshold）。当慢波去极化达到或超过机械阈时，细胞内 Ca^{2+} 浓度增加，足以激活肌细胞收缩（收缩幅度与慢波幅度呈正相关），而不一定通过动作电位引发；当慢波去极化达到或超过电阈时，则可引发动作电位，使更多的 Ca^{2+} 进入胞内，收缩活动进一步增强。值得强调的是：慢波上出现的动作电位数目越多，肌细胞收缩活动就越强。

3. 动作电位　当慢波去极化达阈电位水平（约 $-40mV$）时，便可在慢波的基础上产生动作电位，持续时间约为 $10 \sim 20ms$，产生的机制主要是 Ca^{2+} 内流。动作电位常叠加在慢波的峰顶上，可为单个，也可多个出现，在每个慢波上叠加的动作电位频率越高，内流的 Ca^{2+} 就越多，从而平滑肌收缩的幅度也就越大。由于平滑肌动作电位发生时 Ca^{2+} 内流的速度已足以引起平滑肌的收缩，因此，锋电位与收缩之间存在很好的相关性，每个慢波上所出现锋电位的数目，可作为收缩力大小的指标。

消化道平滑肌的动作电位与骨骼肌细胞动作电位的区别在于：①锋电位上升较慢，持续时间较长；②去极化主要依赖 Ca^{2+} 内流，表现为：平滑肌细胞的动作电位不受钠通道阻断剂的影响，但可被钙通道阻断剂阻断；③复极化也由 K^+ 外流所致，不同的是平滑肌细胞 K^+ 的外向电流与 Ca^{2+} 的内向电流在时间过程上几乎相同，因此，锋电位的幅度较低。

综上所述，平滑肌的收缩是继动作电位之后产生的，而动作电位则是在慢波去极化的基础上发生的。因此，慢波电位本身虽不能引起平滑肌的明显收缩，但却被认为是平滑肌的起步电位，是平滑肌收缩节律的控制波，它决定蠕动的方向、节律和速度（图 8-1）。

二、消化腺的分泌功能

人每日由各种消化腺分泌的消化液总量达 $6 \sim 8L$（表 8-1）。消化液主要由有机物、离子和水组成。消化液的主要功能为：①稀释食物，使之与血浆的渗透压相等，以利于吸收；②改变消化腔内的

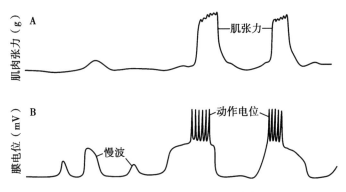

图 8-1　消化道平滑肌的电活动

A. 电极插入消化道平滑肌细胞内记录的基本电节律（慢波）曲线，在第二个慢波及以后的慢波去极化期，出现数目不等的动作电位（快波）；B. 该消化道平滑肌的收缩曲线，只有慢波而无动作电位时，肌肉发生轻度收缩，随着动作电位数目增多，收缩幅度逐渐加大

表 8-1　消化液的组成及其作用

消化液	分泌量（L/d）	pH	主要成分	酶的底物	酶的水解产物
唾液	1.0~1.5	6.6~7.1	黏液		
			α- 淀粉酶	淀粉	麦芽糖
胃液	1.5~2.5	0.9~1.5	黏液、盐酸		
			胃蛋白酶（原）	蛋白质	胨、多肽等
			内因子		
胰液	1.0~2.0	7.8~8.4	HCO_3^-		
			胰蛋白酶（原）	蛋白质	氨基酸、寡肽
			糜蛋白酶（原）		
			羧基肽酶（原）	肽	氨基酸
			核糖核酸酶	RNA	单核苷酸
			脱氧核糖核酸酶	DNA	
			α- 淀粉酶	淀粉	麦芽糖、寡糖
			胰脂肪酶	甘油三酯	脂肪酸、甘油、甘油酯
			胆固醇酯酶	胆固醇酯	脂肪酸、胆固醇
			磷脂酶	磷脂	脂肪酸、溶血磷脂
胆汁	0.8~1.0	6.8~7.4	胆盐		
			胆固醇		
			胆色素		
小肠液	1.0~3.0	7.6	黏液		
			肠激酶	胰蛋白酶原	胰蛋白酶
大肠液	0.5	8.3	黏液		
			HCO_3^-		

pH，以适应消化酶活性的需要；③水解复杂的食物成分，使之便于吸收；④通过分泌黏液、抗体和大量液体，保护消化道黏膜，防止理化性损伤。

消化腺的分泌是由腺细胞主动活动的过程，它包括由血液内摄取原料、在细胞内合成分泌物，以及将分泌物排出等一连串的复杂活动。对消化腺分泌细胞的刺激 - 分泌偶联的研究表明，腺细胞膜上往往存在着多种受体，不同的配体与相应的受体结合，可引起细胞内一系列的受体后信号转导机制等生化反应，最终导致分泌物的释放（图 8-2）。

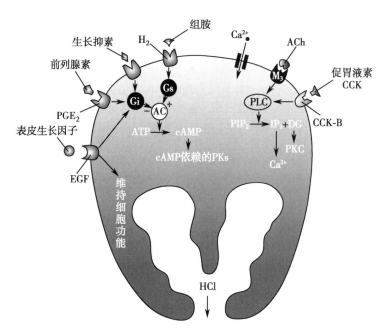

图 8-2 消化腺细胞分泌的配体、受体与细胞内的信号转导机制

三、 消化道的内分泌功能

在胃肠的黏膜层内存在数十种内分泌细胞，这些细胞合成和释放多种有生物活性的化学物质统称为胃肠激素（gastrointestinal hormone）。

（一）胃肠内分泌细胞的形态及分布

从胃到大肠的黏膜层内，存在有 40 多种内分泌细胞。由于胃肠黏膜的面积巨大，胃肠内分泌细胞的总数很大，大大地超过了体内所有内分泌腺的总和。因此，消化道已不仅仅是人体内的消化器官，它也是体内最大最复杂的内分泌器官（表 8-2）。

消化道的内分泌细胞分为开放型和闭合型两类。大多数为开放型细胞，其形状呈锥形，顶端有微绒毛突起，伸入胃肠腔内（图 8-3），可直接感受胃肠内食物成分和 pH 的刺激而引起细胞的分泌活动。只有少数胃肠内分泌细胞无微绒毛，与胃肠腔无直接接触，被称为闭合型细胞，它们的分泌受神经和局部内环境变化的调节，与胃肠腔内的食物成分无关。

（二）胃肠激素的作用

胃肠激素的主要作用是调节消化器官（见表 8-3），但也可起到调节其他激素释放、促进消化组

表 8-2　主要胃肠内分泌细胞的名称、分布和分泌产物

细胞名称	胃肠激素	分布部位
D 细胞	生长抑素	胰岛、胃、小肠、结肠
G 细胞	促胃液素	胃窦、十二指肠
I 细胞	缩胆囊素	小肠上部
K 细胞	抑胃肽	小肠上部
Mo 细胞	胃动素	小肠
N 细胞	神经降压素	回肠
PP 细胞	胰多肽	胰岛、胰腺外分泌部分、胃、小肠、大肠
S 细胞	促胰液素	小肠上部

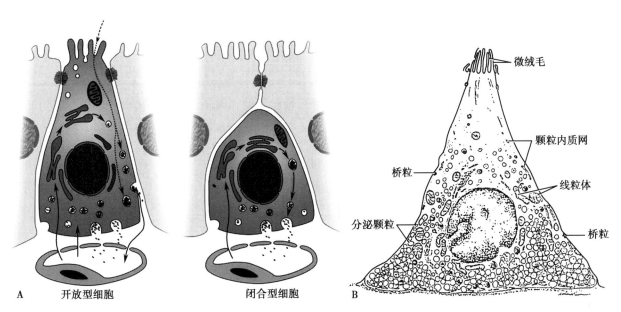

图 8-3　消化道内分泌细胞形态模式图
A. 消化道内开放型与闭合性内分泌细胞；B. 胃窦黏膜内的 G 细胞（开放型细胞）

表 8-3　三种胃肠激素对消化腺分泌和消化道运动的作用

	胃酸	胰 HCO_3^-	胰酶	肝胆汁	小肠液	食管 - 胃括约肌	胃平滑肌	小肠运动	胆囊收缩
促胃液素	++	+	++	+	+	+	+	+	+
促胰液素	−	++	+	+	+	−			+
缩胆囊素	−	+	++	+	+		+−	+	++

注：+：兴奋；++：强兴奋；−：抑制；+−：依部位不同既有兴奋也有抑制

织的代谢和生长等作用。

　　胃肠激素的作用主要表现在调节消化腺的分泌和消化道的运动、调节其他激素的释放及营养作用三个方面。肠胃内分泌细胞以远距分泌、旁分泌以及神经分泌等不同形式发挥作用。例如，促胃液素、促胰液素等，主要是通过血液循环运抵靶细胞而发挥作用的；胃窦部和胰岛内的 D 细胞释

放的生长抑制素则主要是以旁分泌（paracrine）形式对邻近的促胃液素细胞或胰岛 B 细胞产生抑制性调节作用的（图 8-4）。

（三）脑 - 肠肽的概念

近年来的研究证实，一些产生于胃肠道的肽类物质，也存在于中枢神经系统中；而原来认为只存在于中枢神经系统的神经肽，也在消化道中发现。这些双重分布的多肽被统称为脑 - 肠肽（brain-gut peptide）。已知的脑 - 肠肽有促胃液素、缩胆囊素、P 物质、生长抑素、神经降压素等约 20 余种。这些肽类双重分布的生理意义已引起人们的重视。

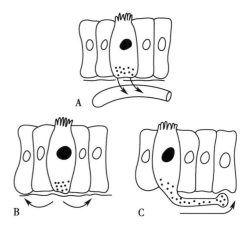

图 8-4　胃肠激素作用的两种主要方式
A. 经典的内分泌方式；B、C. 旁分泌方式

四、消化道的神经支配及作用

神经系统对胃肠功能的调节较为复杂，它通过植物性神经和胃肠的内在神经两个系统相互协调完成（图 8-5）。肠胃的神经支配包括外来神经系统（extrinisic nervous system）和内在神经系统（intrinsic nervous system）两大部分。

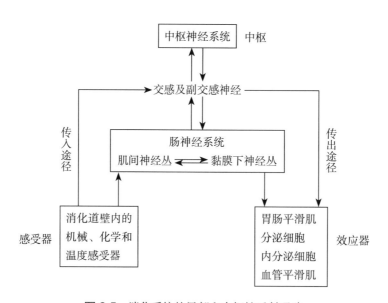

图 8-5　消化系统的局部和中枢性反射通路

（一）外来神经系统

支配消化道的外来神经为自主神经，包括交感神经和副交感神经。除口腔、咽、食管上段及肛门外括约肌为骨骼肌，受躯体神经支配外，其余大部分消化器官受自主神经系统的交感和副交感神经的双重支配。这些神经中含有传入和传出纤维，传出纤维直接调控消化腺的分泌和消化道的运动，传入纤维参与消化的反射活动。

支配消化器官的交感神经节前纤维是从第 5 胸段至第 2 腰段脊髓侧角发出，经过腹腔神经节、肠系膜上神经节或膜下神经节，更换神经元后，发出节后肾上腺素能纤维，分布到唾液腺、胃、肠、肝、胆囊、胰腺，释放去甲肾上腺素递质。一般情况下，交感神经兴奋可抑制胃肠运动和分泌。

支配消化道的副交感神经主要来自迷走神经和盆神经，其节前纤维直接终止于消化道的壁内神经元，与壁内神经元形成突触，然后发出节后纤维支配消化道的腺细胞、上皮细胞和平滑肌细胞。副交感神经的大部分节后纤维释放的递质是乙酰胆碱（ACh），通过激活 M 受体，促进消化道的运动和消化腺的分泌，但对消化道的括约肌则起抑制作用。少数副交感神经节后纤维释放某些肽类物质，如血管活性肠肽（VIP）、P 物质、脑啡肽和生长抑素等，因而有肽能神经之称，在胃的容受性舒张、机械刺激引起的小肠充血等过程中起调节作用。

一般来说，交感神经和副交感神经对同一器官的调节表现为既相互拮抗又相互协调，但以副交感神经的作用占优势。在正常情况下，各级神经中枢通过支配胃肠的交感神经和副交感神经，实现对胃肠功能的调节。

（二）内在神经系统

胃肠内在神经系统又称肠神经系统（enteric nervous system），根据其所在位置又分为黏膜下神经丛和肌间神经丛。前者位于黏膜下层，主要调节腺细胞和上皮细胞的功能；后者分布于环形肌与纵形肌之间，主要支配平滑肌的活动。内在神经系统释放的神经递质和调质种类很多，几乎所有中枢神经系统中的递质和调质都存在于内在神经元中。因此，内在神经构成了一个相对完整的、可以独立完成局部反射活动的整合系统，但在完整的神经机体内，内在神经受外来神经的调节。

除上述提到的如去甲肾上腺素、乙酰胆碱神经递质参与调节消化道功能外，五羟色胺（5-HT）和多巴胺也是参与调节胃肠道运动和分泌功能的重要神经递质。95% 的 5-HT 来源于肠道黏膜层的嗜铬细胞。胃肠道主要有 $5-HT_1$、$5-HT_2$、$5-HT_3$、$5-HT_4$、$5-HT_7$ 受体。5-HT 激动胃肠道平滑肌 $5-HT_2$ 受体或肠壁内神经节细胞 $5-HT_4$ 受体，均可以引起胃肠道平滑肌收缩，使胃肠道张力增加，肠蠕动加快。5-HT 在发挥生理作用后通过肠黏膜上皮细胞膜上的 5-HT 转运体（SERT）再摄取至细胞内灭活。5-HT 信号系统异常可导致胃肠道动力及分泌功能异常、内脏高敏感性，与慢性便秘、肠易激综合征、腹泻及功能性消化不良等胃肠道功能性疾病密切相关。多巴胺可通过其受体 2 对胃动力发挥抑制作用。临床上应用的促动力药物吗丁啉（多潘立酮片）就是多巴胺受体 2 的阻断剂。

五、消化道血液循环的特点

（一）消化道供血的特点

消化道是机体最大的储血器官。在静息状态下，消化系统（包括胃、肠、肝、胰、脾）的血流量约占心输出量的 1/3。在进餐后，小肠绒毛及其邻近的黏膜下层的血流量可增加至平时的 8 倍以上，胃肠壁肌层的血流量也随之增加，直至 2~4 小时后才降至进餐前的水平。可见，消化道的血流量与局部组织的活动水平密切相关。

（二）影响消化道血流量的因素

消化期内消化道血流量增多的原因是多方面的。由于消化系统活动增强，可使消化道组织的代谢率增加，导致局部代谢产物（如腺苷）生成增加，因而血管舒张；由于食物的刺激，消化道可释放多种胃肠激素，如缩胆囊素（CCK）、血管活性肠肽（VIP）、促胃液素和促胰液素等，消化道某些腺体还能释放血管舒张素和缓激肽等，这些物质均具有舒血管作用；此外，消化道血流量也受神经调节。副交感神经兴奋时，局部血流量增加。交感神经兴奋时，则消化道血管收缩，血流量减少，但数分钟后，血流量即可恢复，基本维持胃肠的血供需要。这是由于血管收缩造成组织缺血、缺氧，使局部代谢产物增加所致。

第二节　口腔内消化

消化过程从口腔开始。食物在口腔中经过咀嚼被磨碎，并与唾液混合形成食团，然后被吞咽入胃。与此同时，唾液中的消化酶对食物有较弱的化学性消化作用。

一、唾液及其分泌

人的口腔内有三对大唾液腺：腮腺、颌下腺和舌下腺，还有无数散在的小唾液腺。唾液就是由这些大小唾液腺分泌的混合液。

（一）唾液的性质和成分

唾液为无色无味近于中性（pH 6.6~7.1）的低渗液体。唾液中分约占99%。有机物主要为黏蛋白，还有球蛋白、氨基酸、尿素、尿酸、唾液淀粉酶和溶菌酶等。唾液中的无机物有钠、钾、钙、硫氰酸盐、氯、氨等。此外，唾液中还有一定量的气体，如氧、氮和二氧化碳。唾液中的黏蛋白几乎全由黏液细胞所分泌，它使唾液具有黏稠性质。浆细胞分泌稀薄的唾液，几乎不含黏蛋白，但浆液腺所分泌的唾液淀粉酶是黏液腺所分泌的4倍。

唾液的渗透压随分泌率的变化而有所不同。在分泌率很低的情况下，其渗透压也低，约为$50mOsm/kgH_2O$；而在最大分泌率时，渗透压可接近血浆，唾液中钠和氯的浓度升高，钾的浓度降低；分泌率低时则出现相反的现象。

（二）唾液的作用

唾液可以湿润与溶解食物，以引起味觉并易于吞咽；唾液还可清洁和保护口腔，它可清除口腔中的残余食物，当有害物质进入口腔时，它可冲淡、中和这些物质，并将它们从口腔黏膜上洗掉，唾液中的溶菌酶还有杀菌作用；唾液淀粉酶（最适 pH 7.0）可使食物中的淀粉分解为麦芽糖，唾液中的氯和硫氰酸盐对此酶有激活作用。

（三）唾液分泌的调节

唾液分泌的调节完全是神经反射性的，包括非条件反射和条件反射两种。

引起非条件反射性唾液分泌的正常刺激是食物对口腔机械的、化学的和温度的刺激。在这些刺激的影响下，口腔黏膜和舌的神经末梢（感受器）发生兴奋，冲动沿传入神经纤维（在舌神经、鼓索神经支、舌咽神经和迷走神经中）到达中枢，再由传出神经（第Ⅶ和Ⅸ对脑神经）支配到唾液腺，引起唾液分泌（图8-6）。

支配唾液腺的传出神经以副交感神经为主。副交感神经的对唾液腺的作用是通过其末梢释放乙酰

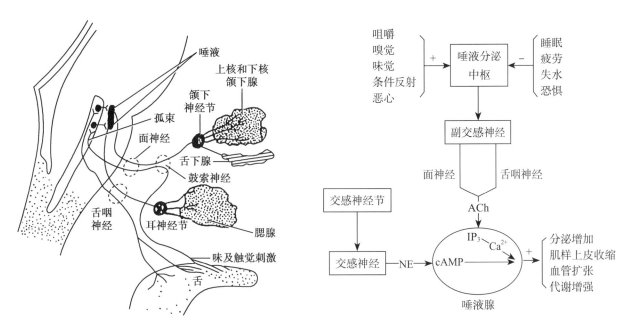

图 8-6　唾液腺的神经支配

胆碱而实现的，因此，用对抗乙酰胆碱的药物如阿托品，能抑制唾液分泌，而用乙酰胆碱或其类似药物时，可引起大量的唾液分泌。副交感神经兴奋时，还可使唾液腺的血管舒张，进一步促进唾液的分泌。当交感神经兴奋时，也能引起少量黏稠唾液分泌，这通常与机体的情绪活动有关，而与消化活动无重要关系。

二、咀嚼和吞咽

（一）咀嚼

咀嚼（mastication）是由咀嚼肌协调有序的收缩和舒张而完成的反射性动作。咀嚼肌为骨骼肌，可作随意运动，但在正常情况下，它的运动还受口腔感受器和咀嚼肌内的本体感受器传来的冲动的制约。

通过咀嚼可以磨碎、混合和润滑食物，使之易于吞咽，也可减少大块粗糙食物对食管、胃肠黏膜的机械损伤；使食物与唾液淀粉酶接触，开始淀粉的化学性消化；反射性地引起胃、胰、肝和胆囊的活动，为食物的下一步消化做好准备。

（二）吞咽

吞咽（deglutition）是食团由口腔经食管进入胃内的过程。吞咽动作是一个复杂的反射活动，可分为 3 期：

第一期：口腔期，由口腔到咽。是在大脑皮层控制下的随意动作。开始时舌尖上举及硬腭，然后主要由下颌舌骨肌的收缩，把食团推向软腭后方而至咽部。

第二期：咽期，由咽到食管上端。由于食团刺激了软腭部的感受器，引起一系列肌肉的反射性收缩，结果使软腭上升，咽后壁向前突出，封闭了鼻咽通路；声带内收，喉头升高并向前紧贴会厌，封闭了咽与气管的通路；呼吸暂时停止；由于喉头前移，食管上口张开，食团就从咽被挤入食管。

第三期：食管期，沿食管下行至胃。这是由食管肌肉的顺序收缩而实现的。食管肌肉的顺序收缩又称蠕动（peristalsis），它是一种向前推进的波形运动。在食团的下端为一舒张波，上端为一收缩波，这样，食团就很自然地被推送前进（图 8-7）。

食管的蠕动是一种反射动作。这是由于食团刺激了软腭、咽部和食管等处的感受器，发出传入冲动，抵达延髓中枢，再向食管发出传出冲动而引起的。

在食管和胃之间，虽然在解剖上并不存在括约肌，但用测压法可观察到，在食管与胃贲门连接处以上，有一段长约 4~6cm 的高压区，其内压力一般比胃高 0.67~1.33kPa（5~10mmHg），因此是正常情况下阻止胃内容物逆流入食管的屏障，起到了类似生理性括约肌作用，通常将这一食管称为食管下括约肌（lower esophageal sphincter，LES）。当食物经过食管时，刺激食管壁上的机械感受器，可反射性地引起食管下括约肌舒张，食物便能进入胃内。

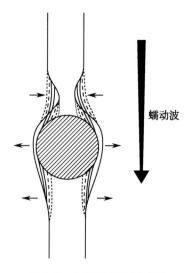

蠕动波

图 8-7　食管蠕动的模式图

总之，吞咽是一种典型的、复杂的反射动作。从吞咽开始至食物到达贲门所需的时间，与食物的性状及人体的体位有关。液体食物约需 3~4 秒，糊状食物约 5 秒，固体食物较慢，约需 6~8 秒，一般不超过 15 秒。

第三节　胃内的消化

胃是消化道中最膨大的部分，成年人的胃一般可容纳 1~2L 食物，具有储存和初步消化食物的功能。食物在胃内经过机械性和化学性消化，形成食糜，然后被逐渐排送入十二指肠。从功能上通常将胃分为头区和尾区。头区包括胃底和胃体的上端，尾区包括胃体的下端和胃窦。

一、胃液及其分泌

胃黏膜是一个复杂的分泌器官，含有三种管状外分泌腺和多种内分泌细胞。

胃的外分泌腺有：①贲门腺：分布在胃与食管连接处的宽约 1~4cm 的环状区内，为黏液腺，分泌黏液；②泌酸腺：分布在占全胃黏膜约 2/3 的胃底和胃体部。泌酸腺由三种细胞组成：壁细胞、主细胞和颈黏液细胞，它们分别分泌盐酸、胃蛋白酶原和黏液；壁细胞还分泌内因子；③幽门腺：分布在幽门部，是分泌碱性黏液的腺体。胃液是由这三种腺体和胃黏膜上皮细胞的分泌物构成的。

胃黏膜内含有多种内分泌细胞，如分泌促胃液素的 G 细胞、分泌生长抑素的 D 细胞、分泌组胺的肥大细胞、以及分泌饥饿激素的 ghrelin 细胞等。

（一）胃液的性质、成分和作用

纯净的胃液是一种无色而呈酸性反应的液体，pH 0.9~1.5。正常人每日分泌的胃液量约为 1.5~2.5L。胃液的成分除水外，主要包括无机物如盐酸、钠和钾的氯化物等，以及有机物如黏蛋白、消化酶等。与唾液相似，胃液的成分也随分泌的速率而变化，当分泌率增加时，氢离子浓度升高，钠离子浓度下降，但氯和钾的浓度几乎保持恒定（图 8-8）。

1. 盐酸 胃液中的盐酸也称胃酸，其含量通常以单位时间内分泌的盐酸 mmol 表示，称为盐酸排出量。正常人空腹时盐酸排出量（基础酸排出量）约为 0~5mmol/h。在食物或药物（促胃液素或组胺）的刺激下，盐酸排出量可进一步增加。正常人的盐酸最大排出量可达 20~25mmol/h。男性的酸分泌量多于女性；盐酸的排出量反映胃的分泌能力，它主要取决于壁细胞的数量（图 8-9），但也与壁细胞的功能状态有关。

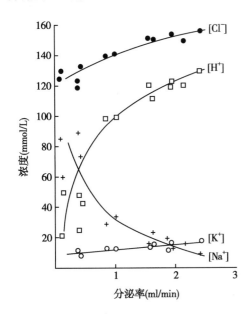

图 8-8　人胃液中电解质浓度与分泌率的关系

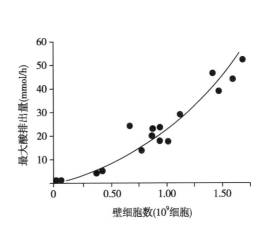

图 8-9　胃酸最大排出量与壁细胞数目的关系

胃液中 H^+ 的最大浓度可达 150mmol/L，比血液中 H^+ 的浓度高三四百万倍，因此，壁细胞分泌 H^+ 是逆着巨大的浓度梯度进行的，需要消耗大量的能量，其能量来源于氧代谢。泌酸所需的 H^+ 来自壁细胞胞质内的水。水解离产生 H^+ 和 OH^-，凭借存在于壁细胞顶部分泌小管膜上的 H^+、K^+-ATP 酶的作用，H^+ 被主动转运入小管腔内。

壁细胞顶部分泌小管膜上的 H^+、K^+-ATP 酶又称质子泵（proton pump）或 H^+ 泵。H^+、K^+-ATP 酶每催化一分子的 ATP 分解为 ADP 和磷酸所释放的能量，可驱动一个 H^+ 从壁细胞质进入分泌小管腔和一个 K^+ 从小管腔进入细胞质。

已知壁细胞内含有丰富的碳酸酐酶（carbonic anhydrase），在它的催化下，由细胞代谢产生的 CO_2 和由血浆中摄取的 CO_2 可迅速地水合而形成 H_2CO_3，H_2CO_3 随即又解离为 H^+ 和 HCO_3^-。这样，在 H^+ 分泌后，留在细胞内的 OH^- 便和由 H_2CO_3 解离的 H^+ 结合而被中和形成 H_2O，壁细胞内将不会因 OH^- 的蓄积而引起 pH 升高。由 H_2CO_3 产生的 HCO_3^- 则在壁细胞的底侧膜，与 Cl^- 交换而进入血液。因此，当餐后大量胃酸分泌的同时，血和尿的 pH 往往升高而出现"餐后碱潮"。与 HCO_3^- 交换而进入壁细胞内的 Cl^- 则通过分泌小管膜上特异性的 Cl^- 通道进入小管腔，与 H^+ 形成 HCl（图 8-10）。H^+ 泵抑制剂（奥美拉唑）可抑制壁细胞分泌小管膜上的 H^+ 泵，从而有

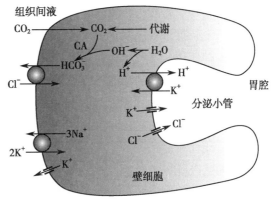

图 8-10　壁细胞分泌盐酸的一种假设

效抑制胃酸的分泌，故临床上可用这类药物治疗胃酸分泌过多。

胃酸的主要作用有：激活胃蛋白酶原，使其转变为有活性的胃蛋白酶，并为胃蛋白酶提供适宜的酸性环境；使食物中的蛋白质变性易于分解；杀死进入胃内的细菌；胃酸造成的酸性环境有利于铁和钙在小肠内吸收；胃酸进入小肠可促进胰液和胆汁的分泌。

2. 胃蛋白酶原 泌酸腺的主细胞是胃蛋白酶原（pepsinogen）的主要来源，并以不具有活性的酶原颗粒形式贮存在细胞内。分泌入胃腔内的胃蛋白酶原在胃酸的作用下，从分子中分离出一个小分子的多肽，转变为具有活性的胃蛋白酶。已激活的胃蛋白酶对胃蛋白酶原也有激活作用。胃蛋白酶能将蛋白质分解为胨和胨，也生成少量的多肽和氨基酸。

3. 黏液和碳酸氢盐 胃的黏液是由表面上皮细胞、泌酸腺的黏液颈细胞，贲门腺和幽门腺共同分泌的，其主要成分为糖蛋白。黏液具有较高的黏滞性和形成凝胶的特性。在正常人，黏液覆盖在胃黏膜表面，形成一个厚约500μm的凝胶层，它具有润滑作用，可减少粗糙的食物对胃黏膜的机械性损伤。单独的黏液和碳酸氢盐的分泌都不能有效的保护胃黏膜不受胃腔内盐酸和胃蛋白酶的损伤，但两者联合作用可以形成一个称为"黏液 - 碳酸氢盐屏障（mucus-bicar-bonate barrier）"的保护层（图8-11）。该屏障既可保护胃黏膜免受食物的摩擦损伤，有助于食物在胃内移动，又可以阻止胃黏膜细胞与胃内蛋白酶及高浓度酸直接接触。因为黏液的黏稠度为水的30~260倍，可显著减慢离子在黏液层的扩散速度。当胃腔内的 H^+ 通过黏液层向上皮细胞方向扩散时，其

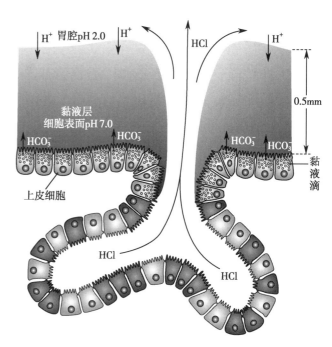

图 8-11 胃黏液 - 碳酸氢盐屏障模式图

移动速度明显减慢，并不断地与从黏液层下面向上扩散的 HCO_3^- 碰撞，两种离子在黏液层发生中和。

一定程度上，胃黏膜既可以防止 H^+ 从胃腔侵入黏膜内，又可以防止 Na^+ 从黏膜内透出，该作用称为胃黏膜屏障（gastric mucosal barrier）。其使离子难以通过这道屏障，因而维持胃黏膜内和胃腔间很大的离子浓度差。许多因素如乙醇、胆盐、阿司匹林类药物、幽门螺杆菌感染等，均可破坏或削弱黏膜屏障，易造成胃黏膜损伤，引起胃炎或溃疡。

胃内食物、胃酸、胃蛋白酶以及倒流的胆汁等，可经常性地对胃黏膜构成弱刺激，引起胃黏膜前列腺素和生长抑素等持续少量释放，能有效地减轻或防止强刺激对胃黏膜的损伤，这种情况称为适应性细胞保护作用。

大量饮酒或服用阿司匹林等药物，可抑制黏液及 HCO_3^- 的分泌，破坏黏液 - 碳酸氢盐屏障；也能抑制胃黏膜前列腺素的合成，降低细胞保护作用，从而损伤胃黏膜。硫糖铝等药物能与胃黏膜黏蛋白络合，并具有抗酸作用，对胃黏液 - 碳酸氢盐屏障和胃黏膜屏障都有保护和加强作用，因而被用于临床治疗消化性溃疡。

目前已公认，消化性溃疡的发病主要是由幽门螺杆菌感染所致。2005 年度诺贝尔生理学或医学奖授予来自澳大利亚的病理学医生 J. Robin Warren 和消化科医生 Barry J. Marshall 这两位科学家，以表彰他们在胃组织中发现了幽门螺杆菌以及这种细菌在胃炎和胃溃疡发生中的作用。

4. 内因子 泌酸腺的壁细胞除分泌盐酸外，还分泌一种分子量约 55kD 的糖蛋白，称为内因子。

它有两个活性部位，一个部位能与食物中的维生素 B_{12} 结合形成复合物，保护维生素 B_{12} 免受小肠中蛋白水解酶的破坏，另一个部位与回肠黏膜上皮细胞膜上的特异性受体结合，促进维生素 B_{12} 的吸收。内因子缺乏时，维生素 B_{12} 吸收障碍，影响红细胞生成，造成巨幼红细胞性贫血。

（二）胃液分泌的调节

胃液分泌受许多因素的影响，其中有的起兴奋性作用，有的则起抑制性作用。进食是胃液分泌的自然刺激物，它通过神经和体液因素调节胃液的分泌。

1. 刺激胃酸分泌的内源性物质

（1）乙酰胆碱：大部分支配胃的副交感神经节后纤维末梢释放乙酰胆碱。乙酰胆碱直接作用于壁细胞膜上的胆碱能（M_3 型）受体，引起盐酸分泌增加。乙酰胆碱的作用可被胆碱能受体阻断剂（如阿托品）阻断。注意：支配胃窦黏膜 G 细胞的迷走神经节后纤维释放促胃液素释放肽（GRP，又称铃蟾素），对 G 细胞的作用由铃蟾素受体介导，而非胆碱能 M_3 受体介导。

（2）组胺（histamine）：胃的泌酸区黏膜内含有大量的组胺。它是由胃泌酸区黏膜中的肠嗜铬样细胞（enterochromaffin-like cell，ECL）分泌的，它具有很强的刺激胃酸分泌的作用。组胺通过局部弥散到达邻近的壁细胞，刺激其分泌。壁细胞上的组胺受体为 II 型受体（H_2 受体），用甲氰咪胍（cimetidine）及其相类似的药物可以阻断组胺对壁细胞的作用，从而减少胃酸分泌。迷走神经节后纤维通过释放 ACh，作用于 ECL 的 M_3 受体促进其分泌。

（3）促胃液素：窦黏膜 G 细胞释放的促胃液素可强烈刺激壁细胞分泌胃酸。它也能作用于 ECL 细胞上的受体，促进 ECL 细胞分泌组胺，再通过组胺刺激壁细胞分泌盐酸。迷走神经节后纤维通过释放铃蟾素调节他的分泌。

以上三种内源性分泌物，一方面可通过各自在壁细胞上分布的特异性受体独立发挥刺激胃酸分泌的作用（图 8-12）；另一方面，它们之间又相互影响。

2. 消化期的胃液分泌

人在空腹时（非消化期）胃分泌少量胃液，称为基础胃液分泌或非消化期胃液分泌。在消化期，即进食时和进食后，胃液分泌增多。消化期胃液分泌，一般根据感受食物刺激部位的先后，分为 3 期：头期、胃期和肠期（图 8-13）。

（1）头期胃液分泌：头期的胃液分泌是由进食动作引起的，因其传入冲动均来自头部感受器（眼、耳、口腔、咽、食管等）。因而称为头期。

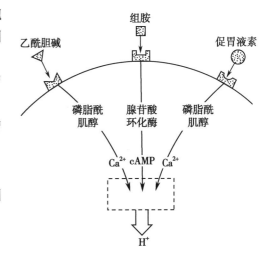

图 8-12 乙酰胆碱、组胺和促胃液素刺激胃酸分泌的细胞机制示意图

引起头期胃液分泌的机制包括条件反射和非条件反射，迷走神经是这些反射的共同传出通路。迷走神经兴奋后，除了通过其末梢释放乙酰胆碱，直接引起腺体细胞分泌外，还可引起胃窦黏膜内的 G 细胞释放促胃液素，后者经过血液循环刺激胃液释放。由此可见，头期的胃液分泌并不是纯神经反射性的，而是一种神经 - 体液性的调节。

头期胃液分泌受情绪和食欲的影响很大，其分泌量约占整个消化期分泌量的 30%，胃液的酸度和胃蛋白酶含量均很高。

（2）胃期胃液分泌：食物入胃后，对胃产生机械性和化学性刺激，继续引起胃液分泌，其主要

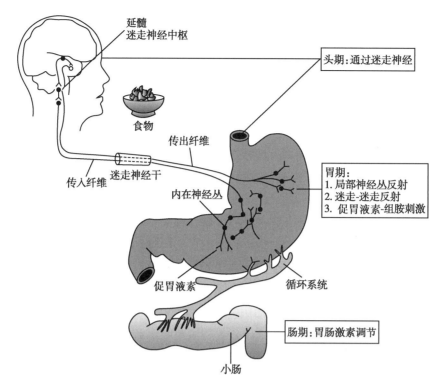

图 8-13　消化期胃液分泌的机制

途径为：①扩张刺激胃底、胃体部的感受器，通过迷走 - 迷走神经长反射和壁内神经丛的短反射，直接或间接通过促胃液素引起胃腺分泌；②扩张刺激胃幽门部，通过壁内神经丛，作用于 G 细胞引起促胃液素的释放；③食物的化学成分直接作用于 G 细胞，引起促胃液素的释放。

胃期分泌的胃液量占整个消化期分泌量的 60%，酸度也很高，但胃蛋白酶原的含量较头期分泌少。

（3）肠期胃液分泌：食糜进入小肠后，对十二指肠和空肠上部的机械扩张和化学刺激所引起的胃液分泌称肠期胃液分泌。肠期胃液分泌的机制主要是食糜作用于十二指肠黏膜 G 细胞分泌促胃液素；小肠黏膜还可能释放一种肠泌酸素（entero-oxyntin）刺激胃酸分泌。另外，小肠内的消化产物氨基酸被吸收后，通过血液循环作用于胃腺，也能刺激胃液分泌。

肠期胃液分泌量约占整个消化液分泌量的 10%，且酸度和胃蛋白酶原的含量也比胃期明显低。

3. 胃液分泌的抑制性调节　进食的过程中，胃液的分泌除上述兴奋性因素外，还受到各种抑制性因素的调节，可防止胃酸过度分泌，保护胃黏膜。抑制胃液分泌的因素除精神及情绪外，主要有盐酸、脂肪和高渗溶液 3 种。

（1）盐酸：当胃内 pH 降至 1.2~1.5 时或十二指肠内 pH<2.5 时具有抑制胃腺分泌的作用。其作用途径：盐酸直接抑制了胃窦黏膜中的 G 细胞释放促胃液素；盐酸刺激胃黏膜 D 细胞释放生长抑素，后者间接抑制促胃液素的释放；盐酸在小肠内刺激小肠黏膜释放促胰液素，其对促胃液素引起的胃酸分泌有很强的抑制作用；盐酸刺激十二指肠球部释放出一种抑制胃酸分泌的肽类激素即球抑胃素（bulbogastrone）。盐酸既是胃腺的分泌产物，又能抑制胃腺的分泌，这种负反馈机制对防止胃酸过度分泌具有重要的生理意义。

（2）脂肪：脂肪及其消化产物是抑制肠期胃液分泌的主要因素之一。我国生理学家林可胜早在 20 世纪 30 年代从小肠黏膜中提取出一种能抑制胃液分泌和胃运动的物质，并将其命名为肠抑胃素

（enterogastrone）。脂肪及其消化产物主要是通过刺激上段小肠释放肠抑胃素，但迄今仍尚未提纯出肠抑胃素，因此，其可能不是一种单一的激素，很可能是促胰液素、抑胃肽、神经降压素等数种激素的总称。

（3）高张溶液： 十二指肠内高张溶液对胃分泌的抑制作用可能通过两种途径来实现，即激活小肠内渗透压感受器，通过肠 - 胃反射（entero-gastric reflex）引起胃酸分泌的抑制，以及通过刺激小肠黏膜释放一种或几种抑制性激素而抑制胃液分泌。

（4）其他因素：影响胃液分泌的其他因素还有很多，例如缩胆囊素（CCK）：是由小肠黏膜 I 细胞分泌的一种胃肠激素。在体实验中，CCK 既可刺激禁食动物的胃酸分泌（即基础胃酸分泌），又有竞争性抑制促胃液素刺激胃酸分泌的作用。在整体情况下，CCK 还可通过与 D 细胞的 CCKA 受体结合，引起 D 细胞释放生长抑素而抑制胃酸分泌。所以，CCK 对胃酸的分泌主要表现为抑制效应。血管活性肠肽（VIP）：可抑制食物、组胺和促胃液素等刺激胃酸分泌的作用，并使 D 细胞分泌生长抑素；同时，VIP 又能刺激壁细胞内 cAMP 增加而促进胃酸分泌。因此，VIP 既可刺激也可抑制胃酸分泌。生长抑素（somatostatin）：生长抑素是由胃肠黏膜 D 细胞分泌的一种胃肠激素，分泌后通过旁分泌的方式作用于壁细胞、ECL 细胞和 G 细胞，对胃的分泌和运动都有很强的抑制作用。

二、 胃的运动

胃既有贮存食物的功能，又具有泵的功能。胃底和胃体的前部（也称头区）运动较弱，其主要功能是贮存食物；胃体的远端和胃窦（也称尾区）则有较明显的运动，其主要功能是磨碎食物、使食物与胃液充分混合，以形成食糜，以及逐步地将食糜排至十二指肠。在消化期和非消化期，胃的运动形式及其调节机制具有不同的特点。

（一）胃运动的形式

1. **紧张性收缩** 胃壁平滑肌经常处于一定程度的缓慢持续收缩状态，称为紧张性收缩（tonic contraction）。胃紧张性收缩的重要意义在于维持胃的形态和位置。胃充盈时，紧张性收缩加强，胃内压上升，一方面促使胃液与食物混合，利于化学性消化；另一方面使胃与十二指肠之间的压力差增大，协助食糜向十二指肠方向推送。

2. **胃的容受性舒张** 进食时，食物刺激咽和食管等处的感受器反射性引起胃底和胃体肌肉的舒张，称容受性舒张（receptive relaxation）。正常人空腹时胃的容量仅约 50ml，进餐后可达 1~2L，容受性舒张能使胃容量大大增加，以接纳大量食物入胃，而胃内压却无显著升高。胃的容受性舒张是通过迷走 - 迷走神经反射来完成的，在这一反射中，迷走神经末梢释放的递质不是乙酰胆碱，可能是某种肽类物质。

3. **胃的蠕动** 空腹时基本上不出现蠕动，食物进入胃后约 5 分钟，蠕动即开始。蠕动是从胃的中部开始，有节律地向幽门方向进行。胃蠕动波的频率约每分钟 3 次，并需 1 分钟左右到达幽门。蠕动波在初起时比较小，在向幽门传播过程中，波的深度和速度都逐步增加，当接近幽门时明显加强，可将一部分食糜（约 1~2ml）排入十二指肠，因此有幽门泵之称。并不是每一个蠕动波都到达幽门，有些蠕动波到胃窦后即行消失。一旦收缩波超越胃内容物，并到达胃窦终末时，由于胃窦终末部的有力收缩，胃内容物部分将被反向地推回到近侧胃窦和胃体部（图 8-14）。食糜的这种后退，非常有利于食物和消化液的混合，还可机械地磨碎块状固体食物。

4. **移行性复合运动** 空腹时胃的平滑肌除了有紧张性收缩外，还有一种周期性的伴有较长静息

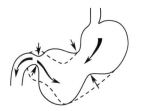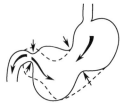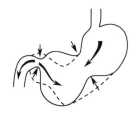

图 8-14 胃的蠕动

期的间歇性强力收缩，称为移行性复合运动（migrating motor complex，MMC），是消化间期胃的一种运动形式。这种收缩始于胃体中部，沿胃肠道向末端回肠移行，每隔 90~120 分钟发生一次强力收缩，持续 3~5 分钟。其意义在于可将胃和小肠内上次进食后遗留的食物残渣和积聚黏液等清除干净，为下次进餐作好准备。

（二）胃的排空及其控制

食物由胃排入十二指肠的过程称为胃的排空（gastric emptying）。一般在食物入胃后 5 分钟即有部分食糜被排入十二指肠。不同食物的排空速度不同，这和食物的物理性状和化学组成有关系。液体食物较固体食物排空快，小颗粒食物比大块食物快，等渗液体较非等渗液体快。在三种主要食物中，糖类的排空较蛋白质快，脂肪类食物排空最慢。对于混合食物，由胃完全排空通常需要 4~6 小时。

胃排空的直接动力是胃内压和十二指肠内压之间的压力差，而其原动力则源于胃壁平滑肌的收缩强度。胃的排空率受来自胃和十二指肠两方面因素的控制：

1. 胃内因素促进排空

（1）胃内食物量对排空率的影响：胃的内容物作为扩张胃的机械刺激，通过壁内神经反射或迷走 - 迷走神经反射，加强胃的运动。

（2）促胃液素对胃排空的影响：扩张刺激以及食物的某些成分，主要是蛋白质消化产物，可引起胃窦黏膜释放促胃液素。促胃液素除了胃酸分泌外，对胃的运动也有中等程度的刺激作用，它提高幽门泵的活动，使幽门舒张，因而对胃排空有重要的促进作用。

2. 十二指肠内抑制胃排空的因素

（1）肠 - 胃反射（entero-gastric reflex）对胃运动的抑制：在十二指肠壁上存在多种感受器，酸、脂肪、渗透压及机械扩张，都可刺激这些感受器，反射性地抑制胃运动，使胃排空减慢。这种反射称为肠 - 胃反射，其传出冲动可通过迷走神经、壁内神经，甚至还可能通过交感神经等几条途径传到胃。

（2）十二指肠产生的激素对胃排空的抑制：当过量的食糜，特别是胃酸或脂肪由胃进入十二指肠后，可引起小肠黏膜释放多种激素，抑制胃的运动，延缓胃的排空。促胰液素、抑胃肽等都具有这种作用，统称为肠抑胃素（enterogastrone）。

（三）呕吐

呕吐（vomiting）是将胃及肠内容物从口腔强力驱出的动作。机械的和化学的刺激作用于舌根、咽部、胃、大小肠、总胆管、泌尿生殖器官等处的感受器都可以引起呕吐。视觉和内耳庭的位置感觉发生改变时，也可引起呕吐。

在呕吐中，所有的活动都是反射性的。呕吐中枢位于延髓，与呼吸中枢、心血管中枢有着密切联系，故呕吐前除了有消化道症状（如恶心）外，还常伴有呼吸急促、心跳加快等症状。在延髓呕吐中枢的附近存在一个特殊的化学感受区，某些中枢性催吐药如阿朴吗啡，实际上是刺激了这个化学感受区，通过它再兴奋呕吐中枢。

呕吐是一种防御反射，可把胃内有害的物质排出，具有一定的保护意义。但长期剧烈的呕吐会影响进食和正常消化活动，并且使大量的消化液丢失，造成体内水、电解质和酸碱平衡的紊乱。

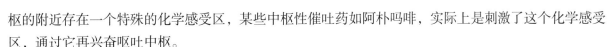

第四节　小肠内消化

食糜由胃进入十二指肠后便开始小肠内的消化。小肠内消化是整个消化过程中最重要的阶段。在这里，食糜受到胰液、胆汁和小肠液的化学性消化以及小肠运动的机械性消化。许多营养物质也都在这一部位被吸收。因此，食物通过小肠后消化过程基本完成。未被消化的食物残渣，从小肠进入大肠。

食物在小肠内停留的时间，随食物的性质而有不同，一般为 3~8 小时。

一、胰液的分泌

胰腺是兼有外分泌和内分泌功能的腺体。胰腺的内分泌（胰岛）功能主要与糖代谢的调节有关，外分泌功能主要是分泌胰液，由胰腺的腺泡细胞和小的导管管壁上皮细胞分泌，具有很强的消化力。

（一）胰液的成分和作用

胰液是无色无臭的碱性液体，pH 约为 7.8~8.4，渗透压约与血浆相等。人每日分泌的胰液量约为 1~2L。

胰液中含有无机物和有机物。在无机成分中，碳酸氢盐的含量很高，它是由胰腺内小的导管上皮细胞分泌的。导管上皮细胞内含有较高浓度的碳酸酐酶，在它的催化下，二氧化碳可水化形成碳酸，后者经过解离产生碳酸氢根（HCO_3^-），人胰液中 HCO_3^- 的最高浓度为 140mmol/L，其浓度随分泌速度的增加而增加（图 8-15）。HCO_3^- 的主要作用是中和进入十二指肠的胃酸，使肠黏膜免受强酸的侵蚀；

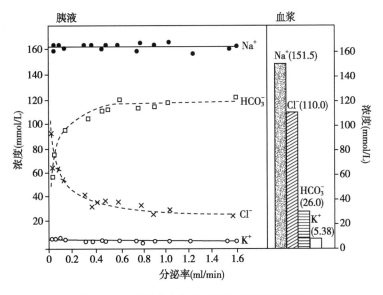

图 8-15　胰液中电解质成分和分泌率的关系

同时也提供了小肠内多种消化酶活动的最适宜的 pH 环境（pH 7~8）。

胰液中的有机物主要是多种消化酶，它们是由腺泡细胞分泌的。胰液中的消化酶主要有：

1. **胰淀粉酶**　胰淀粉酶（pancreatic amylase）是一种 α- 淀粉酶，它对生的或熟的淀粉的水解效率都很高，消化产物为糊精、麦芽糖。其最适 pH 为 7.0。

2. **胰脂肪酶**　胰脂肪酶（lipase）可分解甘油三酯为脂肪酸、甘油一酯和甘油。它的最适 pH 为 7.5~8.5。现认为胰脂肪酶需要在辅脂酶（colipase）存在的条件下才能发挥作用。辅脂酶也是由胰腺分泌的。胰液中还含有一定量的胆固醇和磷脂酶 A_2，它们分别水解胆固醇酯和卵磷脂。

3. **胰蛋白酶和糜蛋白酶**　胰蛋白酶（trypsin）和糜蛋白酶（chymotrypsin）是以不具有活性的酶原形式存在于胰液中的。肠液中的肠致活酶（enterokinase）可以激活胰蛋白酶原，使之变为具有活性的胰蛋白酶。胰蛋白酶除能激活自身酶原外，还能激活糜蛋白酶原等。

胰蛋白酶和糜蛋白酶的作用极相似，都能分解蛋白质为际和胨，当两者一同作用于蛋白质时，则可消化蛋白质为小分子的多肽和氨基酸。

4. **其他酶类**　胰液中还含有羧基肽酶、核糖核酸酶、脱氧核糖核酸酶等水解酶。它们也以酶原的形式分泌，在已活化的糜蛋白酶作用下激活。激活后，羧基肽酶可作用于多肽末端的肽键，释出具有自由羧基的氨基酸，核酸酶则可使相应的核酸部分水解为单核苷酸。

（二）胰液分泌的调节

在非消化期，胰液几乎是不分泌或很少分泌的。进食开始后，胰液分泌即开始。所以，食物是兴奋胰腺的自然因素。进食时胰液受神经和体液双重控制，但以体液调节为主。

1. **神经调节**　食物的形象、气味、食物对口腔、食管、胃和小肠的刺激，都可通过神经反射（包括条件反射和非条件反射）引起胰液分泌。反射的传出神经主要是迷走神经。迷走神经可通过其末梢释放乙酰胆碱直接作用于胰腺，也可通过引起促胃液素的释放，间接地引起胰腺分泌。迷走神经主要作用于胰腺的腺泡细胞，对导管细胞的作用较弱，因此，迷走神经兴奋引起胰液分泌的特点是：水分和碳酸氢盐含量很少，而酶的含量却很丰富。

2. **体液调节**　调节胰液分泌的体液因素主要有促胰液素和缩胆囊素（也称促胰酶素）两种：

（1）促胰液素（secretin）：当酸性食糜进入小肠后，可刺激小肠黏膜释放促胰液素。产生促胰液素的细胞为十二指肠和空肠上段的 S 细胞。

促胰液素主要作用于胰腺小导管的上皮细胞，使其分泌大量的水分和碳酸氢盐，因而使胰液的分泌量大为增加，而酶的含量却很低。

（2）缩胆囊素（cholecystokinin, CCK）：这是小肠黏膜中 I 细胞释放的一种肽类激素。引起缩胆囊素释放的因素由强至弱为：蛋白质分解产物、脂酸钠、盐酸、脂肪。糖类没有作用。

促进胰液中各种酶的分泌是缩胆囊素的一个重要作用，因而也称促胰酶素；它的另一个重要作用是促进胆囊平滑肌强烈收缩，排出胆汁。缩胆囊素对胰腺组织还有营养作用，它促进胰组织蛋白质和核糖核酸的合成。

促胰液素和缩胆囊素对胰液分泌的作用是通过不同机制实现的，前者以 cAMP 为第二信使，后者则通过磷脂酰肌醇系统，在 Ca^{2+} 介导下起作用（图 8-16）。

3. **胰液分泌的反馈性调节**　上段小肠黏膜可分泌一种具有刺激小肠黏膜 I 细胞释放 CCK 的肽，被命名为 CCK- 释放肽。进食后，在蛋白质水解产物作用下，通过 CCK 释放肽可引起 CCK 释放和胰酶分泌增加，而分泌的胰蛋白酶则又可使 CCK 释放肽失活，反馈性地抑制 CCK 和胰酶的分泌。这种反馈性调节的生理意义在于防止胰酶的过度分泌。

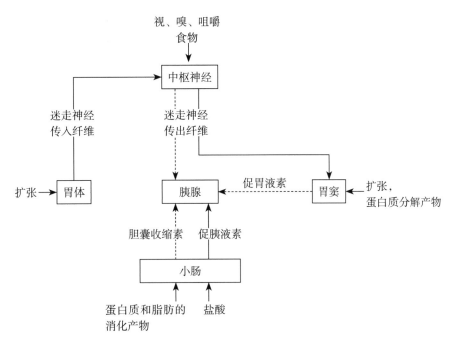

图 8-16　胰液分泌的神经体液调节
实线代表水样分泌；虚线代表酶的分泌

慢性胰腺炎患者，由于胰酶分泌减少，上述反馈性抑制作用减弱，使 CCK 释放增加，刺激胰腺分泌，并产生持续性疼痛。应用胰酶补偿性治疗既可补充胰酶的不足，又可减少 CCK 的释放和胰腺的分泌，降低导管内压力，减轻疼痛。

二、胆汁的分泌与排出

胆汁（bile）：胆汁由肝细胞分泌，是一个连续不断的分泌过程，但排放入小肠却是间断性的。在非消化期，胆汁生成后大部分经肝管和胆囊管进入胆囊暂时储存，仅少量间断地进入小肠。在消化期，胆囊收缩，胆汁排入十二指肠，同时，肝细胞分泌的胆汁也可直接排入十二指肠。

（一）胆汁的性质和成分

成年人每日分泌胆汁约 800~1000ml，胆汁的生成量和蛋白质的摄入量有关，高蛋白食物可生成较多的胆汁。

胆汁是一种较浓的具有苦味的有色液汁。人的胆汁（由肝直接分泌的胆汁）呈金黄色或橘棕色；而胆囊胆汁（在胆囊中贮存过的胆汁）则因浓缩而颜色变深。肝胆汁呈弱碱性（pH 为 7.4），胆囊胆汁则因碳酸氢盐在胆囊中被吸收而呈弱酸性（pH 为 6.8）。

胆汁的成分很复杂，除水分和钠、钾、钙、碳酸氢盐等无机成分外，其有机成分有胆盐、胆色素、脂肪酸、胆固醇、卵磷脂和黏蛋白等。胆汁中没有消化酶。胆汁中胆盐、胆固醇、卵磷脂三者保持适当的比例，是维持胆固醇呈溶解状态的必要条件。当胆固醇含量过多，或胆盐、卵磷脂合成减少时，胆固醇可沉积下来形成胆固醇结石。

（二）胆汁的作用

胆汁对于脂肪的消化和吸收具有重要意义：

1. 胆汁中的胆盐、胆固醇和卵磷脂等都可作为乳化剂，减低脂肪的表面张力，使脂肪乳化成微滴，分散在肠腔内，这样便增加了胰脂肪酶的作用面积，使其分解脂肪的作用加速。

2. 胆盐因其分子结构的特点，当达到一定浓度后，可聚合而形成微胶粒。肠腔中脂的分解产物，如脂肪酸、甘油一酯等均可掺入到微胶粒中，形成水溶性复合物（混合微胶粒）。因此，胆盐便成了不溶于水的脂肪水解产物到达肠黏膜表面所必需的运载工具，对于脂肪消化产物的吸收具有重要意义。

3. 胆汁通过促进脂肪分解产物的吸收，对脂溶性维生素（维生素 A、D、E、K）的吸收也有促进作用。

4. 中和胃酸。胆汁排入十二指肠后，可以中和一部分胃酸。

5. 胆盐的肠 - 肝循环。胆盐在小肠内吸收后还是一个促进胆汁自身分泌的体液因素。进入小肠的胆盐绝大部分由回肠黏膜吸收入血，通过门静脉回到肝脏再形成胆汁，这一过程称为胆盐的肠 - 肝循环（enterohepatic circulation of bile salt）。返回到肝脏的胆盐有刺激肝胆汁分泌的作用，称为胆盐的利胆作用。

（三）胆汁分泌和排出的调节

胆汁分泌与排放受神经、体液因素的双重调节，但以体液调节为主。在非消化期间，肝胆汁都流入胆囊内贮存。高蛋白食物（蛋黄、肉、肝）引起胆汁流出最多，高脂肪或混合食物的作用次之，而糖类食物的作用最小。在胆汁排出过程中，胆囊和 Oddi 括约肌的活动具有相互协调的关系，即胆囊收缩时，Oddi 括约肌舒张；相反，胆囊舒张时，Oddi 括约肌则收缩。

1. **神经因素的作用**　进食动作或食物对胃、小肠的刺激可通过神经反射引起肝胆汁分泌的少量增加，胆囊收缩也轻度加强。反射的传出途径是迷走神经，切断两侧迷走神经，或应用胆碱能受体阻断剂，均可阻断这种反应。

迷走神经除了直接作用于肝细胞和胆囊外，它还可通过引起促胃液素释放而间接引起肝胆汁的分泌和胆囊收缩。交感神经兴奋时，则引起胆囊松弛和 oddi 括约肌收缩。精神因素也可影响胆汁的排放。

2. **体液因素的作用**　有多种体液因素参与调节胆汁的分泌和排出。

（1）促胃液素：在食物消化的头期、胃期，胃窦释放促胃液素，它可作用于肝细胞和胆囊，促进肝胆汁分泌和胆囊收缩。也可引起胃酸的分泌，然后由酸在小肠引起促胰液素的释放而间接促进肝胆汁分泌。

（2）促胰液素：促胰液素主要的作用是刺激胰液分泌，但它还有一定的刺激肝胆汁分泌的作用。促胰液素主要作用于胆管系统而非作用于肝细胞，它引起的胆汁分泌主要是量和 HCO_3^- 含量的增加，胆盐的分泌并不增加。

（3）缩胆囊素：在食物消化的肠期，脂肪、蛋白质消化产物以及酸性食糜可以刺激小肠黏膜释放缩胆囊素。它是引起胆囊收缩作用最强的胃肠激素，能引起胆囊强烈收缩和 oddi 括约肌舒张，促使胆囊大量排放胆汁。

（4）胆盐：胆汁中的胆盐或胆汁酸当排至小肠后，绝大部分（约 90% 以上）仍可由小肠（主要为回肠末端）黏膜吸收入血，通过门静脉回到肝，再组成胆汁而又分泌入肠，这一过程称为胆盐的肠肝循环（图 8-17）。

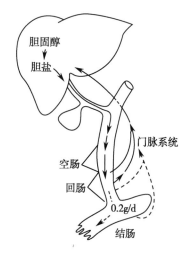

图 8-17　胆盐的肠 - 肝循环
进入门脉的实线代表来自肝的胆盐，虚线代表由细菌作用产生的胆盐

胆盐每循环一次约损失 5%，每次进餐后约 6~8g 胆盐排出。每次进餐后可进行 2~3 次肠肝循环。返回到肝的胆盐有刺激肝胆汁分泌的作用，胆盐对胆囊的运动并无影响。

三、 小肠液的分泌

小肠内有两种腺体：分别为十二指肠腺和小肠腺。十二指肠又称勃氏腺（Brunner gland），分布在十二指肠的黏膜下层中，分泌碱性液体，内含黏蛋白，因而黏稠度很高。这种分泌物的主要功能是保持十二指肠的上皮不被胃酸侵蚀。小肠腺又称李氏腺（Lieberkuhn crypt），分布于全部小肠的黏膜层内，其分泌液构成了小肠液的主要部分。

（一）小肠液的性质、成分和作用

小肠液是一种弱碱性液体，pH 约为 7.6，渗透压与血浆接近。小肠液的分泌量变化范围很大，成年人每日分泌量约 1~3L。大量的小肠液可以稀释消化产物，使其渗透压下降，有利于吸收。

在不同条件下，小肠液的性状变化也很大，有时是较稀的液体，有时则由于含有大量黏蛋白而很黏稠。小肠液内还常混有脱落的肠上皮细胞、白细胞，以及由肠上皮细胞分泌的免疫球蛋白。

由小肠腺分泌的酶可能只有肠致活酶一种，它能激活胰液中的胰蛋白酶原，使之变有活性的胰蛋白酶，从而有利于蛋白质的消化。

（二）小肠液分泌的调节

小肠液的分泌是经常性的。食糜对肠黏膜的局部机械刺激和化学刺激都可引起小肠液的分泌。其中对扩张刺激最为敏感，小肠内食糜的量越多，分泌也越多。一般认为，这些刺激是通过肠壁内神经丛的局部反射而引起肠腺分泌的。

迷走神经兴奋引起十二指肠腺分泌增加，交感神经兴奋则抑制十二指肠腺分泌。因此，长期交感神经兴奋，十二指肠球部保护机制削弱，可能是导致其溃疡的原因之一。

在胃肠激素中，促胃液素、促胰液素、缩胆囊素和血管活性肠肽都有刺激小肠分泌的作用。

四、 小肠的运动

小肠的运动功能是靠肠壁的两层平滑肌完成的。肠壁的外层是纵行肌，内层是环行肌。小肠运动的功能是继续研磨食糜，使食糜与小肠内消化液混合，并与肠黏膜广泛接触，以利于营养物质的吸收，同时推进食糜从小肠上段向下段移动。

（一）小肠的运动形式

小肠的运动形式包括紧张性收缩、分节运动和蠕动三种。

1. **紧张性收缩** 小肠平滑肌紧张性是其他运动形式有效进行的基础。当小肠紧张性降低时，肠腔易于扩张，肠内容物的混合和转运减慢；相反，在进餐后小肠的紧张性显著增强，可使小肠内保持一定的基础压力，食糜在小肠内的混合和运转过程就加快，有利于吸收的进行。

2. **分节运动** 分节运动（segmentation contraction）是一种以环行肌为主的节律性收缩和舒张运动。在食糜所在的一段肠管上，环行肌在许多点同时收缩，把食糜分割成许多节段；随后，原来收缩处舒张，而原来舒张处收缩，使原来的节段分为两半，而相邻的两半则合拢来形成一个新的节段；如此反复进行，食糜得以不断地分开，又不断地混合（图8-18）。分节运动的推进作用很小，它的作用在于使食糜与消化液充分混合，便于进行化学性消化，它还使食糜与肠壁紧密接触，为吸收创造了良好的条件。分节运动还能挤压肠壁，有助于血液和淋巴的回流。

分节运动在空腹时几乎不存在，进食后才逐渐变强起来。人十二指肠分节运动的频率约为每分钟11次，回肠末端为每分钟8次。这种活动频率梯度对于食糜从小肠的上部向下部推进具有一定意义。

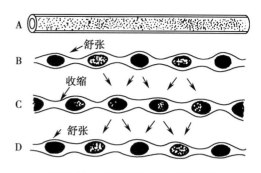

图8-18　小肠的分节运动模式图
A. 肠管表面观；B，C，D. 肠管切面观，表示不同阶段的食糜节段分割和合拢情况

小肠分节运动的梯度现象与其平滑肌的基本电节律有关。小肠平滑肌的基本电节律的起步点位于十二指肠近胆管入口处的纵行细胞上，其频率在人约为每分钟11次。从十二指肠到回肠末端，基本电节律的频率逐渐下降，但在完整的小肠内，上部具有较高频率的肠段可控制其下部频率较低的一段肠段。因此，在小肠全长中，其内在节律形成了数个频率平台。

3. 蠕动　蠕动（peristalsis）可发生于小肠的任何部位，其速率约为0.5~2.0cm/s，近端小肠的蠕动速度大于远端。蠕动的意义在于使经过分节运动作用的食糜向前推进一步，到达一个新肠段，再开始分节运动。食糜在小肠内实际的推进速度只有1cm/min，通常，食糜从幽门部到回盲瓣，大约需要历时3~5小时。

在小肠还常可见到一种进行速度很快（约2~25cm/s）、传播较远的蠕动，称为蠕动冲（peristaltic rush）。蠕动冲可把食糜从小肠始端一直推送到大肠。可能是由于进食时吞咽动作或食糜进入十二指肠而引起的。

小肠在非消化期也存在与胃相同的周期性移行性复合运动（MMC），它是胃MMC向下游传播而形成的，其意义与胃MMC相似。MMC的发生和移行受神经和体液因素的调节。迷走神经兴奋可使MMC周期缩短，胃动素则被认为可以诱发MMC。

（二）小肠运动的调节

1. 内在神经丛的作用　位于纵行肌和环行肌之间的肌间神经丛对小肠运动起主要调节作用。当机械和化学刺激作用于肠壁感受器时，通过局部反射可引起平滑肌的蠕动。切断小肠的外来神经，小肠的蠕动仍可进行。

2. 外来神经的作用　一般来说，副交感神经的兴奋能加强小肠的运动，交感神经兴奋则抑制小肠运动。

外来神经的作用一般是通过小肠的壁内神经丛实现的，所以外来神经的作用效果也与小肠平滑肌的所处状态有关，若肠道平滑肌紧张性高，无论是迷走神经还是交感神经兴奋均能使其活动减弱；反之，若肠道平滑肌的紧张性低，则两种兴奋都能使其活动增强。小肠的运动还受高级中枢的影响，例如情绪可改变肠的运动功能。

3. 体液因素的调节　小肠壁内的神经丛和平滑肌对各种化学物质具有广泛的敏感性。除两种重要的神经递质乙酰胆碱和去甲肾上腺素外，还有一些肽类激素和胺，如P物质、脑啡肽和5-羟色胺，都有兴奋小肠运动的作用。

（三）回盲括约肌的功能

回肠末端与盲肠交界外的环行肌显著加厚，起着括约肌的作用，称为回盲括约肌（ileocaecal sphincter）。回盲括约肌在平时保持轻度收缩状态，其内压力约比结肠内压力高 2.67kPa（20mmHg）。

进食时，当食物进入胃时，可通过胃 - 回肠反射引起回肠蠕动，在蠕动波到达回肠末端最后数厘米时，括约肌便舒张，这样，当蠕动波到达时，大约有 4ml 食糜由回肠被驱入结肠。而进入大肠的食糜刺激盲肠，通过壁内神经丛的局部反射可使回盲括约肌收缩，阻止食糜继续通过。总之，回盲括约肌的主要功能是防止回肠内容物过快地进入大肠，延长食糜在小肠内停留的时间，因此有利于小肠内容物的完全消化和吸收。正常情况下每天约有 450~500ml 食糜进入大肠。此外，回盲括约肌还具有活瓣样作用，它可阻止大肠内容物向回肠倒流。

第五节　大肠的功能

人类的大肠内无重要的消化作用。大肠的主要功能为：吸收水和电解质，参与机体水、电解质平衡的调节；吸收由结肠内微生物产生的维生素 B 和维生素 K；完成对食物残渣的加工，形成并暂时贮存粪便。

一、大肠液的分泌及大肠内细菌的活动

（一）大肠液的分泌

大肠内含有许多大肠腺，其柱状上皮细胞和杯状细胞可分泌少量液体，即大肠液。大肠液的 pH 为 8.3~8.4，主要成分是黏液和碳酸氢盐，此外还有少量的二肽酶和淀粉酶，但它们对食物的消化作用不大。大肠液的主要作用是通过黏蛋白保护肠黏膜和润滑粪便。

大肠液的分泌主要是由食物残渣对肠壁的机械性刺激引起的。刺激副交感神经可使分泌增加，而交感神经兴奋则可使正在进行着的分泌减少。

（二）大肠内细菌的活动

大肠内有大量细菌，主要是大肠杆菌、葡萄球菌等。据估计，粪便中死的和活的细菌约占粪便固体总量的 20%~30%。大肠内细菌主要来自空气和食物，大肠内的酸碱度和温度适合于一般细菌的活动和繁殖；细菌体内含有能分解食物残渣的酶。细菌对糖和脂肪的分解称为发酵，能产生乳酸、乙酸、二氧化碳、甲烷等。细菌对蛋白质的分解则称为腐败，可产生氨、硫化氢、组胺、吲哚等，其中有些成分由肠壁吸收后到肝脏中进行解毒。

大肠内的细菌能利用肠内较为简单的物质合成维生素 B 复合物和维生素 K，它们在肠内被吸收，能为人体所利用。

二、大肠的运动和排便

大肠的运动少而慢，对刺激的反应也较迟缓，这些特点对于大肠作为粪便的暂时贮存场所是适合的。

（一）大肠运动的形式

1. **袋状往返运动** 类似小肠的分节运动，是由环形肌不规则的收缩引起的。一段结肠收缩，持续一段时间后消失，邻近部位的结肠段又发生袋状收缩，如此反复进行，形成袋状往返运动。其作用是将大肠内容物不断地混合，可使肠黏膜与肠内容物充分接触，有利于大肠对水和无机盐的吸收。

2. **分节或多袋推进运动** 这是一个结肠袋或一段结肠收缩，其内容物被推移到下一段的运动。进食后或结肠受到拟副交感药物刺激时，这种运动增多。

3. **蠕动** 大肠的蠕动是由一些稳定向前的收缩波所组成。收缩波前方的肌肉舒张，往往充有气体；收缩波的后面则保持在收缩状态，使这段肠管闭合并排空。

大肠还有一种进行很快且前进很远的蠕动，称为集团蠕动（mass perstalsis）。它通常开始于横结肠，可将一部分大肠物推送至降结肠或乙状结肠。集团蠕动常见于进食后，最常发生在早餐后 60 分钟之内，可能是胃内食物进入十二指肠，由十二指肠-结肠反射所引起。这一反射主要是通过内在神经丛的传递实现的。

（二）排便

食物残渣在大肠内停留的时间较长，一般在十余小时以上，在这一过程中，食物残渣中的部分水分被大肠黏膜吸收。同时，经过大肠内细菌的发酵和腐败作用，形成粪便。粪便中除食物残渣外，还包括脱落的肠上皮细胞、大量的细菌、肝排出的胆色素衍生物，以及血液通过肠壁排至肠腔中的某些金属，如钙、镁、汞等的盐类，也随粪便排至体外。

正常人的直肠通常是空的，没有粪便在内。当肠的蠕动将粪便推入直肠时，刺激了直肠壁内的感受器，冲动经盆神经和腹下神经传至脊髓腰骶段的初级排便中枢，同时上传到大脑皮质，引起便意和排便反射。这时，通过盆神经的传出冲动，使降结肠、乙状结肠、直肠收缩，肛门内括约肌舒张。与此同时，阴部神经的冲动减少，肛门外括约肌舒张，使粪便排出体外。此外，由于支配腹肌和膈肌的神经兴奋，腹肌和膈肌也发生收缩，腹内压增加，促进粪便的排出。正常人的直肠对粪便的压力刺激具有一定的阈值，当达到此阈值时即可引起排便反射。

近年来医学界非常重视食物中的纤维素对肠功能和胃肠疾病具有重要影响。食物中的多糖纤维能与水结合形成凝胶，可限制水的吸收，增加粪便的体积，利于粪便的排出；食物中纤维素能刺激肠运动，缩短粪便在大肠内的停留时间，减少有害物质对胃肠和整个机体的毒害作用；食物中纤维素还可降低食物中热量的比例，减少含高能量物质的摄取，有助于纠正肥胖。因此，适当增加食物中纤维素的含量有益于增进健康，预防便秘、痔疮、结肠癌等疾病的发生。

第六节 吸 收

食物经消化道的消化之后，不能被吸收的大分子营养物质变成了可被吸收的小分子营养物质，机体对食物消化的最终目的是吸收。

一、吸收的部位和途径

（一）吸收的部位

消化管内的吸收是指食物的成分或其消化后的产物通过上皮细胞进入血液和淋巴的过程。消化过程是吸收的重要前提。吸收为多细胞有机体提供了营养，因而具有很大的生理意义。

消化管不同部位的吸收能力和吸收速度是不同的，这主要取决于各部分消化管的组织结构，以及食物在各部位被消化的程度和停留的时间。在口腔和食管内，食物实际上是不被吸收的。在胃内，食物的吸收也很少，胃可吸收乙醇和少量水分。小肠是吸收的主要部位，一般认为，糖类、蛋白质和脂肪的消化产物大部分是在十二指肠和空肠吸收的，回肠有其独特的功能，即主动吸收胆盐和维生素 B_{12}（图 8-19）。对于大部分营养成分，当它到达回肠时，通常已吸收完毕，因此回肠主要是吸收功能的贮备。小肠内容物进入大肠时已经不含多少可被吸收的物质了。大肠主要吸收水分和盐类，一般认为，结肠可吸收进入其内的 80% 的水和 90% 的 Na^+ 和 Cl^-。

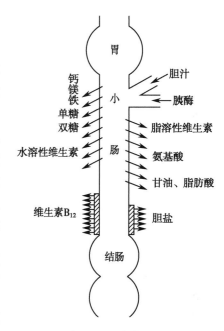

图 8-19 各种主要营养物质在小肠的吸收部位

（二）吸收的途径

营养物质和水可以两条途径进入血液或淋巴：一为跨细胞途径，即通过绒毛柱状上皮细胞的腔面膜进入细胞，再通过细胞底 - 侧面膜进入血液或淋巴；另一为旁细胞途径，即物质或水通过细胞间的紧密连接，进入细胞间隙，然后再转入血液或淋巴（图 8-20）。营养物质通过膜的机制包括单纯扩散、易化扩散、主动转运及胞饮等。

人的小肠长约 4m，它的黏膜具有环形皱褶，并拥有大量的绒毛，绒毛是小肠黏膜的微小突出构造，其长度约 0.5~1.5mm。每一条绒毛的外面是一层柱状上皮细胞。在显微镜下观察，可见柱状上皮细胞顶端有明显的纵纹，电子显微镜下的观察进一步表明，纵纹乃是柱状

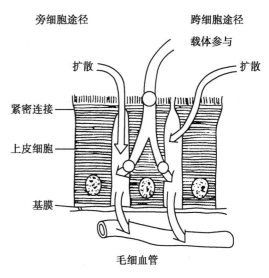

图 8-20 小肠黏膜吸收水和小的溶质的两条途径

细胞顶端细胞膜的突出，被称为微绒毛。人的肠绒毛上，每一柱状上皮细胞的顶端约有1700条微绒毛。由于环状皱褶、绒毛和微绒毛的存在，最终使小肠的吸收面积比同样长短的简单圆筒的面积增加约600倍，达到200m²左右（图8-21）。小肠除了具有巨大的吸收面积外，食物在小肠内停留的时间较长（3~8小时），以及食物在小肠内已被消化到适于吸收的小分子物质，这些都是小肠在吸收中发挥作用的有利条件。

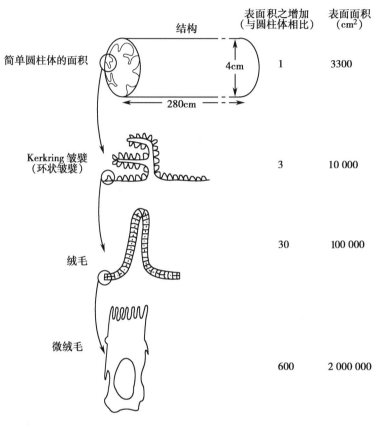

图8-21 增加小肠表面积的三种机制

二、主要物质在小肠内的吸收

在小肠中被吸收的物质不仅是由口腔摄入的物质，由各种消化腺分泌入消化管内的水分、无机盐和某些有机成分，大部分将在小肠中被重吸收。例如，人每日分泌入消化管内的各种消化液总量可达6~7L之多，每日还从口腔摄入1L多的水分，而每日由粪便中丢失的水分只有150ml左右。因此，重吸收回体内的液体量每日可达8L。

在正常情况下，小肠每天还吸收几百克糖，100g或更多的脂肪，50~100g氨基酸，50~100g离子等。实际上，小肠的吸收潜力远比上述数值大，当机体需要时可发挥更大的吸收潜能。

（一）水分的吸收

成人每日大约由胃肠道吸收8L水。水是通过渗透的方式被吸收的，由于肠内营养物质及电解质的吸收造成肠内容物低渗，从而促进水从肠腔经跨细胞途经和旁细胞途经进入血液。各种溶质被吸收时形成的渗透压梯度是水吸收的动力。

（二）无机盐的吸收

单价碱性盐类如钠、钾、铵盐的吸收很快，多价碱性盐类则吸收很慢。凡能与钙结合而形成沉淀的盐，如硫酸盐、磷酸盐、草酸盐等，则不能被吸收。

1. 钠的吸收　人体每日摄入的钠和消化腺分泌的钠大约95%~99%被胃肠道吸收，约25~30g，仅少量随粪便排出。

钠可顺电化学梯度通过扩散作用进入细胞内。Na^+由肠腔向细胞内扩散时要借助转运体蛋白。细胞内的钠能进入血液，则是通过膜上钠泵的活动逆电化学进行的主动过程（图8-22）。

2. 铁的吸收　人每日吸收的铁约为1mg，仅为每日膳食中含铁量的1/10。铁的吸收与机体对铁的需要有关，当服用相同剂量的铁后，缺铁的患者可比正常人的铁吸收量大1~4倍。食物中的铁绝大部分是三价的形式，但有机铁和三价铁都不易被吸收，故须还原为亚铁后方被吸收。维生素C能使Fe^{3+}还原成Fe^{2+}，因而可以促进铁的吸收。胃酸有利于铁的溶解，也可促进铁的吸收。

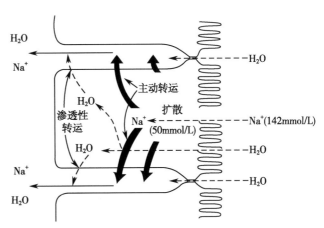

图8-22　小肠黏膜对钠和水的吸收

铁主要在十二指肠和空肠被吸收。肠黏膜吸收铁的能力决定于黏膜细胞内的含铁量。

3. 钙的吸收　食物中的钙仅有一小部分被吸收，大部分随粪便排出。主要影响钙吸收的因素是维生素D和机体对钙的需要。维生素D有促进小肠对钙吸收的作用。机体钙的需要量增加时，如儿童、哺乳期妇女，对钙的吸收增加。此外，钙盐只有在水溶液状态（如氯化钙、葡萄糖酸钙溶液）才能被吸收。肠内容的酸度对钙的吸收有重要影响，在pH约为3时，钙呈离子化状态，吸收最好。此外，葡萄糖可刺激钙的吸收，而草酸盐、磷酸盐、植酸等可与Ca^{2+}形成不溶性复合物而抑制钙的吸收。脂肪食物对Ca^{2+}的吸收有促进作用，脂肪分解释放的脂肪酸，可与Ca^{2+}结合成钙皂，后者可和胆汁酸结合，形成水溶性复合物而被吸收。

钙的吸收是由小肠绒毛上皮细胞基底侧膜上的Ca^{2+}泵主动转运来完成的。肠黏膜细胞的微绒毛上有一种与钙有高度亲和性的钙结合蛋白，它参与钙的转运而促进钙的吸收。

4. 负离子的吸收　在小肠内吸收的负离子主要是Cl^-和HCO_3^-。由钠泵产生的电位差可促进肠腔负离子向细胞内移动。但也有证据认为，负离子也可以独立地移动。

（三）糖的吸收

糖类只有分解为单糖时才能被小肠上皮细胞所吸收。各种单糖的吸收速率有很大差别，己糖的吸收很快，而戊糖则很慢。在己糖中，又以半乳糖和葡萄糖的吸收为最快，果糖次之，甘露糖最慢。单糖的吸收是一种继发性主动转运过程。Na^+泵抑制剂哇巴因可抑制葡萄糖和半乳糖的吸收。

（四）蛋白质的吸收

无论是食入的蛋白质（100g/d）或内源性蛋白质（25~35g/d），经消化分解为氨基酸后，几乎全部被小肠吸收。经煮过的蛋白质因变性而易于消化，在十二指肠和近端空肠就被迅速吸收，未经煮过

的蛋白质和内源性蛋白质较难消化，需进入回肠后才基本被吸收。

氨基酸的吸收与葡萄糖的吸收相似，即通过继发性主动转运而被吸收。少数氨基酸的吸收可以易化扩散方式进入肠上皮细胞。婴儿的肠上皮细胞可通过入胞和出胞的方式吸收适量的未经消化的蛋白质，例如对母体初乳中的免疫球蛋白 A（IgA）的吸收，并可以产生被动免疫。其他外来蛋白质被吸收后不但无营养价值，反而会成为抗原引起过敏反应。

（五）脂肪的吸收

在小肠内，脂类的消化产物脂肪酸、甘油一酯、胆固醇等很快与胆汁中的胆盐形成混合微胶粒。由于胆盐有亲水性，它能携带脂肪消化产物通过覆盖在小肠绒毛表面的非流动水层到达微绒毛上。在这里，甘油一酯、脂肪酸和胆固醇等又逐渐地从混合胶粒中释出，并透过微绒毛的脂蛋白膜而进入黏膜细胞而胆盐被遗留于肠腔内。

长链脂肪酸及甘油酯被吸收后，在肠上皮细胞的内质网中大部分重新合成为甘油三酯，并与细胞中生成的载脂蛋白合成乳糜微粒（chylomicron）。乳糜微粒一旦形成即进入高尔基复合体中，乳糜微粒被包裹在一个囊泡内。囊泡移行到细胞底-侧膜时，便与细胞膜融合，释出乳糜微粒进入细胞间隙，再扩散入淋巴（图 8-23）。

中、短链甘油三酯水解产生的脂肪酸和甘油一酯，在小肠上皮细胞中不再变化，它们是水溶性的，可以直接进入门脉而不入淋巴。

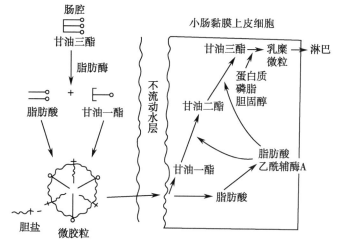

图 8-23　脂肪在小肠内消化和吸收的主要方式

（六）胆固醇的吸收

进入肠道的胆固醇主要有两种来源：一是食物中来的，一是肝分泌的胆汁中来的。由胆汁来的胆固醇是游离的，而食物中的胆固醇部分是酯化的。酯化的胆固醇必须在肠腔中经消化液中的胆固醇酯酶的作用，水解为游离胆固醇后才能被吸收。游离的胆固醇通过形成混合微胶粒，在小肠上部被吸收。被吸收的胆固醇大部分在小肠黏膜中又重新酯化，生成胆固醇酯，最后与载脂蛋白一起组成乳糜微粒经由淋巴系统进入血液循环。

（七）维生素的吸收

除了维生素 B_{12} 是在回肠被吸收，大部分维生素是在小肠上段被吸收的。大多数水溶性维生素（如维生素 B_1、B_2、B_6、PP）是通过依赖于 Na^+ 的同向转运体被吸收。维生素 B_{12} 须先与内因子结合成复合物后，再到回肠被主动吸收。脂溶性维生素 A、D、E 和 K 的吸收与脂类消化产物相同。

三、　大肠的吸收功能

每日进入大肠的小肠内容物约有 1000~1500ml，其中水和电解质大部分被大肠吸收，仅约 100ml 液体和少量 Na^+、Cl^- 随粪便排出。如果粪便在大肠内停留时间过久，则几乎所有水分都被吸收，而形成较干燥的粪便。

大肠黏膜具有很强的主动吸收 Na^+ 的能力。Na^+ 的主动吸收导致 Cl^- 的被动同向转运；由于 Na^+ 和 Cl^- 的吸收，又可以引起水的渗透性吸收。大肠在吸收 Cl^- 时，通过 Cl^--HCO_3^- 逆向转运，伴有 HCO_3^- 的分泌，进入肠腔内的 HCO_3^- 可中和结肠内细菌产生的酸性产物。严重腹泻的患者，由于 HCO_3^- 的大量丢失，可导致代谢性酸中毒。

大肠黏膜具有很强的吸水能力。每日可吸收 5~8L 水和电解质溶液。当从回肠进入大肠的液体或大肠分泌的液体超过此数量或大肠的吸收发生障碍，可引起腹泻。由于大肠具有很强的吸收能力，所以通过直肠灌肠可作为一种有效的给药途径。如某些麻醉药、镇静剂等药物可以通过灌肠迅速被大肠吸收。

大肠也能吸收肠内细菌合成的维生素，以补充机体维生素摄入的不足；此外，大肠也能吸收由细菌分解食物残渣产生的短链脂肪酸，如乙酸、丙酸和丁酸等。

第七节　促进消化系统功能康复的生理学基础

消化系统疾病是一组常见病、多发病，包括慢性胃炎、便秘、消化道出血、功能性胃肠病等。在综合治疗的基础上，积极进行康复治疗和健康教育，能改善消化系统疾病患者的生理功能、心理功能、社会功能、提高患者的生活质量，早日回归社会。

一、慢性胃炎康复的生理学基础

（一）慢性胃炎康复的生理学基础

慢性胃炎（chronic gastritis）是由各种病因引起的胃黏膜慢性炎症。根据病理组织学改变和病变部位，结合可能病因，将慢性胃炎分为非萎缩性（以往称浅表性）、萎缩性和特殊类型三大类。慢性非萎缩性胃炎不伴有胃黏膜的萎缩性改变、胃黏膜层可见以淋巴细胞和浆细胞为主的慢性炎症细胞浸润。根据炎症分布的部位，可再分为胃窦胃炎、胃体胃炎和全胃炎。幽门螺杆菌感染首先发生胃窦胃炎，然后逐渐向胃近端扩展为全胃炎，全胃炎发展与否及发展快慢存在明显的个体差异和地区差异；自身免疫引起的慢性胃炎主要表现为胃体胃炎。慢性萎缩性胃炎顾名思义是胃黏膜已经发生了萎缩性改变的慢性胃炎，又可再分为多灶萎缩性胃炎和自身免疫性胃炎两大类。前者萎缩性改变在胃内呈多灶性分布，以胃窦为主，多由幽门螺杆菌感染引起的慢性非萎缩性胃炎发展而来；后者萎缩改变主要位于胃体部，多由自身免疫引起的胃体胃炎发展而来。特殊类型胃炎种类很多，由不同病因所致，临床上较少见。

（二）慢性胃炎的康复措施

慢性胃炎中最需要药物治疗的是伴有恶性贫血的胃炎，如需要补充维生素 B_{12} 等。对无症状或症状轻微的慢性胃炎患者，有时可不用药物治疗。只给予物理因子治疗和饮食调节即可治愈。康复治疗的目标为改善胃的分泌功能，调适胃动力，提高生活质量。康复治疗原则是在综合治疗的基础上，积极进行康复治疗。康复治疗方法主要包括物理治疗、运动疗法、心理治疗及健康教育等。

1. **物理治疗** 物理治疗以促进胃部血液循环、改善胃的分泌功能、防治消化不良为目标，具有消炎止痛，改善循环和防治消化不良的作用。根据患者不同病情可以应用超短波疗法、电疗法、微波疗法、紫外线疗法、石蜡疗法、电离子导入疗法等。

2. **运动疗法** 具有减轻慢性胃炎患者消化不良症状，维持和改善胃蠕动功能，改善机体整体耐力的作用。根据病情选择有氧耐力运动项目，如步行、跑步、游泳、太极拳等，以改善肌力、肌耐力和整体功能。

3. **心理疗法** 心理疗法具有改善或消除慢性胃炎患者忧郁、焦虑和抑郁心理的作用。一般采用心理支持、疏导的治疗方法。要鼓励患者正确认识疾病，树立战胜疾病的信心，积极配合治疗，使慢性胃炎患者从支持系统中得到帮助、消除心理障碍。

4. **饮食起居** 营造舒适和谐的生活环境。患者及其亲属应接受医生的建议，尽可能为患者营造一个舒适和谐、充满亲情的生活环境，以帮助患者消除焦虑和抑郁情绪，使其重新树立生活信心，加快康复。调节饮食，如避免长期饮浓茶、烈酒、咖啡，以及过热、过冷的粗糙食物，以免胃黏膜损伤；避免长期大量服用非皮质激素类消炎药如阿司匹林等以保护黏膜屏障，预防慢性胃炎的发生。

5. **休闲性作业** 患者可根据个人兴趣，进行各种娱乐活动，如玩扑克、缝纫、球类、游戏、下棋等。作业治疗师对患者的娱乐功能进行评定，并指导患者，使其在娱乐活动中达到治疗疾病促进康复的目的。

6. **其他康复措施** 中医药在我国已有几千年的历史，"治未病"的思想早已深入人心。近年来常用一些调理气血、补中益气的中药方剂作为辅助治疗，且其有效性已被临床实践所证实。可酌情选用针灸疗法以减轻消化不良症状，改善胃动力。

二、便秘康复的生理学基础

（一）便秘康复的生理学基础

便秘（constipation）是由结肠紊乱引起，根据主诉和病史，每周大便少于两次即可诊断。引起便秘的常见病因与病理：对肠道的刺激不足，如食量不足，食物中含纤维素等机械性或化学性刺激物不足；排便动力缺乏，如肠道平滑肌、肛提肌、腹壁肌迟缓无力；神经精神因素，如神经官能症时肠道功能紊乱（结肠痉挛）；直肠排便反射迟钝或丧失，如经常对正常便意忽视，没养成定时排便习惯，日久排便反射就迟钝丧失，引起习惯性便秘；老年人结肠平滑肌较无力，肠蠕动减弱，结肠黏液分泌减少，不利于润滑大便等。便秘的主要并发症有便块嵌塞引起的梗阻、结肠溃疡、尿潴留等。便秘约发生于 20% 的人群，女性和老人居多。对一组健康人排便习惯的调查显示，每天排便一次者占60%，一天排便几次者占 30%，几天排便一次者占 10%。便秘的治疗宜采用综合措施和整体治疗，同时积极进行康复治疗以改善排便或恢复正常的排便。康复治疗目标为调节自主神经功能及肠道功能，提高平滑肌张力，促进肠蠕动，恢复排便功能。

（二）便秘的康复措施

1. **物理治疗** 可以应用腹部按摩法、电疗法、水疗法等，调节自主神经功能及肠道功能，提高平滑肌张力，促进肠蠕动，恢复排便的作用。

2. **运动疗法** 根据病情选择主动有氧运动项目（游泳、步行、跑步、太极拳），具有改善机体整体耐力的作用，特别是增强腹肌的张力，提高排便辅助肌的收缩力，可以维持和改善胃肠蠕动功能、促进消化腺的分泌等，加强生理排便功能；对无运动禁忌的患者，每日定时定量的进行运动锻炼，不仅可以改善自主神经系统功能及交感神经与迷走神经平衡的恢复，对缓解便秘症状及精神紧张，提高便秘患者的生存质量均有重要的意义。

3. 饮食起居　改变生活习惯，养成良好的排便习惯，建立每日按时排便的习惯，使直肠的排便运动产生条件反射。多吃富含纤维素的食物如粗粮、水果、蔬菜等促进肠道运动。伴有梗阻时应禁食。忌食酒类、浓茶、咖啡、辣椒等刺激性食物避免肠道活动紊乱。

4. 心理治疗　可借鉴慢性胃炎心理治疗方法。

5. 其他治疗　经过上述治疗无效者，可酌情应用泻药或灌肠剂，从而通过增加肠内水分，促进蠕动，软化粪便或润滑肠道促进排便。

三、 功能性胃肠病康复的生理学基础

（一）功能性胃肠病的生理学基础

功能性胃肠病（functional gastrointestinal disorder），是一组表现为慢性或反复发作性的胃肠道综合征。包括功能性消化不良（functional dyspepsia，FD）和肠易激综合征（irritable bowel syndrome，IBS）。

FD 是指具有上腹痛、上腹胀、早饱、食欲缺乏、恶心、呕吐等上腹不适症状，经检查排除引起这些症状的器质性疾病的一组临床综合征，症状可持续或反复发作，病程一般规定为超过 1 个月或在 12 个月中累计超过 12 周。FD 的病因和发病机制尚不清楚，可能与多种因素有关。一般认为，上消化道动力障碍是 FD 的主要病理生理学基础，证据是在过半数 FD 患者有胃固体排空延缓、近端胃及胃窦运动异常、幽门十二指肠运动协调失常、消化间期Ⅲ相胃肠运动异常等胃肠动力障碍的表现；胃肠动力障碍常与胃电活动异常并存；促胃肠动力药治疗可使大部分患者的症状得到不同程度的改善。精神因素和应激因素一直被认为与 FD 的发病有密切关系。未发现 FD 的特征性病理改变。胃镜检查结果显示约半数 FD 患者有幽门螺旋感染及由此而引起的慢性胃炎的病理改变。

IBS 是一种腹痛或腹部不适伴排便习惯改变为特征的功能性肠病，需经检查排除引起这些症状的器质性疾病。IBS 的病因和发病机制至今尚不清楚，与多种因素有关。目前认为有精神心理和食物两大因素，认为肠道感染后和精神心理障碍是 IBS 发病的重要因素。IBS 的病理特点主要是胃肠动力异常和内脏感觉异常。

（二）功能性胃肠病的康复措施

功能性胃肠病患者应采取综合治疗措施，以调节自主神经及内脏器官功能，改善胃动力，增加运动耐力，提高生活质量为目标，积极进行康复治疗。

1. 物理治疗　物理治疗以调节中枢神经系统及胃肠神经功能，促使分泌与运动功能正常化为目标。

2. 运动疗法　具有减轻患者的症状，维持和改善胃肠蠕动功能，改善机体整体耐力的作用。根据病情选择有氧运动等项目以改善肌力、肌耐力和整体体能。有氧运动项目可选择自己喜欢的运动，如跑步、太极拳、步行、游泳等。

3. 饮食起居　饮食上避免摄入诱发症状的食物，如产气的食物（乳制品、大豆、卷心菜、洋葱等）。进食高纤维类食物能加速肠道转运。

四、 消化性溃疡康复的生理学基础

（一）消化性溃疡康复的生理学基础

消化性溃疡是发生于人体消化系统的常见病和多发病，是由于各种致病因素导致的消化道黏膜的慢性溃疡，其中以胃溃疡、十二指肠溃疡最为常见。各种致病因素中，酸性胃液/胃蛋白酶对黏膜的消化作用是溃疡形成的基本因素，故称消化性溃疡。近年来的实验与临床研究表明，胃酸分泌过多、幽门螺杆菌感染和胃黏膜保护作用减弱等因素是引起消化性溃疡的主要环节。胃排空延缓和胆汁反流、胃肠肽的作用、遗传因素、药物因素、环境因素和精神因素等，都和消化性溃疡的发生有关。消化性溃疡的康复必须建立在临床治疗的基础上，康复治疗和临床治疗两者密切结合，相辅相成，可提高其临床康复治疗的效果。

（二）消化性溃疡的康复措施

1. 物理因子治疗　具有促进胃十二指肠局部血液循环，消炎止痛，缓解胃部痉挛，抑制细菌生长繁殖、改善胃的分泌功能和减轻患者腹痛症状等作用。

2. 运动疗法　可采用医疗体操和医疗步行的方法。

（1）医疗体操：医疗体操是应用人体各种功能运动来防治疾病并促进康复的一种体操运动。这类运动锻炼的特点是可以灵活的把运动分解成各种基本动作，选择身体某一部分来进行功能锻炼，因此能因病而异地进行康复治疗。进行医疗体操锻炼时要以全身活动为主，四肢与躯干轻松而有节奏的运动，同时配合深长腹式呼吸，可适当进行腹肌练习，以有利于改善胃肠功能。

（2）医疗步行：医疗步行是采用一种对距离和速度有一定要求的步行法。其运动量根据需要而定，并循序渐进地增加，以达到一定的锻炼效果。通过锻炼可以调节中枢神经系统，改善全身及胃肠功能，对消除腹胀、暖气等症状，促进溃疡愈合有一定作用。

需要强调的是，消化性溃疡患者有穿孔、出血或癌变可能时，有明显幽门梗阻时，或者伴有严重器官功能衰竭时，皆不宜应用运动疗法。

3. 作业疗法　消化性溃疡患者进行作业疗法有助于调节大脑皮质功能和自主神经系统功能，也有助于身心放松。通常可根据个人兴趣和爱好，选择园艺或休闲、娱乐类作业活动，如养殖花草或养鱼养鸟、旅游、游戏、音乐欣赏等。

4. 传统康复治疗

（1）中药：消化性溃疡在中医学中属"胃脘痛"范畴，中医认为其发病与情志失调，气郁伤肝，肝气犯胃侮脾，是脾胃升降失常，或与饮食不节，过饥过饱，过饮烈酒，过食肥甘辛辣食品等而损伤脾胃，致湿热内阻中焦。中药治疗可根据中医辨证施治原则，或健脾益气，或清肝泄热，或活血化瘀，或滋养胃阴，或疏肝和胃。

（2）气功：气功是治疗消化性溃疡的有效手段。气功锻炼具有调整大脑皮质和自主神经系统功能活动、改善胃肠运动和其分泌功能。

五、消化道出血康复的生理学基础

（一）消化道出血康复的生理学基础

消化道是指从食管到肛门的管道，包括食管、胃、十二指肠、空肠、回肠、盲肠、结肠及直肠。上消化道出血部位指屈氏韧带（又称 Treitz 韧带）以上的食管、胃、十二指肠、空肠上段以及胰管和胆管的出血。屈氏韧带以下的肠道出血称为下消化道出血。消化道出血是临床常见的严重疾病，致死率很高。消化道出血可因消化道本身的炎症、机械性损伤、血管病变、肿瘤等因素引起，也可因邻近器官的病变和全身性疾病累及消化道所致。流行病学调查显示，消化道器质性疾病，如慢性胃炎、消化性溃疡、急性胃黏膜病变及胃癌、结肠癌、直肠癌等，是我国消化道出血的第一位原因。第二位的原因是长期服用对胃黏膜有刺激作用的非甾体抗炎药和（或）抗凝、抗血小板聚集的药物。另外是各种严重疾病的应激状态，如心肌梗死、脑血管意外及严重肺部感染时，消化道出血的机会亦大大增加。加强这三个方面的预防措施，就能降低消化道出血的风险。

（二）消化道出血的康复措施

消化道出血的康复治疗原则应根据出血的原因、部位、出血量的多少以及是否存在并发症等情况选择个体化的治疗方案。急性期的康复治疗主要是肺功能和关节活动度的康复，恢复期主要预防由于长期卧床导致的心肺功能障碍和活动耐力的下降，进而改善患者的生活质量。

1. 运动疗法

（1）体位与活动：出血活动期、休克的重症患者，特别是当脉搏每分钟增至 100~120 次以上，由于失血量过大，机体代偿功能不足以维持有效血容量时，就可能进入休克状态。此时应绝对卧床休息，且采用头低脚高位，呕血时将患者头偏向一侧，不要剧烈咳嗽，将血性痰轻轻咳出并及时漱口。意识障碍者给予口腔护理，保持口腔清洁湿润。呕血期间应减少说话，尤其对应激性溃疡患者。对于自觉症状好转，能安稳入睡而无冷汗及烦躁不安，脉搏及血压恢复正常并稳定不再下降的轻症患者，还应卧床休息，但可床边活动。对于卧床时间较久和术后的患者早期进行肺康复的干预。

（2）排痰呼吸训练：腹部大手术后也可引起通气障碍，患者卧床咳嗽减少，极易引起肺内感染，导致肺泡通气量减少，低氧血症和呼吸衰竭。排痰是保证呼吸道通畅、减少肺内感染的重要手段。因此教会患者有效的咳嗽，辅助排痰，进行呼吸训练是急性期患者必备的功能训练。

（3）关节活动度（ROM）训练：患者卧床较久或长期被迫采取某种体位，限制活动或很少活动，为了预防肌肉萎缩和日后的关节活动障碍，需做关节活动度（ROM）训练。ROM 训练原则上早期开始，采取舒适度的体位，先健侧后患侧，近端关节固定，手法轻柔，避免疼痛。在无痛的前提下做全关节的运动。

（4）出血停止后运动及安全指导：运动锻炼可改善人体对血压的调节，持之以恒的运动有助于减少低血压的发生。待病情稳定后，应缓慢地改变体位，在床上进行适度肢体屈伸动作。

（5）恢复期的运动：恢复期坚持合理运动，可以选择一些简单的耗氧量适中的有氧运动。患者在运动过程中，要做到从小运动量开始，循序渐进，关键在于坚持不懈，要注意运动中的休息。

2. 物理疗法 物理疗法具有较好的消炎止痛，减轻水肿的作用。如急性期的患者可采用无热量的超短波和微波治疗以减轻疼痛和促进炎症的吸收。红外线、红光、氦氖激光、局部照射可改善局部血液循环，减轻局部的水肿，促进伤口的愈合。

3. 作业疗法 作业疗法对急性期后的患者的生活自理和生活质量的提高都有重要的意义。早期按被动、主动助力、监护主动到完全主动独立地训练原则，进行日常生活活动能力的治疗。

4. 心理治疗 消化道出血多表现为意外发生，患者缺乏心理准备。医务人员的语言、行动都会对患者产生很大影响。应做好说服开导工作，消除患者及家属的急躁情绪，对需要手术的患者，要向家属说明手术的紧迫性和必要性，医护人员要耐心解释病因和诱发因素，指出焦虑情绪可能会导致出血加重的不良影响，增强患者和家属的信心。

六、 肝硬化康复的生理学基础

（一）肝硬化的生理学基础

肝硬化（hepatic cirrhosis，HC）是一种以肝组织弥漫性纤维化、假小叶和再生结节形成为特征的慢性肝病。临床上有多系统受累，以肝功能损害和门静脉高压为主要表现，为我国常见疾病和主要死亡病因之一。引起肝硬化的病因很多，在我国以病毒性肝炎所致的肝硬化为主，而国外以酒精中毒多见。其他致病因素有遗传和代谢疾病、长期胆汁淤积、肝脏淤血、化学毒物或药物、免疫紊乱等。肝硬化的主要发病机制是进行性纤维化。正常肝组织间质的胶原（Ⅰ和Ⅲ型）主要分布在门管区和中央静脉周围。肝硬化时Ⅰ型和Ⅲ型胶原蛋白明显增多并沉着于小叶各处。随着窦状隙内胶原蛋白的不断沉积，内皮细胞窗孔明显减少，使肝窦逐渐演变为毛细血管，导致血液与肝细胞间物质交换障碍。肝硬化的大量胶原来自位于窦状隙（Disse 腔）的贮脂细胞（Ito 细胞），该细胞增生活跃，可转化成纤维母细胞样细胞。初期增生的纤维组织虽形成小的条索，但尚未互相连接形成间隔而改建肝小叶结构时，称为肝纤维化。如果继续进展，小叶中央区和门管区等处的纤维间隔将互相连接，使肝小叶结构和血液循环改建而形成肝硬化。

（二）肝硬化患者的康复治疗措施

肝硬化患者一般采取综合治疗措施，消除病因是阻断病情发展的关键。肝功能代偿期患者可参加一般轻体力活动。肝功能失代偿期或有并发症者，须绝对卧床休息，在饮食治疗和药物治疗的同时，应积极进行康复治疗。康复治疗的目标是改善肝循环、增加运动能力，改善日常生活活动能力，提高生活质量及最大限度地促进患者回归社会。康复治疗的主要方法包括物理治疗、康复工程、心理治疗及健康教育。

1. 物理疗法 物理治疗有改善肝脏的血液循环、促进胆汁分泌、消炎止痛的作用。例如应用超短波透热疗法有助于改善肝脏的血流，促进胆汁分泌。

2. 运动疗法 具有改善肝硬化代偿期患者机体整体耐力的作用。根据病情选择有氧运动项目以改善肌力和整体体能，如散步、太极拳、保健操等。具体运动量要根据患者的病情而定，目前尚无统一标准。肝硬化失代偿期患者应禁止运动，须绝对卧床休息。

3. 康复工程 康复工程在肝硬化中的应用主要涉及辅助器具。方法：对行走困难的患者使用轮椅改善其步行功能和社会交往能力。

4. 心理治疗 心理治疗具有改善或消除肝硬化患者震惊、恐惧、否认、淡漠、抑郁、焦虑、悲伤情绪及绝望的作用。一般采用心理支持、疏导的治疗方法，鼓励患者正确认识疾病，树立战胜疾病的信心，积极配合治疗，使肝硬化从支持系统中得到帮助、消除心理障碍。

5. 饮食调节 肝硬化患者应以高蛋白、高热量、维生素丰富而易消化的食物为宜。有食管 - 胃底静脉曲张者，应避免进食坚硬、粗糙的食物。有腹腔积液者，应进食少钠盐或无钠盐食物。有肝性脑病先兆时应严格限制蛋白质食物。

6. 休闲性作业　患者可根据个人兴趣，进行各种娱乐活动，如玩扑克、缝纫、球类下棋等。作业治疗师对患者的娱乐功能进行评定，并指导患者，使其在娱乐活动中达到治疗疾病促进康复的目的。肝硬化失代偿患者应禁止竞争性娱乐活动。

7. 药物预防　肝硬化的早期防治至关重要。早期防治措施包括：易感人群筛选与干预（注射乙肝疫苗）；在我国以病毒性肝炎所致的肝硬化最为常见，早期诊治病毒性肝炎意义重大。

思考题

1. 何谓胃肠激素？试述促胃液素、缩胆囊素和促胰液素的主要生理作用。
2. 进餐后胃液分泌有何变化？为什么？
3. 便秘形成的原因和康复措施为何？

（李利生　朱进霞）

第九章
能量代谢与体温调节

本章介绍了机体能量的来源和利用,基础代谢的概念,能量代谢的测定,能量代谢的影响因素,体温及机体的产热和散热,体温的调节,温度习服,肥胖症、糖尿病及代谢综合征康复的生理学基础;重点要求掌握基础代谢,能量代谢的影响因素,能量代谢疾病康复的生理学基础;了解机体能量的来源和利用,能量代谢的测定,温度的调节。

机体一切生命活动所需要的能量主要来源于摄入的营养物质中所蕴藏的化学能。新陈代谢(metabolism)是生命的基本特征之一,它包括物质代谢和能量代谢。物质代谢过程中既有合成代谢,又有分解代谢。合成代谢是指机体利用外界摄取的营养物质来合成自身结构,并储存能量;分解代谢是指机体不断分解体内物质,同时释放能量供机体进行各种功能活动和维持体温。生理学中,通常将生物体内物质代谢过程中伴随发生的能量的释放、转移、储存和利用称为能量代谢(energy metabolism)。本章主要介绍能量代谢和体温调节等内容,同时介绍能量代谢疾病康复的生理学基础知识。

第一节 能 量 代 谢

一、机体能量的来源和利用

(一)机体能量的来源

机体从外界摄取的营养物质包括糖、脂肪、蛋白质、水、无机盐、维生素以及膳食纤维等七大类物质。其中,糖、脂肪和蛋白质是机体的主要能量来源。

1. 糖是机体的主要供能物质 糖(carbohydrate)是机体的重要能量来源。我国人民所摄取食物中的营养素,以糖所占的比重最大,占70%左右。食物中的糖类物质经过消化被分解为单糖,主要为葡萄糖,经肠道吸收入体内,有一部分以糖原的形式贮存在肝脏和肌肉中。肌糖原是骨骼肌中随时可动用的贮备能源,用来满足骨骼肌在工作情况下的需要。肝糖原也是一种贮备能源,贮存量不大,主要用于维持血糖水平的相对稳定。

脑组织消耗的能量相对较多,在通常情况下,脑组织消耗的能量均来自于糖的有氧氧化,因而脑组织对缺氧非常敏感。另外,脑组织细胞贮存的糖原又极少,代谢消耗的糖主要来自血糖,所以脑功能对血糖水平有很大的依赖性。

2. 脂肪是机体的重要储存和供能物质 在正常情况下,人体所消耗的能源物质中有30%~40%来自体内的脂肪(fat)。机体内脂类分为组织脂质和贮存脂质两部分。组织脂质主要包括胆固醇、磷脂等，是组织、细胞的组成成分，在人体饥饿时也不减少，但不能成为能源。贮存脂质主要是脂肪，也称甘油三酯或中性脂肪。在全部贮存脂质中，脂肪约占98%。其中一部分是来自食物的外源性脂肪；另一部分是来自体内糖和氨基酸转化成的内源性脂肪。脂肪含能量最高，是体内各种能源物质的主要贮存形式。

一般情况下，脂肪作为能源物质，也包括从食物中摄取的糖所转化成的脂肪；在短期饥饿情况下，则主要由体内的脂肪提供能量。脂肪酸可直接供给很多组织利用，也可在肝脏转化成丙酮酸再供给其他组织利用。不但骨骼肌、心肌等可利用脂肪酸和酮体，在饥饿时，脑组织也可利用酮体。所以，脂肪也是重要的能源物质，但它不能在机体缺氧条件下供给能量。

目前，也可以把人体内脂肪组织分为两种功能性脂肪组织：白色脂肪组织和棕色脂肪组织，共同维持机体能量代谢的平衡。白色脂肪组织增加可引起肥胖及代谢性疾病；棕色脂肪组织可消耗体内储存的能量并参与肥胖等疾病的发生。促进棕色脂肪组织的激活及使白色脂肪组织向棕色脂肪组织转变被认为是治疗肥胖的新靶点。

3. 蛋白质在特殊情况下参与体内供能　蛋白质（protein）是由氨基酸构成的，在机体蛋白质代谢中，也主要是利用氨基酸进行合成和分解代谢。体内氨基酸有两个来源，一是来自食物蛋白质消化所产生的氨基酸，由小肠吸收入血；二是在机体新陈代谢过程中，组织、细胞蛋白质分解所产生的氨基酸。这两部分氨基酸主要用于合成细胞成分以实现自我更新，也用于合成酶、激素等生物活性物质。氨基酸也可以作为能源物质，但这是用较高的代价而取得的。

氨基酸在体内经过脱氨基作用或氨基转换作用，分解为非氮成分和氨基。其中非氮成分（α-酮酸）可以氧化供能，氨基则经过处理后主要由肾脏排出体外。人体在一般供能不足，如长期不能进食或消耗量过大时，体内的糖原和贮存脂肪已大量消耗之后，将依靠组织蛋白质分解产生氨基酸来获得能量，以维持必要的生理供能。

进食是周期性的，而能量消耗则是连续不断的，因而贮备的能源物质不断被利用，又不断补充。当机体处于饥饿状态时，糖的贮备迅速减少，而脂肪和蛋白质则作为长期能量消耗时的能源。

（二）能量的利用

能源物质在体内氧化时所释放的能量约50%直接转变为热能，用于维持体温，并向外界散发。其余的以自由能的形式转移并贮存于ATP等高能化合物的高能磷酸键中。当能量过剩时，可通过ATP将高能磷酸键转移给肌酸，肌酸和磷酸合成磷酸肌酸（CP）而贮存起来；当ATP分解释放能量时，CP又将高能磷酸键转移给ADP而生成ATP，以补充组织细胞ATP的消耗，从而满足机体在应急生理活动中对能量的需求。ATP所释放的能量主要为机体合成代谢以及各种生理活动所需要，如细胞生长过程中各种物质的合成、肌肉收缩、神经传导、细胞膜对各种物质的主动转运（消化道的吸收、肾小管的重吸收和分泌、离子浓度梯度的维持等）、腺体分泌等。其他用于进行各种功能活动所做的功最终都转化为热能。热能是最低形式的能量，主要用于维持体温，而不能转化为其他形式的能，因此不能用来做功。用于维持体温的这部分体热最终由体表散发到外界环境中去；此外，还有小部分体热则通过呼出气、排泄物等被带出体外。

人体摄入的能量和消耗的能量之间，需要维持能量平衡，若在一段时间内体重保持不变，可认为此时人体的能量达到收支平衡，即这段时间内人体摄入的能量与消耗的能量基本相同。若摄入食物的能量少于消耗的能量，机体动用储存的能源物质，因而体重减轻，称为能量的负平衡；反之，若机体摄入的能量多于消耗的能量，多余的能量则转变为脂肪等组织，体重增加，可导致肥胖，称为能量的正平衡。肥胖可引起多种疾病，如心血管疾病、高脂血症、糖尿病等。

二、 基础代谢

基础代谢（basal metabolism）是指基础状态下的能量代谢。基础代谢率（basal metabolic rate，BMR）则是指在基础状态下单位时间内的能量代谢。所谓基础状态，是指人体处在清醒、安静、不受肌肉活动、精神紧张、食物及环境温度等因素影响的状态。在这种状态下，体内能量的消耗只用于维持一些基本的生命活动，能量代谢比较稳定。因此，基础代谢率常作为评价机体能量代谢水平的指标。基础状态下的代谢率，比一般安静时的代谢率更低（比清醒安静时低 8%~10%，但做梦时可增高）。基础代谢率以每小时/每平方米体表面积的产热量为单位，通常以 kJ/（m² · h）来表示（临床常用百分数表示，一般不超出 ±15% 为正常）。

实际测定结果表明，基础代谢率随性别、年龄等不同而有生理变化（表 9-1）。当情况相同时，男子的基础代谢率平均比女子的高；幼年人比成年人的高；年龄越大，代谢率越低。但是，同一个体的基础代谢率，只要在测定时的条件完全符合前述的要求，则有不同时日重复测定的结果基本上无差异。这就反映了正常人的基础代谢率是相当稳定的。

表 9-1 我国正常基础代谢率平均值 [kJ/（m² · h）]

年龄（岁）	11~15	16~17	18~19	20~30	31~40	41~50	>50
男性	195.5	193.4	166.2	157.8	158.7	154.1	149.1
女性	172.5	181.7	154.1	146.5	146.4	142.4	138.6

体重不同，甚至相差悬殊的人，他们在 24 小时，每平方米表面的产热量很相近，因此，用每平方米体表面积作为衡量能量代谢率的标准是比较合适的。

受试者体表面积的测定繁琐而不易进行，鉴于体表面积与身高、体重之间有一定的相关关系，因此，有人对一定的人群作过测定后，从身高、体重推算出体表面积计算的经验公式。我国人的体表面积可根据下列 Stevenson 算式来计算：

$$体表面积（m^2）=0.0061× 身长（cm）+0.0128×$$
$$体重（kg）-0.1529$$

另外，体表面积还可根据图 9-1 直接求出。其用法是，将受试者的身高和体重在相应两点连成一直线，此直线与中间的体表面积的交点就是该人的体表面积。有意义的事实是：BMR、肺活量、心输出量、主动脉和气管的横截面、肾小球滤过率等都与体表面积有一定的比例关系。

通常采用简略法来测定和计算基础代谢率。一般来说，基础代谢率的实际数值与上述正常的平均值比较，相差10%~15% 之内，无论较高或较低，都不属病态。当相差之数超过 20% 时，才有可能是病理变化。在各种疾病中，甲状腺功能的改变总是伴有基础代谢率异常变化。甲状腺功能低下时，基础代谢率将比正常值低 20%~40%；甲状腺功能亢进时的基础代谢率将比正常值高出 25%~80%。因此，基础代谢率的测量是临床诊断甲状腺疾病的重要辅助方法。其他如肾上腺皮质和垂体的功能低下时，基础代谢率也要降低。

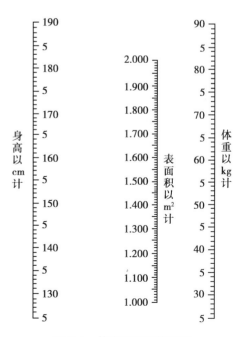

图 9-1 体表面积测算用图

当人体发热时，基础代谢率将升高。一般说来，体温每升高 1℃，基础代谢率可升高 13%。其他如糖尿病、红细胞增多症、白血病以及伴有呼吸困难的心脏病等，也伴有基础代谢率升高。当机体处于病理性饥饿时，基础代谢率将降低。其他如艾迪生（Addison）病、肾病综合征以及垂体肥胖症也常伴有基础代谢率降低。

三、能量代谢的测定

按照国际计量单位系统的规定，热量单位为焦耳（joule，J），常用的热量单位是卡（cal）或千卡（kcal），1 卡 =4.184 焦耳，1 焦耳 =0.23885 卡。

（一）能量代谢测定的原理

热力学第一定律指出：能量由一种形式转化为另一种形式的过程中，既不增加，也不减少。这是所有形式的能量（动能、热能、电能入化学能）互相转化的一般规律，也就是能量守恒定律。机体的能量代谢也遵循这一规律，即在整个能量转化过程中，机体所利用的蕴藏于食物中的化学能与最终转化成的热能和所作的外功，按能量来折算是完全相等的。因此，测定在一定时间内机体所消耗的食物，或者测定机体所产生的热量与所做的外功，都可测算出整个机体的能量代谢率（单位时间内所消耗的能量）。

（二）能量代谢测定的方法

测定整个机体单位时间内发散的总热量，通常有两类方法：直接测热法和间接测热法。

1. **直接测热法** 直接测热法（direct calorimetry）是直接测定整个机体在单位时间内向外界环境发散的总热量。此总热量就是能量代谢率。如果在测定时间内做一定的外功，应将外功（机械功）折算为热量一并计入。图 9-2 是 21 世纪初 Arwater-Benedict 所设计的呼吸热量计的结构模式图。它是由隔热密封的房间，其中设一个铜制的受试者居室。用调节温度的装置控

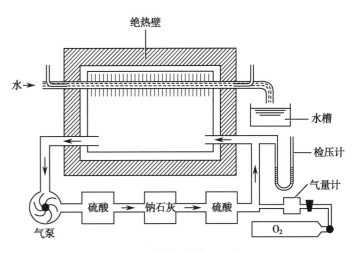

图 9-2 直接测热装置示意图

制隔热壁与居室之间空气的温度，使之与居室内的温度相等，以防居室内的热量因传导而丧失。这样，受试者机体所散发的大部分热量便被居室内管道中流动的水所吸收。根据流过管道的水量和温度差，将水的比热考虑在内，就可测出水所吸收的热量。当然，受试者发散的热量有一部分包含在不感蒸发量中，这在计算时也要加进去。受试者呼吸的空气由进出居室的气泵管道系统来供给。此系统中装有硫酸和钠石灰，用于吸收水蒸气和 CO_2。管道系统中空气中的 O_2 则由氧气筒定时补给。这种方法在如今已很少被采用，取而代之的是利用氧与二氧化碳在氧化磷酸化时的交换率来计算能量消耗，此方法既简单而且花费又少。

直接测热法的设备复杂，操作繁锁，使用不便，因而极少应用。一般都采用间接测热法。

2. **间接测热法** 间接测热法（indirect calorimetry）是测定单位时间内的相关参数而推算各种能

源物质的消耗量和产热量。这些参数包括食物的热价、氧热价及呼吸商等。

（1）食物的热价：食物的热价（thermal equivalent of food）是指将1g食物氧化（或在体外燃烧）时所释放出来的能量。食物的热价可分为物理热价和生物热价。前者指食物在体外燃烧时释放的热量，后者系食物经过生物氧化所产生的热量。糖（或脂肪）的物理热价和生物热价是相等的，而蛋白质的生物热价则小于它的物理热价。因为蛋白质在体内不能被彻底氧化分解，它有一部分主要以尿素的形式从尿中排泄的缘故。三种主要营养物质热价见表9-2。

表9-2　糖、脂肪和蛋白质氧化时的几种数据

营养物质	产热量（kJ/g）		耗氧量（L/g）	CO_2产量（L/g）	氧热价（kJ/J）	呼吸商（RQ）
	物理热价	生物热价				
糖	17.15	17.15	0.83	0.83	21.00	1.00
蛋白质	23.43	17.99	0.95	0.76	18.80	0.80
脂肪	39.75	39.75	2.03	1.43	19.70	0.71

（2）食物的氧热价：食物的氧热价（thermal equivalent of oxygen）指某种食物氧化时消耗1L氧所产生的热量。氧热价能反映出某种物质氧化时耗氧量和产热量之间的关系。由于各种营养物质所含碳、氢、氧元素的比例不同，氧化分解时需氧量也就不同，经折算不同的物质氧化时每消耗1L氧所释放的热量也就不尽相同（表9-2）。氧热价在能量代谢测算方中是重要的参数之一，可根据机体在一定时间内的耗氧量计算出各种物质的产热量。

（3）呼吸商：机体依靠呼吸功能从外界摄取氧，以供各种营养物质氧化分解的需要，同时也将代谢终产物CO_2呼出体外，一定时间内机体的CO_2产量与耗氧量的比值称为呼吸商（respiratory quotient，RQ）。各种营养物质在细胞内氧化供能属于细胞呼吸过程，因而又将各种营养物质氧化时的CO_2产量与耗氧量计算出各自的呼吸商（表9-2）。严格说来，应该以CO_2和O_2的分子（mol）比值来表示呼吸商。但是，因为在同一温度和气压条件下，容积相等的不同气体，其分子数都是相等的，所以通常都用容积数（ml或L）来计算CO_2与O_2的比值，即：

$$RQ = \frac{产生的 CO_2 mol 数}{消耗的 O_2 mol 数} = \frac{产生的 CO_2 ml 数}{消耗的 O_2 ml 数}$$

糖、脂肪和蛋白质氧化时，它们的CO_2产量与耗氧量各不相同，三者的呼吸商也不一样。

因为各种营养物质无论在体内或体外氧化，它们的耗氧量与CO_2产量都取决于各该物质的化学组成，所以，在理论上任何一种营养物质的呼吸商都可以根据它的氧化成终产物（CO_2和H_2O）的化学反应式计算出来。

糖的一般分子式为（CH_2O）n，氧化时消耗的O_2和产生的CO_2分子数相等，呼吸商应该等于1。如上述葡萄糖氧化的反应式所示，CO_2产量与耗氧量均为6mol。故：

$$RQ = \frac{6 mol CO_2}{6 ml O_2} = 1.00$$

脂肪氧化时需要消耗更多的氧。在脂肪本身的分子结构中，氧的含量远比碳和氢少。因此，另外提供的氧不仅要用氧化脂肪分子中的碳，还要用来氧化其中的氢。所以脂肪的呼吸商将小于1。现以甘油三酸酯（triolein）为例：

$$C_{57}H_{104}O_6 + 80O_2 = 57CO_2 + 52H_2O$$

由此计算出脂肪的呼吸商，即：

$$RQ=57mol\ CO_2/80mol\ O_2=0.71$$

蛋白质的呼吸商较难测算，因为蛋白质在体内不能完全氧化，而且它氧化分解途径的细节，有些还不够清楚，所以只能通过蛋白质分子中的碳和氢氧化时需氧量和 CO_2 产量，间接算出蛋白质的呼吸商，其计算值为 0.80。

在人的日常生活中，营养物质不是单纯的，而是糖、脂肪和蛋白质混合而成的（混合膳食）。所以，呼吸商常变动于 0.71~1.00 之间。人体在特定时间内的呼吸商要看哪种营养物质是当时的主要能量来源而定。若能源主要是糖类，则呼吸商接近于 1.00；若主要是脂肪，则呼吸商接近于 0.71。在长期病理性饥饿情况下，能源主要来自机体本身的蛋白质和脂肪，则呼吸商接近于 0.80。一般情况下，摄取混合食物时，呼吸商常在 0.85 左右。

影响呼吸商的其他因素：机体的组织、细胞不仅能同时氧化分解各种营养物质，而且也使一种营养物质转变为另一种营养物质。糖转化为脂肪时，呼吸商可能变大，甚至超过 1.00。这是由于当一部分糖转化为脂肪时，原来糖分子中的氧即有剩余，这些氧可能参加机体代谢过程中氧化反应，相应地减少了从外界摄取的氧量，因而呼吸商变大。反过来，如果脂肪转化为糖，呼吸商也可能低于 0.71。这是由于脂肪分子中含氧比例小，当转化为糖时，需要更多的氧进入分子结构，因而机体摄取并消耗外界氧的量增多，结果呼吸商变小。另外，还有其他一些代谢反应也能影响呼吸商。例如，肌肉剧烈运动时，由于氧供不应求，糖酵解增多，将有大量乳酸进入血液。乳酸和碳酸盐作用的结果，会有大量 CO_2 由肺排出，此时呼吸商将变大。又如，肺过度通气、酸中毒等情况下，机体中与生物氧化无关的 CO_2 大量排出，也可出现呼吸商大于 1.00 的情况。相反，肺通气不足、碱中毒等情况下，呼吸商将降低。

如前所述，应该测出在一定时间内机体中糖、脂肪和蛋白质三者被氧化分解的比例。为此，首先必须查清氧化了多少蛋白质，再将这些蛋白质被氧化所消耗的氧量和所产生的 CO_2 从机体在该时间内的总耗氧量和总 CO_2 产量中减去，算出糖和脂肪氧化（非蛋白质代谢）的 CO_2 产量和耗氧量的比值即非蛋白呼吸商（non-protein respiratory quotient，NPRQ），然后才有可能进一步查清糖和脂肪各被氧化了多少克。非蛋白呼吸商是估算非蛋白代谢中糖和脂肪氧化的相对数量的依据。

下面介绍间接测热法的方法。

（1）间接测热法计算原则和方法：实验测得的机体 24 小时内的耗氧量和 CO_2 产量以及尿氮量，根据表 9-2 和 9-3 中相应的一些数据计算。首先，由尿氮量算出被氧分解的蛋白质量。由被氧化的蛋白质量从表 9-2 中算出其产热量、耗氧量和 CO_2 产量；其次从总耗氧量和总 CO_2 产量中减去蛋白质耗氧量和 CO_2 产量，计算出非蛋白呼吸商。根据非蛋白呼吸商和氧热价表（见本章融合教材）查得相应的非蛋白呼吸商的氧热价，计算出非蛋白代谢的产热量；最后，24 小时产热总量为蛋白质代谢的产热量与非蛋白代谢的产热量之和。此外，从非蛋白呼吸商还可推算出参加代谢的糖和脂肪的比例。

间接测热法的计算方法举例。首先测定受试者一定时间内的耗氧量和 CO_2 产量，假定受试者 24 小时的耗氧量为 400L，CO_2 产量为 340L（已换算成标准状态的气体容积）。另经测定尿氮排出量为 12g。根据这些数据和查表 9-2、9-3，计算 24 小时产热量，其步骤如下：

1）蛋白质代谢：

$$氧化量 =12 \times 6.25=75g$$
$$产热量 =18 \times 75=1350kJ$$
$$耗氧量 =0.95 \times 75=71.25L$$
$$CO_2\ 产量 =0.76 \times 75=57L$$

2）非蛋白呼吸商：

$$非蛋白代谢耗氧量 =400-71.25=328.75L$$
$$非蛋白代谢 CO_2 产量 =340-57=283L$$
$$非蛋白呼吸商 =283/328.75=0.86$$

3）根据非蛋白呼吸商的氧热价计算非蛋白代谢的热量：查表 9-3，非蛋白呼吸商为 0.86 时，氧热价为 20.41。所以，非蛋白代谢产热量 $=328.75 \times 20.41=6709.8kJ$。

4）计算 24 小时产热量：

24 小时产热量 $=1350$（蛋白质代谢产热量）$+6709.8$（非蛋白代谢产热量）$=8059.8kJ$

计算的最后数值 8059.8kJ 就是该受试者 24 小时内的能量代谢率。

（2）耗氧量与 CO_2 产量的测定方法：测定耗氧量和 CO_2 产量的方法有两种：闭合式测定法和开放式测定法。

1）闭合式测定法：在动物实验中，将受试动物置于一个密闭的能吸热的装置中。通过气泵，不断将定量的氧气送入装置。动物不断地摄取氧，可根据装置中氧量的减少计算出该动物在单位时间内的耗氧量。动物呼出的 CO_2 则由装在气体回路中的 CO_2 吸收剂吸收。然后根据实验前后 CO_2 吸收剂的重量差，算出单位时间内的 CO_2 产量。由耗氧量和 CO_2 产量算出呼吸商。

临床上为了简便，通常只使用肺量计（图 9-3）来测量耗氧量。该装置的气体中容器中装置氧气，受试者通过呼吸口将氧气吸入呼吸器官。

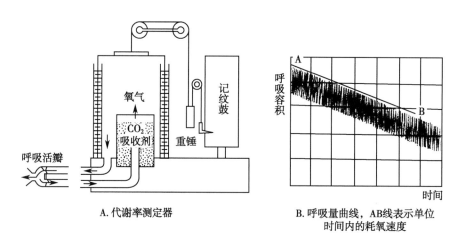

图9-3　肺量计结构模式图

2）开放式测定法（气体分析法）：它是在机体呼吸空气的条件下测定耗氧量和 CO_2 产量的方法，所以称为开放法。其原理是，采集受试者一定时间内的呼出气，测定呼出气量并分析呼出气中氧和 CO_2 的容积百分比。由于吸入气就是空气，所以其中 O_2 和 CO_2 的容积百分比不必另测。根据吸入气和呼出气中氧和 CO_2 的容积百分比的差数，可算出该时间内的耗 O_2 和 CO_2 排出量。

气体分析方法很多，最简便而又广泛应用的方法，是将受试者在一定时间内呼出气采集于气袋中，通过气量计测定呼气量，然后用气体分析器分析呼出气的组成成分，进而计算耗氧量和 CO_2 产量，并算出呼吸商。

3）双标水法：双标水法这项技术在 20 世纪 40 年代就已发布，但到 80 年代才开始用于人体能量消耗测试，它利用双标水来监控人体每日正常生活中的能量消耗。受试者摄入一定数量的经双重同位素标记的双标水（$^2H_2^{18}O$），重氢（^2H）扩散到全身的水中，而氧 -18（^{18}O）则扩散到全身的水和重碳酸盐储存处（身体代谢的 CO_2 大部分储存于此）。这两种同位素从身体排泄的速度可以从尿液、唾液和血液样本中分析得出。此转化速度可以计算出 CO_2 产生量，然后再通过能量测量公式计算出能量消耗量。

因为同位素的转化速度相当慢，能量测量需要持续几周的时间，这种方法不太适用一次性运动的能量消耗的测量。不过由于其相当准确（超过 98%）及低风险性，用来测量每天的能量消耗相当实用。

（三）人体能量消耗测定的意义

1. **临床诊断**　基础代谢率的测定是临床诊断甲状腺疾病的重要辅助方法。其他如糖尿病、红细胞增多病、白血病以及伴有呼吸困难的心脏病等，也伴有基础代谢率升高。当机体处于病理性饥饿时，基础代谢率将降低。其他如阿狄森病、肾病综合征以及垂体性肥胖症等也常伴有基础代谢率降低。

2. **安静时能量代谢的评定**　安静时能量代谢取决于身体的不同姿势，测定安静时不同姿势的能量代谢率，对于了解静止性、静力性活动对健康人体的影响，特别是气功、瑜伽功等安静状态下活动的能量代谢的研究，对于健身运动处方的制定具有重要意义。

3. **评定运动强度**　由于运动强度的激烈程度与能耗量成正相关，因此可用能耗量作为参数来划分运动强度，制定训练计划。

四、　能量代谢的影响因素

影响能量代谢的主要因素有肌肉活动、精神活动、食物的特殊动力作用和环境温度等。

（一）肌肉活动

肌肉活动对能量代谢的影响最为显著。机体任何轻微的活动都可提高代谢率。人在运动或劳动时耗氧量显著增加，因为肌肉活动需要补给能量，而能量则来自大量营养物质的氧化，导致机体耗氧量的增加。机体耗氧量的增加与肌肉活动的强度呈正比关系，耗氧量最多可达安静时的 10~20 倍。肌肉活动的强度称为肌肉工作的强度，也就是劳动强度。劳动强度通常用单位时间内机体的产热量来表示，也就是说，可以把能量代谢率作为评估劳动强度的指标。从表 9-3 可看出不同劳动强度或运动时的能量代谢率。

表 9-3　机体不同状态下的能量消耗（体重 70kg）

活动形式	能耗（kcal/h）	活动形式	能耗（kcal/h）
睡眠	65	散步	200
清醒、静卧	77	骑自行车	304
静立	100	游泳	500
穿衣	118	划船（20 周/分）	828
打字	140	步行上楼	1100

（二）精神活动

脑的重量只占体重的 2%，但在安静状态下，却有 15% 左右的循环血量进入脑循环系统，这说明脑组织的代谢水平是很高的。据测定，在安静状态下，100g 脑组织的耗氧量为 3.5ml/min（氧化的葡萄糖量为 4.5mg/min），此值接近安静肌肉组织耗氧量的 20 倍，脑组织的代谢率虽然如此之高，但据测定，在睡眠中和在活跃的精神活动情况下，脑中葡萄糖的代谢率却几乎没有差异。可见，在精神活动中，中枢神经系统本身的代谢率即使有些增强，其程度也是可以忽略的。

人在平静地思考问题时，能量代谢受到的影响并不大，产热量增加一般不超过 4%。但在精神处于紧张状态，如烦恼、恐惧或强烈情绪激动时，由于随之出现的无意识的肌紧张以及刺激代谢的激素释放增多等原因，产热量可以显著增加。因此，在测定基础代谢率时，受试者必须摒除精神紧张的影响。

（三）食物的特殊动力作用

在安静状态下摄入食物后，人体释放的热量比摄入的食物本身氧化后所产生的热量要多。例如摄入能产 100kJ 热量的蛋白质后，人体实际产热量为 130kJ，额外多产生了 30kJ 热量，表明进食蛋白质后，机体产热量超过了蛋白质氧化后产热量的 30%。食物能使机体产生"额外"热量的现象称为食物的特殊动力作用（specific dynamic action，SDA）。糖类或脂肪的食物特殊动力作用为其产热量的 4%~6%，即进食能产 100kJ 热量的糖类或脂肪后，机体产热量为 104~106kJ。而混合食物可使产热量增加 10% 左右。这种额外增加的热量不能被利用来做功，只能用于维持体温。因此，为了补充体内额外的热量消耗，机体必须多进食一些食物补充这份多消耗的能量。

食物特殊动力作用的机制尚未完全了解。这种现象在进食后 1 小时左右开始，并延续到 7~8 小时。有人将氨基酸注入静脉内，可出现与经口给予相同的代谢率增值现象，这些事实使人们推想，食后的"额外"热量可能来源于肝脏处理蛋白质分解产物时"额外"消耗的能量。因此，有人认为肝在脱氨基反应中消耗了能量可能是"额外"热量产生的原因。

（四）环境温度

人（裸体或穿着薄衣）安静时的能量代谢，在 20~30℃的环境中最为稳定。实验证明，当环境温度低于 20℃时，代谢率开始有所增加，在 10℃以下，代谢率显著增加。环境温度低时代谢率增加，主要是由于寒冷刺激反射地引起寒战以及肌肉紧张所致。在 20~30℃时代谢稳定，主要是由于肌肉松弛的结果。当环境温度为 30~45℃时，代谢率也会逐渐增加。这可能是因为体内化学过程的反应速度有所增加的缘故，这时还有发汗功能旺盛及呼吸、循环功能增强等因素的作用。

（五）其他因素

除上述因素之外，年龄、性别、睡眠、激素（生长素、甲状腺激素、肾上腺素等）也影响能量代谢。另外，机体处于烧伤、感染、创伤等应激状态下时能量消耗增高。

第二节　体温及其调节

人和高等动物机体都具有一定的温度，这就是体温。体温是机体进行新陈代谢和正常生命活动的必要条件。人体的体温作为基本生命体征之一是判断健康状况的重要指标。

一、 体温

（一）体壳体温和体核体温

人体的外周组织即表层，包括皮肤、皮下组织和肌肉等的温度称为体壳体温（shell temperature）。表层温度不稳定，波动比较大。在环境温度为23℃时，人体表层最外层的皮肤温，如足皮肤温为27℃，手皮肤温为30℃。躯干为32℃，额部为33~34℃。四肢末梢皮肤温最低，越近躯干、头部，皮肤温越高。气温达32℃以上时，皮肤温的部位差将变小，在寒冷环境中，随着气温下降，手、足的皮肤温降低最显著，但头部皮肤温度变动相对较小。

皮肤与局部血流量有密切关系。凡是能影响皮肤血管舒缩的因素（如环境温度变化或精神紧张等）都能改变皮肤的温度。在寒冷环境中，由于皮肤血管收缩，皮肤血流量减少，皮肤温度随之降低，体热散失因此减少。相反，在炎热环境中，皮肤血管舒张，皮肤血流量增加，皮肤温因而上升，同时起到了增强发散体热的作用。人情绪激动时，由于血管紧张度增加，皮肤温度特别是手的皮肤温度便显著降低。例如手指的皮肤温度可从30℃骤降到24℃。当然情绪激动的原因解除后，皮肤温度会逐渐恢复。此外，当发汗时由于蒸发散热，皮肤温度也会出现波动。

机体深部（心、肺、脑和腹腔内脏等处）的温度称为体核体温（core temperature）。深部温度比表层温度高，且比较稳定，各部位之间的差异也较小。这里所说的表层与深部，不是严格的解剖学结构，而是生理功能上所作的体温分布区域。在不同环境中，深部温度和表层温度的分布会发生相对改变。在较寒冷的环境中，深部温度分布区域较缩小，主要集中在头部与胸腹内脏，而且表层与深部之间存在明显的温度梯度。在炎热环境中，深部温度可扩展到四肢。循环血液是体内传递热量的重要途径。由于血液不断循环，深部各个器官的温度会经常趋于一致。因此，体核部分的血液温度可以代表体核体温的平均值。

临床上通常用口腔温度、直肠温度和腋窝温度来代表体核体温。直肠温度的正常值为36.9~37.9℃，但易受下肢温度影响。当下肢冰冷时，由于下肢血液回流至髂静脉时的血液温度较低，会降低直肠温度；口腔温度（舌下部）平均比直肠温度低0.3℃，但它易受经口呼吸、进食和喝水等影响；腋窝温度平均比口腔温度低0.4℃，但由于腋窝不是密闭体腔，易受环境温度、出汗和测量姿势的影响，不易正确测定。

此外，食管温度比直肠温度约低0.3℃。食管中央部分的温度与右心的温度大致相等，而且体温调节反应的时间过程与食管温度变化过程一致。所以，在实验研究中，食管温度可以作为深部温度的一个指标。鼓膜温度的变动大致与下丘脑温度的变化成正比，所以在体温调节生理实验中常常用鼓膜温度作为脑组织温度的指标。

（二）体温的正常变动

在正常情况下，体温可因一些内在因素而发生波动，但波动幅度一般不超过1℃。

1. **体温的日节律**　在一昼夜之中，人体体温呈周期性波动。清晨2~6时体温最低，午后1~6时最高。波动的幅值一般不超过1℃。体温的这种昼夜周期性波动称为日节律（circadian rhythm）或昼夜节律。

2. **性别的影响**　女子的基础体温随月经周期而发生变动。在排卵后体温升高，这种体温升高一直持续至下次月经开始（图9-4）。这种现象很可能同性激素的分泌有关。实验证明，这种变动性同

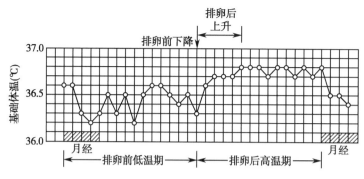

图 9-4　女子的基础体温曲线

血中孕激素及其代谢产物的变化相吻合。

3. **年龄的影响**　一般说来，儿童的体温较高，新生儿和老年人的体温较低。不同年龄阶段人群体温波动范围概况如图 9-5 所示，新生儿，特别是早产儿，由于体温调节机制发育还不完善，调节体温的能力差，所以他们的体温容易受环境温度的影响而变动。因此对新生儿应加强护理。

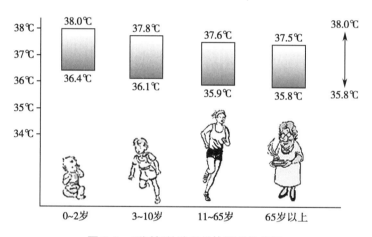

图 9-5　不同年龄阶段的体温变化范围

4. **运动的影响**　肌肉活动时代谢加强，产热量因而增加，结果可导致体温升高。所以，临床上应让患者安静一段时间以后再测体温。测定小儿体温时应防止哭闹。

此外，情绪激动、精神紧张、进食等情况对体温都会有影响；环境温度的变化对体温也有影响；在测定体温时，就要考虑到这些情况。

二、机体的产热和散热

机体内营养物质代谢释放出来的化学能，其中 50% 以上以热能的形式用于维持体温，其余不足 50% 的化学能则载荷于 ATP，经过能量转化与利用，最终也变成热能，并与维持体温的热量一起，由循环血液传导到机体表层并散发于体外。因此，机体在体温调节机制的调控下，使产热过程和散热过程处于平衡，即体热平衡，维持正常的体温。如果机体的产热量大于散热量，体温就会升高；散热量大于产热量则体温就会下降，直到产热量与散热量重新取得平衡时才会使体温稳定在新的水平。

（一）产热过程

机体的总产热量主要包括基础代谢，食物特殊动力作用和肌肉活动所产生的热量。基础代谢是机体产热的基础。基础代谢高产热量多；基础代谢低，产热量少。正常成年男子的基础代谢率约为170kJ/（$m^2 \cdot h$）。成年女子约155kJ/（$m^2 \cdot h$）。在安静状态下，机体产热量一般比基础代谢率增高25%，这是由于维持姿势时肌肉收缩所造成的。食物特殊动力作用可使机体进食后额外产生热量。骨骼肌的产热量则变化很大，在安静时产热量较小，运动时产热量可明显增加。在运动时骨骼肌的产热量可由总产热量的18%增加到73%，剧烈运动时可达总产热量的90%（表9-4）。

表9-4 几种组织器官在不同状态下的产热量

器官组织	重量（占体重的%）	产热量（占机体总热量的%）	
		安静状态	劳动或运动
脑	2.5	16	3
内脏	34	56	22
骨骼肌	40	18	73
其他	23.5	10	2

人在寒冷环境中主要依靠寒战来增加产热量。寒战是骨骼肌发生不随意的节律性收缩的表现，其节律为9~11次/分。发生寒战的肌肉在肌电图上表现出一簇一簇的高波幅群放电，这是不同肌纤维的动作电位同步化的结果。寒战的特点是屈肌和伸肌同时收缩，所以基本上不做功，但产热量很高，发生寒战时，代谢率可增加4~5倍。机体受寒冷刺激时，通常在发生寒战之前，首先出现温度刺激性肌紧张或称寒战前肌紧张，此时代谢率就有所增加。以后由于寒冷刺激的持续作用，便在温度刺激性肌紧张的基础上出现肌肉寒战，产热量大大增加，这样就维持了在寒冷环境中的体热平衡。内分泌激素也可影响产热，肾上腺素和去甲肾上腺素可使产热量迅速增加，但维持时间短；甲状腺激素则使产热缓慢增加，但维持时间长。机体在寒冷环境中度过几周后，甲状腺激素分泌可增加2倍以上，代谢率可增加20%~30%。

（二）散热过程

人体的主要散热部位是皮肤。当环境温度低于体温时，大部分的体热通过皮肤的辐射、传导和对流散热。一部分热量通过皮肤汗液蒸发来散发，呼吸、排尿和排粪也可散失小部分热量。

在环境温度为21℃时人体散热方式及其所占比例如下：辐射、传导、对流为70%，皮肤水分蒸发为27%，呼吸为2%，尿、粪为2%。

1. 辐射、传导和对流散热

（1）辐射（radiation）散热：这是机体以热射线的形式将热量传给外界较冷物质一种散热形式。以此种方式散发的热量，在机体安静状态下所占比例较大（约占全部散热量的60%左右）。辐射散热量同皮肤与环境间的温度差以及机体有效辐射面积等因素有关。皮肤温度稍有变动，辐射散热量就会有很大变化。四肢表面积比较大，因此在辐射散热中有重要作用。气温与皮肤的温差越大，或是机体有效辐射面积越大，辐射的散热量就越多。

（2）传导（conduction）和对流（convection）散热：传导散热是机体的热量直接传给同它接触的较冷物体的一种散热方式。机体深部的热量以传导方式传到机体表面的皮肤，再由后者直接传给同它相接触的物体，如床或衣服等。但由于此等物质是热的不良导体，所以体热因传导而散失的量不大。

另外，人体脂肪的导热度也低，肥胖者皮下脂肪较多，女子一般皮下脂肪也较多，所以，他们由深部向表层传导的散热量要少些。皮肤涂油脂类物质，也可以起减少散热的作用。水的导热度较大，根据这个道理可利用冰囊、冰帽给高热患者降温。

对流散热是指通过气体或液体交换热量的一种方式。人体周围总是绕有一薄层同皮肤接触的空气，人体的热量传给这一层空气，由于空气不断流动（对流），便将体热发散到空间。对流是传导散热的一种特殊形式。通过对流所散失的热量的多少，受风速影响极大。风速越大，对流散热量也越多，相反，风速越小，对流散热量也越少。

辐射、传导和对流散失的热量取决于皮肤和环境之间的温度差，温度差越大，散热量越多，温度差越小，散热量越少。皮肤温度为皮肤血流量所控制。皮肤血液循环的特点是，分布到皮肤的动脉穿透隔热组织（脂肪组织等），在乳头下层形成动脉网；皮下的毛细血管异常弯曲，进而形成丰富的静脉丛；皮下还有大量的动-静脉吻合支，这些结构特点决定了皮肤的血流量可以在很大范围内变动。机体的体温调节机制通过交感神经系统控制着皮肤血管的口径。增减皮肤血流量以改变皮肤温度，从而使散热量符合于当时条件下体热平衡的要求。

在炎热环境中，交感神经紧张度降低，皮肤小动脉扩张，动-静脉吻合支开放，皮肤血流量因而大大增加（据测算，全部皮肤血流量最多可达到心输出量的12%）。于是较多的体热从机体深部被带到体表层，提高了皮肤温，增强了散热作用。

在寒冷环境中，交感神经紧张度增强，皮肤血管收缩，皮肤血流量剧减，散热量也因而大大减少。此时机体表层宛如一个隔热器，起到了防止体热散失的作用。此外，四肢深部的静脉是和动脉相伴行的。这样的解剖结构相当于一个热量逆流交换系统。深部静脉呈网状围绕着动脉。静脉血温较低，而动脉血温度较高。两者之间由于温度差而进行热量交换。逆流交换的结果，动脉血带到末梢的热量，有一部分已被静脉血带回机体深部。这样就减少了热量的散失。如果机体处于炎热环境中，从皮肤返回心脏的血液主要由皮肤表层静脉来输送，此时逆流交换机制将不再起作用。

环境温度降低时，热量由肱动脉传向它周围的静脉，动脉血温度因此下降到24℃。环境温度升高时，热量由表层静脉发散。

衣服覆盖的皮肤表层，不易实现对流，棉毛纤维间的空气不易流动，这类情况都有利于保温。增加衣着以御寒，就是这个道理。

2. 蒸发散热 在人的体温条件下，蒸发（evaporation）1g水分可使机体散失2.4kJ热量。当环境温度为21℃时，大部分的体热（70%）靠辐射、传导和对流的方式散热，少部分的体热（29%）则由蒸发散热；当环境温度升高时，皮肤和环境之间的温度差变小，辐射、传导和对流的散热量减小，而蒸发的散热作用则增强；当环境温度等于或高于皮肤温度时，辐射、传导和对流的散热方式就不起作用，此时蒸发就成为机体唯一的散热方式。

人体蒸发有两种形式：即不感蒸发（insensible perspiration）和发汗（sweating）。

（1）不感蒸发：人体即使处在低温中，没有汗液分泌时，皮肤和呼吸道都不断有水分渗出也而被蒸发掉，这种水分蒸发称为不感蒸发，其中皮肤的水分蒸发又称为不显汗，即这种水分蒸发不为人们所觉察，并与汗腺的活动有关。在室温30℃以下时，不感蒸发的水分相当恒定，有12~15g/（h·m²）水分被蒸发掉，其中一半是呼吸道蒸发的水分；另一半水分是由皮肤的组织间隙直接渗出而蒸发的。人体24小时的不感蒸发量为1000ml。婴幼儿的不感蒸发的速率比成人大，因此，在缺水时婴幼儿更容易造成严重脱水。不感蒸发是一种很有成效的散热途径，有些动物如狗，虽有汗腺结构，但在高温环境下也不能分泌汗液，此时，它必须通过热喘呼吸（panting）由呼吸道来增强蒸发散热。

（2）发汗：汗腺分泌汗液的活动称为发汗。发汗是可以意识到的有明显的汗液分泌，因此，汗液的蒸发又称为可感蒸发。

人在安静状态下，当环境温度达 30℃ 左右时便开始发汗。如果空气湿度大，而且着衣较多时，气温达 25℃ 便可引起人体发汗。人进行劳动或运动时，气温虽在 20℃ 以下，亦可出现发汗，而且汗量往往较多。

汗液中水分占 99%，而固体成分则不到 1%，在固体成分中，大部分为氯化钠，也有少量氯化钾、尿素等。同血浆相比，汗液的特点是：氯化钠的浓度一般低于血浆；在高温作业等大量出汗的人，汗液中可丧失较多的氯化钠，因此应注意补充氯化钠。汗液中葡萄糖的浓度几乎是零；蛋白质的浓度为零。实验测得在汗腺分泌时，分泌管腔内的压力高达 37.3kPa（250mmHg）以上。这表明汗液不是简单的血浆滤出液，而是由汗腺细胞主动分泌的。大量的乳酸是汗腺细胞进入分泌活动的产物。刚刚从汗腺细胞分泌出来的汗液，与血浆是等渗的，但在流经汗腺管腔时，由于钠和氯被重吸收，所以，最后排出的汗液是低渗的。汗液中排出的钠量也受醛固酮的调节。因为汗液是低渗的，所以当机体因大量发汗而造成脱水时，可导致高渗性脱水。

发汗是反射活动。人体汗腺接受交感胆碱能纤维支配，所以乙酰胆碱对小汗腺有促进分泌作用。发汗中枢分布在从脊髓到大脑皮层的中枢神经系统中。在正常情况下，起主要作用是下丘脑的发汗中枢，它很可能位于体温调节中枢之中或其附近。

在温热环境下引起全身各部位的小汗腺分泌汗液称为温热性发汗。使动物温热性发汗的主要因素有：①温热环境刺激皮肤中的温觉感受器，冲动传入至发汗中枢，反射性引起发汗；②温热环境使皮肤血液被加温，被加温的血液流至下丘脑发汗中枢的热敏神经元，可引起发汗。温热性发汗的生理意义在于散热。若每小时蒸发 1.7L 汗液，就可使体热散发约 4200kJ 的热量。但是，如果汗水从身上滚落或被擦掉而未被蒸发，则无蒸发散热作用。

发汗速度受环境温度和湿度影响。环境温度越高，发汗速度越快。如果在高温环境中时间太长，发汗速度会因汗腺疲劳而明显减慢。湿度大，汗液不易被蒸发，体热因而不易散失。此外，风速大时，汗液易蒸发，汗液蒸发快，容易散热而使发汗速度变小。

劳动强度也影响发汗速度。劳动强度大，产热量越多，发汗量越多。

精神紧张或情绪激动而引起地发汗称为精神性发汗。主要见于掌心、脚底和腋窝。精神性发汗的中枢神经可能在大脑皮层运动区。精神性发汗在体温调节中的作用不大。

三、 体温调节

恒温动物包括人，有完善的体温调节机制。在外界环境温度改变时，通过调节产热过程和散热过程，维持体温相对稳定。例如，在寒冷环境下，机体增加产热和减少散热；在炎热环境下，机体减少产热和增加散热，从而使体温保持相对稳定。这是复杂的调节过程，涉及感受温度变化的温度感受器，通过有关传导通路把温度信息传达到体温调节中枢，经过中枢整合后，通过自主神经系统调节皮肤血流量、竖毛肌和汗腺活动等；通过躯体神经调节骨骼肌的活动，如寒战等；通过内分泌系统，改变机体的代谢率。

体温调节是生物自动控制系统的实例。如图 9-6 所示，下丘脑体温调节中枢，包括调定点（set point）神经元在内，属于控制系统。它的传出信息控制着产热器官如肝、骨骼肌以及散热器官如皮肤血管、汗腺等受控系统的活动，使受控对象——机体深部温度维持一个稳定水平。而输出变量体温总是会受到内、外环境因素干扰的（譬如机体的运动或外环境气候因素的变化，如气温、湿度、风速等）。此时则通过温度检测器——皮肤及深部温度感受器（包括中枢温度感受器）将干扰信息反馈于

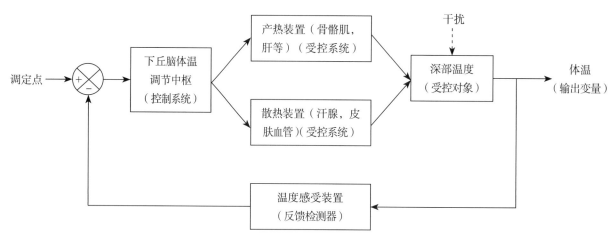

图 9-6　体温调节自动控制示意图

调定点，经过体温调节中枢的整合，再调整受控系统的活动，仍可建立起当时条件下的体热平衡，起到稳定体温的效果。

（一）温度感受器

对温度敏感的感受器称为温度感受器，温度感受器分为外周温度感受器和中枢温度感受器。

外周温度感受器在人体皮肤、黏膜和内脏中，温度感受器分为冷感受器和温觉感受器，它们都是游离神经末梢的。当皮肤温度升高时，温觉感受器兴奋，而当皮肤温度下降时，则冷感受器兴奋。从记录温度感受器发放冲动可看到，冷觉感受器在28℃时发放冲动频率最高，而温觉感受器则在43℃时发放冲动频率最高。当皮肤温度偏离这两个温度时，两种感受器发放冲动的频率都逐渐下降。此外，温度感受器对皮肤温度变化速率更敏感。

中枢温度感受器存在于脊髓、延髓、脑干网状结构及下丘脑中。用改变脑组织温度的装置（变温管），对不麻醉或麻醉的兔、猫或狗等的下丘脑前部进行加温或冷却，发现在视前区 - 下丘脑前部（preoptic-anterior hypothalamus area，PO/AH）加温，可引起动物出现喘息和出汗等散热反应，而局部冷却则引起产热量增加，说明 PO/AH 本身就可调节散热和产热这两种相反的过程。用电生理方法记录 PO/AH 中存在着热敏神经元（warm-sensitive neuron）和冷敏神经元（cold-sensitive neuron）。前者的放电频率随局部温度的升高而增加，而后者的放电频率则随着脑组织的降温而增加。实验证明，局部脑组织温度变动0.1℃，这两种温度敏感神经元的放电频率就会反映出来，而且不出现适应现象。

脊髓中也有温度敏感神经元。冷却轻度麻醉狗的颈、胸髓或胸腰髓，则动物出现皮肤血管收缩和寒战等体温调节反应。这时，切断被冷却部位的后根或高位切断脊髓，血管反应和寒战也不消失。加温脊髓，则引起皮肤血管舒张和热喘呼吸，寒战受到抑制。另外，据说脊髓中传导温度信息的上行性神经元的纤维在前侧索中走行，它将信息发送给 PO/AH。

延髓中也存在着温度敏感神经元。皮肤、脊髓及中脑的传入温度信息都会聚于延髓温度敏感神经元；而延髓也接受来自 PO/AH 的信息，并且向 PO/AH 输送信息。

脑干网状结构也有对局部温度变化发生反应的神经元，它接受发生皮肤、脊髓的温度信息，并且向 PO/AH 输送温度信息。

（二）体温调节中枢

根据多种恒温动物脑的分段切除实验看到，切除大脑皮层及部分皮层下结构后，只要保持下丘脑及其以下的神经结构完整，动物虽然在行为方面可能出现一些欠缺，但仍具有维持恒定体温的能力。如进一步破坏下丘脑，则动物不再具有维持体温相对恒定的能力。这些事实说明，调节体温的基本中枢在下丘脑。下丘脑局部破坏或电刺激等实验观察到，PO/AH 破坏，则散热反应消失，体温升高；刺激之，则引起散热反应，而且寒战受到抑制；而破坏下丘脑后部，体温下降，产热反应受抑制；刺激之，则引起寒战。据此得出结论，下丘脑前部是散热中枢，而下丘脑后部是产热中枢，但是，这两种实验方法比较粗糙，因此得出来的结论也较精细的实验方法观察到的结果不相符。

前已述及，PO/AH 就有热敏神经元和冷敏神经元，分别调节散热和产热反应。下丘脑以外的脑细胞也有类似的两种神经元存在。看来没有明确定位的产热中枢和散热中枢。体温调节是涉及多方输入温度信息和多系统的传出反应，因此是一种高级的中枢整合作用。视前区 - 下丘脑前部应是体温调节的基本部位。下丘脑前部的热敏神经元和冷敏神经元既能感受它们所在部位的温度变化，又能过传入的温度信息进行整合。因此，当外界环境温度改变时，可通过①皮肤的温、冷觉感受器的刺激，将温度变化的信息沿躯体传入神经经脊髓到达下丘脑的体温调节中枢；②外界温度改变可通过血液引起深部温度改变，并直接作用于下丘脑前部；③脊髓和下丘脑以外的中枢温度感受器也将温度信息传给下丘脑前部。通过下丘脑前部和中枢其他部位的整合作用，由下述三条途径发出指令调节体温：①通过交感神经系统调节皮肤血管舒缩反应和汗腺分泌；②通过躯体神经改变骨骼肌的活动，如在寒冷环境时的寒战等；③通过甲状腺和肾上腺髓质的激素分泌活动的改变来调节机体的代谢率。有人认为，皮肤温度感受器兴奋主要调节皮肤血管舒张活动和血流量；而深部温度改变则主要调节发汗和骨骼肌的活动。通过上述的复杂调节过程，使机体在外界温度改变时能维持体温相对稳定。

调定点学说：此学说认为，体温的调节类似于恒温器的调节，PO/AH 中有个调定点，即规定数值（如 37℃）。如果偏离此规定数值，则由反馈系统将偏离信息输送到控制系统，然后经过对受控系统的调整来维持体温的恒定。通常认为，PO/AH 中的温度敏感神经元可能在体温调节中起着调定点的作用。例如，此学说认为，由细菌所致的发热是由于热敏神经元的阈值因受到热原（pyrogen）的作用而升高，调定点上移（如 39℃）的结果。因此，发热反应开始先出现恶寒战栗等产热反应，直到体温升高到 39℃以上时才出现散热反应。只要致热因素不消除，产热与散热两个过程就继续在此新的体温水平上保持着平衡。应该指出的是，发热时体温调节功能并无阻碍，而只是由于调定点上移，体温才被调节到发热水平。

单胺物质对体温调节的作用在哺乳动物下丘脑的与体温调节有关的神经末梢中含有丰富的单胺物质。20 世纪 60 年代初，用狗、猫、猴做的实验证明，用 5- 羟色胺灌注动物的脑室或微量注入于下丘脑，动物的体温上升，同时伴有血管收缩反应和寒战；而去甲肾上腺素则使动物的体温降低 0.5~2℃，同时伴有外周血管舒张。根据这类实验，提出了体温调节的单胺学说，此学说认为，5- 羟色胺和去甲肾上腺素这两种物质在量上的动态平衡可保持体温的恒定。但目前认为，这两种物质对体温调节中枢的活动只能起到调整的作用，而对于体温的恒定水平没有决定作用。

四、温度习服

（一）习服的概念

习服（acclimatization）是指机体为能适应新环境（如高温，低氧，失重，高压等）生存而产生的一系列适应性改变。如人体长期在高温或低温的环境中居住、生活或工作，机体会对相应的环境温度逐渐适应而维持正常的健康状态，这种现象就称为对高温或低温的习服。对高温或低温习服的人，即使处在高温或寒冷的环境中，也不会出现由高温或低温引起的不良反应，仍然能够正常地生活和工作。

（二）冷习服

冷习服（cold acclimatization）是指在人体通过较长期暴露于冷环境，经过自身各系统生理生化的调节，对冷环境产生适应的过程。研究表明，经常暴露在冷环境中，会加速机体对冷的适应。对冷适应的基本特征是寒战产热减弱和外周血管收缩反应减弱。例如，职业潜水者如果每天潜入10℃的冷水中15分钟，就会产生冷适应。长期生活在极端寒冷地区的人，基础代谢率比一般人高约25%。重复对手和脚进行寒冷刺激，会使流经这些部位的血流增加而提高局部的冷适应，防止组织由于低温造成的损害。

人体处于冷环境中，势必加大人体能量的消耗，从而出现体温下降、代谢、呼吸和循环功能障碍，严重时会引起死亡。在温度略高于40℃时肌肉功能最佳，随温度下降肌肉功能下降，低体温下可使肌肉僵硬、黏滞性提高，还使兴奋组织的兴奋性降低以及某些酶的活性下降。因而在这种情况下运动可能会使损伤的危险性增加，同时，若不注意防寒，暴露的身体还易发冻伤。运动员要获得在冷环境中身体功能的适应，必须经过冷习服。不同项目的运动员对不同方式的冷环境的适应结果有所不同。从事陆上项目的运动员，主要是对冷空气的适应，冷适应结果主要是加强冷空气环境中的产热，冷适应形成后，机体的心血管功能改善，外周及肢端血管收缩的状况减弱，排尿量减少，血容量保持较多，这些均有利于体热通过出汗的形式蒸发散热，而同时又较好地保持水平衡，有利于运动能力的提高。从事水中运动的运动员，主要是对低水温的冷适应，冷适应的结果主要是减少人在低水温中的散热，最大限度地将能量用于肌肉运动，减少因散热而使用的能量。冷适应后机体对脂肪动员的能力增强，而使机体保存肌糖原和肝糖原的能力也相应增强。

评定人体对冷的习服有三种基本方法：第一种方法是测定产生寒战的皮肤温度阈值。研究指出，处于较冷气温中几个星期后，寒战发生推迟。冷习服的人可以增加非寒战的产热过程以保证产热，使寒战减轻。第二种方法是测量手和足的温度。未经习服的人随着处于冷环境中时间延长，手和足部的温度逐渐下降。已经习服的人能够保持基本正常的温度。第三种方法是观察在寒冷中睡眠的能力。未经习服的人会因打寒战而不能入睡。研究表明，习服到一定程度时便可以在寒冷中入睡，在寒冷中入睡的能力取决于增加去甲肾上腺素的分泌，使非寒战产热过程增强。

冷习服良好的效应表现在：物质代谢可得到加强，机体对胰岛素的敏感性增强，糖原储备增多，肠道对葡萄糖的吸收加快；脂肪的分解、吸收、利用等均可得到加强；蛋白质代谢得到加强，神经系统和内分泌系统的调节功能也随之得到改善，从而增强了机体的自控能力；血管弹性增强，血液流量增多，从而改善了冠状动脉的血液供应，加强了心肌功能，同时使外周血管反复收缩的程度逐渐减弱、舒张反应加快，因而冻疮发病率可明显降低；耗氧量增加、基础代谢率提高，高水平的产热功能可持续几个月之久。所以生活在低温地带的人也比高温地带的人寿命长一些。

冷环境下的康复措施：

1. 充分的准备活动 充分的准备活动对冷环境中运动是至关重要的。准备活动可提高体温，防止运动损伤。同时，做准备活动还可以提高神经中枢的兴奋性，增强内分泌活动，克服内脏器官的惰性，加快血液循环和新陈代谢，更好地满足冷环境对机体能量代谢的要求。在寒冷条件下运动所做的活动，要比正常条件下的准备活动时间更长一些，强度更大一些，从而使体温有效升高。

2. 合适的服装 在冷环境中进行运动，合适的服装是一个关键的问题。不论在运动中，还是准备活动时，都要穿着适量的服装以求保温，但不能穿得太多，以免造成中暑。太臃肿的服装不仅限制运动，而且还会导致体热不易散发，体热的增加可导致流汗，被汗浸湿的服装将失去绝缘性能。湿衣服促进身体热量的散发，在特别冷的天气状态下，会导致体温的降低，这对运动员身体健康和运动能力发挥往往是十分不利的。在运动期间所穿的服装，应随气温、风速、运动负荷和运动持续时间的变化而改变，并在被汗浸湿下及时地更换。

3. 合理的呼吸 在冷环境中运动时要注意呼吸的方法，尽量采用鼻子呼吸，减少张大嘴巴呼吸。因为鼻黏膜的血管丰富，腔道弯曲，对吸入的冷空气有加温和润湿作用，可以避免冷空气直接进入而刺激咽喉而引起呼吸道感染、喉痛和咳嗽。

（三）热习服

热习服（heat acclimatization），即机体在长期反复的热作用下，可出现一系列的适应性反应。表现为机体对热的反射性调节功能逐步完善，各种生理功能达到一个新的水平。尽管热习服对在热环境下运动时大量排汗没有改变，但绝大部分身体部位的排汗增多并最大效率地散热。在开始运动时，热习服的人排汗开始的早，这提高了对热的耐受性。结果，皮肤温度较低。升高的体温逐步从身体内部到皮肤和环境。

运动过程中体温升高对身体骨骼肌、心血管系统、某些免疫指标以及中枢神经系统都有一定的影响，严重时会出现中暑性痉挛、热疲劳、中暑等热紊乱现象。在热环境下持续重复训练，可使身体逐步提高减少额外体热的能力，它将降低机体承受热疲劳和中暑的风险。

因为热量容易散失，运输热量到皮肤的血流量就少，就有更多的血液分配到工作肌。进而，在热环境训练产生的汗液排出的矿物质较少，所以体内有更多的矿物质发挥作用。身体经过训练散热的能力会增强到一个特别的水平，体温在随后的热环境训练时较训练前低。在亚极量运动时，心率上升的也较慢。这就适当地增加了血流量，减少了流向皮肤的血流量。虽然有人观测发现热习服伴随着血流量升高，但这种变化是暂时的，或许是和体内保留钠的效率增加有关，因此血浆容量扩增。此外，随着热习服，在疲劳开始之前能做更多的运动。热习服使肌肉利用肌糖原的速率降低50%到60%，降低了能量耗竭的危险。

获得热习服需要更多的暴露在热环境中，它决定于：每个训练阶段的环境条件；暴露在热环境的持续时间；身体内部产热的速率。如果运动员必须在大热天进行比赛，至少他们的部分训练应该在一天较热的时候进行。每天早上和晚上训练不能使运动员获得足够的热习服。一般在热环境训练5~10天就可接近热习服的身体功能。在开始的几天为了防止过度热应激，应把运动强度降低到60%~70%。当然，要保证运动员不受到热伤害，比如中暑和热疲劳，这时训练要选择让运动员尽可能多的补充体液的方式进行，同时合理的使用降温服（背心）、降温帽、降温饮品及冷水淋洒等物理降温手段。

第三节　能量代谢疾病康复的生理学基础

临床能量代谢疾病主要包括肥胖症、糖尿病、代谢综合征等，尽管这些疾病的临床表现各异，但其共同特点为病程长，临床不易治愈，长期发展将影响人体的功能活动，而且随着生活水平的提高、人口老化等因素其患病率正逐渐增高。因此，积极有效地康复治疗，对防治疾病的发生发展、减少并发症以及减少残疾、残障起着举足轻重的作用。

一、 肥胖症康复的生理学基础

（一）肥胖症康复的生理学基础

肥胖症（obesity）是由遗传和环境因素共同作用引起的体重增加、脂肪集聚过多所致的慢性代谢性疾病，是引起高血压、冠心病、2型糖尿病、血脂异常、睡眠呼吸暂停、胆囊炎、胆石症、骨关节病以及某些癌症的重要诱因和共同的病理基础。肥胖症分为单纯性及继发性两类。单纯性肥胖是指无明显内分泌、代谢病病因的肥胖，单纯性肥胖是肥胖症中最常见的一种。单纯性肥胖根据发病年龄及脂肪组织的病理又可分为体质性肥胖（幼年起病性肥胖）和获得性肥胖（成年起病性肥胖）两种。继发性肥胖是内分泌疾病或代谢性疾病的一种症状，通过治疗原发病，肥胖多可消除。近年来随着我国经济发展和生活方式的改变，肥胖症的发病率有不断增长和年轻化的趋势。

（二）肥胖症的康复措施

肥胖症的康复治疗是一个长期而又艰苦的过程，基本目标是改善患者身心、社会、职业功能，使其能够生活自理，回归社会，劳动就业，经济自主。肥胖症的治疗方法很多，但不论肥胖程度的轻重，饮食控制和运动疗法是治疗肥胖症的最重要、最基本的两项措施。在此基础上，根据肥胖者个人具体情况加上其他治疗，如药物治疗、心理治疗等综合治疗，就能取得更佳的效果。

1. **物理疗法**　很多物理因子具有较好的增强肌肉收缩，内生热透汗的作用，增加热消耗，因此具有很好的减肥效果。

2. **运动疗法**　肥胖症进行运动治疗的主要目的是减轻体重，改善脂质代谢紊乱。肥胖症运动治疗益处主要为能促进体内脂肪的消耗，从而使体重减轻和改善脂质代谢紊乱，肥胖者经严格饮食控制，增加运动锻炼后，使体重减轻到正常体重后，糖耐量减低和胰岛素血症也可改善。肥胖症的康复需要将减少能量摄取和增加能量消耗相结合作为策略。推荐减少总能量摄取获得500~1000kcal/d的能量差值。目前比较认同的是，要想获得较好的健康效应，每周至少应坚持150分钟的中等强度运动，并且超重及肥胖的成年人应当渐进性地达到这个初始目标。近来的研究表明，渐进性地将运动时间增加到每周200~300分钟，可促进减肥效果的长期保持。将力量练习加入减肥策略，也会对肥胖症的控制有重要作用。

3. **饮食治疗**　是指通过减少能量的摄入，人为地造成能量摄入不足，以动员体内储存的能量释放，减少体内脂肪储存量，达到减轻体重目的的一种治疗方法，是肥胖综合治疗中一项最为重要且必不可少的治疗方法。常用的方法有低热量平衡饮食疗法、极低热量饮食疗法和绝食疗法等。肥胖症运动治疗必须与饮食疗法相结合，才能起到较好的减肥效果，既减少了体内的脂肪，又保持了肌肉的力量。

4. **作业疗法**　通过维持日常生活所必须的活动，各种职业性的工作活动，消遣性作业活动的作业治疗，能改善躯体功能，改善心理状态，克服孤独感、自卑感，恢复社会交往，提高职业技能。对于严重肥胖的患者，要对生活和工作环境进行改造，有利于恢复其正常生活和工作。

5. **心理治疗**　肥胖症的心理康复是用心理学的方法，通过康复医师或心理治疗师的言语，使患者了解肥胖的发病原因及有关影响因素，取得对肥胖症的正确认识，从而消除存在的病理心理状态，建立起康复的信心。

6. **药物治疗**　由于药物治疗肥胖疗效不稳定，不良反应大，并且停药后容易重新肥胖，因此，只有在饮食控制和运动治疗减肥效果不满意时，酌情考虑应用药物作为辅助治疗。常用的减肥药物有食欲抑制剂、双胍类口服降糖药和激素类。

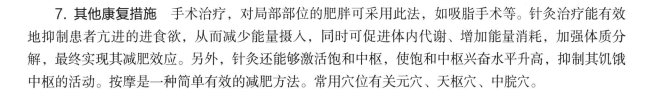

7. 其他康复措施 手术治疗，对局部部位的肥胖可采用此法，如吸脂手术等。针灸治疗能有效地抑制患者亢进的进食欲，从而减少能量摄入，同时可促进体内代谢、增加能量消耗，加强体质分解，最终实现其减肥效应。另外，针灸还能够激活饱和中枢，使饱和中枢兴奋水平升高，抑制其饥饿中枢的活动。按摩是一种简单有效的减肥方法。常用穴位有关元穴、天枢穴、中脘穴。

二、糖尿病康复的生理学基础

（一）糖尿病的生理学基础

糖尿病（diabetes）是一组常见的以血浆葡萄糖水平增高为特征的代谢内分泌疾病。其是由于绝对或相对胰岛素分泌不足和胰高血糖素活性增高所引起的代谢紊乱。根据发生的机制不同，糖尿病主要分为 1 型糖尿病和 2 型糖尿病。在正常情况下，胰岛素由胰岛 β 细胞分泌后通过血液循环达到外周靶细胞摄取利用，外周靶细胞摄取葡萄糖主要是通过外周细胞上的葡萄糖运载体（glucose transporter，GLUT）介导完成的。因此，机体各组织的靶细胞是否能正常地摄取利用葡萄糖首先取决于胰岛素与胰岛素受体的结合情况。在发生糖尿病时，无论是 1 型糖尿病还是 2 型糖尿病，均存在胰岛素与靶细胞膜上胰岛素受体结合的绝对或相对减少的情况。由此引起 GLUT 由细胞内 GLUT 囊泡转位至细胞膜上的数量减少，使靶细胞摄取葡萄糖减少，从而出现血糖升高。由此可见胰岛素抵抗及胰岛 β 细胞功能缺陷为其两个基本环节。由于糖尿病患病率高、病程长，血糖控制不好导致的心、脑、肾、眼、神经和周围血管组织等组织器官的并发症又是糖尿病致残、致死的主要原因，因此该病已成为严重危害人类健康的世界性公共卫生问题。

（二）糖尿病的康复措施

糖尿病是一种终身性疾病，长期血糖增高所致的慢性并发症是糖尿病致残、致死的主要原因。糖尿病的康复治疗应坚持早期诊治、综合治疗、个体化方案及持之以恒的原则。由于糖尿病目前尚无根治方法，临床通常采用综合治疗方案，包括饮食疗法、运动疗法、药物治疗、糖尿病教育和血糖监测。其中起直接作用的是饮食疗法、运动疗法和药物治疗三方面，而糖尿病教育和血糖监测则是保证这三种治疗方法正确发挥作用的必要手段。

1. 饮食治疗 饮食治疗则是按照生理需要定出总热量和均衡的各种营养成分，定时、定量、定餐，以便促进胰岛素功能的恢复。成人糖尿病患者每天每 kg 标准体重所需见表 9-5，标准体重可运用公式：标准体重（kg）＝身高（cm）－105 粗略计算。比较合理的饮食结构为：糖的摄入量占总热量的 50%~60%；脂肪量一般按每天每 kg 体重 0.6~1.2g 计算，热量不超过全天总热量的 30%；蛋白质的量按成人每天 kg 体重 0.8~1.2g 计算，约占总热量 15%；此外还应包括丰富的食物纤维。通常早、中、晚三餐的热量分配为 1/3、1/3、1/3 及 1/5、2/5、2/5；或分为四餐：即 1/7、2/7、2/7、2/7。可按生活饮食习惯、用药情况及病情控制情况作必要的调整。

表 9-5 成人糖尿病每天每 kg 标准体重所需热量 [kJ/（kg·d）（kcal/（kg·d）]

劳动强度	消瘦	正常	肥胖
轻体力劳动	147（35）	126（30）	84~105（20~25）
中体力劳动	160（38）	147（35）	126（30）
重体力劳动	160~210（38~50）	160（38）	147（35）

2．**运动疗法**　运动疗法的作用为：①增加外周组织对胰岛素的敏感性，减轻胰岛素抵抗，促进肌细胞对葡萄糖的摄取和利用，改善糖代谢异常，使血糖降低；②加速脂肪组织分解，促进游离脂肪酸和胆固醇的利用，降低胆固醇和低密度脂蛋白浓度，提高高密度脂蛋白浓度，纠正血脂代谢紊乱，用时，大量脂肪消耗还可起到减肥作用；③纠正糖代谢、脂代谢紊乱，减轻体重，从而可有效的预防和控制糖尿病慢性并发症，减少致残率和致死率；④维持和促进成年患者正常的体力和工作能力，保持儿童和青少年患者的正常生长发育；⑤减轻精神紧张及焦虑，消除抑郁状态，增强自信心，从而提高生活质量。对于不同类型的糖尿病患者，运动疗法的运动处方各不相同。

参与并坚持进行体力活动是糖尿病及糖尿病前期人群血糖和整体健康管理的重点。糖尿病患者主要进行有氧运动、力量练习以及柔韧练习的运动方式，同时需要增加生活中的体力活动，同时需要减少静坐少动的时间。

3．**心理治疗**　心理治疗可以帮助患者正确认识疾病，树立战胜疾病的信心，积极配合治疗，延缓并发症的发生发展，提高患者的生活质量，减少致残率和病死率。

4．**其他疗法**　包括生物反馈疗法和音乐疗法。前者借助肌电或血压等生物反馈训练，后者通过欣赏轻松音乐，放松肌肉，同时消除心理紧张，间接地有利于血糖的控制。此外，糖尿病的药物治疗主要指口服降糖药和胰岛素的运用。

三、代谢综合征康复的生理学基础

（一）代谢综合征的生理学基础

代谢综合征（metabolic syndrome，MS），是一组以肥胖、高血糖（糖尿病或糖节受损）、血脂异常［高 TG 血症（或）低 HDL-C 血症］以及高血压等聚集发病、严重影响机体健康的临床症候群，是一组在代谢上相互关联的危险因素的组合，这些因素直接促进了动脉粥样硬化性心血管疾病、2 型糖尿病（T2DM）以及全因死亡率的增加。其共同病理机制均为胰岛素抵抗。

研究表明向心性肥胖（男性多见，以腹部和躯干肥胖为主）胰岛素抵抗远较外周肥胖者（女性多见，以臀部和腰部肥胖为主）为重。在向心型肥胖者中，除了外周组织（主要是肌肉组织和脂肪组织）抵抗外，还存在肝外胰岛素抵抗，表现为糖原异生和肝糖输出的抑制减弱。肥胖者在葡萄糖负荷后，血糖和血浆胰岛素高于不肥胖者的正常者，而中心型肥胖者的血糖及胰岛素又明显高于外周型者。由于高血糖和高胰岛素血症抑制胰岛 β 细胞功能，使胰岛 β 细胞分泌功能减退，加重胰岛素抵抗，出现糖耐量减低，甚至发展成为 2 型糖尿病。

（二）代谢综合征康复措施

代谢综合征属于生活方式疾病，治疗的基本策略是：以改善胰岛素抵抗为基础，对心血管危险因素进行综合防治，包括生活方式干预、饮食控制和运动治疗，无效时考虑药物治疗。饮食控制和运动疗法作为长期干预的基础措施。

由于代谢综合征中的每一项都会增加心脑血管疾病的危险性，因而其致残率及死亡率非常高，目前治疗方法主要包括：心血管风险的评价、口服阿司匹林、血压控制、胆固醇的管理、饮食治疗和运动治疗。这种采取包括运动疗法在内的综合措施，可以有针对性地预防和阻断代谢综合征的恶性循环链，可以大大节约医药费用，减轻个人、家庭和社会的负担，对于提高人民的健康水平具有重要意义。

思考题

1. 影响能量代谢的主要因素有哪些？
2. 试述间接测热法的原理及方法。
3. 试述机体的产热过程。
4. 试述肥胖症的生理学基础及康复措施。

（孙君志）

第十章
尿的生成和排出

本章重点介绍肾脏尿生成过程的三个基本环节和机制;讨论尿的排出、排尿反射的基础上,分析了排尿异常以及康复措施对排尿功能的影响;并且使学生了解肾脏具有的调节细胞外液量和渗透压、调节机体电解质、酸碱平衡的功能,以及肾脏还具有的合成与分泌促红细胞生成素、肾素等功能。

排泄(excretion)是指内环境中的代谢产物、过剩物质、进入的异物排出体外的过程。肾脏是机体重要的排泄器官之一,肾脏可以通过尿的生成和排出,参与维持机体内环境的稳定。肾脏生成尿的过程包括三个基本环节:①血浆在肾小球毛细血管处的滤过,形成超滤液;②超滤液在流经肾小管和集合管的过程中经过选择性重吸收;③肾小管和集合管的分泌,最后形成终尿。

第一节　肾脏的结构和血液循环特点

肾(kidney)为实质性器官,位于脊柱两侧,左右各一,形似蚕豆。成年人每个肾长约10cm、宽约4cm、厚约4cm,重约120-150g。肾由皮质和髓质两部分组成,皮质位于肾实质浅层,富含血管;髓质位于皮质深层,由15~25个肾锥体构成,色淡致密有条纹,2~3个肾锥体的尖端合成一个肾乳头。尿液经集合管在肾乳头的开口进入肾小盏,再进入肾大盏和肾盂。肾盂中的尿液经输尿管进入膀胱,发生排尿反射时膀胱中的尿液经尿道排出体外。通过尿的生成而排出体内的代谢终产物和进入机体的异物(如药物),是机体最重要的排泄途径;机体其他的排泄途径还包括呼吸系统、皮肤、消化系统等。

一、肾的基本结构

(一)肾单位的构成

肾单位(nephron)是肾脏的基本结构和功能单位,由肾小体和肾小管两个不同的功能部分构成。人的两肾共有约200万个肾单位,它与集合管共同完成尿的生成过程,肾单位的构成如图10-1所示。虽然,肾单位不包括集合管,但集合管在尿的生成、尤其是在尿的浓缩过程中具有十分重要的作用。

肾单位按其存在部位不同,可分为皮质肾单位和近髓肾单位两类,皮质肾单位和近髓肾单位存在的部位不同,也就意味着它们在结构和功能上是有区别的(表10-1)。

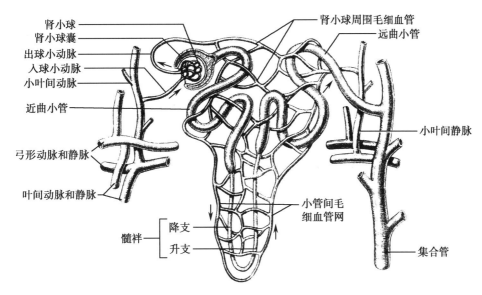

图 10-1　肾单位和肾血管的示意图

表 10-1　皮质肾单位与近髓肾单位在结构和功能上的区别

	皮质肾单位	近髓肾单位
分布	外皮质层和中皮质层	内皮质层
占肾单位总数	80%~90%	10%~15%
肾小球体积	较小	较大
入球 / 出球小动脉口径比	2∶1	1∶1
髓袢	短	长
有无直小血管	无	有
主要功能	与肾小球的滤过有关	与尿的浓缩和稀释过程有关

（二）球旁器

球旁器（juxtaglomerular apparatus）主要存在于皮质肾单位，由球旁细胞、球外系膜细胞和致密斑组成。球旁细胞又称颗粒细胞，是入球小动脉和出球小动脉中一些特殊分化的平滑肌细胞，细胞内含分泌颗粒，能合成、储存和释放肾素。致密斑是远端小管起始部的一小块高柱状上皮细胞构成的组织，可感受小管液中氯化钠含量的变化，从而调节球旁细胞肾素的释放。球外系膜细胞是位于入球小动脉、出球小动脉和致密斑之间的一群具有吞噬和收缩功能的细胞群（图 10-2）。

（三）滤过膜的构成

肾小球毛细血管内的血浆经滤过进入肾小囊，其间的结构称为滤过膜（也称肾小球膜，glomerular membrane）（图 10-3）。滤过膜由毛细血管内皮细胞、基膜和肾小囊脏层足细胞的足突（foot process）构成，即滤过膜由三层结构组成：①内层是毛细血管的内皮细胞。细胞上有许多直径为 70~90nm 的小孔，称为窗孔（fenestration），小分子溶质以及小分子量的蛋白质可自由通过，但血细胞不能通过；内皮细胞表面富含唾液酸蛋白等带负电荷的糖蛋白，可阻碍血浆中带负电荷的蛋白质通过。②中间层是基膜，为非细胞结构，Ⅳ型胶原是形成基膜的基本构架。基膜是滤过膜的主要滤过屏障，膜上有直径为 2~8nm 的多角形网孔，网孔的大小决定分子大小不同的溶质是否可以通过，以及

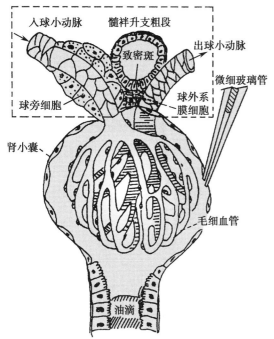

图 10-2 肾小球、肾小囊微穿刺和球旁器示意图

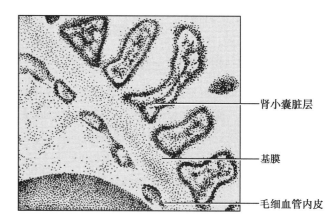

图 10-3 滤过膜示意图

带负电荷的硫酸肝素和蛋白聚糖，也是阻碍血浆蛋白滤过的一个重要屏障。③外层是肾小囊上皮细胞，上皮细胞有很长突起，相互交错对插，在突起间形成滤过裂隙膜（filtration slit membrane），膜上有直径 4~11nm 的小孔，是滤过膜的最后一道屏障。足细胞裂隙膜的主要蛋白成分是 nephrin，其作用是防止蛋白质的漏出。缺乏 nephrin，尿中将出现蛋白质。

组成滤过膜的三层结构中均含有许多带负电荷的物质（主要为糖蛋白），这就使不同物质通过肾小球滤过膜的能力既取决于被滤过物质的分子大小，也取决于其所带的电荷。由于滤过膜具有机械屏障和电学屏障作用，因此，滤过膜就限制了血细胞和带负电荷的血浆蛋白的通过。在病理情况下，滤过膜上带负电荷的糖蛋白减少或消失，就会导致血浆蛋白滤过量明显增加，因而出现蛋白尿。

正常人两侧肾脏全部肾小球的总滤过面积达 1.5m^2 左右，且保持相对稳定。不同物质通过滤过膜的能力取决于被滤过物质分子的大小及其所带的电荷。一般来说，分子有效半径小于 2.0nm 的中性物质可自由滤过（如葡萄糖）；有效半径大于 4.2nm 的物质则不能滤过；有效半径在 2.0~4.2nm 之间的各种物质随有效半径的增加，其滤过量逐渐降低。用不同有效半径的中性右旋糖酐分子进行实验，也清楚地证明滤过物质分子的大小与滤过的关系。然而，有效半径为约 3.6nm 的血浆清蛋白（分子量为 96kD）却很难滤过，这是因为清蛋白带负电荷。用带不同电荷的右旋糖酐进行实验可观察到，即使有效半径相同，带负电荷的右旋糖酐也较难通过，而带正电荷的右旋糖酐则较易通过。以上结果表明，滤过膜的通透性不仅取决于滤过膜孔的大小，还取决于滤过膜所带的电荷。在病理的情况下，滤过膜的面积和通透性均可发生变化，从而影响肾小球的滤过。

（四）肾脏的神经支配

肾脏受交感神经支配，其节后纤维支配着肾动脉、肾小管和球旁细胞。交感神经末梢通过释放去甲肾上腺素，从而调节着肾血流量、肾小球滤过率以及肾素的释放等。

二、 肾脏的血液循环

（一）肾脏的血液供应特点

正常成人两肾仅占体重的 0.5%。健康成年人安静时两肾血流量约为 1200ml/min，相当于心输出量的 20%~25%。血浆约占全血容积的 55%，故肾血浆流量为 660ml/min。肾血流量大，有利于完成尿生成功能。流经肾皮质的血量约为肾血流量的 94%，因此，通常所说的肾血流量主要指皮质的血流量。肾脏血液供应最重要的特点是形成两次毛细血管网：每一肾单位的入球小动脉在进入肾小体后分支形成肾小球毛细血管网，后者汇集成出球小动脉而离开肾小球；此时，出球小动脉再一次分支形成毛细血管网，缠绕在肾小管和集合管的周围。肾脏的血液供应可概括为：肾动脉→叶间动脉→弓形动脉→小叶间动脉→入球小动脉→肾小球毛细血管网→出球小动脉→肾小管和集合管周围的毛细血管网→小叶间静脉→弓形静脉→叶间静脉→肾静脉（见图 10-1）。

从本质上看，肾脏血液供应中所形成的两套毛细血管网因其形成的部位不同，这就赋予两者有不同的功能：肾小球毛细血管网位于入球小动脉、出球小动脉之间，且如表 10-1 所示，在皮质肾单位入球/出球小动脉口径之比约为 2:1，这势必造成肾小球毛细血管网内血压较高，这一特点有利于肾小球的滤过；由于出球小动脉血流阻力较大，因此，由出球小动脉分支而形成的肾小管周围毛细血管网的血压较低，这一特点则有利于肾小管的重吸收。

肾脏血运丰富，一旦损伤极易引起出血及尿液外渗，诱发感染和休克。当肾脏存在积水、囊肿、肿瘤等病理改变时，受到损伤的可能性更大。

（二）肾血流量及其调节

1. **肾血流量的自身调节**　在正常情况下，肾血流量的自身调节是维持肾血流量恒定的最重要机制。在离体肾动脉灌流实验中发现，当肾动脉灌注压（相当于平均动脉压）在 10.7~24kPa（80~180mmHg）范围内波动时，肾血流量基本保持稳定。因为这一过程是在排除了神经支配和体液因素影响下发生的，因此，我们将动脉血压在一定范围内波动时，肾血流量保持相对恒定的现象称为肾血流量的自身调节。当肾动脉灌注压低于 10.7kPa 或高于 24kPa 时，肾血流量将随血压的波动而变化。

2. **肾血流量的神经调节和体液调节**　机体通过自身调节机制，可使肾血流量与肾脏的泌尿功能相适应；那么通过神经调节与体液调节机制则可使肾血流量与全身的血液循环相匹配。

肾交感神经兴奋时，肾血管收缩，肾血流量下降，肾小球滤过率下降。此外，体液因素也可引起肾血流量发生明显的变化：肾上腺素、去甲肾上腺素、血管紧张素Ⅱ、血管升压素、内皮素等都可使肾血管收缩，肾血流量下降，肾小球滤过率下降；前列腺素和血管内皮细胞释放的 NO 则可使肾血管扩张。

第二节　尿的生成过程

尿生成的过程包括肾小球的滤过、肾小管和集合管的重吸收与分泌。如图 10-4 所示，血液在流

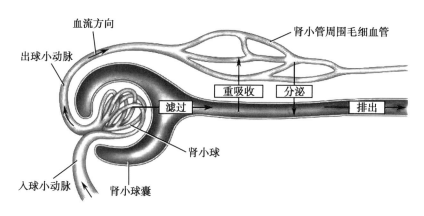

图 10-4 尿生成的过程示意图

经肾小球毛细血管时，血浆成分（包括水、小分子溶质及小分子量蛋白质）发生超滤形成超滤液进入肾小囊内。超滤液在进入肾小管和集合管时，其成分发生有选择性的重吸收，进入肾小管周围毛细血管；同时，血液中的某些成分通过肾小管上皮细胞分泌入肾小管，和未被重吸收的水分和其他物质一起排出体外。

一、肾小球的滤过功能

循环血液流经肾小球毛细血管时，由于毛细血管内血压较高且滤过膜具有通透性，使除大分子蛋白质外，血浆中的水和小分子溶质均可通过肾小球滤过膜滤入肾小囊中而形成滤过液，这一过程就称为肾小球滤过（glomerular filtration）。滤过液除蛋白质含量甚少外，其他成分的浓度以及酸碱度和渗透压均与血浆相似，因此，肾小球的滤过是一超滤过程，肾小球滤液是血浆的超滤液（原尿）。

单位时间内（每分钟）两侧肾脏生成的超滤液量称为肾小球滤过率（glomerular filtration rate，GFR）。GFR 与肾血浆流量的比值称为滤过分数（filtration fraction）。若肾血浆流量为 660ml/min，那么滤过分数为 $125/660×100\%≈19\%$，这说明流经肾脏的血浆约有 1/5 经肾小球滤过成为超滤液。据测定，GFR 与体表面积成正比，体表面积为 $1.73m^2$ 的个体，其 GFR 为 125ml/min 左右。因此，一昼夜两侧肾脏产生的超滤液约为 180L。肾小球滤过率的大小主要取决于滤过膜的面积及其通透性和有效滤过压的大小。

肾脏具有强大的代偿功能，在慢性肾病患者即使 60% 的肾功能丧失，仍能保持内环境稳定，慢性肾衰患者早期临床症状不明显，只有 GFR 下降至正常的 30% 以下时才会逐渐出现一系列临床症状如蛋白尿、水肿、高血压和肾功能减退等。

（一）有效滤过压

肾小球滤过的动力是有效滤过压（effective filtration pressure，EFP）。有效滤过压 =（肾小球毛细血管血压 + 肾小囊内液胶体渗透压）-（血浆胶体渗透压 + 肾小囊内压）。在正常情况下，由于滤过膜的屏障作用，肾小囊内液蛋白质含量极低，故其胶体渗透压可忽略不计，所以，有效滤过压 = 肾小球毛细血管血压 -（血浆胶体渗透压 + 肾小囊内压）（图 10-5）。由此可见，肾小球毛细血管血压是滤过的唯一动力，而血浆胶体渗透压和囊内压是滤过的阻力。

如前所述，肾脏的滤过功能主要与皮质肾单位有关，且皮质肾单位入球小动脉粗而短，血流阻力较小，出球小动脉细而长，血流阻力较大，所以，肾小球毛细血管血压较其他器官的毛细血管血压

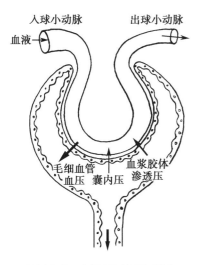

图 10-5　有效滤过压示意图

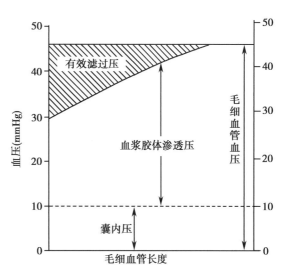

图 10-6　肾小球毛细血管血压、血浆胶体渗透压和囊内压对肾小球滤过压的影响

高。研究发现，决定有效滤过压的三种因素特点是：①肾小球毛细血管血压平均值为 45mmHg，而且从入球端到出球端血压几乎相等；②肾小囊内压为 10mmHg，囊内压变化较小；③肾小球毛细血管血浆胶体渗透压则不是固定不变的，由于液体的不断滤出，血浆蛋白质浓度逐渐增加，血浆胶体渗透压就会不断上升。在入球端肾小球毛细血管血浆胶体渗透压约为 20mmHg，而在出球端可达 35mmHg。因此，在入球端有效滤过压 =45–（20+10）= 约 15mmHg；在出球端，有效滤过压 =45–（35+10）= 0mmHg。当有效滤过压为零时，就达到了滤过平衡，滤过便停止（图 10-6）。

由此可见，在肾小球毛细血管并不是全段均有滤过作用的，只有从入球小动脉端到滤过平衡开始出现前的肾小球毛细血管才有滤过作用。滤过平衡越靠近入球小动脉端，有滤过作用的肾小球毛细血管就越短，GFR 就越低；反之，GFR 就越高。如果滤过平衡不出现，那么全部毛细血管均有滤过作用（图 10-5）。

肾小球滤过率受许多因素的调节，在安静时通过自身调节能维持相对稳定，在应急状态下则受到神经因素和体液因素的调节。

（二）影响肾小球滤过的因素

肾小球的滤过取决于有效滤过压和滤过膜的面积及通透性，因此，凡是能影响有效滤过压和滤过膜的面积及通透性的因素均能影响肾小球的滤过。

1. **肾小球毛细血管血压**　肾小球毛细血管血压受全身动脉血压、入球小动脉口径和出球小动脉口径的影响，但由于肾血流量具有自身调节机制，因此，如果动脉血压在 10.7~24.0kPa（80~180mmHg）范围内变动，肾小球毛细血管血压可维持稳定，从而使 GFR 基本保持不变。但当动脉血压降到 80mmHg 以下时，肾小球毛细血管血压也将相应下降，于是有效滤过压降低，GFR 减少；当动脉血压降到 40~50mmHg 以下时，GFR 将降到零，因而无尿；反之，当动脉血压超过 180mmHg 时，肾小球毛细血管血压上升，有效滤过压升高，GFR 增加。

入球小动脉收缩时，肾小球毛细血管血压下降，有效滤过压降低，GFR 减少。例如，在原发性高血压晚期，入球小动脉由于硬化而缩窄，肾小球毛细血管血压可明显降低，使 GFR 减少，导致少尿。而出球小动脉收缩时，肾小球毛细血管血压上升，有效滤过压升高，GFR 增加。

2. **肾小囊内压** 正常情况下，肾小囊内压是比较稳定的。但肾盂或输尿管的结石或肿瘤可引起这些部位阻塞或压迫，使肾小囊内压升高，进而使有效滤过压降低，GFR 减少。

3. **血浆胶体渗透压** 正常情况下血浆胶体渗透压变动不大。但当全身血浆蛋白的浓度明显降低时，血浆胶体渗透压亦降低，这使有效滤过压升高，GFR 增加。

4. **肾血浆流量** 因为有效滤过压 = 肾小球毛细血管血压 –（肾小囊内压 + 血浆胶体渗透压），肾小囊内压比较稳定，那么血浆胶体渗透压的变化对有效滤过压的影响就显得十分重要。如果肾血浆流量加大，那么肾小球毛细血管内血浆胶体渗透压的上升速度就慢，滤过平衡就靠近出球小动脉端，有滤过作用的肾小球毛细血管长度增加，GFR 随之增加；反之，滤过平衡就靠近入球小动脉端，GFR减少。在严重缺氧和中毒性休克等病理情况下，由于交感神经兴奋，血流重新分配，从而使肾血流量和肾血浆流量显著减少，GFR 因而也显著减少，从而导致尿量减少。

5. **滤过膜的面积和通透性** 正常情况下，滤过膜的面积保持稳定，滤过膜的通透性也较恒定，这保证了肾小球的正常滤过功能。但任何原因只要引起肾小球滤过膜的面积和通透性发生改变，那么肾小球的滤过功能也会随之发生相应改变。如急性肾小球肾炎时，由于肾小球毛细血管的管腔变窄，使具有滤过功能的滤过膜面积减少，从而使 GFR 减少；另一方面，滤过膜上带负电荷的糖蛋白减少或消失，导致滤过膜的通透性增大，从而使血浆蛋白质甚至血细胞"漏出"，产生蛋白尿和血尿现象。

蛋白尿既是慢性肾脏病常见的临床表现，也是导致疾病进展、发生肾衰的独立危险因素。大量的前瞻性临床试验证实有效降低蛋白尿、特别是应用 ACEI 或 ARB 类药物控制蛋白尿，可以明显减少患者肾衰竭的风险。低蛋白饮食可以通过降低肾小球内压、高滤过状态以及其他非血流动力学效应延缓慢性肾脏病患者肾功能的恶化。低蛋白饮食可以通过抑制胰岛素样生长因子和激肽而减少肾小球滤过压，并通过调整球管反馈而减轻蛋白质摄入导致的高滤过状态。对于慢性肾脏病患者应当避免高蛋白饮食［1.3g/（kg·d）］，而对于 GFR 低于 30ml/（min·1.73m²）的患者可以采取低蛋白饮食［0.8g/（kg·d）］以延缓肾功能进展。

当肾脏严重损伤而不能再有效滤出代谢废物、不能再维持细胞外液的正常成分时，有时需要使用人工肾从细胞外液清出废物。人工肾只不过是半渗透性赛璐珞膜，安置后透析时血液在膜的一侧流动而透析液在膜的另一侧流动。该膜对血液中除蛋白质和红细胞以外的所有物质都通透。因此，几乎所有血液中的物质都能弥散进入透析液，而透析液中的物质也可弥散进入血液。开始透析时透析液中没有代谢废物，所以代谢废物由血液进入透析液。另一方面，透析液却含有离子如钠、氯等，其浓度与正常血浆相同。因此，这些离子双向弥散，但离开血液的比进入血液的量大，因此可以清除过量的离子。血液透析的概念最早由苏格兰化学家 Thomas Graham1861 年提出，他发现"用包被白蛋白的植物纤维膜构成半透膜可以使晶体弥散通过"的过程并命名为 Dialysis，因此他被称为"透析之父"。1943 年荷兰医生 Willem Kolff 研制成第一台临床实用的转鼓式人工肾，1945 年应用该装置成功救治了一例昏迷的老年女性急性肾衰竭患者，从而使血液透析逐步在临床推广。

二、 肾小管和集合管的重吸收作用

一昼夜两侧肾脏生成的肾小球滤过液有 180L，然而终尿只有 1.5L 左右，这说明肾小球滤过液中只有 1% 的水以尿的形式排出体外，99% 的水和大部分溶质在流经肾小管和集合管时被重吸收了（表10-2）。

表 10-2　肾脏每天的物质滤过量、排出量和重吸收率

成分	滤过总量	排出量	重吸收率（%）
Na$^+$（mEq/day）	25 560	150	99.4
K$^+$（mEq/day）	756	92	87.8
HCO$_3^-$（mEq/day）	4320	2	≥99.9
Cl$^-$（mEq/day）	19 440	180	99.1
尿素（g/day）	46.8	23.4	50
肌酐（g/day）	1.8	1.8	45
葡萄糖（g/day）	180	0	100
水	180L	1.5L	99

当肾小球滤过液进入肾小管后就称为小管液。重吸收（reabsorption）是指物质从小管液转运至血液中的过程，根据肾小管对物质的重吸收机制不同，可以将重吸收分为主动转运和被动转运两种。主动转运是指肾小管上皮细胞可将小管液中的溶质逆电化学梯度转运至肾小管周围组织间液中的过程；而被动转运则是小管液中的溶质顺电化学梯度进入肾小管周围组织间液内的过程。主动转运需要细胞膜上"泵"的存在，且需消耗能量。根据主动转运过程中能量的来源不同，又可将主动转运分为原发性主动转运和继发性主动转运，前者在转运过程中所耗能量直接来源于 ATP，而后者所需的能量则来自其他溶质顺电化学梯度转运时所释放的，并非直接来自 ATP。

由于肾小管各段和集合管结构的不同，对小管液中的溶质和水分的重吸收的过程和机制各有特点。

（一）近端小管中的物质重吸收

近端小管的结构有以下特点：①在肾小管上皮细胞与上皮细胞之间存在着细胞间隙；②细胞间隙靠管腔膜的一端呈紧密连接，而另一端借基膜与管外毛细血管相邻；③细胞间隙的基侧膜上存在着钠泵，可将 Na$^+$ 从肾小管上皮细胞内泵入细胞间隙。小管液在流经近端小管后，滤过液中约有 67% 的Na$^+$、Cl$^-$、K$^+$ 和水以及 85% 的 HCO$_3^-$ 被重吸收，而葡萄糖和氨基酸则全部被重吸收。在近端小管的重吸收过程中，Na$^+$ 的重吸收最重要，其他一些溶质和水的重吸收均依赖于 Na$^+$ 的重吸收。

1. **Na$^+$、Cl$^-$ 和水的重吸收**　Na$^+$ 在近端小管的重吸收以主动重吸收为主，包括小管液中的 Na$^+$ 被动扩散进入细胞内和细胞内的 Na$^+$ 被基侧膜上的 Na$^+$ 泵主动转运到细胞间隙两个步骤。小管液中Na$^+$ 经过管腔膜上的 H$^+$-Na$^+$ 的逆向转运，顺电化学梯度通过管腔膜进入肾小管上皮细胞内，进入细胞内的 Na$^+$ 则迅速被细胞间隙侧膜上的钠泵泵至细胞间隙，从而使细胞内 Na$^+$ 浓度降低，保证 Na$^+$ 不断地从小管液经管腔膜进入细胞内。另一方面，由于进入细胞内的 Na$^+$ 被不断泵入细胞间隙，势必造成细胞间隙内的 Na$^+$ 浓度升高，渗透压也随之升高，这时小管液内的水便通过渗透作用进入细胞间隙。如前所述，因为细胞间隙在管腔膜一侧存在着紧密连接，那么 Na$^+$ 与水的进入将导致细胞间隙内的静水压增加，这一压力可促使 Na$^+$ 和水通过基膜进入相邻的管外毛细血管而被重吸收。

由于 Na$^+$ 的主动重吸收，从而导致水的重吸收远多于 Cl$^-$ 的重吸收；另一方面，由于 HCO$_3^-$ 的重吸收速率远大于 Cl$^-$ 的重吸收（原因见 HCO$_3^-$ 的重吸收），因此，近端小管内 Cl$^-$ 的浓度高于管外组织间液中 Cl$^-$ 的浓度（约高 20%~40%），这就造成了小管内外存在着 Cl$^-$ 浓度差，这一浓度差使 Cl$^-$ 顺浓度梯度通过紧密连接经细胞间隙进而被被动重吸收回血。

在近端小管，由于 Na$^+$、葡萄糖、氨基酸、HCO$_3^-$ 和 Cl$^-$ 等溶质被重吸收进入细胞间隙，提高了

细胞间隙的渗透压，同时降低了小管液的渗透压，使小管液与细胞间隙液体之间存在着渗透压差，因此，在渗透梯度的作用下，小管液内的水便经跨细胞途径和细胞旁路不断进入细胞间隙，使细胞间隙内静水压不断升高；而肾小管上皮细胞周围毛细血管内的静水压相对较低，血浆胶体渗透压则较高，水就通过组织间隙进入肾小管周围毛细管而被重吸收，水是顺溶质重吸收而产生的渗透梯度而被动重吸收的。

2. HCO_3^- 的重吸收与 H^+ 的分泌　HCO_3^- 的重吸收与肾小管上皮细胞管腔膜上进行的 Na^+-H^+ 交换有密切关系。正常情况下，肾小球滤过的 HCO_3^-，80%~90%在近端小管重吸收。HCO_3^- 在血浆中是以钠盐（$NaHCO_3$）的形式存在的，滤液中的 $NaHCO_3$ 进入肾小管后可解离成 Na^+ 和 HCO_3^-，通过肾小管上皮细胞管腔膜上所进行的 H^+-Na^+ 交换，H^+ 由细胞内分泌到小管液中，Na^+ 进入细胞内，Na^+ 再与细胞内的 HCO_3^- 一起被转运回血（图10-7）。小管液内的 HCO_3^- 是以 CO_2 的形式被重吸收的，这是由于小管液中的 HCO_3^- 不易透过管腔膜，所以它与上皮细胞分泌的 H^+ 结合生成 H_2CO_3，在管腔膜上碳酸酐酶的作用下，H_2CO_3 迅速分解为 CO_2 和 H_2O；CO_2 是高度脂溶性物质，能迅速通过管腔膜进入上皮细胞内；进入细胞内的 CO_2 与 H_2O在碳酸酐酶的作用下，又生成 H_2CO_3；H_2CO_3 又解离

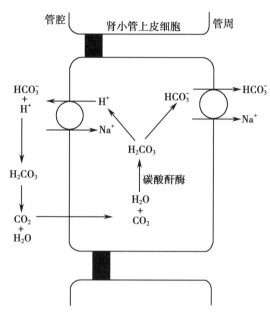

图 10-7　近端小管上皮细胞重吸收 HCO_3^- 示意图

成 HCO_3^- 和 H^+，H^+ 通过 Na^+-H^+ 交换从细胞再分泌到小管液中，HCO_3^- 则与 Na^+ 一起转运回血液。因此，肾小管重吸收 HCO_3^- 是以 CO_2 的形式，而不是直接以 HCO_3^- 的形式进行的。在近端小管对 HCO_3^- 和 Cl^- 的重吸收中，由于 CO_2 的高度脂溶性，所以其透过管腔膜的速度明显高于 Cl^-，因此，HCO_3^- 的重吸收率明显大于 Cl^- 的重吸收率。

H^+-Na^+ 交换的正常进行，对于 HCO_3^- 的重吸收十分重要。H^+ 分泌和 HCO_3^- 重吸收的关键是在碳酸酐酶的作用下，使 H^+ 和 HCO_3^- 在管腔内结合成为 H_2CO_3，而在肾小管上皮细胞内 CO_2 与 H_2O 在酶的作用下再合成 H_2CO_3。

3. **葡萄糖的重吸收**　肾小球滤过液中的葡萄糖浓度与血糖浓度相同，但尿中几乎不含有葡萄糖，说明葡萄糖全部被重吸收回血。葡萄糖重吸收的部位仅限于近端小管（主要在近曲小管）。因此，如果在近端小管以后的小管液中仍含有葡萄糖，则尿中就会出现葡萄糖。

在近端小管的管腔膜上存在着同时转运葡萄糖和 Na^+ 的同向转运体，小管液中的葡萄糖和 Na^+ 与同向转运体结合后，能迅速地将葡萄糖和 Na^+ 转运至细胞内。这种转运方式，称之为同向转运，Na^+ 顺电化学梯度通过管腔膜进入细胞内的同时释放的能量将葡萄糖逆浓度梯度转运入细胞内。进入细胞内的葡萄糖，再通过易化扩散方式透过管周膜进入组织间液而重吸收回血（图10-8）。

近端小管对葡萄糖的重吸收是有一定限度的。当血浆中葡萄糖浓度超过 180mg/100ml 时，有一部分肾小管对葡萄糖的重吸收已达到极限，尿中开始出现葡萄糖，此时的血糖浓度称为肾糖阈（renal threshold for glucose）。血糖浓度如再继续升高，尿中葡萄糖含量也随之不断增加。当血浆葡萄糖浓度超过约 300mg/100ml 时，全部肾小管对葡萄糖的重吸收均已达到极限，此时肾小管所能重吸收的葡萄糖的最大量即为葡萄糖吸收极限量。血糖浓度超过葡萄糖吸收极限量后，尿葡萄糖排出率则随血糖浓度升高而平行增加。成年人肾的葡萄糖吸收极限量，男性平均为 375mg/min，女性平均为

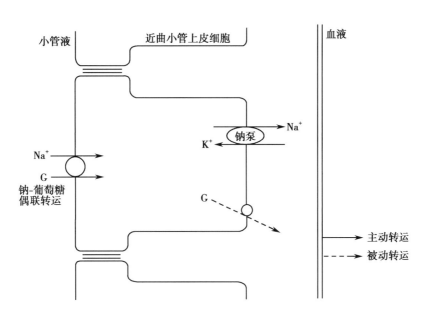

图 10-8　在近曲小管葡萄糖与 Na^+ 偶联重吸收示意图
G：葡萄糖

300mg/min。肾之所以有葡萄糖吸收极限量，可能是近端小管管腔膜上与葡萄糖重吸收有关的同向转运体数目有限的缘故。

4. 其他物质的重吸收　肾小球滤过液中氨基酸的重吸收与葡萄糖的重吸收机制相同，但是，转运氨基酸与转运葡萄糖的同向转运体可能不同。正常时进入滤液中的微量蛋白质则通过肾小管上皮细胞的胞饮作用而被重吸收。此外，HPO_4^{2-} 和 SO_4^{2-} 的重吸收也是与 Na^+ 同向转运的。

（二）髓袢中的物质转运

小管液在流经髓袢的过程中，约有 20% 的 Na^+、Cl^- 和 K^+ 等物质被进一步重吸收。髓袢升支粗段 Na^+ 和 Cl^- 的重吸收机制可用 Na^+-$2Cl^-$-K^+ 同向转运模式来加以解释（图 10-9）。

该模式认为：①髓袢升支粗段上皮细胞基侧膜上的 Na^+ 泵将 Na^+ 由细胞内泵向组织间液，使细胞内的 Na^+ 浓度下降，造成管腔内与细胞内 Na^+ 有明显的浓度梯度；②在髓袢升支粗段的管腔膜上，存在着 Na^+、Cl^-、K^+ 同向转运体，其转运的比例为 Na^+:$2Cl^-$:K^+。三种离子中缺少任何一种离子，都会影响其他两种离子的转运；③小管液中的 Na^+、$2Cl^-$、K^+ 与同向转运体结合形成 Na^+-$2Cl^-$-K^+ 同向转运体复合物，Na^+ 顺电化学梯度将 $2Cl^-$ 和 K^+ 一起同向转运至细胞内；

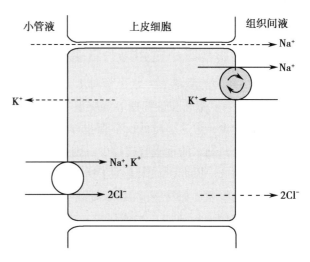

图 10-9　髓袢升支粗段重吸收 Na^+、K^+、Cl^- 示意图

④进入细胞内的 Na^+、Cl^-、K^+ 去向各不相同：Na^+ 由 Na^+ 泵泵至组织间液（主动重吸收），Cl^- 顺浓度梯度经管周膜上的 Cl^- 通道进入组织间液，而 K^+ 则顺浓度梯度经管腔膜而返回管腔内，再与同向转运体结合，继续参与 Na^+-$2Cl^-$-K^+ 的同向转运；⑤由于 Cl^- 进入组织间液，K^+ 返回管腔内，因此管腔内出现正电位，它可使管腔液中的 Na^+ 顺电位梯度经细胞

旁路进入组织间液而被重吸收，这种重吸收是被动重吸收。因此，在髓袢升支粗段，50% 的 Na^+ 为原发性主动重吸收，50% 为被动重吸收，Cl^- 为继发性主动重吸收。

由于髓袢对水没有通透性，因而髓袢对盐的吸收大于对水的吸收，小管液通过髓袢时被稀释（渗透压低于血浆，详见下一节）。

（三）远端小管和集合管中的物质重吸收

小管液在流经远曲小管和集合管时，仍可有一定量的 Na^+、Cl^- 和水被重吸收。在远曲小管和集合管所进行的物质转运，其重要特点是，水和 NaCl 在此的重吸收和 H^+、K^+ 的分泌与机体内的水、盐平衡情况相关联：当机体缺水时，在抗利尿激素（ADH）的作用下，水重吸收增加，尿量减少；反之，则水重吸收减少，尿量增加。在远曲小管前段的管腔膜上有 Na^+-Cl^- 同向转运体存在，Na^+、Cl^- 被同向转运至上皮细胞内，进入细胞内的 Na^+ 再在 Na^+ 泵的作用下被泵出细胞，从而被重吸收回血。

远曲小管后段和集合管的上皮有两类不同的细胞，即主细胞和闰细胞。主细胞基底膜上的 Na^+ 泵起维持细胞内低 Na^+ 的作用，并成为小管液中 Na^+ 经顶端膜 Na^+ 通道进入细胞的动力源泉。而 Na^+ 的重吸收又造成小管液呈负电位，可驱使小管液中的 Cl^- 经细胞旁路途径而被动重吸收，也成为 K^+ 从细胞中分泌入小管腔的动力。在远曲小管后段和集合管，Na^+ 的重吸收是通过主细胞实现的，小管液内的 Na^+ 顺电化学梯度经主细胞管腔膜上的 Na^+ 通道进入细胞，进入细胞的 Na^+ 再在 Na^+ 泵的作用下泵至细胞间液而被重吸收（图 10-10）。因此，Na^+ 在远曲小管和集合管的重吸收属主动重吸收。闰细胞的功能与 H^+ 的分泌有关（见 H^+ 的分泌有关内容）。

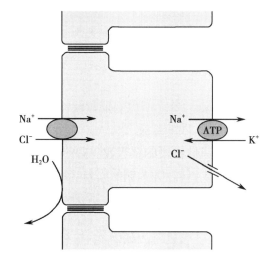

图 10-10　远曲小管前段 NaCl 重吸收机制示意图

（四）影响肾小管和集合管重吸收的因素

1. 小管液的渗透压　肾小管对水重吸收的力量来自于肾小管尤其是近端小管对小管液中 Na^+、HCO_3^-、Cl^-、氨基酸和葡萄糖等溶质重吸收后所导致的小管液与细胞间隙之间的渗透压之差。小管液溶质含量越少，渗透压越低，小管液与细胞间隙之间的渗透压差越大，那么水的重吸收就越多，尿量越少；反之，则水的重吸收就越少。因此，小管液中溶质所呈现的渗透压是对抗肾小管重吸收水分的力量。利用这一原理，临床上为了达到利尿或消除水肿的目的，常使用可被肾小球滤过但无法被肾小管重吸收的物质（如甘露醇），以提高小管液中溶质的浓度，使小管液的渗透压增加，从而减少水分的重吸收，使尿量增加。这种利尿方式称为渗透性利尿（osmotic diuresis）。另外，糖尿病患者的多尿，其原因是：当血糖浓度超过肾糖阈时，近端小管无法将小管液中的葡萄糖全部重吸收回血，未被重吸收的葡萄糖势必会导致小管液中溶质浓度增加，渗透压增高，使小管液与细胞间隙之间的渗透压之差缩小，从而妨碍水的重吸收，导致多尿。

2. 球 - 管平衡　实验证明，近端小管对溶质和水的重吸收量是随着肾小球滤过率的变化而发生相应改变的：GFR 增加→小管液中溶质和水含量增加→近端小管对 Na^+ 等溶质和水的重吸收率也相应增加；反之，GFR 减少→小管液中溶质和水含量减少→近端小管对 Na^+ 等溶质和水的重吸收率也相应减少。也就是说无论 GFR 增加或减少，近端小管的重吸收率总占 GFR 的 65%~70%（即近端小管的重吸

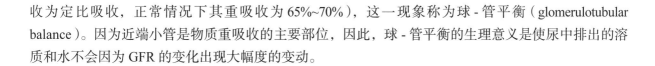

收为定比吸收，正常情况下其重吸收为65%~70%），这一现象称为球-管平衡（glomerulotubular balance）。因为近端小管是物质重吸收的主要部位，因此，球-管平衡的生理意义是使尿中排出的溶质和水不会因为 GFR 的变化出现大幅度的变动。

三、肾小管和集合管的分泌作用

肾小管和集合管上皮细胞将自身代谢产生的物质分泌到小管液中的过程称其为分泌（secretion）；将血液中的某种物质排入小管液则称为排泄（excretion）。由于二者均是将物质排入管腔，因而通常不严格区分，一般统称为分泌。肾小管和集合管主要能分泌 H^+、NH_3 和 K^+，这对保持体内的酸碱和 Na^+、K^+ 平衡具有重要意义。

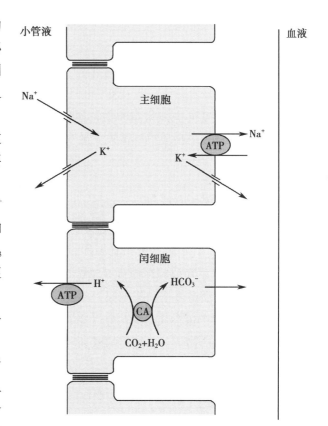

图 10-11　远曲小管和集合管分泌 H^+ 和 K^+ 示意图

1. **H^+ 的分泌**　远曲小管和集合管分泌 H^+ 是通过闰细胞实现的。在闰细胞内，CO_2 和 H_2O 在碳酸酐酶的作用下生成 H_2CO_3，H_2CO_3 解离为 H^+ 和 HCO_3^-，H^+ 则由管腔膜上的 H^+ 泵泵至小管液中，HCO_3^- 则经基侧膜回到血液中。每分泌一个 H^+，就分别可重吸收一个 Na^+ 和一个 HCO_3^- 回血（图10-11）。

2. **K^+ 的分泌**　小管液中的 K^+ 绝大部分被肾小管各段和集合管重吸收入血，只有极少部分从尿排出。尿液中的 K^+ 主要是由远曲小管和集合管分泌的。远曲小管和集合管具有主动重吸收 Na^+ 的作用，K^+ 的分泌和 Na^+ 的主动重吸收有密切的联系。在小管液中的重吸收 Na^+ 入细胞内的同时，K^+ 被分泌到小管内（图10-11）。

体内的 K^+ 主要由肾排泄。正常情况下，机体摄入的 K^+ 和排出的 K^+ 保持动态平衡。体内 K^+ 代谢的特点是：多吃多排，少吃少排，不吃亦要排出一部分 K^+。因此，在临床上应对不能进食的患者适当补充些 K^+，以免引起低血 K^+。

3. **NH_3 的分泌**　远曲小管和集合管上皮细胞所分泌的 NH_3 来自本身代谢过程中所产生的 NH_3，主要来源于谷氨酰胺的脱氨。因为 NH_3 具有脂溶性，因此，NH_3 可通过细胞膜向小管液和小管周围组织间液扩散。NH_3 的扩散量取决于小管液和组织间液的 pH，因为小管液的 pH 较低，NH_3 主要向小管液中扩散。进入小管液内的 NH_3 则和 H^+ 结合为 NH_4^+，NH_4^+ 再和小管液中的强酸盐（如 NaCl）的负离子结合，生成酸性铵盐（如 NH_4Cl），并从尿中排出。NH_3 的分泌一方面可促进 H^+ 向小管液内分泌，另一方面也促进了 $NaHCO_3$ 的重吸收。

可见，肾小管上皮细胞主动分泌的物质包括钾离子、氢离子、氨，以及常常进入身体的许多有毒物质。另外，一些药物如青霉素、碘司特、马尿酸和酚磺酞也主要是通过主动分泌而不是通过肾小球滤过清除的。

四、 尿量及尿的理化性质

正常成年人 24 小时尿量为 1.0~2.0L，尿量的多少与饮水量的多少和其他途径所排出的液体量有关。

（一）尿量

正常人尿量为 1.0~2.0L/ 天，尿量的多少受摄入的水量和其他途径排出水量的影响。如当摄入的水量较多或不出汗时，尿量可明显增加；反之，尿量会明显减少。如果每天的尿量长期保持在大于 2.5L，称之为多尿；每天尿量在 0.1~0.5L，称之为少尿；每天尿量少于 0.1L，称之为无尿。因为正常成人每天约产生 35g 固体代谢产物，最少需 0.5L 尿量才能将其溶解并排出。少尿或无尿会使代谢产物在体内堆积；多尿会使机体丧失大量水分，使细胞外液量减少，这些变化都会干扰机体内环境理化性质的相对稳定。

（二）尿的理化性质

正常新鲜尿液为淡黄色的透明液体，久置后出现磷酸盐或尿酸盐沉淀可变浑浊。尿的成分中 95%~97% 是水，其余是溶解于其中的固体物质。固体物以电解质和非蛋白含氮化合物为主。尿液放置较长时间由于尿素分解可出现氨臭味。正常尿中糖、蛋白质的含量极微。正常尿液 pH 约为 6.5，微酸性，尿液的酸碱度变动范围很大（pH 可由 5.0 变动至 8.0）。尿的酸碱度主要取决于食物的成分。荤素杂食者，由于蛋白质分解后产生的硫酸盐和磷酸盐等经肾排出，故尿 pH 约为 6.0；植物酸可在体内氧化，酸性产物较少，排出的碱基较多，故素食者尿偏碱性。正常人普通膳食条件下，新鲜尿液的比重波动于 1.015~1.025g/ml 之间。若尿的比重长期在 1.010g/ml 以下，表示尿浓缩功能障碍，为肾功能不全的表现。

第三节　肾脏在保持水和酸碱平衡中的作用

一、 肾脏在保持水平衡中的作用

细胞赖以生存的内环境需要保持稳态，而细胞外液重要组成成分的电解质含量和渗透压的稳态有赖于细胞外水分保持相对稳定，即水分要保持平衡。如图 10-12 所示，机体水分主要来源于饮食和体内代谢，水分的排出主要靠尿液，水平衡的保持和调节主要是通过饮食和尿生成这两个环节实现的。而尿液排出的多少依赖于肾小球滤过和肾小管的重吸收，肾脏能够排出机体多余的水分（正平衡），而体内水分不足（负平衡）时肾脏只能尽可能地减少水的排出，不足的水分只能通过饮食摄入得到补充。

水分的重吸收完全是按照逆渗透压梯度通过被动重吸收实现的，由于小管液在肾近端小管的吸收完全是等渗重吸收，是不可调节的（强制性重吸收），保证了小管液内的水分绝大部分被重吸收（约 70%），以满足机体的需要。肾脏对水平衡的调节主要发生在肾远端小管和集合管，依赖尿的浓缩和

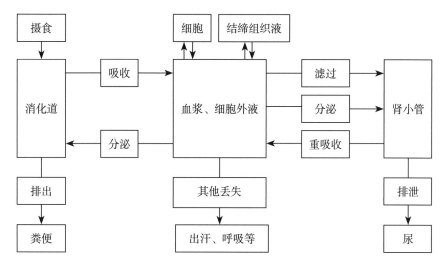

图 10-12 机体水平衡保持示意图

稀释实现的。

（一）尿的浓缩和稀释

小管液是血浆的超滤液，和血浆的渗透压基本相等，每天终尿中的溶质成分基本恒定（见表 10-2），当机体缺水时，排出体外的水分减少，尿液的渗透压高于血浆，称之为尿浓缩。而当体内液体过剩时，排出体外的水分增多，尿液的渗透压低于血浆，称之为尿稀释。高渗尿是因为小管液在流经远曲小管和集合管时，水在此被重吸收，而溶质仍留在小管液中所造成的，低渗尿的形成是由于小管液中的溶质被重吸收而水不易被重吸收所造成的。肾脏对尿液的浓缩和稀释能力在维持体内液体量的平衡和渗透压稳定方面起极为重要的作用。

（二）肾髓质部渗透浓度梯度的建立

肾皮质部组织间液的渗透浓度与血浆相等，而髓质部组织间液的渗透浓度则高于血浆，具有从髓质外层向乳头部逐步增加的特点，这就形成了肾髓质渗透浓度由外髓向内髓逐步升高的渗透梯度。肾髓质渗透梯度的形成主要是由于肾小管各段对水和溶质的通透性不同以及逆流倍增现象产生的（图 10-13）。

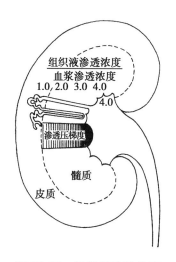

图 10-13 肾髓质渗透梯度的形成机制示意图
线条越密，表示渗透浓度越高

肾髓质渗透梯度形成的机制在外髓部和内髓部是不同的。在外髓部，髓袢升支粗段对水不通透，但对 Na^+ 和 Cl^- 具有很强的主动重吸收能力，因此，小管液在经过髓袢升支粗段向皮质方向流动时，因为 NaCl 的大量重吸收，小管液内 NaCl 含量逐步降低，从而使小管液渗透浓度逐步下降；与此相反，因为髓袢升支粗段位于外髓部，重吸收的 NaCl 不断进入外髓部组织间液，从而使外髓部组织间液成为高渗。由此可见，外髓部渗透梯度的形成与髓袢升支粗段主动重吸收 NaCl 有关。

内髓部组织间液高渗及渗透梯度的形成与内髓部集合管对尿素的选择性通透、尿素的再循环和髓袢升支细段对 NaCl 的选择性通透有关，以及髓袢降支和升支细段所形成的逆流倍增效应有关：

1. 当机体缺水时，血浆 ADH 水平增加，使远曲小管、皮质部和外髓部集合管对水的通透性增加（对尿素则不易通透）；另一方面，从皮质到靠近内髓的外髓部，其组织间液的渗透浓度逐步增高（由髓袢升支粗段重吸收 NaCl 所致，见上述）。在 ADH 和外髓渗透梯度两因素的作用下，水被重吸收。因此，在小管液流至内髓部集合管时，小管液中尿素的浓度逐步升高。

2. 内髓部集合管对尿素具有通透性，小管液流入内髓部集合管时，因为管内外尿素的浓度差，尿素便由内髓部集合管进入内髓部组织间液，使其渗透浓度升高。进入内髓部组织间液的尿素可进入对尿素具有一定通透性的髓袢升支细段，随小管液再流至内髓部集合管，并再次因浓度差扩散到内髓部组织间液，这就形成了尿素的再循环（图 10-13）。

3. 髓袢降支细段对尿素和 Na^+ 不通透，而对水则易通透，在管内外渗透梯度的作用下，水进入内髓部组织间液，由于水不断的进入组织间液，小管液势必被不断浓缩，导致管内 NaCl 越靠内髓深部浓度越高，到达髓袢降支细段和升支细段转折处时，浓度为最高，这时，它与管外组织间液之间建立了明显的 NaCl 浓度梯度。另一方面，髓袢升支细段对水不易通透，对 NaCl 则易通透，因此，NaCl 就顺浓度梯度而被扩散至内髓部组织间液，从而进一步提高了内髓部组织间液的渗透浓度。由于 NaCl 不断扩散入组织间液，加之升支细段对水的不通透，因此，小管液在升支细段起始部向髓袢升支粗段流动过程中，管内 NaCl 浓度逐步降低，渗透浓度也逐渐降低。所以，因为降支细段和升支细段对水和 NaCl 的通透性截然相反，就相当于构成了一个逆流倍增系统，从而使内髓组织间液具有渗透梯度。

因为溶质和水不断地进入髓质组织间液，因此，要保持髓质组织间液渗透梯度，势必要通过某种方式不断地将从肾小管和集合管进入组织间液中多余的溶质和水带走，这才能保持髓质渗透梯度。这一作用由直小血管的逆流交换作用完成。直小血管在结构上的特点是升支与降支并行，构成了逆流系统，这一特征使直小血管具备此功能。直小血管降支从髓质起始部向髓质深部的下行过程中，由于直小血管对溶质和水的通透性高，而管外组织间液渗透浓度较高，因此，组织间液中的溶质顺浓度差扩散入血液，而血液中的水则进入组织间液，使血浆渗透浓度与组织间液渗透浓度达到平衡。不难理解，愈接近内髓深部，直小血管降支中的溶质浓度愈高，在折返处最高；当直小血管升支自髓质深部返回外髓部时，血液中的溶质浓度高于同水平处组织间液中溶质的浓度，因此，溶质从血液中又重新扩散入组织间液，同时，水则从组织间液进入直小血管升支。进入组织间液的溶质可以再次进入直小血管降支，这就形成了一个逆流交换系统。通过直小血管的逆流交换作用达到了以下目的：在直小血管升支离开外髓部时，将组织间液中多余的水分和溶质带回血液循环，这样就维持了髓质渗透梯度（图 10-13）。

（三）抗利尿激素

抗利尿激素（antidiuretic hormone，ADH），也称血管升压素（arginine vasopressin，AVP），是九个氨基酸残基组成的一种肽类激素，由下丘脑视上核和室旁核神经元胞体合成，分泌颗粒经下丘脑 - 垂体束的运输至神经垂体，暂时贮存在神经垂体，当机体需要时由神经垂体释放入血。

1. ADH 的作用　ADH 有 V_1、V_2 两种受体，V_1 受体分布于血管平滑肌，V_2 受体主要分布在肾远端小管后段和集合管上皮细胞。ADH 在肾脏的主要作用是提高远曲小管和集合管上皮细胞对水的通透性，使水的重吸收增加，尿液浓缩，尿量减少。另一方面，ADH 能增加髓袢升支粗段对 NaCl 的主动重吸收和内髓部集合管对尿素的通透性，从而使髓质组织间液溶质浓度增加，髓质组织间液渗透浓度也随之增加，这有利于尿的浓缩。

ADH 能与远曲小管和集合管上皮细胞管周膜上的血管升压素受体（V_2 受体）结合，经兴奋性 G 蛋白使腺苷酸环化酶活化，进而使上皮细胞内的 cAMP 含量增加，激活蛋白激酶 A，引起膜蛋白磷酸化，使位于管腔膜附近的含有水通道的小泡镶嵌于管腔膜上，从而导致管腔膜上水通道的增加，使

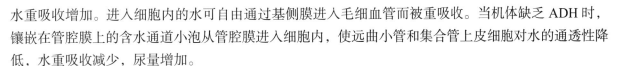

水重吸收增加。进入细胞内的水可自由通过基侧膜进入毛细血管而被重吸收。当机体缺乏 ADH 时，镶嵌在管腔膜上的含水通道小泡从管腔膜进入细胞内，使远曲小管和集合管上皮细胞对水的通透性降低，水重吸收减少，尿量增加。

2. ADH 分泌的调节　ADH 的分泌与释放受血浆晶体渗透压、循环血量等因素的调节。

（1）血浆晶体渗透压的改变：血浆晶体渗透压升高，可刺激下丘脑视上核及其周围区域的渗透压感受器，使 ADH 的合成与释放增加，从而导致水重吸收增加。因此，当机体失水时，由于血浆晶体渗透压升高，可通过上述机制引起血浆 ADH 浓度增加，水重吸收增加，尿量减少；反之，当血浆晶体渗透压下降时，ADH 分泌减少，尿量增加。大量饮清水后所致的尿量增加，其原因就在于此，这一现象称为水利尿，临床上可用来检查肾脏的稀释功能。但如饮生理盐水，那么因为血浆晶体渗透压不改变，仅血容量的增加尚不能引起 ADH 分泌的明显减少，故尿量不会出现上述大量饮清水后的变化。

（2）循环血量的改变：循环血量增加，心房和胸腔内大静脉扩张，容量感受器受到的刺激增加，冲动沿迷走神经传至中枢，其结果是抑制 ADH 的合成与释放，导致水重吸收减少，尿量增加，血量得以恢复。血量减少时，情况相反。

ADH 的分泌还受到其他一些因素的影响。恶心是引起 ADH 分泌的有效刺激；疼痛、应激刺激、血管紧张素 II 和低血糖可刺激 ADH 分泌；某些药物如尼古丁、吗啡也可刺激 ADH 分泌。动脉血压升高，刺激颈动脉窦压力感受器，可反射性地抑制 ADH 释放；心房钠尿肽则抑制 ADH 的分泌。乙醇可抑制 ADH 分泌，故饮酒后尿量可增加。

（四）尿液的浓缩和稀释机制

在远曲小管和集合管对水的重吸收过程中，ADH 的作用、肾髓质存在着渗透梯度两者是水重吸收的原因。如果机体不缺水，血浆缺乏 ADH，远曲小管和集合管对水的通透性小，水无法被重吸收，小管液渗透浓度进一步降低，从而形成低渗尿。尿崩症患者，因为下丘脑合成 ADH 发生障碍，从而导致患者每天排出大量的低渗尿。当机体缺水时，血浆 ADH 水平增加，使远曲小管、皮质部和外髓部集合管对水的通透性增加。另一方面，从皮质到靠近内髓的外髓部存在的渗透压梯度，水在 ADH 和外髓渗透梯度两因素的作用下大量被重吸收形成高渗尿。

（五）影响肾小管和集合管重吸收和分泌的其他因素

1. **肾素 - 血管紧张素 - 醛固酮系统**　由球旁细胞分泌的肾素（renin）是一种蛋白水解酶，它催化血浆中的血管紧张素原转化为血管紧张素 I（十肽），后者在血液和组织中尤其是肺组织中的血管紧张素转换酶作用下，生成血管紧张素 II（angiotensin II）（八肽），血管紧张素 II 可刺激醛固酮的合成与分泌。

（1）肾素分泌的调节：目前认为入球小动脉处的牵张感受器和致密斑感受器参与肾素分泌的调节；此外，交感神经兴奋以及肾上腺素和去甲肾上腺素也可引起肾素分泌增加。

（2）醛固酮的作用：醛固酮（aldosterone）由肾上腺皮质球状带分泌。其主要作用为促进远曲小管和集合管增加对 Na^+ 的重吸收，同时促进 K^+ 的排出。因为 Na^+ 重吸收的增加，所以水的重吸收也增加。当肾上腺皮质功能减退导致醛固酮分泌减少时，则 Na^+ 水重吸收减少，K^+ 在体内潴留，从而导致 Na^+、K^+ 比例失调、血量减少和血压下降等现象，血 K^+ 的增多可影响心脏的正常功能。反之，如果醛固酮分泌过多，机体对 Na^+ 和水重吸收量增加，导致 Na^+、水潴留。

（3）血管紧张素 II 对尿生成的作用：血管紧张素 II 的作用有：①刺激醛固酮的合成和分泌；②促

进近端小管对 NaCl 的重吸收；③促进垂体释放 ADH。

醛固酮分泌除受上述血管紧张素 II 调节外，血 K^+ 浓度升高和血 Na^+ 浓度下降也可引起醛固酮分泌增加，这对于维持机体血 Na^+ 和血 K^+ 浓度的稳定具有重要的意义；反之，当血 K^+ 浓度下降或血 Na^+ 浓度上升时，醛固酮分泌减少。

2. 心房钠尿肽　心房钠尿肽（atrial natriuretic peptide，ANP）是由心房肌细胞合成的激素。血液循环中的 ANP 含有 28 个氨基酸残基。ANP 对肾脏的作用是排钠利尿作用，其效果约为呋塞米的 5000 倍，是目前已知最强的排钠利尿剂。其作用机制可能为：①减少肾小管对 NaCl 的重吸收；②增加肾血流量和 GFR；③减少肾素和醛固酮的分泌；④减少 ADH 的分泌。

二、 肾脏在保持酸碱平衡中的作用

细胞生存的细胞外液需要保持稳态，除了要保持水平衡以外同样重要的是也要保持酸碱平衡。相对于机体内的其他离子，细胞外液 H^+ 浓度极低，例如细胞外液 Na^+ 的浓度（142mEq/L）几乎是 H^+ 浓度（0.000 04mEq/L）的 350 万倍，但由于 H^+ 可以影响机体内几乎所有酶的活性，因此 H^+ 浓度的任何些微改变都会极大地影响机体和细胞的功能。如图 10-14 所示，血浆中酸的

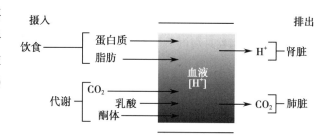

图 10-14　机体酸碱平衡保持示意图

主要来源是饮食和体内代谢，酸的排出主要靠肺脏和肾脏，肾脏能够根据血浆的 pH 来调节 H^+ 的分泌从而保持机体的酸碱平衡。

（一）机体调节 pH 的基本机制

正常人动脉血的 pH 能够保持在 7.35~7.45 之间，是由于机体有三大调节系统保障 H^+ 浓度的相对稳定。体液中的化学性缓冲系统是抵御 H^+ 浓度升高的第一道防线，化学性缓冲系统包括碳酸盐/碳酸氢盐缓冲对、磷酸盐/磷酸二氢盐缓冲对和蛋白质。当 H^+ 浓度升高时，化学性缓冲系统主要是碳酸盐/碳酸氢盐缓冲对中的碳酸氢盐首先中和 H^+，使血液的 pH 不至波动过大，减少对机体功能的影响。呼吸系统也是抵御 H^+ 浓度升高的防线，血液中的 H^+ 浓度升高可刺激外周性化学感受器，使肺通气量增加，呼出更多的 CO_2，从而排出多余的 H^+。另一道防线是肾脏，通过调节 HCO_3^- 的重吸收和 H^+ 的分泌，使血中消耗的 HCO_3^- 恢复正常。

（二）肾脏在保持酸碱平衡中的作用

当 H^+ 浓度升高时，肾近端小管对 HCO_3^- 的重吸收明显加强，重吸收率从 87% 升高到几乎 100%，从肾小管上皮细胞重吸收 HCO_3^- 的机制可以看出，肾小管上皮细胞每重吸收一个 HCO_3^- 和一个 Na^+ 入血就分泌一个 H^+，这对于体内酸碱平衡稳定的维持具有重要的意义。H^+ 浓度升高也可以加强闰细胞对 H^+ 的分泌，每分泌一个 H^+，就分别可重吸收一个 Na^+ 和一个 HCO_3^- 回血，肾小管和集合管分泌 H^+ 的作用对维持体内 $NaHCO_3$ 的储备十分重要。同时，H^+ 的分泌促进酸性铵盐（如 NH_4Cl）的生成并从尿中排出，加速了 NH_3 的分泌。NH_3 的分泌在促进 H^+ 向小管液内分泌的同时也促进了 $NaHCO_3$ 的重吸收。

第四节　尿　的　排　出

尿液是连续生成的，由集合管、肾盏、肾盂经输尿管进入膀胱。尿液在膀胱内储存达到一定量时，即可引起反射性排尿（micturition），尿液经尿道排出体外。

一、膀胱和尿道的神经支配

膀胱逼尿肌和内括约肌受副交感和交感神经的双重支配（图 10-15）。副交感神经节前神经元的胞体位于脊髓第 2~4 骶段，节前纤维行走于盆神经中，在膀胱壁内换元后，节后纤维分布于逼尿肌和内括约肌，其末梢释放乙酰胆碱，能激活逼尿肌上的 M 受体，使逼尿肌收缩。盆神经中也含有感觉纤维，能感受膀胱壁被牵拉的程度。后尿道的牵张刺激是诱发排尿反射的主要信号。除盆神经外，阴部神经支配膀胱外括约肌。阴部神经为躯体运动神经，故膀胱外括约肌的活动可随意控制。阴部神经兴奋时，外括约肌收缩；反之，外括约肌舒张。排尿反射时可反射性抑制阴部神经的活动。支配膀胱的交感神经起自腰段脊髓，经腹下神经到达膀胱。刺激交感神经可使膀胱逼尿肌松弛，内括约肌收缩（通过 α 受体）和血管收缩。交感神经也含感觉传入纤维，可将引起痛觉的信号传入中枢。

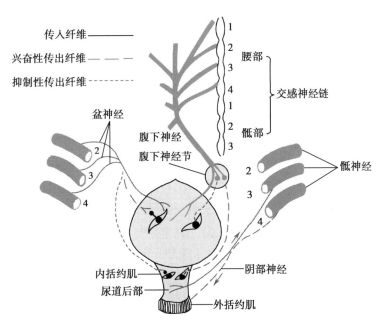

图 10-15　膀胱和尿道的神经支配

二、排尿反射

排尿是一个反射过程，称为排尿反射（micturition reflex）。排尿反射是一种脊髓反射，但脑的高级中枢可抑制或加强其反射过程。小儿大脑发育未臻完善，对脊髓初级排尿中枢的控制能力较弱，所以小儿排尿次数多，且易发生夜间遗尿现象。

当膀胱内无尿时，膀胱内压为零，当膀胱内尿液在30~50ml时，其压力可升至5~10cmH$_2$O，到膀胱内尿量为200~300ml时，膀胱内压仅稍有升高。在一般情况下，膀胱逼尿肌在副交感神经紧张性冲动的影响下处于轻度收缩状态，使膀胱内压经常保持在10cmH$_2$O，由于膀胱具有较大的伸展性所以内压稍升高后可以很快下降。膀胱平滑肌和其他平滑肌具有相同的特性，当被牵拉时，起初平滑肌张力加大，以后平滑肌松弛，张力恢复到原先水平，这称为压力舒张（stress relaxation）。当膀胱的容积大于300~400ml时，膀胱内压才明显升高。在此基础上，尿量稍有增加就会引起膀胱内压迅速升高。

当膀胱内尿量达到一定充盈度（约400~500ml）时，膀胱壁上，特别是后尿道的感受器受牵张刺激而兴奋，冲动沿盆神经传入纤维传至脊髓骶段的排尿反射初级中枢，同时，冲动也上传到达脑干（脑桥）和大脑皮质的排尿反射高位中枢，并产生尿意。高位中枢可发出强烈抑制或兴奋冲动控制骶髓初级排尿中枢。脑桥可产生抑制和兴奋冲动；大脑皮质中枢主要产生抑制性冲动。

在发生排尿反射时，骶段脊髓排尿中枢的传出信号经盆神经传出，引起逼尿肌收缩，尿道内括约肌舒张，于是尿液被压向后尿道。进入后尿道的尿液又刺激尿道的感受器，冲动沿传入神经再次传至骶段脊髓排尿中枢，进一步加强其活动，这是一个正反馈过程，使逼尿肌收缩更强，尿道外括约肌开放，于是尿液被强大的膀胱内压（可高达150cmH$_2$O）驱出。这一正反馈过程可反复进行，直至膀胱内的尿液被排完为止。排尿后残留在尿道内的尿液，男性的可通过球海绵体肌的收缩将其排尽；而在女性则依靠尿液的重力而排尽。

若膀胱充盈后引起尿意，而条件不许可排尿时，人可有意识地通过高级中枢的活动来抑制排尿。随着膀胱的进一步充盈，引起排尿的传入信号越来越强烈，尿意也越来越强烈。

三、 排尿异常

如前所述，排尿是一个反射过程，但受高位中枢的随意控制。如果排尿反射弧的任何一个部位受损，或骶段脊髓排尿中枢与高位中枢失去联系，都将导致排尿异常。如膀胱的传入神经受损，膀胱充盈的传入信号不能传至骶段脊髓，则膀胱充盈时不能反射性地引起张力增加，故膀胱充盈膨胀，膀胱壁张力下降，称无张力膀胱（atonic bladder）。当膀胱过度充盈时，可发生溢流性滴流，即从尿道溢出数滴尿液，称为溢流性尿失禁（overflow incontinence）。如果支配膀胱的传出神经（盆神经）或骶段脊髓受损，排尿反射也不能发生，膀胱变得松弛扩张，大量尿液滞留于膀胱内，导致尿潴留（urine retention）。若高位脊髓受损，骶部排尿中枢的活动不能得到高位中枢的控制，虽然脊髓排尿反射的反射弧完好，此时可出现尿失禁（urine incontinence），这种情况主要发生在脊休克恢复后。在脊休克期间，由于骶段脊髓排尿中枢处于休克状态，排尿反射消失，可发生溢流性尿失禁。

四、 排尿功能异常康复的生理学基础

人体正常情况下的排尿过程，就其生理本质而言可以说是一个神经反射过程。排尿反射是一种脊髓反射，正常情况下排尿反射受脑的高级中枢控制，可有意识地增强或抑制这一反射过程。排尿中枢位于脑干，排尿可以是自主的，也可以是非自主的，这一过程包括交感神经、脊髓躯体神经反射的抑

制及膀胱副交感神经的激活。自脊髓胸段 11~12 及腰段 1 发出的交感神经纤维，经腹下神经分布于膀胱壁，其传入神经接受膀胱壁的感觉。如前文所述脊髓骶段 2~4 发出的副交感纤维盆神经分布于逼尿肌及内括约肌。此外，脊髓骶段 2~3 运动核发出的纤维组成会阴神经，支配膀胱的外括约肌。当膀胱内储存的尿液增多使膀胱内压升到一定水平时，就产生"尿意"，这种感觉经腹下神经进入脊髓，再传到脊髓骶段 2~4，由此将传出冲动经盆神经及会阴神经传至膀胱，引起逼尿肌收缩及括约肌放松，完成排尿。

3 岁以上的小儿的排尿除受脊髓中枢的控制外，尚受大脑皮层的控制，其中枢在旁中央小叶。膀胱的感觉随着躯体感觉传入纤维上行到大脑皮层。另有运动纤维在皮质脊髓束中下行，遂使排尿受到一定的意识控制。新生儿时排尿仅受脊髓中枢控制，因此新生儿及婴幼儿多有遗尿现象。随着年龄增长和神经髓鞘及大脑皮质功能的发育成熟，渐能意识到膀胱充盈及尿意，并能主动控制括约肌、腹肌及会阴部肌肉，控制排尿。

成人在疾病情况下，如膀胱病变的治疗或者如相关的神经损伤，出现尿潴留或者尿失禁、滴沥不断等现象，呈现排尿功能的"失常"或者"去正常功能化"，在整个神经通路结构存在的情况下，通过治疗和适宜的康复措施及定时排尿训练，促进排尿功能的改善和回归。排尿在一定程度内可成为一种随意运动，即既能在一定程度内控制尿意，抑制脊髓的反射排尿，也能在膀胱未完全充盈时或充盈到一定程度时有意识地排尿。

生理学认为，排尿是膀胱壁的一种牵张反射，有其正常的反射弧结构和反射过程，在康复的过程中，神经反射经过训练可以重新习得自主排尿的功能。病理情况下，如膀胱部分切除导致的容积改变以及之于感受器的压力百分比的改变、或者手术损伤盆腔神经丛自主神经及躯体神经，反射弧的相关环节受到影响而功能失常，不能正常排尿。膀胱是在存储和排尿的过程中得到锻炼而逐渐恢复功能的。根据生理状况下膀胱的容积、充盈压力、排尿的特征以及手术后剩余容积等实际状况，通过高频电疗、超声波、光疗、磁疗、骶神经电刺激等物理因子治疗改善肾脏的血液循环，提醒按时排尿，促进代谢产物的排泄，促进膀胱功能的恢复。

成年人在疾病尤其是泌尿系统疾病的情况下，排尿功能异常，不论是疾病本身引起的，还是治疗措施原因引起的，后续的康复训练对于促进患者排尿功能的回归正常化、对于相关神经、肌肉的功能促进，都有无以替代的积极作用。在泌尿系统中，尿路感染是常见病和多发病（尤其是老年人尿路感染的更多），尿道损伤、肾移植、泌尿系统肿瘤、结石等许多疾病都给患者带来许多的痛苦，包括尿失禁、尿潴留、尿频、尿急等排尿功能异常。对症治疗非常重要，但是去除导致排尿异常的因素或者预防为主更有重要意义。不论是尿路感染，还是泌尿系肿瘤，无论疾病本身还是治疗措施有效实施之后，尿潴留或尿失禁仍是最多见的症状，在积极辅助用药或后续治疗措施的同时，及时的积极的康复手段和方法的应用，事实证明，是不可缺少的一个重要方面。例如，膀胱癌是发病率较高的恶性肿瘤之一，迅速发展的治疗手段不断使死亡率下降、生存期延长，肿瘤本身及手术治疗、化学治疗和放射治疗常常造成不同程度的疼痛和排尿困难等功能障碍，影响患者的日常生活能力和社会参与能力，损益生存信心。

在生物 - 心理 - 社会医学模式下，要获得最佳的治疗和康复效果，除了及时配套适宜的心理干预措施、社会关爱之外，在病情或者治疗状况一定的前提下，例如膀胱部分切除后膀胱的容量比正常状态下大大减小，患者排尿异常时采用保留导尿以等待自主排尿功能恢复，尿意迟钝的患者要规律进水并注意每隔一定时间自行排尿一次，从而不使膀胱的尿潴留过多，通过这些措施以期尽早恢复排尿功能。

思考题

1. 正常成年人一次迅速大量的饮用清水或者生理盐水 1000ml 后，血浆渗透浓度及尿量各将发生怎样的变化？为什么？

2. 剧烈运动大量出汗后尿量会出现什么变化？为什么？

3. 为什么小管液溶质浓度会影响肾小管的重吸收？试述糖尿病患者出现糖尿和多尿的机制。

（许寿生）

第十一章
感觉器官的功能

感觉是机体的一种生理功能,人类通过感觉认识了丰富多彩的客观世界,并使机体能够不断地适应内、外环境的变化。感觉的产生是由感受器或感觉器官、神经传入通路和感觉中枢三部分共同活动的结果。感受器或感觉器官接受适宜刺激,通过换能作用将各种不同形式的刺激转换为神经冲动,经传入神经上传到感觉中枢,经过感觉中枢的分析产生相应的感觉。

人体最主要的感觉器官有眼、耳、鼻、舌等,这些器官都分布在头部,分别产生视觉、听觉、前庭感觉、嗅觉和味觉等功能活动。由于这些感觉器官具有特殊的结构和功能,故又称为特殊感觉器官。

本章主要介绍人体的特殊感觉器官的生理活动特点及功能。

第一节 概　述

感觉是客观物质世界作用于感受器或感觉器官在大脑中产生的主观印象。机体内、外环境中的各种刺激首先作用于不同的感受器或感觉器官,通过感受器的换能作用,将各种刺激所包含的能量转换为相应的神经冲动,后者沿专用神经通路到达大脑皮质的特定部位,经过中枢的整合分析,产生相应的感觉。

一、感受器、感觉器官的概念及分类

感受器(receptor)是指分布于体表或组织中的一些专门接受机体内、外环境变化的结构或装置。感受器的结构形式有很多种,最简单的感受器就是感觉神经末梢,有些感受器是在裸露的神经末梢周围包绕一些由结缔组织构成的被膜样结构,如环层小体、触觉小体和肌梭等。体内还存在一些结构和功能都高度分化的感受细胞,如视网膜上的视杆细胞和视锥细胞、耳蜗内的毛细胞。感觉器官(sense organ)是指在结构和功能都高度分化的感受细胞周围增加一些非神经性的附属结构,在形态结构和功能上形成一个更加复杂和完整的、专门传递某一特定感觉的器官,如视觉器官、听觉器官、前庭器官、嗅觉器官和味觉器官等。感受器是机体获得外界刺激信息的第一个环节。感受器把刺激信息转变成传入神经上的动作电位(即神经冲动)序列,由传导通路上传到感觉中枢进行分析综合,进而形成特定感觉。

感受器的种类很多,根据感受器所处部位的不同分为内感受器和外感受器,其中外感受器还可根据感受器与感受对象之间的距离进一步分为距离感受器(视、听、嗅觉感受器)和接触感受器(触、压、味、温度觉感受器)。内感受器则可以进一步分为感受身体空间位置的本体感受器和内脏感受器。另一种分类方式是根据感受器最容易接受的刺激形式分为光感受器、机械感受器、温度感受器、化学感受器、渗透压感受器和伤害性感受器等。

虽然人体感觉来源于有效刺激对某些感受器的作用，但并不是所有的感受器在接受刺激后都能产生主观感觉，有些感觉传入只是向中枢提供内外环境变化的信息进而引起某些调节反应。例如动脉压力感受器则不断向脑干的心血管中枢上传体内动脉压力的波动信息，通过反射调节动脉血压。这一类的感受器在主观上并不产生特定的感觉。

二、 感受器的一般生理特性

感受器接受刺激转变成传入神经上的动作电位。在这个过程中，感受器把刺激包含的环境变化信息等通过动作电位的序列变化表现出来。感受器的一般生理特性有适宜刺激、换能作用、编码作用和适应现象等。

（一）感受器的适宜刺激

各种感受器对不同刺激形式的敏感程度有很大差异，通常每种感受器只对某种特定形式的环境变化最敏感，这种刺激形式被称为这种感受器的适宜刺激（adequate stimulus）。当适宜刺激作用于这种感受器时，刺激阈值很低，轻微的刺激就能被感受到，例如视网膜的视杆细胞能够被一个光量子兴奋。每种感受器都有其特有的感觉阈值（sensory threshold），能引起感受器兴奋所需的最小刺激强度称为强度阈值，而所需的最短作用时间称为时间阈值，有些感受器还存在面积阈值。机体内、外环境中所发生的各种变化的信息，总是先兴奋最敏感的感受器而产生相应的感觉或调节反射。某些感受器对高强度的非适宜刺激也可能感受，但与适宜刺激相比，产生的感觉会模糊很多，并且会有失真现象。

（二）感受器的换能作用

各种感受器的另一个功能特点，是把各种刺激形式的信息，转变成为相应的感受细胞或传入神经末梢上的生物电变化，这种电位变化再进一步转换为传入神经纤维上的动作电位，这种作用称为感受器的换能作用（transducer function）。

在大多数的感受器，换能作用发生在感受器的某一特化部位，首先是在感受器细胞上产生感受器电位（receptor potential），继而引起传入神经纤维末梢产生发生器电位（generator potential），发生器电位以电紧张扩布的方式触发分布在该感受器的传入神经纤维上的动作电位序列。感受器电位和发生器电位本质上属于局部电位，具有等级性、衰减性传播及总和现象。由于这些特点，感受器电位及发生器电位可通过其幅度、持续时间的变化，将外界刺激信号强度和时程的信息真实全面地加以涵盖，这样外界刺激信号所携带的信息，即可在换能过程中转移到了感受器电位及发生器电位的可变参数之中。不同感受器产生感受器电位机制不一样，但共同之处都是通过跨膜信号转导，改变细胞膜上的离子通道的活动，形成膜电位的变化。

大多数感受器上的感觉换能部位与神经末梢上动作电位发生部位通常是分开的，两者之间甚至有突触存在，发生器电位到动作电位之间的转换机制与突触传递密切相关。对于神经末梢感受器来说，其发生器电位就是感受器电位。感受器电位或发生器电位的产生并不意味着感受器功能的完成，只有当这些过渡性电位最终转变为传入神经纤维上的动作电位序列时，才是感受器或感觉器官换能作用完成的标志。

（三）感受器的编码作用

感受器换能过程不仅发生了能量的转换，更重要的是把刺激所包含的环境变化的信息，也转移到了传入神经动作电位的序列之中，即编码作用。当神经纤维动作电位的序列上传到相应的感觉中枢，感觉中枢解读这些电信号序列来获得外在环境变化的信息。感受器的编码大致依照这样的原则：感觉的性质决定于传入冲动所到达的高级中枢的部位；编码刺激的强度是通过单一传入纤维上冲动频率的高低及参与电信号传输的神经纤维的数目的多少来反映。

由于天然刺激在时空变化中的信息高度复杂，信息量庞大，因此感受器的编码过程非常复杂。此外，在感受器部位神经冲动编码上传之后，在传导通路中不断接受来自其他信息源的影响，神经冲动不断的重新编码，因此在大脑皮质感觉中枢最终解读的电信号序列，已与感受器部位动作电位的序列有所差异。

（四）感受器的适应现象

当刺激作用于感受器一段时间之后，虽然刺激强度保持不变，但相应感觉传入神经纤维的冲动频率有不同程度的下降，这一现象称为感受器的适应（adaptation）。依据适应产生的速度和持续时间，可将感受器分为快适应感受器和慢适应感受器两大类。快适应感受器以皮肤触觉感受器为代表，它们仅在皮肤刚刚触碰到物体的短时间内传入神经纤维上有动作电位产生，之后虽然刺激强度保持不变，但其传入神经纤维上动作电位频率很快降低到零。慢适应感受器以肌梭、痛觉感受器为代表，它们只在刺激刚开始，传入神经纤维上动作电位频率有轻微下降，以后较长时间基本维持在这一水平。

机体所有的感受器都存在适应现象。适应并非疲劳，因为感受器对某一强度刺激产生适应后，若增加刺激强度，又可引起传入冲动增加。

第二节　眼的视觉功能

人们在日常生活中接受的外界信息中 70%~90% 来自视觉，因此视觉是人体最重要的感觉。视觉是由眼、视神经和视觉中枢三部分共同活动完成的。眼是产生视觉的感觉器官，视网膜中的视锥细胞和视杆细胞是光感受器，能感受波长为 380~760nm（可见光）的电磁波。外界物体发出的光线进入人眼后，经眼的折光系统在视网膜上成像，视网膜的视杆细胞和视锥细胞将物像光信息转变成电信号，再经过一系列复杂的生理过程最后在大脑皮质形成视觉。

一、　眼的折光功能及其调节

由于视觉的感觉细胞在眼球的视网膜上，因此外界物体能够在视网膜上形成真实而清晰的物像。视网膜上的清晰物像是通过眼的折光系统完成的，是视觉形成的首要步骤。

（一）眼的折光系统

眼的折光系统不是一个单球面折光体，而是由四种折射率不同的介质（角膜、房水、晶状体及玻璃体）和四个屈光度不同的折射面（角膜的前表面、角膜的后表面、晶状体的前表面及后表面）所组成的复杂光学系统（图11-1）。眼的折光系统从功能来看有两个主要部分，即角膜表面和晶状体，这两部分都具有凸透镜功能。角膜表面（特别是前表面）的折光能力很强，大约占眼最大折光能力的70%，但通常情况下，这种折光能力是不可调节的。晶状体折光过程较复杂，可以说晶状体是一个由中央向周边折光能力逐渐降低的凸透镜，其折光能力的特点是其曲率半径可以发生改变（曲率半径越小，其折光能力越大，反之亦然）。角膜表面和晶状体共同形成一个可精确调节的折光系统，使眼在看不同距离的物体时都可以在视网膜上形成清晰的物像。

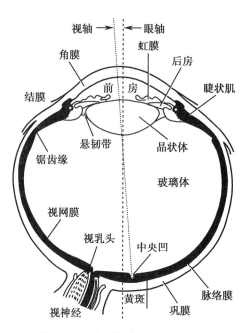

图 11-1 右眼的水平切面示意图

（二）眼的视物成像

正常眼在完全舒张时，其折光系统后主焦点恰好在视网膜所在的位置。从距离眼球6m以外的物体发出或反射的光线到达眼时，已基本上是平行光线。这些平行光线经过眼的折光系统后可以在视网膜上形成清晰的物像，但在视网膜上形成的物像，必须具有一定的亮度和大小才能被视网膜感光细胞感受到，这成为视觉形成的第一步。但比6m近的物体发出或反射的光线到达眼球时，则呈现某种程度的辐散。在眼没有调节前，辐散的物体光线在视网膜上形成的物像模糊且失真。眼在实际视近物时是靠晶状体曲率改变而增加折光能力，这样使近物可以在视网膜上形成清晰准确的物像。

（三）眼的调节

1. 晶状体调节　当眼视远物时，睫状肌松弛，这时悬韧带保持紧张性收缩，晶状体受悬韧带的牵拉呈现扁平状，此时正好能把平行光线聚焦在视网膜上。随着物体的移近，物体发出的光线呈辐散状，视网膜上的模糊物像造成视区皮质出现模糊视觉图像，这个视觉图像经视觉中枢分析整合后，使视皮层形成指令性信息并将其下传至中脑正中核，由正中核传到动眼神经缩瞳核，经动眼神经传到睫状神经节，最后到达睫状肌，使睫状肌环行肌收缩，悬韧带松弛，这样晶状体依自身弹性向前后方凸出，向前方凸出更明显（图11-2），导致晶状体的折光能力加强，而使近物在视网膜上成像清晰。

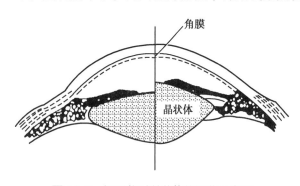

图 11-2 视近物时晶状体的调节示意图

由于晶状体的弹性变形有一定限度，眼视近物的调节能力也因此有一定范围，这种能力可以用被看清物体的最近距离表示，这个距离被称为近点（near point）。晶状体弹性越好，则眼调节时变凸能力就越强，近点越近。人随着年龄的增加，晶状体的弹性会逐渐降低，此时近点会逐渐远移。例如8岁左右儿童的近点平均为8.6cm，20岁左右时平均为10.4cm，而60岁时，近点远移可增大到83.3cm。老年人晶状体弹性下降，视近物不清，视远物正常，这种现象称为老视。所以老年人视近物时，要戴上适度的凸透镜才能看清近物。

2. 瞳孔调节　瞳孔位于虹膜的正中央，虹膜由两种平滑肌纤维（由交感神经支配的散瞳肌和由副交感神经支配的缩瞳肌）组成。瞳孔的大小可随视物距离和光线强弱而改变，变动范围在1.5~8.0mm 之间。当视近物时，双侧瞳孔反射性地缩小，称为瞳孔近反射（near reflex of the pupil）。这种反射的生理意义是减少进入眼的光量及折光系统的球面像差和色像差，使视网膜物像更清晰。物体光线通过简单透镜时，中间区域的焦距与周边区域的不同，物像变形失真，这称为球面像差。物体光线通过简单透镜时，物体红色部分光线比蓝色部分折光程度较小，这种差异可使物像失真，称为色像差。

瞳孔的直径在强光下缩小，在弱光下散大的现象称为瞳孔对光反射（pupillary light reflex），这种反射与视近物无关，它是眼的一种重要的适应功能，其意义在于调节进入眼内的光量，使视网膜不致于因光量过强而受损。瞳孔对光反射具有双侧效应，即光线照射一侧瞳孔时，两侧瞳孔将同时缩小，称为互感性对光反射。该反射的中枢在中脑，临床上常把它作为判断中枢神经系统病变的部位、麻醉深度和病情危重程度的重要指标。

3. 双眼球会聚 当双眼注视一个由远移近的物体时，两眼视轴向鼻侧会聚的现象，称为双眼球会聚，又称为辐辏反射（convergence reflex）。双眼球会聚使视觉能准确地反映物体的真实存在。当双眼同时视物时，双眼视网膜上各自形成一个有轻微差异的完整物像。通常视物时，由于两边眼外肌的精细协调活动，使来自物体同一部分的光线落到两眼视网膜的对称点上，这样两边视网膜的两个物像在感觉皮质产生单一物体的视觉。视近物时的双眼球会聚的生理意义在于双眼同时视一近物时，使物像每一个部分都可落在双眼视网膜的对称点上，视觉呈现单一物体，不会发生复视。

（四）眼的折光异常

若眼的折光能力或折光结构形态异常，使来自远物的平行光线通过未经调节的折光系统后，不能在视网膜上正常成像，则称为非正视眼，也称为屈光不正，包括近视眼、远视眼和散光眼。

1. 近视 近视（near sight）分两种类型：最常见种类是轴性近视，眼睛的前后轴过长形成近视，轴性近视屈光力大致正常。另一种是屈光性近视，是因为眼的屈光能力过强，形成近视，但眼球的前后轴长度是正常的。上述两种近视折光后的结果是相同的，来自远物的平行光线通过未经调节的折光系统后聚焦于视网膜之前，因此在视网膜上的物像则变得模糊不清（图 11-3M）。眼睛在视近物时，所需要的晶状体的调节较小或不需调节，就可以使视网膜上的物像很清晰，眼睛就可以看清近物。近视眼的近点较正常眼为近。近视眼的纠正方法是使用适当焦度的凹透镜片，使平行光线在进入

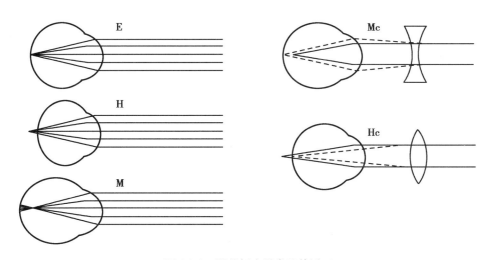

图 11-3 眼的折光异常及其矫正
E. 正视眼；H. 远视眼；M. 近视眼；Mc. 近视眼的矫正；Hc. 远视眼的矫正

眼之前适当辐散，而使聚焦点正好落到视网膜上形成清晰物像。

2. **远视** 远视（far sight）也分为两种类型：较多见的是轴性远视，由于眼前后轴比正常短造成远视。还有一种曲率性远视，是由于眼折光系统中某些折光体的曲率半径大，即表面弯曲度较小，致使眼的折光力降低而使物像落在视网膜之后形成远视。

以上两种类型远视眼在折光特点上是相似的：视远物时平行光线通过未经调节的折光系统在视网膜后聚焦（图11-3H）。此时需要动用眼的调节能力，才可以使视网膜上的物像很清晰，眼睛就可以看清远物。而看近物时需要晶状体更大的调节，才可以看清近物。远视眼看近物能力受到限制，其近点较正常眼远，其纠正的办法是戴一个适当焦度的凸透镜，使光线在进入眼之前已有一定程度的汇聚，这样可使远视眼视近物时不发生困难，而看远物时不需晶状体的调节能使视网膜上的物像清晰。

3. **散光** 正常人眼的各折光面都是呈正球面的，球面上各个方位的曲率半径均相等，因而来自物体的光线在折光面各个方位折射的程度都很接近，最后聚焦在视网膜上，形成清晰准确的物像。散光眼的折光面变形后不再是正球面，在不同方位的曲率半径是不同的，来自物体的光线在折光面各个方位折射的程度有明显差异，只有部分方位折射的光线，聚焦于视网膜位置，其他方位折射的光线聚焦在视网膜后方或前方，造成物像失真或模糊不清，这就是散光（astigmatism），通常用适当的柱面镜加以纠正。

二、 眼的感光功能

外界物体通过眼的折光系统成像于光感受器所在部位——视网膜上，并在此进行初步加工处理后，通过视觉通路，最终在视中枢形成视觉。

（一）光感受器

视网膜主要有4个细胞层，由外向内分别是：色素上皮细胞层、光感受细胞层、双极细胞层和神经节细胞层（图11-4）。色素上皮细胞层靠近脉络膜，不属于神经组织，细胞内含有黑色素颗粒和维生素A，对光感受细胞起营养和保护作用。光感受细胞层主要是视杆细胞（rod cell）和视锥细胞（cone cell）的胞体构成。视锥细胞和视杆细胞在视网膜的分布很不均匀：在中央凹视锥细胞密度最高，中央凹以外的周边部分密度迅速下降；视杆细胞则主要分布在中央凹以外的周边部分。视锥细胞和视杆细胞的基本构成相似（图11-5），由外向内分为外段、内段和终足三部分，外段中含有感光色素，内段包括核、线粒体和其他细胞器，终足部分与下级神经元形成突触联系。双极细胞层中的双极细胞除与光感受细胞发生突触联系外，双极细胞还与神经节细胞层中的节细胞联系。在视网膜中除了这种纵向的细胞联系外，还存在着横向的细胞联系，如在感光细胞层和双极细胞层之间存在水平细胞，在双极细胞层和神经节细胞层之间有无长突细胞。这些细胞的突起在两层细胞间横向联系，在水平方向传递信号，有些无长突细胞还可直接向神经节细胞传递信号（图11-6）。神经节细胞发出的轴突构成视神经，视神经从眼球后部穿出眼球的部位称为视神经乳头，此处无感光细胞，称为盲点（blind spot）。

（二）视网膜的两种感光换能系统

人的视网膜中存在着两种感光换能系统。一种由视杆细胞和与它们相联系的双极细胞和神经节细胞构成，称为视杆系统或暗视觉系统（scotopic vision system）。视杆系统中通常呈现明显的会聚现象，即两个或更多视杆细胞与一个双极细胞形成突触联系，而两个或更多双极细胞与一个神经节细胞

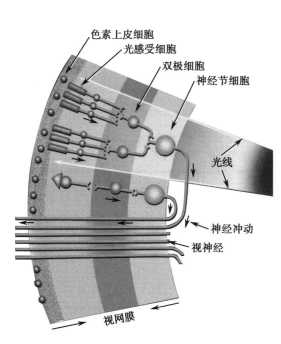

图 11-4 视网膜的主要细胞层次及其联系模式图

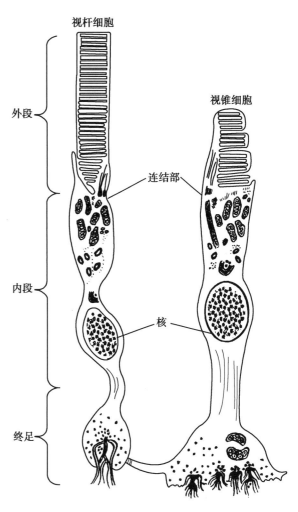

图 11-5 哺乳动物光感受器细胞模式图

联系。视杆系统对光的敏感度较高，能感受暗光而引起视觉，但产生的视觉无颜色而只有黑白明暗，并且视物时没有精确的细节。另一种由视锥细胞和与它们相联系的双极细胞和神经节细胞构成，称为视锥系统或明视觉系统（photopic vision system）。视锥系统中呈现低水平会聚现象。此系统对光的敏感性较差，只感受强光而引起视觉，产生的视觉有颜色，并且对物体表面的细节能看得很清楚，分辨能力高。

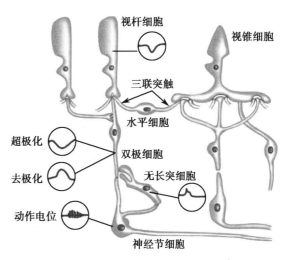

图 11-6 视网膜中各种细胞排列及其产生的电反应的类型示意图

（三）视杆细胞的感光功能

视网膜中视杆细胞的感光色素是视紫红质（rhodopsin），其最大吸收光谱 500nm，与人在暗适应时的光谱曲线一致。它是一种结合蛋白质，蛋白部分称为视蛋白（opsin），本身并不吸收光。非蛋白部分是生色基团，称为视黄醛（retinene），是视紫红质中吸收光的部分。视黄醛由维生素 A 转变而来。视黄醛分子有几种不同的空间构型，与视觉有关的有两种，一种是全反型视黄醛，另一种是11-顺型视黄醛。视紫红质在光照时迅速分解为视蛋白和视黄醛，其原因是视黄醛分子在光照时吸收一个光量子后发生了分子构象的改变，由11-顺型视黄醛变为全反型视黄醛。视黄醛分子构象的这种改变，使视紫红质活化，触发了视蛋白构型的一系列改变，视紫红质水解为全反视黄醛和视蛋白，再经过一系列的复杂变化，诱发视杆细胞出现感受器电位。在上述变化过程中，视紫红质颜色不断变浅，最终失去颜色，称为色素漂白。

而当眼在较暗处视物时，上述过程逆向进行，视紫红质又重新合成。全反视黄醛转变从视杆细胞释放进入色素上皮，在异构酶作用下转变为11-顺视黄醛，后者再回到视杆细胞与视蛋白结合形成视紫红质（图11-7）。当眼在较暗处视物时，视紫红质的分解和合成达到某种动态平衡，而平衡点的水平受周围环境光线强度的影响。周围环境光线越亮，视紫红质分解越大于合成；周围环境光线越暗，视紫红质合成越高于分解。这样视网膜中未分解的视紫红质浓度就越高，对弱光就越敏感。在视紫红质的光化学反应过程中，维生素A的消耗要不断由食物中吸收补充，缺乏者会患夜盲症（night blindness）。

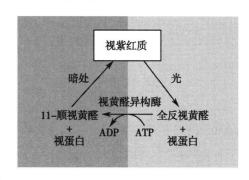

图11-7　视杆细胞的光化学反应

当视网膜受到光照刺激时，视杆细胞在外段膜上出现感受器电位，后者表现为一种超极化型的慢电位。视杆细胞没有产生动作电位的能力，而是感受器电位以电紧张性方式扩布到达视杆细胞的终足部分，影响终足处的递质释放。

（四）视锥细胞的感光功能

视锥系统外段也含有特殊的感光色素，视锥细胞的感光色素的构成与视紫红质相同，也是由视蛋白和11-顺视黄醛形成的结合蛋白质。脊椎动物视锥细胞有三种不同类型，各含一种感光色素，因此有三种不同的视锥感光色素。这三种视锥感光色素均由视黄醛和视蛋白构成，其中视黄醛基本相同，但是三种视锥感光色素的视蛋白分子结构中存在微小差异。正是视蛋白分子结构中这样的微小差异，决定了每种视锥感光色素的视黄醛分子对何种波长的光线最为敏感。当光线作用于视锥细胞外段时，视锥感光色素发生光化学反应产生超极化型感受器电位，最终在相应的神经节细胞上产生动作电位。三种视锥细胞的光谱吸收峰值分别在440nm、534nm和564nm左右，通常将其称为蓝色视锥、绿色视锥和红色视锥。从数量上看，视网膜的红色和绿色视锥数量相近，而蓝色视锥的含量要少得多。

颜色视觉是不同波长的光线在人脑的视觉中枢引起的主观感觉。色觉（color vision）形成理论中最重要的是三原色学说。三原色学说（trichromatic theory）认为任何一种颜色都可以用红、绿和蓝三种光线按适当比例混合而成，也就是所谓色觉三变量性。视锥细胞有三种，各含有对三原色中的一种颜色敏感的感光色素。当某一物体的颜色光落到视网膜上，即以一定的比例使三种视锥细胞分别产生不同程度的兴奋，引起三种色素产生相应比例的光化学反应及生物电变化，而产生特定的、反映实际存在的物体颜色觉。

三原色学说常用于解释色觉缺陷。色觉缺陷男性比女性多见。色觉缺陷分为色弱和色盲（color blindness）两类。色弱是患者视物产生的颜色视觉中，红、绿、蓝三原色的比例与正常眼的比例不同而产生的色觉差异。如果某一原色比例低于正常则为该颜色色弱。色盲可分为全色盲和部分色盲。部分色盲是指患者视物的颜色觉中缺乏一种原色，只有两种原色。缺失某种原色即为该色色盲，有红色盲、绿色盲及蓝色盲，其中以前两者为多见，临床上统称为红绿色盲。红色盲患者常把红色与黑色、深灰及褐色混淆。绿色盲患者把绿色与深灰、黑色相混。蓝色盲极少见，对光谱的蓝紫部分没有颜色觉。所谓全色盲是患者完全没有色觉，只有亮度的感觉，而且眼视敏度也很低。色盲绝大多数是由遗传因素引起的，由女性遗传，仅男性发病。色弱则常由后天因素引起。

三原色学说因有大量的研究结果支持而被广泛接受，但也有相当数量的视觉现象和研究结果难以用三原色学说解释。另外一种颜色视觉学说称为拮抗色理论，这种理论认为存在着三组拮抗色：红和绿、黄和蓝以及黑和白；任何一种颜色都可以由红、绿、蓝、黄四种颜色按不同比例混合而成的。如果红和绿、黄和蓝这两组拮抗色中一组拮抗色中的两种颜色等量混合，可互相抵消，产生白色的感觉。视网膜的三种视锥信号以拮抗色的方式编码形成神经冲动序列上传送。视网膜的水平细胞、双极细胞及神经节细胞以至外侧膝状体细胞都呈现拮抗色的反应方式，在枕叶17区初级视皮质的一些神经元有同心圆式的拮抗色感受野。长期以来，两种颜色视觉学说反复论争，又互相补充，使人类对颜色视觉产生机制的了解不断深化。

三、其他视觉生理现象

由于视网膜的结构的特点，在视觉形成中会出现一些有关的生理现象。

（一）暗适应和明适应

当人从明亮环境突然走进黑暗中，最初一段时间视觉敏感性很低，看不见东西，然后视觉敏感性逐渐升高，大约25~30分钟升高到峰值，这时可在暗处看清周围的东西，这种过程叫暗适应（dark adaptation）（图11-8）。

暗适应可分为两个阶段。第一阶段在7分钟左右，在这个阶段视觉敏感性逐渐升高是由于视锥细胞中感光色素合成较快增加。第二阶段视觉敏感性的逐渐增加，则来源于视杆细胞中感光色素-视紫红质的合成加快所致。

与暗适应相反，明适应（light adaptation）是指人从暗处走到明亮环境，最初眼前是一片耀眼的光亮，几乎看不见周围的物体环境，然后很快可以恢复正常视觉。明适应产生原因是视杆细胞中在暗光中合成储存的大量视紫红质在强光下迅速分解，所以眼前出现一片很强的亮光，此后的视觉恢复是视锥系统在亮光环境中的正常功能所致。

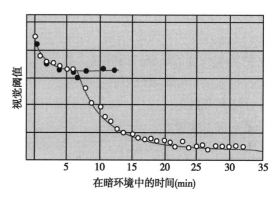

图 11-8 暗适应曲线
○表示用白光对全眼的测定结果；●表示用红光对中央凹测定的结果（即表示视锥细胞单独的暗适应曲线，因中央凹为视锥细胞集中部位，且红光不易被杆细胞所感受）

（二）视野

当单眼注视前方一点不动，这时该眼所能看到的最大范围称为视野（visual field）。视野的边界用该眼所能看到的最大范围与视轴所成夹角的大小来表示。所谓视轴是指用单眼固定注视外界某一点时，连接此点与视网膜黄斑中央凹处的假想线。视野的大小主要受所视物颜色的影响。在同一光照条件下，用不同颜色所视物测得的视野大小不一，视野从大到小顺序是白色、黄蓝色、红色、绿色（图11-9）。某些全身性或眼肌病可能造成视野缺失。

（三）视力

我们常用视力或视敏度（visual acuity）来表示视觉系统空间分辨力的大小。视力或视敏度是指视觉器官对物体形态的精细辨别能力，通常用视网膜上可分辨的最小物像所对应的视角来表示。在光照良好的情况下，正常人眼对小于 5μm 的视网膜上物像通常不能引起清晰的视觉形象。人眼所能看清的最小视网膜上物像的大小大致等于视网膜上视锥细胞的平均直径。测定视力就是根据这个原理，目前测定视力常用 Snellenl 图，这是一组大小不等，方向不同的字母 E，共有十二行，行数越往下，字母 E 越小。检查视力时，通常令受试者站在距视力表 5m 处，辨认视力表上字母 E 的开口方向。能看清第十行字母 E 开口方向的视力定为 1.0，看清第十二行的视力定为 1.5，只能看清第一行的视力则定为 0.1。但这种视

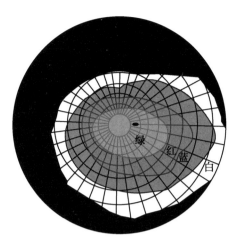

图 11-9　人右眼的视野图

力表的增率不均匀，不能正确比较或统计视力的增减程度。1959 年，我国缪天荣设计了一种对数视力表，其设计标准是以 1 分视角定为标准视力，视标也采用 E 字母，任何相邻两行视标大小之比恒定为 $\sqrt[10]{10}$（$\sqrt[10]{10}$ =1.2589），而 lg $\sqrt[10]{10}$ =0.1，即视标每增大 1.2589 倍，视力记录就减小 0.1，反之亦然。这样，不论视力表上原视力为何值，视力的改变情况均可科学的反映出来。

视敏度受多种因素影响。如由于非正视眼造成的视网膜上物像不清，则视敏度下降。视敏度也受视物环境亮度的影响，因此视力测定时，应有良好的照明。视敏度与视锥细胞在视网膜分布密度相关，也取决于视锥系统中的会聚程度。在视网膜中央凹部位视锥细胞密度最高，而视杆细胞则主要分布在视网膜的周边部分，导致视网膜中央凹与周边部视敏度有明显差异。我们平时测量的视力，是指中央凹处的视敏度。

（四）双眼视觉

人和灵长类动物视觉特点是，两眼同时看某一物体时，在双眼视网膜上各形成一个很相似同时也存在某些差异的物像，但是在大脑皮质视觉中枢产生的视觉是单一物体，这种双眼同时看一物体时产生的视觉称为双眼视觉（binocular vision）。正常视物时，由于两边眼外肌的精细协调活动，使来自物体同一部分的光线落到两眼视网膜的对称点上，形成单一物体视觉。两眼的黄斑部就互为相称点；一侧眼的颞侧视网膜上的点和另一侧眼的鼻侧视网膜的相应位置的点互为相称点。

双眼视觉可以增加视物的立体感，扩大视野，并且避免单眼视野中的盲区现象。有一些疾病例如重症肌无力、眼外肌肌力受损，可能使部分来自物体同一部分的光线不能落到两眼视网膜的对称点上，因而在大脑皮质视觉中枢产生的视觉成为有一定程度互相重叠的两个物体的感觉，称为复视。

第三节　耳的听觉功能

耳是形成听觉的感觉器官，由外耳、中耳及内耳三部分组成。声源振动引起空气产生疏密波，即声波，通过外耳道，引起鼓膜振动，然后经听小骨链的传递，引起内耳耳蜗淋巴振动，从而兴奋了耳

蜗螺旋器的毛细胞，经内耳耳蜗的换能作用，将声波的机械能最后转变为听神经纤维上的神经冲动，传入大脑皮质听觉中枢形成听觉。

一、听阈与听力

人耳能感受的声波频率在 16~20 000Hz 之间，但在此频率范围内，声波必须达到一定强度才能产生听觉。在听觉研究中多采用声压级表示声音的强度。声压级是指某一声压与参考声压比值的对数，其单位为贝尔或分贝（decibel，dB）。声音的强度是客观的物理数据，而一定强度的声波所引起的人主观的声音感觉强弱称为响度。声音响度很大程度上是由声音的强度决定的，但也受声音频率的影响。对同样声音强度的声波而言，人对于频率在 1000~4000Hz 之间的声波感到的声音响度最大。

在人耳能感受的声波振动频率范围之间的每一种频率，都有一个能引起听觉的最小振动强度，称为该频率的听阈（auditory threshold）。如果声波强度继续增加，人主观的声音感觉的强弱及响度也相应增强，但当振动强度增加到某一限度时，会引起鼓膜的疼痛感觉，这个声波振动强度称为最大可听阈（maximal hearing threshold）。听力（audition）是指听觉系统对声音的感受能力和分辨能力。临床上通常以听阈的高低来表示，听阈低则听力好，听阈高表示听力弱，二者呈反变关系。通常以正常人平均听阈的声压值为参考声压，把受试者所测得的听阈声压与参考声压比值的常用对数乘以 20，称听阈级或听力级，单位为分贝。临床上应用的听力计是把正常人各频率的平均听阈即参考声压设为零分贝，刻度盘上的分贝数为受试者所测得的听阈声压。耳聋患者如果对某一频率所测得的听阈声压是 25dB，表示该患者对该频率的听阈提高了 25dB，亦即听力损失 25dB。

人耳对振动频率和强度的感受范围见图 11-10，图下方曲线表示不同频率振动的听阈，上方曲线表示它们的最大可听阈，两曲线所包含的面积称为听域。正常听阈图显示，人耳敏感的声波频率范围是 1000~3000Hz，这与人类的语言频率范围（300~3000Hz）很接近。

听觉辨别阈指听觉系统能分辨不同声音在某种特性上最小差异的能力，包括频率辨别阈、强度辨别阈和时间特性辨别阈。

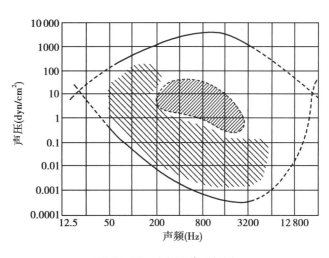

图 11-10　人的正常听阈图
中心斜线区为通常的语言区；下方斜线区为次要语言区

二、外耳与中耳的传音功能

外耳、中耳的功能是将物体振动发出的声波传入内耳，声波传入内耳的途径有气传导和骨传导。

（一）外耳的功能

外耳包括耳郭与外耳道。外耳道起自外耳门、内至鼓膜，一端为鼓膜所封闭。耳郭的形状有利于收集声波，通过头部运动，对声源方向的判断起一定作用。外耳道是声波传导的通路，根据声学相关原理，一端封闭的管道对波长为管长四倍的声波能产生共振作用。外耳道长约 2.5cm，其共振频率约 3800Hz。当频率为 3000~5000Hz 的声波经外耳道传至鼓膜时，其强度会增强 10dB。

（二）中耳的功能

中耳包括鼓膜、鼓室、听小骨、中耳肌及咽鼓管。中耳的主要功能是传音和增压，将声波能量中的信息准确有效传递到内耳。

1. **鼓膜** 鼓膜的形状如同一个浅漏斗，其顶点向内，与锤骨柄相连，呈椭圆形，面积为50~90mm²，有一定的紧张度和弹性。当声波传到鼓膜时，鼓膜可以相当准确地复制外加振动的频率，将声波所携带的信息经听小骨链传入内耳。

2. **听小骨** 听小骨链由锤骨、砧骨及镫骨依次连接而成。听小骨链一端的锤骨柄与鼓膜连接，另一端的镫骨脚板与内耳耳蜗的卵圆窗膜相贴。三块听小骨形成一个固定角度的弯形杠杆，锤骨柄形成杠杆长臂，砧骨长突是杠杆短臂。鼓膜振动内移时，锤骨柄也随之内移，砧骨的长突和镫骨脚板也作相同方向的内移；当鼓膜外移时，锤骨柄也向外移动，砧骨的长突和镫骨脚板外移。这样听小骨链将鼓膜复制的外加声波振动的能量和信息经卵圆窗传入内耳。听小骨形成的杠杆的支点刚好在听骨链的重心上，这样当鼓膜振动的能量转变为听小骨链的移动时惰性最小，效率最高。

声波通过中耳传音后的振动声压被放大20倍以上，这就是中耳的增压作用。增压作用的产生原因有两个：首先，鼓膜的有效面积（59.4mm²）大大超过卵圆窗膜的面积（3.2mm²），假设两者的压力相等，这样作用于卵圆窗膜单位面积上的压强比鼓膜上的压强高大约18~19倍（图11-11）；其次，由于听小骨形成的杠杆中，杠杆长臂（锤骨柄）与杠杆短臂（砧骨长突）之比是1.3∶1，通过此杠杆的作用，在短臂一侧的压力将为长臂侧的1.3倍。以上两方面的协同作用，使整个中耳传递过程中总的增压效应大约放大24倍。

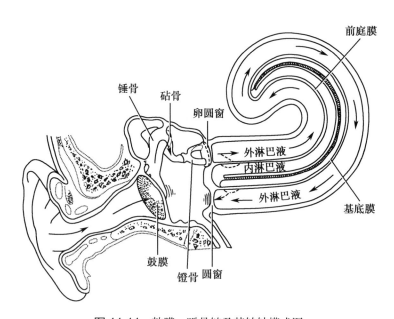

图 11-11 鼓膜、听骨链及其转轴模式图

3. **中耳肌** 中耳肌是指鼓膜张肌和锤骨肌。鼓膜张肌和锤骨肌收缩时都能增加鼓膜的紧张度，改变中耳的传音特性。中耳肌收缩时，鼓膜紧张度增加，听小骨之间连接更紧密，使中耳的传音效能特别是对低频音的传音效能减弱。这样的声音引起中耳肌反射性收缩对持续传入的强声波是有保护意义的，但对突然传入的强音，由于人中耳肌反射有一个潜伏期，在潜伏期（大约10ms）内保护作用不大。

4. **咽鼓管** 咽鼓管连通鼓室和鼻咽部，它的功能是使鼓室内空气和大气相通，使鼓室内空气和大气之间压力平衡。如果咽鼓管阻塞时，鼓室内气体逐渐被吸收，造成鼓室内压力下降，鼓膜内陷。如果外界压力突然增加或降低（如飞机升降时），鼓膜两侧会出现巨大的压力差，引起鼓膜较大变形，出现强烈疼痛甚至鼓膜破裂。咽鼓管鼻咽部开口一般都是闭合的，但在吞咽、打呵欠时由于腭帆张肌收缩，使咽鼓管鼻咽部管口开放，能有效平衡鼓室内空气和大气之间的压力，鼓膜功能维持正常。

（三）声波传入内耳的途径

声波传入内耳的途径包括气传导和骨传导两种。

1. 气传导　声波通过外耳道引起鼓膜振动，再经听小骨链从卵圆窗膜传入内耳，推动耳蜗内的淋巴液使基底膜发生振动，称为气传导（air conduction）。这是声波传入内耳的主要途径。气传导的另一途径是鼓膜的振动也可引起鼓室内空气的振动，再经圆窗传入内耳。但这一气传导在正常情况下并不重要，只是当听骨链运动障碍时方可发挥一定的传音作用，但这时的听力较正常时大为降低。

2. 骨传导　声波直接引起颅骨振动，再引起位于颞骨骨质中的耳蜗内淋巴液振动，这个传导途径称为骨传导（bone conduction）。骨传导的敏感性要远远低于气传导，因此在引起正常听觉中的作用甚微。但当鼓膜或中耳病变引起传音性耳聋时，气传导明显受损，而骨传导却不受影响，甚至相对增强。当耳蜗病变引起感音性耳聋时，气传导和骨传导都同样受损。

三、　内耳耳蜗的感音功能

内耳由耳蜗（cochlea）和前庭器官两部分组成，耳蜗的功能是感音换能，即把传到耳蜗的声波机械能转变成听神经纤维上的神经冲动。

（一）耳蜗的结构要点

在耳蜗管的横断面上前庭膜和基底膜将耳蜗管空间分为前庭阶、鼓阶和蜗管三部分（图 11-12）。前庭阶和鼓阶内都充满外淋巴液，前庭阶与鼓阶中的外淋巴液通过蜗孔相通。前庭阶在耳蜗底部与卵圆窗膜相接，而鼓阶在耳蜗底部与圆窗膜相接。蜗管内充满内淋巴。基底膜上有声音感受器——螺旋器或柯蒂器（organ of Corti）。螺旋器由内、外毛细胞（hair cell）及支持细胞组成。毛细胞是听觉感受细胞，每个毛细胞顶部表面伸出上百条排列整齐的纤毛，称为听毛。外毛细胞中较长的一些纤毛埋

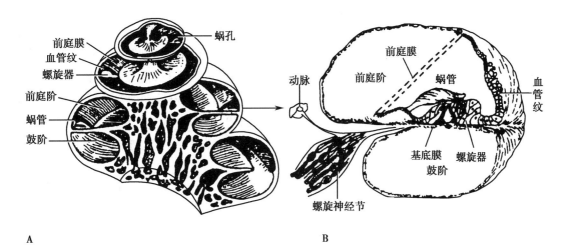

图 11-12　耳蜗及耳蜗管的横断面示意图
A. 耳蜗纵行剖面；B. 耳蜗管横断面

植于盖膜的胶胨状物质中。盖膜在内侧与耳蜗轴相连，外侧游离在内淋巴中。内毛细胞的纤毛较短，不与盖膜接触，呈游离状态，由内淋巴的运动使其弯曲或偏转。毛细胞的顶部与内淋巴接触，其底部则与外淋巴相接触，毛细胞的底部有丰富的听神经纤维。

（二）耳蜗的感音换能作用

声波经外耳道到达鼓膜，引起鼓膜振动，鼓膜的振动依次引起听小骨和卵圆窗振动，卵圆窗的振动再引起前庭阶内的外淋巴振动，继而引起蜗管内的内淋巴和基底膜振动。基底膜的振动是引起毛细胞兴奋的关键因素。当基底膜向上或向下位移时，使毛细胞顶端和盖膜之间发生交错的移行运动，使外毛细胞纤毛弯曲或摆动，同时内淋巴的运动也可引起内毛细胞纤毛的弯曲或摆动。纤毛的弯曲或摆动是引起毛细胞兴奋，并将机械能转变成电能的开端，它使耳蜗内发生一系列过渡性电变化，最后引起基底膜上与毛细胞相联系的听神经纤维产生动作电位。

（三）耳蜗对声音频率和强度的分析

耳蜗如何分析声音的频率和强度是一个比较复杂的问题，通常用行波学说（traveling wave theory）来解释。声波通过气传导作用于内耳，首先引起耳蜗底部的基底膜振动，然后振动以物理学中的行波原理向耳蜗顶部方向传播，就像抖动一条绸带时，有行波沿绸带向其远端传播一样。声波频率不同，行波传播的距离和最大振幅出现的部位不同。声波频率越高，行波传播越近，最大振幅出现的部位越靠近卵圆窗处，换言之，靠近卵圆窗的基底膜与高频声波发生共振；相反，声波频率越低，行波传播的距离越远，最大振幅出现的部位越靠近耳蜗顶部。当某一频率的声波沿着基底膜从底部向顶部传播时，当振动到达基底膜某一特定位置时，该处的共振频率与声波频率正好相同，这时出现最大振动幅度。行波离开此处后，振幅迅速衰减，很快消失。对于一个特定声波频率来说，会在基底膜某一特定位置产生最大行波振动幅度，导致该处毛细胞受到最强刺激，使该处听神经纤维的传入冲动最多。这显然是耳蜗对不同频率声波刺激进行编码的机制之一。从临床可以观察到，当人耳蜗顶部受损时主要影响低频听力，而耳蜗底部受损时主要影响高频听力。

（四）耳蜗生物电现象

1. 毛细胞感受器电位 哺乳动物毛细胞静息电位大约是 $-70\sim-80mV$。声音引起的基底膜振动导致毛细胞在静息电位基础上产生感受器电位。

毛细胞感受器电位的产生机制是：①当基底膜振动使静纤毛向动纤毛侧弯曲时，使位于毛细胞静纤毛顶部机械门控阳离子通道开放，高 K^+ 的内淋巴液中 K^+ 内流，引起细胞膜电位改变，进而引起毛细胞底部电压门控钙通道开放，触发毛细胞释放递质，同时也激活毛细胞底部的钙激活的钾通道，引起毛细胞内 K^+ 外流，使膜电位回复到静息电位水平；②当基底膜振动使动纤毛向静纤毛侧弯曲时，使静纤毛顶部机械门控阳离子通道关闭，高 K^+ 的内淋巴液中 K^+ 不能内流，引起毛细胞超极化，无递质释放。以上是耳蜗内毛细胞（图11-13）和后述的前庭器官所有毛细胞感受器电位的产生机制。耳蜗外毛细胞不存在以上机制，它起耳蜗放大器的作用。

2. 耳蜗微音器电位 当声波传到内耳，在耳蜗区域产生一种交流性质变化的电位，它的变化与声波的频率和幅度非常相似，称为耳蜗微音器电位（microphonic potential）。此电位经放大器后输送到喇叭，发出的声音与原声非常接近，因而被称为微音器电位。这是一种交流性质的电位变化，在一定强度范围内，它的振幅与刺激强度呈线性关系。微音器电位潜伏期极短，小于0.1ms，没有不应期，对缺氧和深麻醉相对不敏感，不易疲劳和适应。微音器电位起源于毛细胞，是多个毛细胞在接受

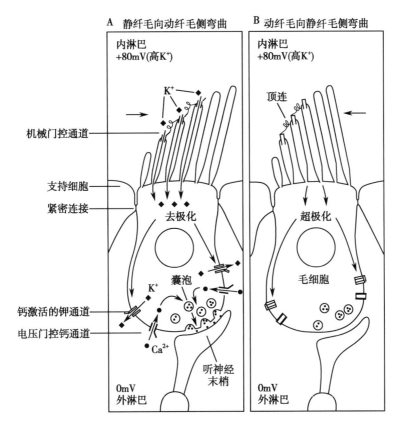

图 11-13 耳蜗内毛细胞感受器电位产生机制示意图
A. 静纤毛向动纤毛侧弯曲；B. 动纤毛向静纤毛侧弯曲

声音刺激时所产生的感受器电位的复合表现。目前认为，微音器电位是引发听神经纤维产生动作电位的关键因素。

3. 神经动作电位的形成　毛细胞底部和传入神经元的周围突构成突触。毛细胞感受器电位传至细胞侧底部时，细胞膜的去极将激活胞膜上的电压门控 Ca^{2+} 通道，Ca^{2+} 内流使细胞内 Ca^{2+} 浓度升高，Ca^{2+} 促使细胞内囊泡移动并以出胞的方式释放递质谷氨酸，继之同听神经末梢上的谷氨酸受体结合，引起阳离子通道开放，突触间隙外淋巴中的 Na^+ 和 Ca^{2+} 进入末梢内，使末梢去极化，形成兴奋性突触后电位，通过总和达阈电位时，即产生传入神经上的动作电位。

第四节　前庭器官的功能

前庭器官位于内耳迷路中，包括三个半规管、椭圆囊和球囊（图 11-14）。它们本身是膜质管道，在管道内充满内淋巴，管外与骨迷路之间则有外淋巴。椭圆囊和球囊感受以地平线为标准的头在空间的位置，也感受直线运动时速度的变化与颠簸；半规管感受旋转运动时的速度变化。它们发出的传入冲动由前庭神经传入中枢神经，通过中枢调节以维持人体的正常姿势和身体的平衡。通常从前庭器官传来的连续的关于机体运动及空间位置的信息并不引起人们注意，然而在特殊情况下，例如旋转时忽然加速或减速，人们才会明显意识到这种来源于前庭器官的有关运动及空间位置平衡觉的存在，并出现各种躯体和内脏功能的反射性变化。

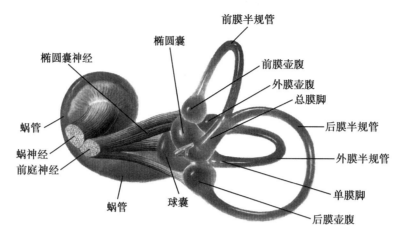

图 11-14　前庭（器官）及耳蜗（膜性）结构模式图

一、 前庭器官的感受细胞

前庭器官的感受细胞是毛细胞，每个毛细胞的顶部有 60~100 条纤细的毛，其排列形式有一定的规律，有一条最长的纤毛位于细胞顶端一侧边缘处，称为动纤毛（kinocilium）；其余的纤毛长短不等，呈阶梯状排列，靠近动纤毛的较长，远离动纤毛的较短，称为静纤毛（stereocilium）。毛细胞的底部有前庭神经感觉纤维的分布，引起毛细胞兴奋的刺激都是与纤毛生长面呈平行方向的机械力作用。当纤毛处于自然状态时，细胞膜内侧存在约 -80mV 的静息电位，同时与毛细胞相连的神经纤维上有一定频率的持续放电。当外力存在时，如果静纤毛向动纤毛一侧倾倒时，毛细胞即发生去极化，传入神经纤维的传入冲动频率增加；当动纤毛向静纤毛一侧倾倒时，毛细胞发生超极化，同时传入冲动频率减少（图 11-15）。这是前庭器官中所有毛细胞感受外界刺激的一般规律。

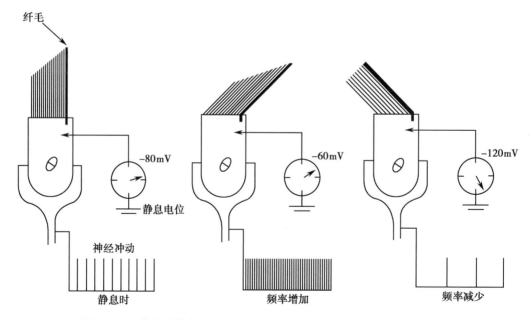

图 11-15　前庭器官中毛细胞顶部纤毛受力情况与电位变化的关系示意图

（一）椭圆囊、球囊的结构与功能

椭圆囊、球囊位于骨半规管和耳蜗之间。椭圆囊和球囊均为内耳膜迷路的一部分，两囊相通，腔内充满内淋巴液。椭圆囊和球囊结构分三层：外层是纤维膜，中层为结缔组织，内层为上皮细胞。上皮细胞层的某些部位增厚并高度分化成为椭圆囊斑和球囊斑，两斑合称位觉斑。位觉斑上皮由毛细胞和支持细胞组成。毛细胞顶部的静纤毛形成束，毛束插入覆盖在位觉斑表面的耳石膜中。耳石膜比重比内淋巴大，有较大的惯性。人体在直立位时，椭圆囊斑所处平面呈水平，耳石膜位于纤毛上方；球囊斑所处平面与地面垂直，耳石膜悬在纤毛外侧，与囊斑相平行。在椭圆囊和球囊的囊斑上，各方向上都有毛细胞的排列（图 11-16）。

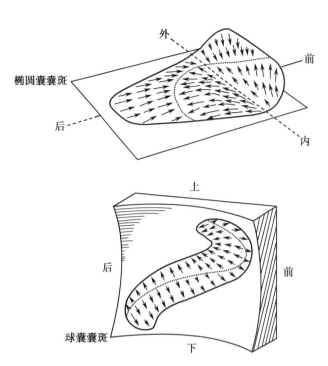

图 11-16　椭圆囊和球囊中囊斑的位置以及毛细胞顶部纤毛的排列方向

椭圆囊和球囊囊斑的适宜刺激是直线加速度运动（包括正、负直线加速度）。人体无论在水平面或者在垂直方向上作直线变速运动时，耳石膜由于重力及惯性作用，与纤毛的相对位置发生改变，带动纤毛向某一侧倾倒，这样就会使有些毛细胞发生去极化，有些毛细胞发生超极化，通过传入神经纤维上传入冲动频率的变化而产生相应的平衡觉信息。同样，头的位置和地球引力的作用方向出现相对关系的改变时，囊斑某些毛细胞纤毛会因重力而弯曲，发生兴奋或抑制，所产生的变化使大脑皮质感觉到头在空间的位置。如果人体的直线变速运动的平面既不是水平面也不是垂直方向，那么这种运动会根据物理学原理分解成水平面和垂直平面的运动，各自对椭圆囊和球囊囊斑中的毛细胞产生相应刺激，产生的人体运动的信息，传到平衡觉神经中枢，进行加工和综合。

（二）半规管的功能

人体每侧有三个半规管：外半规管（水平半规管）、前半规管（垂直半规管）和后半规管，三个半规管所在平面互相垂直。两侧同名半规管所在平面互相平行。每个半规管由外周的骨半规管和内部的膜半规管组成，膜半规管腔内充满内淋巴液。半规管的一端有膨大的壶腹，壶腹中有增厚的黏膜形成的壶腹嵴，壶腹嵴由毛细胞和支持细胞组成。当机体作旋转加速运动时，半规管中的内淋巴液由于惯性作用，其运动会滞后于半规管而产生相对位移，这种位移会使毛细胞纤毛弯曲，继而引起毛细胞膜电位发生变化，再经过一系列的复杂的生化反应后，最终影响相应神经纤维上传的神经冲动频率。在水平半规管，内淋巴向壶腹方向流动，引起毛细胞的兴奋，而背离壶腹时则产生抑制。在前半规管和后半规管，内淋巴流动的方向与毛细胞反应的方式刚好相反，内淋巴背离壶腹流动引起毛细胞的兴奋，向壶腹方向的流动则引起抑制。人体在水平面旋转加速时，水平半规管的毛细胞受到刺激最大。当头沿垂直平面旋转时，前半规管及后半规管受的刺激最大。如果是等速旋转时毛细胞纤毛没有偏移。

二、前庭反应

来源于前庭器官的运动及位置相关信息，除了引起相应的运动觉和平衡觉以外，还可以引起各种姿势调节反射、自主神经反应和眼震颤等前庭反应。

（一）自主神经反应

当人体受到过度的运动刺激，例如乘坐颠簸的车、船和飞机时，这样的运动由于刺激持续时间长，刺激方式多，刺激强度大且变化快，往往导致人体出现一系列不适反应，如心率加速、血压下降、呼吸频率增加、出汗以及皮肤苍白、眩晕、恶心、呕吐、唾液分泌增多等现象，它们被称为前庭自主神经反应（vestibular autonomic reaction），也被称为运动病。这种反应往往是进展性的，是一种以迷走神经兴奋占优势的反应。前庭自主神经反应的产生原因，是由于过度的运动刺激作用在前庭器官、视觉器官及本体感觉器官，产生大量运动相关信息，这些信息在极短时间内同时或相继传入中枢，大量的信息在相关中枢的加工分析综合非常复杂而困难，有时从不同感受器上传的信息之间互相矛盾，例如来源于半规管的信息与椭圆囊、球囊传入信息有时会相矛盾（称为半规管 - 耳石失匹配），而从视觉与前庭上传的信息也可能不匹配，造成有关信息难以加工分析和整合。运动相关信息的加工整合困难和矛盾使机体产生眩晕、恶心及呕吐等不适性的前庭自主神经反应。

（二）前庭姿势反射

来源于前庭器官的运动及位置相关信息，除了引起平衡觉以外，还参与维持或改变身体的姿势，称为前庭姿势反射。前庭姿势反射包括状态反射和翻正反射。

1. **状态反射**　状态反射是由于身体的运动状态及头部在空间位置的改变，反射性地影响了某些躯体肌肉的肌张力。当我们坐车突然加速，背肌出现紧张性收缩；突然减速，则背肌舒张。当所乘电梯突然加速上行，下肢伸肌反射性抑制使膝关节屈曲；电梯突然加速下降时，下肢伸肌则反射性收缩，使下肢伸直。在状态反射中，运动信息主要来自椭圆囊、球囊，但有时人体的姿势反射还可能取决于半规管和位觉斑传入的综合作用。

2. **翻正反射**　翻正反射是使实验动物（猫）四足向上从一定高度下落，在下坠过程中动物会反射性调整其空间状态：首先动物头颈部扭转，随后前肢与躯干扭转，最后后肢也扭转过来，动物以四肢向下落地，称为翻正反射。翻正反射过程中的运动信息来到源于位觉斑和视觉。

当前庭功能紊乱或完全丧失时，患者难于保持身体平衡。特别是在不规则路面上行走即感步态不稳，在没有视觉信息时尤其困难。这些患者在旋转运动、乘车以及行走中，会出现视野摆动、幻视，这种摆动与头的运动同步。当一侧前庭器官受到损伤，可发生同侧前庭功能的突然丧失，出现头倾向患侧，站立时容易倒向患侧，伴有眩晕、恶心、呕吐。而当平衡觉的中枢通路受损，头会向患侧倾斜、头部自发旋转、环形步态、四肢肌紧张异常、站立不稳、空间定向障碍并伴有眩晕、恶心呕吐。

（三）眼震颤

机体在旋转运动时引起眼球不随意的往返运动，称为眼震颤（nystagmus），它主要是由于半规管受刺激引起的。眼震颤的方向因刺激不同的半规管而不同，两侧水平半规管受刺激时引起水平方向的眼震颤；前、后半规管受刺激时引起垂直方向的眼震颤。当人体向左侧旋转时，左侧半规管壶腹中毛细胞受刺激增强而右侧减弱，这时两侧眼球先缓慢向右侧移动，称为眼震颤的慢动相；当眼球移动到两眼裂右侧不能再移动时，又突然快速返回到眼裂正中，这就是眼震颤的快动相；以后接着出现新的慢动相和快动相，如此往返不已。当旋转突然停止时，眼震颤的方向与旋转开始时正好相反（图11-17）。正常人眼震颤为中等强度，持续 15~40 秒。通常以快动相代表眼震颤的方向。临床上眼震颤试验可以判断前庭功能是否正常。某些前庭功能过敏（眼震颤持续时间过长）的患者，容易发生晕车、晕船和航空病等；某些前庭功能障碍（眼震颤持续时间过短）的患者，甚至眼震颤可以消失。

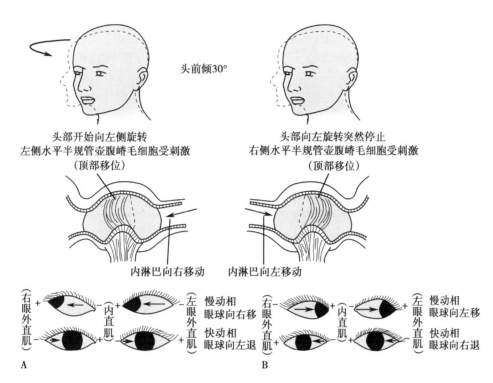

图 11-17　眼震颤示意图

A. 头前倾 30 度、旋转开始时的眼震颤方向；B. 旋转突然停止后的眼震颤方向

第五节　嗅觉和味觉

一、嗅觉感受器和嗅觉的一般性质

嗅觉（olfactory）是化学感觉，是感受器对来自外界环境的化学物质信息产生的反应。嗅觉感受器的适宜刺激是有机的、挥发性化合物气态分子。

（一）嗅觉感受器

嗅觉的感受器位于鼻腔深部上鼻道及鼻中隔后上部的嗅黏膜上皮中，两侧总面积约 $5cm^2$。嗅黏膜上皮主要由嗅细胞和支持细胞组成。嗅细胞属于神经元，其胞体为卵圆形，是一种细的双极神经元，其树突末端形成膨大（嗅结节），其顶部有 10~20 条纤毛，纤毛向不同方向伸出，纤毛细段埋在覆盖嗅上皮的黏液层中。神经元胞体上端的轴突，在穿透基底膜后成为有髓纤维，形成嗅丝。这些嗅丝在行程中集合成较大的嗅束，成为嗅神经。嗅神经是第一对脑神经，它穿过筛骨的筛板进入嗅球。

（二）嗅觉产生的机制及特点

嗅觉化学分子通过呼吸到达嗅上皮的黏液层，溶于黏液后扩散至纤毛，并与嗅神经细胞纤毛外表面的特异受体相结合，通过两种途径产生感受器电位。第一种途径是：嗅觉化学分子激活嗅神经细胞膜的一种特异的 G 蛋白，后者激活特异的腺苷酸环化酶，导致 cAMP 的增加，使 Na^+/Ca^{2+} 通道开放，Na^+、Ca^{2+} 流入细胞，引起嗅神经细胞膜去极化。这种去极化的膜电位由纤毛扩布至轴突，在轴丘区产生动作电位。第二种途径是嗅觉化学分子激活另一种 G 蛋白，继而激活磷脂酶 C，导致 IP_3 增加，造成 Ca^{2+} 通道开放，使胞内钙增高，继而引起嗅神经细胞膜去极化，然后在轴突轴丘区产生动作电位。

人类嗅觉系统能够辨别的气味多达几万种，那么嗅觉系统是如何感受并区分这么多种的气味呢？Axel 和 Buck 研究发现，大约有 1000 个基因（约占基因总数的 3%）用来编码嗅细胞上的不同气味受体。每个单独的嗅觉受体细胞只能表达一种并且只有一种气味受体基因。每一受体可对一种或几种特殊的气味起反应，而一个特殊的气味又可激活多个受体，因此可以产生大量的组合，形成大量的气味模式。这是人们能够辨别 1 万种不同气味的基础。

人的嗅觉灵敏，当每毫升空气含 10^7 个丁硫醇分子时即能引起人的嗅觉。嗅觉敏感度受年龄影响，老年人嗅觉敏感度明显下降。最近一项研究发现，在老年痴呆症（阿尔茨海默病）的早期阶段即存在嗅觉的减退，甚至嗅觉的损失要比老年痴呆症的典型症状（痴呆、记忆力丧失、智力下降等）出现得更早。由于嗅觉系统的功能障碍与老年痴呆有着密切的联系，通过嗅觉功能的检查进行早期筛查和检测，为早期诊断和治疗提供了新的研究方向。

嗅觉的一个明显特点是适应较快，但是嗅感受器神经元对持续性气味刺激表现了持续放电，适应很慢，这说明整体嗅觉快适应的机制产生部位不在嗅觉感受器，而是在中枢嗅通路或者中枢嗅觉皮质。有些人不能分辨出某一种常见嗅质，称为嗅觉缺失。嗅觉缺失通常是先天性的。中青年人的嗅觉减退或嗅觉混淆是由于饮食紊乱、某些药物的副作用或者某些疾病的影响所致。

二、 味觉感受器和味觉的一般性质

味觉（gustation）是味觉感受器受到刺激时，传入信息经孤束核和丘脑传递，在皮质味中枢产生的特定感觉。

（一）味觉感受器

人的味觉器官是舌，味觉感受器是味蕾。味蕾（taste bud）主要分布在舌，但在软腭、咽、会厌黏膜也有少量分布。人的舌部味蕾大约为 4000~10 000 个。味蕾由味感受器细胞（味细胞）、支持细胞和基底细胞组成。一个味蕾含有数十个味细胞。味细胞顶端有微绒毛，微绒毛通过味孔到达舌表面，这样舌表面的水溶性物质能通过味孔扩散至味蕾，与味细胞的微绒毛膜相接触，引起感受器兴奋。味细胞不是神经元，但味细胞基底端与味觉传入神经末梢形成突触联系。味细胞也和基底细胞形成化学突触和电突触，基底细胞再与感觉神经轴突末梢形成突触。

（二）味觉感受器的神经支配

人味蕾中的味细胞不是单一神经支配的。舌尖和舌体前部的味觉细胞由面神经（Ⅶ）发出的鼓索神经支配；舌后部味细胞由舌咽神经（Ⅸ）的舌神经支配；舌两侧味细胞则由舌咽神经和面神经共同支配；来自会厌和软腭的味蕾由迷走神经（Ⅹ）的喉上神经支配。面神经（Ⅶ）、舌咽神经（Ⅸ）和迷走神经（Ⅹ）的味觉纤维上行到达延髓的孤束核，交换神经元后到上、下唾液腺核，再发出传出纤维到达舌下腺和腮腺，可调节唾液的分泌。

（三）味觉的一般性质和产生机制

味觉刺激物是水溶性的化合物分子，能够溶于唾液中，刺激味细胞。一般认为有五种基本味觉刺激物质称为味质：甜、酸、苦、咸和"鲜"，但也有人认为应再加上涩和辣两种味质。酸味的产生主要是氢离子决定的，但酸、苦、咸三种味质与它们的化学结构和物理性质没有明确的相关关系，比如有些右旋氨基酸有甜味，而相应的左旋氨基酸却是苦的。此外，味觉强度和味觉刺激物的浓度有关，味觉刺激物的浓度越高，所产生的味觉越强。味觉强度还与味觉刺激物作用面积、作用时间及唾液腺的分泌有关。舌能感知所有味觉，舌的不同部位对甜、酸、苦、咸的感觉敏感度不同，对甜味最敏感的部位是舌前部，舌根部对苦味最敏感，舌两侧对咸味和酸味最敏感。

味细胞的静息膜电位为 $-40\sim-60mV$。味细胞受到刺激时，不同离子的膜电导增加或减小，味细胞上的多种电压门控离子通道的通透性受到影响，从而产生去极化感受器电位。味细胞的感受器电位，会通过突触传递，引起相应味觉神经末梢产生动作电位，完成换能和编码过程。通常几种基本味质都能刺激单个味感受器细胞，每一种味觉可能有一种或更多的形成机制：咸味可以由钠离子引起；酸味一般都是 H^+ 造成的；糖分子可以产生甜觉；苦味形成有几种不同的机制。一些苦味物质分子能够与某种 K^+ 通道结合并抑制后者的功能，形成去极化感受器电位；另一些苦味物质分子与细胞特异性膜蛋白受体结合，使三磷酸肌醇（IP_3）增多，引发味细胞内钙离子释放，来调节味细胞基底端突触处的递质释放，影响味觉传入神经末梢的膜电位水平，但味细胞膜电位没有明显变化。

味觉感受器的适应现象很明显，是一种快适应感受器。味感觉能力也有可能丧失，某些疾病或药物可能会引起味感受的敏感性下降，引起味觉减退。味觉的敏感度受年龄影响，随年龄的增长而下降。

第六节 感觉器官功能异常康复的生理学基础

一、视觉功能异常康复的生理学基础

视觉作为人类最重要的感觉信息的渠道之一，至少 70% 的外界信息来自视觉，与其他感知觉相比，具有感知范围广、转移灵活、知觉速度快、知觉距离远、感知较全面等特点和优势。视觉是一种行为能力特征与肢体控制的基础元素，一旦失去，在没有辅助的状态下会造成生存威胁。由此可见，对于视觉功能不能自然获得的视觉异常的人来说，进行全面有效的视觉康复是非常必要的。

视觉障碍是指由于先天或后天的原因导致视觉器官结构或功能发生部分或全部障碍。为了尽可能减少视觉障碍对整体功能的影响，应努力预防视觉障碍的发生，及时发现视觉功能的异常，并尽早进行干预，以期最大限度地保留视觉功能，或者最大限度地促进其他感觉功能对视觉的代偿，同时促进认知、运动等功能的发育。

根据视觉异常的原因和程度的不同，康复治疗的方法也会有所区别。

1. 眼部的炎症性疾病 角膜炎、巩膜炎、葡萄膜炎、视神经炎、睑腺炎、眶蜂窝织炎等眼部炎症性疾病，原则上是以抗感染、止痛、促进炎症吸收等治疗为主。可采用：①超短波疗法；②微波疗法；③直流电离子导入（抗菌药物）疗法；④紫外线疗法；⑤He-Ne 激光疗法；⑥冷敷疗法等物理治疗方法。

2. 白内障 白内障为晶状体浑浊，它已经成为我国致盲原因的首位。临床上可采用音频电疗法或调制中频电疗法等来改善晶状体浑浊的现象。

3. 神经性上睑下垂 上睑下垂的原因是上睑的提上睑肌和 Muller 平滑肌的功能不全或丧失，致使一侧或双侧上睑明显低于正常位置。临床上可采用低频脉冲电疗法及运动疗法训练肌力。

4. 玻璃体疾病 玻璃体疾病是指玻璃体受周围组织病变的影响而发生的变性、出血、渗出等病理变化，表现为玻璃体浑浊、液化、纤维膜的形成和收缩。临床上可采用超声波疗法减轻玻璃体浑浊，提高视力。

5. 屈光不正 近视、远视、散光等屈光不正所致的视力下降，主要以矫正视力为主，临床上采用镜片矫正或准分子激光术手术治疗等方法。

6. 弱视 弱视是一种很常见的儿童眼病，常发生在视觉发育的早期，在学龄前及学龄儿童中患病率约为 2%~4%，也就是说在我国 3 亿多儿童中，大约有 1000 多万弱视儿童。弱视是由大脑神经系统视觉神经发育不良引起的，其眼部无明显器质性病变，而单眼或双眼视力不正常，通过戴眼镜最佳矫正视力也不能达到 0.8 以上。弱视也是双眼在刺激的输入失去平衡的结果，占优势的眼成为健眼，占劣势者成为弱视眼。对于弱视儿童应及早进行功能性视力训练和培养的作业治疗，以恢复视觉功能。

另外，对于严重视力障碍者，要采用作业治疗方法进行日常生活能力和环境适应能力训练。

二、听觉功能异常康复的生理学基础

医学上一般将听力下降统称为耳聋（deafness）。通常按病变部位将耳聋分为传音性耳聋、感音神经性耳聋和混合性聋 3 类：①传音性听力损失：传音性听力损失又称为传音性耳聋（conductive hearing loss），是由于外耳与中耳病变，导致声波增压和传音的障碍，造成听力损害。先天性或后天疾病所致的外耳道畸形或闭锁，咽鼓管功能障碍，鼓膜和听骨链缺如或畸形，中耳炎症造成的鼓膜穿孔、鼓室粘连和听小骨缺损，鼓室硬化或耳硬化症导致的锤骨板固定，都能影响声音在外耳和中耳的传导和增压，造成传音性听力损失。传音性耳聋患者骨导测试曲线正常或接近正常，气导测试曲线显示听力损失在 30~60dB 之间，其中低频听力损失较重。这类患者很少出现语言认知能力的下降。②感音性听力损失：感音性听力损失又称为感音性耳聋，是由于内耳耳蜗的内外淋巴、基底膜、螺旋器病变引起的听力障碍。听觉传导通路的病变引起的耳聋称神经性耳聋，但临床上感音性耳聋与神经性耳聋鉴别很困难，所以有时两者合并称为感音 - 神经性耳聋（sensorineural hearing loss）。当耳蜗病变引起感音性耳聋时，患者骨导测试曲线和气导测试曲线听力同样出现损失。多种病毒和细菌急性感染，如腮腺炎、麻疹、猩红热、流感、脑炎、脑膜炎及伤寒等都可能损害耳蜗。通常耳蜗底部损害最严重，造成螺旋器变性和血管纹萎缩。迷路感染可导致迷路瘘管、前庭窗和蜗窗腐蚀。耳毒性药物中毒则会引起听毛细胞的病变。这些耳蜗病变严重损害听力，造成感音性耳聋。听神经瘤压迫听神经，小脑脑桥角占位性病变压迫损害脑干内的听觉神经纤维，造成听神经冲动上传障碍，引起神经性耳聋。大脑皮质听觉中枢的病变会损害听觉信息分析综合功能，导致听力缺失。③混合性听力损失（混合性耳聋）：混合性听力损失是指传音性听力损失和感音性听力损失同时在一个患者身上出现造成的听力损失。老年性耳聋是最常见的混合性耳聋。老年人会出现中耳退变，例如鼓膜肥厚，弹性降低，听骨关节韧带松弛或钙化；还可能出现内耳退变，例如耳蜗螺旋器变形，毛细胞消失，血管纹进行性退变萎缩，蜗尖处囊性变；听神经中枢也可能发生退变，老年人的耳蜗核、上橄榄核、下丘及内膝状体神经节细胞都发生萎缩。上述病变会导致大部分老年人患有不同程度的混合性耳聋。

根据疾病发生的原因和程度的不同，康复治疗的方法也会有所区别。

1. **耳科炎症性疾病及以溢液为主的耳科疾病**　外耳道炎、化脓性中耳炎、分泌性中耳炎等炎症性疾病，原则上是以控制感染、消除疼痛，流畅引流，防止继发性损害。可采用：①超短波疗法；②微波疗法；③直流电离子导入（抗菌药物）疗法；④紫外线疗法；⑤红外线疗法等物理治疗方法。

2. **突发性聋**　突发性聋的治疗原则是改善内耳微循环，增加血液氧的携带量。可采用：①"声频共振激活再生疗法"结合"电磁波导向离子介入法"进行联合治疗，利用先进的全自动声频共振专业治疗设备，用物理的仪器直接作用于病灶促进内耳循环和听神经，迅速改善耳蜗微循环，激活听觉神经细胞，恢复其感音和传音功能，促进听觉神经细胞生长、修复与再生，标本兼治；②高压氧治疗；③按摩等方法。

3. **梅尼埃病**　梅尼埃病是以膜迷路积水为病理特征，以发作性眩晕、耳聋、耳鸣和耳胀满感为临床特征的特发性内耳疾病，其治疗原则是应调节自主神经功能，改善内耳微循环，解除迷路积水。因此，要尽量使患者心态放松，保持良好的心情。如果经常处在急躁、愤怒的状态，会导致身体失去正常自主神经的调节功能，引起内耳器官缺血、水肿。

此外，对于严重听力下降者且有残余听力者，可佩戴助听器获得听力；对于重度或极重度患者可通过人工耳蜗植入恢复听力。而人工耳蜗植入术后的儿童，还需要进行言语康复训练。

三、 平衡觉功能异常康复的生理学基础

前庭系统、本体感觉系统和视觉系统与中枢神经系统之间平衡信息通过整合，共同参与维持机体平衡。上述各系统疾病皆可引起眩晕，常见的疾病有梅尼埃病、耳石症等。

1. 梅尼埃病的典型表现为反复发作的眩晕伴听力下降、耳鸣和耳闷胀感。眩晕呈旋转性或摇摆性，持续时间从数十分钟到数小时不等，最长不超过 24 小时。发作时常伴有面色苍白、出冷汗、恶心、呕吐。间歇期眩晕消失。梅尼埃病的平衡功能康复，主要有指导患者循序渐进完成卧、坐、站姿及运动条件下各种形式的活动，并根据患者的疾病和功能缺陷进行针对性训练，以提高静态和动态姿势稳定性，以恢复患者的平衡功能。

2. 耳石症又称为良性阵发性位置性眩晕，是指头部迅速运动至某一特定头位时出现的短暂阵发性发作的眩晕和眼震颤。正常情况下耳石是附着于耳石膜上的，当一些致病因素导致耳石脱离，这些脱落的耳石就会在内耳内的内淋巴里游动，当人体头位变化时，这些半规管亦随之发生位置变化，沉伏的耳石就会随着液体的流动而运动，从而刺激半规管毛细胞，导致机体发生强烈性眩晕，时间一般较短，数秒至数分钟，可周期性加重或缓解，病程时间长短不一。耳石症一旦明确诊断，首选手法复位。手法复位就是通过临床设计一套患者头部位置变换的方法，使自由游动的耳石微粒通过重力作用，从半规管移出，回到椭圆囊或球囊，不再引起眩晕等病理反应。

思考题

1. 视近物时，眼是如何进行调节的？临床散瞳时滴入阿托品，为何引起视物不清？

2. 维生素 A 缺乏时，为什么会影响人在暗处的视觉？

3. 耳毒性药物使人的耳蜗底部受损时，听力有何变化？为什么？

4. 人在乘坐飞机时，随着飞机的升降，为什么会引起耳痛、耳鸣？

（倪月秋）

第十二章
神经系统的功能

　　神经系统是机体内起主导作用的调节系统。通过神经系统的调节使体内各器官和系统的活动协调统一，并使机体随时适应内、外环境的变化，这是生命活动得以维持的必要条件。本章首先概括介绍神经系统功能活动的基本原理，然后分别从神经系统的感觉分析功能、神经系统对躯体运动的调节以及神经系统对内脏活动的调节等方面进行详细阐述；并且对脑电活动及觉醒和睡眠的生理机制也进行了简单的介绍；对学习和记忆、条件反射、语言、情绪、以及动机和成瘾等脑的高级功能的介绍侧重于基本概念和形成机制。在此基础上，结合康复医学的特点，从常用的神经康复技术及其作用原理和神经康复机制两个方面对神经康复的生理基础作了综合介绍。

第一节　神经系统功能活动的基本原理

一、神经元和神经胶质细胞

　　神经元（neuron）和神经胶质（neuroglia）细胞是构成神经系统的主要细胞，其中神经元被认为是神经系统基本的结构和功能单位，它们通过突触形成复杂的神经网络，完成神经系统的各种功能活动。神经胶质细胞具有支持、保护和营养神经元的作用，并且可以通过与神经元之间的"相互对话（cross-talk）"作用，形成更为复杂的神经元-神经胶质细胞网络。

（一）神经元

　　1. 神经元的基本结构和功能　虽然神经元的形态和功能多种多样，但结构上都有胞体和突起两部分（图 12-1），突起可以分为树突（dendrite）和轴突（axon）两种。树突较短，一个神经元可以有一个或多个树突，其主要功能是接受信息的传入；轴突较长，一个神经元只有一个，其主要功能是传出信息。轴突外包绕着髓鞘或神经膜，分别形成有髓或无髓神经纤维。神经元的主要功能是接受和传递信息。中枢神经元可以通过传入神经接受体内、外环境变化的刺激信息，并对这些信息进行加工和处理，再经过传出神经将这些调控信息传递给相应的效应器，从而产生调节和控制效应。神经元之间通过突触联系组成反射弧或更为复杂的神经网络，实现不同的功能。图 12-2 显示的是高尔基染色的神经元。

　　2. 神经纤维的功能和分类　神经纤维的主要功能是传导兴奋。在神经纤维上传导着的兴奋或动作电位称为神经冲动（nerve impulse）。神经冲动的传导速度受多种因素的影响。神经纤维直径越大，传导速度越快；有髓神经纤维通过"跳跃式"的方式传导兴奋，因而其传导速度比无髓神经纤维快得多；在一定范围内温度升高也可加快传导速度。测定神经传导速度有助于诊断神经纤维的疾患和

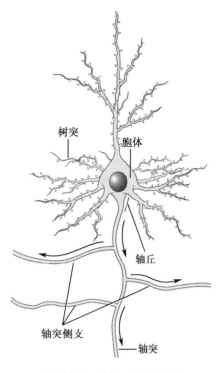

图 12-1 神经元的模式图

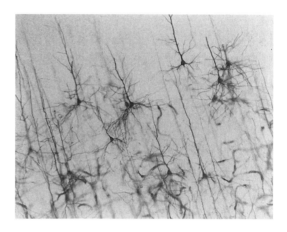

图 12-2 高尔基染色的神经元

估计神经损伤的预后。

（1）神经纤维的分类：根据传导速度的差异，哺乳动物的周围神经可以区分为 A、B、C 三类（纤维），其中 A 类纤维又分为 α、β、γ 和 δ 四个亚类；根据直径和来源的不同，神经纤维也可以分为 Ⅰ、Ⅱ、Ⅲ、Ⅳ 四类，其中 Ⅰ 类纤维又可以再分为 Ⅰa 和 Ⅰb 两个亚类。一般而言，Ⅰ、Ⅱ、Ⅲ、Ⅳ 四类纤维分别相当于 Aα、Aβ、Aδ 和 C 类后根纤维，但不完全等同。目前，前一种分类法多用于传出纤维，后一种分类法则常用于传入纤维（表 12-1）。

表 12-1 哺乳类动物周围神经纤维的类型

纤维类型	功能	纤维直径（μm）	传导速度（m/s）	对应传入纤维的类型
A（有髓鞘）				
α	本体感觉、躯体运动	13~22	70~120	Ⅰa、Ⅰb
β	触-压觉	8~13	30~70	Ⅱ
γ	支配梭内肌（使其收缩）	4~8	15~30	
δ	痛觉、温度觉、触-压觉	1~4	11~30	Ⅲ
B（有髓鞘）	自主神经节前纤维	1~3	3~15	
C（无髓鞘）				
后根	痛觉、温度觉、触-压觉	0.4~1.2	0.6~2.0	Ⅳ
交感	交感节后纤维	0.3~1.3	0.7~2.3	

注：Ⅰa 类纤维直径稍大，约 11~22μm；Ⅰb 类纤维直径略细，约 11μm

（2）神经纤维传导兴奋的特征：①生理完整性：神经纤维只有在其结构和功能都保持完整时才能传导兴奋。如果神经纤维受损、离断或局部应用麻醉剂，兴奋传导将受阻。②绝缘性：一条神经干内含许多条神经纤维，但神经纤维传导兴奋时基本上互不干扰，表现为各神经纤维传导兴奋时彼此绝缘的特性。③双向传导性：在实验条件下，刺激神经纤维任意一点产生的动作电位（即兴奋），可同时向两端传导，称为双向传导性。④相对不疲劳性：连续电刺激神经数小时至十几小时，神经纤维始终能保持其传导兴奋的能力，与突触传递相比，具有相对不易发生疲劳的特性。

3. 神经纤维的轴浆运输 神经元的胞体与轴突是一个整体，胞体和轴突之间经常进行物质运输和交换，这种物质运输和交换是通过轴浆的流动实现的，称为轴浆运输（axoplasmic transport）。轴浆运输是双向性的：由胞体向轴突末梢方向的运输称为顺向轴浆运输，由末梢向胞体方向的运输称为逆向轴浆运输。顺向轴浆运输又可分为快速轴浆运输和慢速轴浆运输两类。快速轴浆运输（250~500mm/d）主要运输具有膜结构的细胞器，如线粒体、突触小泡和分泌颗粒等；慢速轴浆运输（1~12mm/d）是指轴浆内可溶性成分随微管、微丝等结构不断向前延伸而发生的移动。某些病毒（如狂犬病病毒）和毒素（如破伤风毒素）等在末梢被摄取后，可通过逆向轴浆运输而到达胞体，这类运输的速度约为200mm/d。轴浆流动的机制目前还不十分清楚。在缺氧、氰化物毒化等情况下，神经纤维的有氧代谢降低，使ATP减少到50%以下时，快速轴浆流动即停止，说明它是一种耗能过程。

4. 神经纤维的营养性作用 神经对其所支配的组织能发挥两方面的作用：一方面是功能性作用，借助于神经的冲动传导，抵达末梢时引起突触前膜释放特殊的神经递质，递质作用于突触后膜，从而改变所支配组织的功能活动。另一方面是营养性作用，通过末梢经常释放某些物质，持续地调整被支配组织的内在代谢活动，影响其持久性的结构、生化和生理的变化。

近来对于神经营养性作用的研究，主要是在运动神经上进行的。实验切断运动神经后，肌肉内糖原合成减慢、蛋白质分解加速，肌肉逐渐萎缩；若将神经缝合再生，则肌肉内糖原合成加速、蛋白质分解减慢而合成加快，肌肉逐渐恢复。在脊髓灰质炎患者，如果受害的前角运动神经元丧失功能，则所支配的肌肉将发生明显萎缩。

神经营养性作用于神经冲动无关。持续使用局麻药阻断神经冲动的传导，并不能使所支配的肌肉发生内在代谢变化。目前认为，神经的营养性作用是由于末梢经常释放某些神经营养因子（neurotrophin，NT）作用于所支配的组织而完成的。神经营养因子可能是借轴浆流动由神经细胞体流向末梢，而后由末梢释放到所支配的组织的。

切断运动神经后，肌肉因失去神经的营养性作用而出现萎缩；如果经常用适当强度的电刺激使肌肉收缩，则能减慢肌肉萎缩的速度。此外，在神经交叉缝合的动物实验中，如果将支配慢肌和支配快肌的神经分别切断，然后将支配快肌的中枢端与支配慢肌的外周端缝合，待神经再生后，慢肌就可转变成快肌。可见神经的营养性作用不仅调整着所支配组织的内在代谢活动，而且还决定其生理特性。

（二）神经胶质细胞

除神经元外，神经系统内还有大量的神经胶质细胞（glial cell）。根据其形态、起源和功能的不同，胶质细胞可以区分为星形胶质细胞、少突胶质细胞和小胶质细胞。从形态上看，胶质细胞虽然也有突起，但无树突和轴突之分，细胞间也不形成化学性突触，但普遍存在缝隙连接。它们的膜电位也随细胞外K^+浓度的改变而改变，但不产生动作电位。

1. 胶质细胞的生理功能

（1）支持、隔离和绝缘作用：胶质细胞填充于神经元及其突起间的空隙内，为神经细胞提供一定的支架，用以固定和支持神经元的胞体和纤维。胶质细胞还可以分隔神经元起到隔离和绝缘的作用：星形胶质细胞的足突可形成位于神经元与其他组织相邻界面之间的界膜或鞘；少突胶质细胞和施万细胞可形成有髓纤维的髓鞘。神经元和胶质细胞的关系有结构可塑性，当受到一定的刺激时，细胞和突起之间的胶质成分会消失，导致相邻神经元之间形成突触。

（2）物质代谢和营养性作用：星形胶质细胞一方面通过血管周足和突起连接毛细血管与神经元，对神经元起运输营养物质和排除代谢产物的作用；另一方面还能产生神经营养因子，以维持神经元的生长、发育和生存，保持其功能的完整性。

（3）参与神经递质及生物活性物质的代谢：星形胶质细胞能摄取神经元释放的谷氨酸和γ-氨基丁酸等递质，将其转变为谷氨酰胺后再转运到神经元内，从而消除氨基酸类递质对神经元的持续作用，同时也为神经元合成氨基酸类递质提供了原料。此外，星形胶质细胞还能合成和分泌多种生物活性物质，如血管紧张素原、前列腺素、白细胞介素及多种神经营养因子。

（4）吞噬和免疫应答作用：当神经系统发生感染性病变时，除小胶质细胞转化为巨噬细胞发挥吞噬作用外，星形胶质细胞可作为中枢神经系统中抗原呈递细胞，其细胞膜上有特异性的组织相容性复合物 II 类蛋白分子，能与处理过的外来抗原结合，将其呈递给 T 淋巴细胞，产生中枢神经系统的免疫应答反应。

（5）维持内环境的稳定作用：星形胶质细胞膜上有多型钾、钠、钙离子通道和钙泵（Na^+-Ca^{2+}-ATPase），在细胞内外离子平衡、pH 调节和内环境稳定的维持中起到重要的作用。当神经元兴奋时，K^+ 离子外流使细胞外 K^+ 离子浓度升高，此时星形胶质细胞摄取 K^+ 离子并通过细胞之间的缝隙连接迅速扩散，从而降低细胞外 K^+ 的浓度，维持细胞内外 K^+ 的平衡，避免细胞外过多的 K^+ 干扰神经元的正常活动。

2. **胶质细胞与神经的再生和康复**　少突胶质细胞、星形胶质细胞、小胶质细胞和施万细胞均与中枢神经的再生有关，如成熟的少突胶质细胞是中枢神经系统的髓鞘形成细胞。各种胶质细胞通过分泌不同的胶质细胞因子，如细胞生长因子、白细胞介素（interleukin）和神经营养因子等促进神经再生。当脑和脊髓因病变或损伤发生变性时，小胶质细胞能转化为巨噬细胞，清除变性的神经组织碎片，留下的空隙则通过星形胶质细胞的增生来填充。但如果星形胶质细胞增生过度，则可形成胶质瘢痕甚至发展成胶质瘤。

（三）神经胶质细胞和神经元之间的相互作用

研究表明，神经胶质细胞与神经元之间存在动态的联系，包括离子水平的调节，神经递质的代谢，神经元突触活动的调制，神经元的能量代谢和神经元发育中的相互作用。最新的观点认为，胶质细胞与神经元之间存在双向的信息交流（cross-talk）：神经元可以通过释放神经递质（neurotransmitter）激活胶质细胞；胶质细胞也可以释放胶质递质（gliotransmitter）反馈作用于神经元，从而提出了"三重组分突触结构"（tripartite synapse）的概念，即突触由突触前膜、突触后膜和突触旁胶质细胞的突起共同构成。"三重组分突触结构"在突触的发生、突触传递效率的调节和突触可塑性等方面起重要的作用。神经胶质细胞与神经元共同构成中枢神经系统中的信息网络。

1. **对突触的调节**　近年来的工作表明，胶质细胞膜上存在多种神经递质的受体及离子通道，可以感受来自神经元的多种信息。来自神经元活动的刺激，可通过星形胶质细胞的膜受体、离子通道等使细胞内钙浓度升高，而细胞内钙浓度的变化又以"钙波"的方式向邻近星形胶质细胞或神经元传播，通过这种方式完成细胞间的信息传递。有证据表明，钙波向邻近细胞的传播可能通过两种机制：一是细胞内钙和第二信使物质 IP_3 通过缝隙连接向邻近细胞的直接扩散；另一种是细胞内钙升高引起活性物质（如谷氨酸、ATP、NO 等）释放，后者作用于邻近细胞膜受体，继而引起相邻细胞内钙浓度升高，完成细胞间钙波的传递。突触旁胶质细胞与突触前、后神经元紧密联系并形成"三重组分突触结构"，这些结构上的联系有利于胶质细胞主动参与神经系统的信息整合与传递。胶质细胞可以通

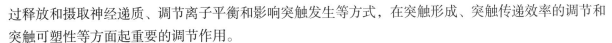

过释放和摄取神经递质、调节离子平衡和影响突触发生等方式，在突触形成、突触传递效率的调节和突触可塑性等方面起重要的调节作用。

2. 参与神经元的能量代谢 星形胶质细胞和神经元的代谢是高度偶联的，主要体现在谷氨酸的循环与合成以及为神经元提供糖酵解产物等方面。

（1）谷氨酸-谷氨酰胺循环：星形胶质细胞通过谷氨酸转运体摄取细胞外、突触间隙的谷氨酸，一部分经细胞内的谷氨酰胺合成酶催化，生成谷氨酰胺。谷氨酰胺由星形胶质细胞释放后，被神经元摄取，作为谷氨酸的前体在神经元中积累，并在突触前末端转变成谷氨酸，进入小泡准备新一轮的兴奋反应。该过程对于及时终止谷氨酸对神经元的兴奋性毒性和谷氨酸的循环利用具有重要价值。由于谷氨酸不能穿过血-脑屏障，星形胶质细胞摄取的谷氨酸通过三羧酸循环氧化降解，既可以为细胞提供能量，又防止谷氨酸在中枢神经系统中的积聚。星形胶质细胞内谷氨酰胺经水解变成谷氨酸后，也以相同的途径氧化降解。

（2）谷氨酸的合成：谷氨酸-谷氨酰胺循环并不是完全封闭的。星形胶质细胞内的 TCA 循环中间产物 α-酮戊二酸可以通过转氨作用生成谷氨酸，为转氨作用提供氨基的主要有游离氨、丙氨酸、或其他支链氨基酸，如亮氨酸、异亮氨酸或缬氨酸。新合成的谷氨酸经谷氨酸-谷氨酰胺循环转化为谷氨酰胺被释放。另外，星形胶质细胞也可以直接释放 α-酮戊二酸给神经元，在神经元细胞内合成谷氨酸。

（3）糖酵解：长期以来，葡萄糖一直被认为是神经元的唯一能量来源，主要是通过循环系统经细胞外间隙提供给神经元的。但近期的研究表明，除葡萄糖外神经元也可以摄取乳酸。并且已有实验证实，星形胶质细胞和神经元均表达乳酸的转运体（monocarboxylate transporters，MCT），其中胶质细胞表达 MCT1，神经元表达 MCT2。

（4）糖原代谢：脑中的糖原主要分布在星形胶质细胞中。培养的星形胶质细胞在多种因素调节下，可进行广泛的糖原降解，用以维持细胞外 H^+、K^+、Na^+ 的稳态、神经递质的摄取和代谢等。糖原降解不仅为神经元提供能量物质，最近发现它也是星形胶质细胞本身的能量储存库。

3. 在神经元发育中的作用 胶质细胞在神经系统发育中扮演重要的角色。辐射状胶质细胞不仅起到支持神经元的作用，而且还为神经元轴突提供导向。在胚胎时期，胶质细胞能够分泌一些细胞外基质，被神经元上的特异受体所识别，以利于轴突的生长和迁移。成熟的星形胶质细胞由于细胞外基质分泌成分的改变，丧失了这种诱导轴突迁移的能力。成熟哺乳动物中枢神经系统受到损伤后，胶质细胞细胞外基质的分泌会发生改变。星形胶质细胞会分泌硫酸软骨素糖蛋白等细胞外基质，少突胶质细胞也会表达 Nogo、MAG 等分子。这些都是中枢神经系统中抑制轴突生长的主要因素。绝大部分哺乳动物的突触形成于出生早期，此时正是星形胶质细胞大量形成的时期。星形胶质细胞能够分泌血栓黏合素，以促进形态上正常而功能不完备的突触形成；它们还可能通过分泌另一种未知物质促进突触在功能上的成熟。

研究证实，辐射状胶质细胞还具有神经干细胞的潜能。在发育过程中，辐射状胶质细胞会进行非对称性分裂，分裂出来的子细胞进而分化为神经元，并沿着辐射状胶质细胞的长突起进行迁移。不仅在发育时期，在成熟的哺乳动物中枢神经系统，如海马区和室管膜下区也存在具有胶质细胞特征的神经干细胞，如室管膜细胞。

二、神经元之间的信息传递

（一）突触传递

1. 突触的概念和结构 中枢神经系统内含有大量形态和功能各异的神经元，它们按照一定的方式建立起一定形式的联系，以完成神经元间信息的传递。通常将神经元间相互"接触"并传递信息的部位称为突触（synapse）。典型的突触由突触前膜、突触间隙和突触后膜三部分组成。在电子显微镜下观察，突触前膜和突触后膜较一般的细胞膜稍增厚，约 7.5nm，突触间隙宽 20~40nm。在突触前膜内侧的轴浆内，含有较多的线粒体和大量的囊泡，后者称为突触小泡，直径 20~80nm，内含高浓度的神经递质（图 12-3）。

2. **突触的分类** 根据神经元相互接触的部位，常见的突触有三种类型（图 12-4）。

（1）轴突 - 树突式突触：由前一神经元的轴突与后一神经元的树突相接触而形成的突触，最为常见。

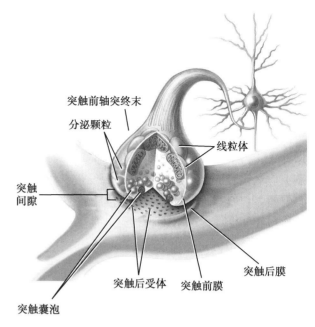

图 12-3 突触微细结构的模式图

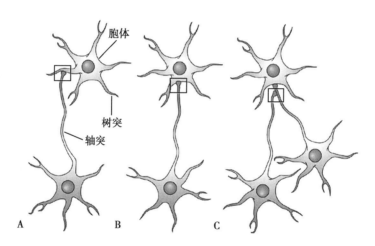

图 12-4 突触基本类型的示意图
A. 轴突 - 树突式突触；B. 轴突 - 胞体式突触；C. 轴突 - 轴突式突触

（2）轴突 - 胞体式突触：前一神经元的轴突与后一神经元的胞体相接触而形成的突触，也较常见。

（3）轴突 - 轴突式突触：前一神经元的轴突与后一神经元的轴突相接触而形成的突触，这类突触是构成突触前抑制的重要结构基础。

除上述常见的突触类型外，中枢神经系统内还存在树突 - 树突式、树突 - 胞体式、树突 - 轴突式、胞体 - 树突式、胞体 - 胞体式、胞体 - 轴突式突触，以及两个化学性突触或化学性突触与电突触组合而成的串联性突触、交互性突触和混合性突触等。

根据信息传递物性质的不同，突触还可分为化学性突触（chemical synapse）和电突触（electrical synapse）两类，前者以轴突末梢释放的神经递质为媒介物，而后者则以局部电流为媒介物。

3. **突触传递的过程** 经典的突触传递是一个电 - 化学 - 电过程。当突触前神经元有神经冲动（即动作电位）传到末梢时，突触前膜发生去极化，此时突触前膜上的电压门控 Ca^{2+} 通道开放，Ca^{2+} 由细胞外进入突触前末梢轴浆内。进入突触前末梢内的 Ca^{2+} 可与轴浆中的钙调蛋白结合，通过激活钙调蛋白依赖的蛋白激酶Ⅱ，使结合于突触小泡外表面的突触蛋白Ⅰ发生磷酸化，并使之从突触小泡表面解离；解离后的突触小泡向前膜方向移动，与前膜内表面结合并发生溶解，使小泡内的神经递质以出胞的方式释放到突触间隙、经扩散到达突触后膜，作用于突触后膜上的特异性受体或化学门控通道，引起突触后膜上某些离子通道通透性的改变，由于带电离子进出突触后膜，使之发生一定程度的去极化或超极化。这种突触后膜上的电位变化称为突触后电位（postsynaptic potential）。突触后电位是突触后膜的局部电位变化，可分为兴奋性突触后电位和抑制性突触后电位两种形式。

（1）兴奋性突触后电位：如果突触前膜释放的是兴奋性神经递质，它与突触后膜的受体结合后，可提高突触后膜对 Na^+、K^+、Cl^- 尤其是 Na^+ 的通透性，从而促使 Na^+ 内流，使突触后膜去极化，产生兴奋性突触后电位（excitatory postsynaptic potential，EPSP）。这是一种局部兴奋，可使突触后膜的兴奋性提高（图 12-5A）。当 EPSP 的幅值增加到一定阈值，便可以引起突触后神经元产生动作电位，使突触后神经元兴奋。

（2）抑制性突触后电位：如果突触前膜释放的是抑制性神经递质，它与突触后膜的受体结合后，主要提高突触后膜对 Cl^- 的通透性，促使 Cl^- 内流，使突触后膜超极化，产生抑制性突触后电位（inhibitory postsynaptic potential，IPSP）。其结果是导致突触后膜的兴奋性降低（图 12-5B）。

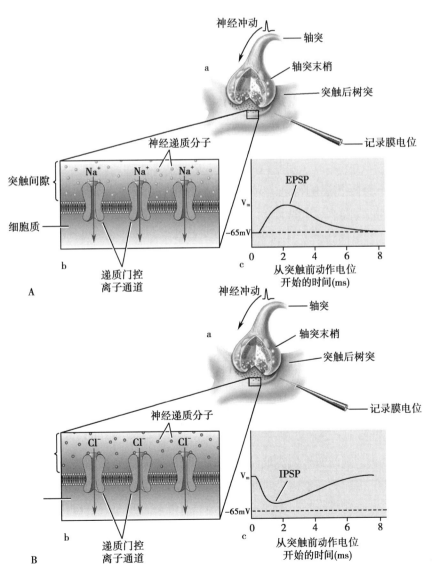

图 12-5 兴奋性和抑制性突触后电位产生机制示意图
A. 兴奋性突触后电位（EPSP）的产生；B. 抑制性突触后电位（IPSP）的产生。
a. 冲动到达突触前末梢触发神经递质释放；b. 释放的递质分子结合到突触后膜上的递质门控离子通道；如果 Na^+ 通过开放的通道进入突触后细胞，突触后膜就会去极化，产生 EPSP（A）；如果 Cl^- 通过开放的通道进入突触后细胞，突触后膜就会超极化，产生 IPSP（B）；c. 利用微电极在细胞中记录到的膜电位（V_m）改变

（3）慢突触后电位：在自主神经节和大脑皮层的神经元中还可以记录到慢 EPSP 和慢 IPSP，其潜伏期通常为 100~500 毫秒，并可持续数秒钟。一般认为，慢 EPSP 由膜的 K^+ 电导降低所致，而慢 IPSP 则由 K^+ 电导增高所致。此外在交感神经节的神经元中还发现一种迟慢 EPSP，其潜伏期为 1~5 秒，持续时间可达 10~30 分钟。这种迟慢 EPSP 的形成可能部分由膜的 K^+ 电导降低所致。有学者认为，慢突触后电位的产生可能是由于突触前膜释放的递质与后膜受体结合后，不是直接造成离子通道开放，而是促使细胞产生第二信使（如 cAMP），后者使细胞内的蛋白质发生磷酸化或去磷酸化，从而使靶蛋白的结构和功能发生改变。这些靶蛋白可以调节离子通道开启的大小和快慢，产生慢突触后电位，以改变神经细胞的兴奋性。

4. 突触后神经元的兴奋与抑制 由于一个神经元通常与多个轴突末梢形成突触，产生的突触后电位既有兴奋性突触后电位，又有抑制性突触后电位，因此突触后膜上电位改变的总趋势取决于同时产生的兴奋性突触后电位和抑制性突触后电位总和的结果。如果总和的结果为超极化，则突触后神经元表现为抑制；如果总和的结果为去极化，且通过电紧张传播使轴突始段膜去极化达到阈电位，即可爆发动作电位。动作电位一旦在轴突始段产生，便可沿细胞膜传遍整个细胞，即突触后神经元表现为兴奋。

5. 突触传递的调制 兴奋在突触的传递可受多种因素的调制，概括起来主要是对突触前末梢递质的释放和突触后膜上受体功能两方面的调制。

（1）对递质释放的调制：突触前末梢递质的释放量主要取决于进入末梢的 Ca^{2+} 量，因此，凡是能调节 Ca^{2+} 内流的因素均可以影响递质释放。近年来发现，在突触前末梢上分布有某些受体，它们可在某些神经调质或由该末梢释放的递质作用下直接改变递质的释放量。此外，突触前膜还可以通过加速或减慢对所释放递质的重摄取和酶促代谢过程来调节突触传递。

（2）对突触后膜受体的调制：在不同的生理或病理情况下，受体的数量及其与递质结合的亲和力可发生改变。当递质分泌不足时，受体的数量将逐渐增加，亲和力升高，称为受体的上调；反之，当递质释放过多时，则受体的数量逐渐减少，亲和力降低，称为受体的下调。

6. 突触传递的特征 兴奋在反射弧中枢部分传播时，常通过多个化学性突触的接替。中枢兴奋在突触的传递有以下特征：

（1）单向传递：在反射活动中，兴奋经过化学性突触进行传递时只能从突触前末梢向突触后神经元单向传播，这是由突触结构的极性所决定的，因为只有突触前膜才能释放神经递质。电突触传递则不同，由于其结构无极性，兴奋可双向传播。

（2）中枢延搁：兴奋通过反射中枢时往往较慢，这一现象称为中枢延搁（central delay）。中枢延搁主要消耗在突触前膜释放递质、递质弥散和发挥作用等环节上。兴奋通过一个化学性突触通常需要 0.3~0.5 毫秒。反射通路上跨越的化学性突触数目越多，则兴奋传递所需的时间越长。因此，中枢延搁实际上就是突触延搁。兴奋通过电突触传递时则无时间延搁，因而在多个神经元的同步活动中起重要作用。

（3）突触后电位的总和：在中枢神经系统中，一次兴奋所引起的兴奋性突触后电位往往不足以使突触后神经元产生动作电位。如果在前一次冲动引起的突触后电位消失之前，紧接着传来第二次或多次冲动，则新产生的突触后电位可以与前者相叠加，使突触后电位增加。这种由时间先后产生的突触后电位相加的现象称为时间总和。除时间总和外，突触后电位还存在空间总和，即一个突触后神经元同时（或几乎同时）接受不同轴突末梢传来的冲动，则在每个突触后膜上所产生的突触后电位也可以相加起来。这种由不同部位产生的突触后电位相加的现象称为空间总和。兴奋性突触后电位和抑制性突触后电位都可以发生时间总和和空间总和。只有多个 EPSP 通过总和才能使突触后神经元的膜电位去极化到阈电位而爆发动作电位。如果总和未到达阈电位，此时突触后神经元虽未兴奋，但其兴奋性有所提高，对原来不易激发其兴奋的刺激的敏感性提高，这种现象称为易化（facilitation）。

7. 突触可塑性　突触可塑性（synaptic plasticity）是指突触传递的效能可发生较长时程的增强或减弱。这些改变在中枢神经系统神经元的活动中，尤其是在学习和记忆等脑的高级功能中具有重要意义。突触的可塑性有以下几种形式：

（1）强直后增强：当突触前末梢接受一短串强直性刺激后，突触后神经元的突触后电位发生明显增强的现象，称为强直后增强（posttetanic potentiation）。强直后增强的持续时间可长达60秒之久。其机制是强直性刺激使 Ca^{2+} 在突触前神经元内积累，以至于胞质内保持低 Ca^{2+} 的细胞内结合位点全部被占据，因此突触前末梢便持续释放神经递质，导致突触后电位的增强。

（2）习惯化和敏感化：当一种较为温和的刺激反复地作用于突触前神经元时，突触对刺激的反应逐渐减弱甚至消失，这种可塑性变化称为习惯化（habituation）；当高强度的重复性刺激（尤其是损害性刺激）作用于突触前神经元时，突触对刺激的反应逐渐增强，传递效能增加，称为敏感化（sensitization）。习惯化是由于重复刺激使 Ca^{2+} 通道逐渐失活，Ca^{2+} 内流减少，突触前末梢递质释放减少所致。敏感化则是由于激活了腺苷酸环化酶，使 cAMP 产生增多，Ca^{2+} 内流增加，突触前末梢递质释放增多所致。所以，敏感化可能就是突触前易化（见后文）。

（3）长时程增强和长时程抑制：长时程增强（long-term potentiation，LTP）是突触前神经元在受到短时间内快速重复性刺激后，突触后神经元所产生的一种快速形成的、持续性的突触后电位增强。它很像强直后增强，但持续时间要长得多，最长可达数天之久。其形成的机制是：反复高频重复刺激使大量递质谷氨酸自突触前神经元释放，作用于突触后神经元膜上的 AMPA 受体和 NMDA 受体；激活 AMPA 受体而触发的去极化可使阻塞于 NMDA 受体通道中的 Mg^{2+} 移出，引起 NMDA 受体通道开放，使 Ca^{2+} 和 Na^+ 一起进入突触后神经元；进入突触后神经元的 Ca^{2+} 可激活 Ca^{2+}-CaM 依赖的蛋白激酶Ⅱ，后者可使 AMPA 受体通道磷酸化而增加其电导，也能使储存于胞质中的 AMPA 受体转移到突触后膜上；此外，花生四烯酸和一氧化碳等化学信号也可从突触后神经元扩散到突触前神经元，引起谷氨酸的长时程量子释放。以上因素共同导致突触传递效能的长时程增强，即 LTP 的产生。与 LTP 相反，长时程抑制（long-term depression，LTD）是指突触传递效能的长时程降低。与 LTP 产生的机制相似，LTD 可能也是由 Ca^{2+} 进入突触后神经元而引起，不同的是，产生 LTD 时仅有少量 Ca^{2+} 的内流。当胞质内 Ca^{2+} 少量增加时，Ca^{2+}-CaM 依赖的蛋白激酶Ⅱ去磷酸化，AMPA 受体发生下调，从而产生 LTD。

（二）非突触性传递

1. 直接电传递　神经元间除了突触联系外，还存在缝隙连接（gap junction），即两个神经元间的距离只有 2~3nm，连接部位的神经元膜没有增厚，其轴浆内也无突触小泡。两侧细胞膜上各由 6 个亚单位构成的连接体蛋白端端相接而形成水相通道，沟通两个相邻细胞的胞质（图 12-6）。通道允许带电小离子和分子量小于 1.0~1.5kD 或直径小于 1.0nm 的小分子物质通过。局部电流可以电紧张传播的形式从一个细胞传给另一个细胞，从而产生电信号的直接传递。这种现象广泛存在于大脑皮层的星状细胞和小脑皮层的篮状细胞。电传递的速度快，几乎不存在潜伏期；可以在相邻的两个细胞间进行双向传递。

2. 非突触性化学传递　在研究交感神经对平滑肌和心肌的支配方式时发现，交感肾上腺素能神经元的轴突分成许多分支，在分支末梢上有大量的串珠状曲张体（varicosity）。曲张体内含有大量小而具有致密中心的突触小泡（图 12-7），内含高浓度的去甲肾上腺素。一个神经元的轴突末梢可拥有

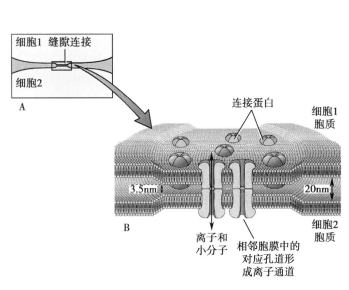

图 12-6 缝隙连接与直接电传递
A. 两个细胞的突起由一个缝隙连接所联结；B. 放大显示连接两个
细胞质的连接孔道，每个连接孔道由 6 个连接蛋白亚基构成。离
子和小分子可以双向通过这些孔道

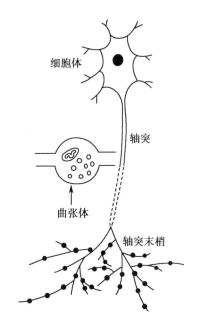

图 12-7 交感神经肾上腺素能神经元
的非突触性化学传递示意图

30 000 个曲张体，因此一个神经元具有大量的递质释放部位。但是，曲张体并不与效应细胞形成经典的突触联系，而是处在效应细胞附近。当神经冲动抵达曲张体时，递质从曲张体释放出来，通过弥散作用到效应细胞的受体，使效应细胞发生反应。由于这种化学传递不是通过经典的突触进行的，因此也称为非突触性化学传递。中枢神经系统内也有这种传递方式。例如，大脑皮层的无髓去甲肾上腺素能纤维、中脑黑质的多巴胺能纤维以及中枢的 5- 羟色胺能纤维，其末梢分支上都有许多曲张体，这种曲张体通常不与其相连接的神经元形成经典的突触，而是形成非定向突触，所以进行的是非突触性化学传递。

　　非突触性化学传递与突触性化学传递相比，有以下特点：①不存在突触前膜与后膜的特化结构；②不存在一对一的支配关系，一个曲张体能支配较多的效应细胞；③曲张体与效应细胞间的距离至少在 20nm 以上，甚至可达几十微米；④递质弥散的距离大，因此传递花费的时间可大于 1 秒；⑤递质弥散到效应细胞时，能否发生传递效应取决于效应细胞上有无相应的受体。

（三）局部神经元回路

　　中枢神经系统中存在长轴突的神经元，也有大量短轴突和无轴突的神经元。长轴突的神经元是投射性神经元，它们投射到远隔部位，起到联系各中枢部位功能的作用，其轴突末梢通过经典的突触联系和非突触性化学传递的方式，完成神经元间的相互作用。短轴突和无轴突的神经元不投射到远隔部位，它们的轴突和树突仅在某一中枢部位的内部起联系作用，这些神经元称为局部回路神经元。局部回路神经元在哺乳动物的中枢神经系统内广泛存在，动物越高等，其数目越多，突起越发达。局部回路神经元的活动可能与中枢神经系统的高级功能有密切的关系，例如学习、记忆等。

　　由局部回路神经元及其突起构成的神经元间相互作用的联系通路，称为局部神经元回路。这种回路可由一个或几个局部回路神经元构成，也可由局部回路神经元的一个树突或神经元的某一部分构成。神经冲动可以在这种回路上独立进行，不需要整个神经元参与活动。局部神经元回路不将信息传至远隔部位，其功能是整合神经系统局部的信息。

局部神经元回路比较复杂，有串连性突触、交互性突触和混合性突触等多种形式。串连性突触是指一个突触或其分支的末端，一方面作为突触前成分可传递信息给第二个神经元，但同时又可作为突触后成分，接受另一个神经元的信息；交互性突触是指在同一个接头处的两边有同样而方向相反的结构。例如，局部神经元回路仅在甲、乙两树突的某一部分形成；甲树突通过树突 - 树突型突触作用于乙树突，乙树突被作用后又通过附近的树突 - 树突型突触反过来作用于甲树突。这样甲乙两树突通过交互性突触构成了相互作用的局部神经元回路。混合性突触则是指化学性突触和电突触的混合存在形式。图 12-8 显示了几种不同组合形式的突触模式。

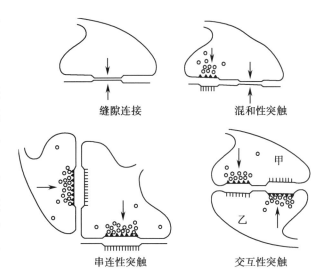

图 12-8 几种组合形式的突触模式图
箭头示传递方向

三、神经递质和受体

化学性突触传递，包括定向和非定向传递，均以神经递质作为信息传递的媒介物；神经递质必须作用于相应的受体才能完成信息的传递。因此，神经递质和受体是化学性突触传递最重要的物质基础。

（一）神经递质

神经递质（neurotransmitter）是指由突触前神经元合成并在末梢处释放，能特异性作用于突触后神经元或效应器细胞上的受体，并使突触后神经元或效应器细胞产生一定效应的信息传递物质。哺乳类动物的神经递质种类很多，根据其化学结构，大致可分成若干大类（表 12-2）。

表 12-2 哺乳类动物神经递质的分类

分类	主要成员
胆碱类	乙酰胆碱
胺类	多巴胺、去甲肾上腺素、肾上腺素、5- 羟色胺、组胺
氨基酸类	谷氨酸、门冬氨酸、甘氨酸、γ- 氨基丁酸
肽类	下丘脑调节肽 *、血管升压素、催产素、速激肽 *、阿片肽 *、脑 - 肠肽 *、心房钠尿肽、降钙素基因相关肽、神经肽 Y 等
嘌呤类	腺苷、ATP
气体类	一氧化氮、一氧化碳
脂类	花生四烯酸及其衍生物（前列腺素等）*、神经类固醇 *

* 为一类物质的总称

1. **递质的鉴定** 一种化学物质被确认为神经递质，应符合以下条件：①在突触前神经元内具有合成递质的前体物质和合成酶系。②递质贮存于突触小泡以防止被胞质内其他酶系所破坏，当兴奋冲动抵达神经末梢时，小泡内递质能释放入突触间隙。③递质通过突触间隙作用于突触后膜的特异受体，发挥其生理作用。人为施加递质至突触后神经元或效应器细胞旁，能引起相同的生理效应。④存在使这一递质失活的酶或其他环节（如重摄取）。⑤有特异的受体激动剂和拮抗剂，能分别模拟或阻断相应递质的突触传递作用。

在周围神经系统，神经末梢释放的递质主要是乙酰胆碱和去甲肾上腺素，也有部分是肽类和嘌呤类递质。生理学上通常将末梢释放乙酰胆碱作为递质的神经纤维称为胆碱能纤维（cholinergic fiber），包括交感和副交感的节前纤维、副交感的节后纤维、支配骨骼肌的躯体运动神经纤维以及少部分交感节后纤维（支配汗腺和骨骼肌血管）。相应地，将末梢释放去甲肾上腺素作为递质的神经纤维称为肾上腺素能纤维（adrenergic fiber），大部分交感神经的节后纤维释放的递质是去甲肾上腺素。中枢神经系统所含的递质和受体系统极为多样复杂。

2. 调质的概念　除递质外，神经元还能合成释放一些化学物质，它们并不在神经元之间直接起信息传递作用，而是增强或削弱递质的信息传递效应，通常将这类物质称为神经调质（neuromodulator）。调质所发挥的作用称为调制作用（modulation）。需要说明的是，有些递质在某些情况下也可起调质的作用，因而递质和调质之间并无明显的界限。

3. 递质的共存　过去认为，一个神经元内只能合成和释放一种神经递质，但现在发现，两种或两种以上的递质可以共存于同一神经元内，这种现象称为递质共存（neurotransmitter co-existence）。其意义在于协调某些生理过程，如猫唾液腺接受副交感神经和交感神经的双重支配，副交感神经内含乙酰胆碱和血管活性肠肽，前者能引起唾液分泌，后者则可舒张血管，增加唾液腺的血液供应，并增强唾液腺上胆碱能受体的亲和力，两者共同作用，结果引起唾液腺分泌大量稀薄的唾液；交感神经内含去甲肾上腺素和神经肽Y，前者有促进唾液分泌和减少血供的作用，后者则收缩血管，减少血供，结果使唾液腺分泌少量黏稠的唾液。

4. 递质的代谢　包括递质的合成、储存、释放、降解、再摄取和再合成等步骤。乙酰胆碱和胺类递质都是在有关合成酶的催化下，首先在胞质中合成。如乙酰胆碱是由胆碱和乙酰辅酶A在胆碱乙酰移位酶的催化下合成；去甲肾上腺素则以酪氨酸为原料，首先在酪氨酸羟化酶的催化下生成多巴，再在多巴脱羧酶作用下转变为多巴胺。肽类递质则是在基因调控下，通过核糖体的翻译和翻译后的酶切加工等过程而形成。合成的递质被摄入到突触小泡内储存。当神经冲动到达神经末梢时，递质以出胞的方式被释放出来，当其与相应受体结合并产生效应后，很快便被消除。消除的方式主要有酶促降解和被突触末梢重新摄取等。如乙酰胆碱被突触间隙中的胆碱酯酶迅速水解为胆碱和乙酸，胆碱可被重新摄取到末梢内，用于新递质的合成；去甲肾上腺素大部分被末梢重新摄取，少部分通过酶解失活；肽类递质的消除主要依靠酶促降解。

（二）受体

受体（receptor）是指位于细胞膜或细胞内能与某些化学物质（如递质、调质、激素、细胞因子等）发生特异性结合并诱发生物效应的特殊生物分子。能与受体发生特异性结合并产生生物效应的化学物质称为受体激动剂（agonist）；能与受体结合，但不产生生物效应的化学物质则称为受体拮抗剂（antagonist）。

1. 受体的分类　根据其存在的部位可分为膜受体、胞质受体和核受体三类；根据受体被激活后产生生物效应的机制可分为离子通道型受体和G蛋白偶联受体两类：①离子通道型受体，这类受体与离子通道相偶联，如骨骼肌神经-肌接头处的N_2型乙酰胆碱受体门控通道。这类受体为数不多，主要是烟碱受体和氨基酸类递质的促离子型受体。②G蛋白偶联受体，神经递质受体多数属于这类，

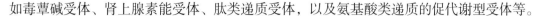
如毒蕈碱受体、肾上腺素能受体、肽类递质受体，以及氨基酸类递质的促代谢型受体等。

突触前受体：受体一般分布于突触后膜，但也可位于突触前膜。位于突触前膜的受体称为突触前受体或自身受体。通常，突触前受体激活后可抑制递质释放，实现负反馈调控。例如，去甲肾上腺素在释放后作用于突触前 α_2 受体，可抑制其自身的进一步释放。有时，突触前受体也能易化递质释放，例如，交感神经末梢的突触前血管紧张素受体激活后，可易化前膜释放去甲肾上腺素。

2. 受体的调制 受体蛋白的数量以及与递质结合的亲和力在不同的生理或病理情况下可发生改变。如受体的上调和下调。有些膜受体可通过膜的流动性将暂时储存于胞质内的受体蛋白表达于细胞膜上，称为受体的插膜（insertion）；有些膜受体可通过受体蛋白的内吞入胞，称为受体的内化（internalization）。

四、反射活动的基本规律

反射（reflex）是指在中枢神经系统参与下，机体对内外环境刺激所做出的规律性应答。反射是神经调节的基本方式，可以分为非条件反射和条件反射两类。非条件反射是先天遗传的，是一种初级的神经活动，其反射弧和反射都比较固定，数量也较有限，多与维持生命的本能活动有关。例如，食物直接刺激口腔引起的唾液分泌就属于非条件反射。条件反射是后天获得的，是在非条件反射的基础上结合个体生活过程中所处的生活条件而建立起来的，所以是一种高级的神经活动。其数量无限，可以建立，也能消退。例如，当人们闻到食物的香味时所引起的唾液分泌就属于条件反射。条件反射比非条件反射具有更完善的适应性。

（一）反射弧

反射活动的结构基础是反射弧，由五个部分组成：感受器、传入神经、神经中枢、传出神经和效应器。通常的反射是这样进行的：一定的刺激作用于感受器，感受器兴奋后，以神经冲动的方式经过传入神经传向中枢，通过中枢的分析与综合，产生相应的命令，中枢的命令再以神经冲动的方式经传出神经传至效应器，使效应器发生相应的活动。反射中枢是指中枢神经系统中调节某一特定生理功能的神经元群，它是反射弧中最为复杂的部分。反射中枢的范围可相差很大，如膝反射中枢在腰段脊髓，而呼吸中枢则广泛分布于延髓、脑桥、下丘脑乃至大脑皮层等多个水平。根据反射弧中传入、传出和中间神经元之间联系方式的不同，可将反射弧分为单突触反射弧和多突触反射弧。单突触反射弧是指传入神经元和传出神经元之间只有一个突触的反射弧。多突触反射弧是指在传入神经元和传出神经元之间有一个或一个以上的中间神经元，形成两个以上的突触联系。需要指出的是，在整体情况下，无论是简单的还是复杂的反射，传入冲动进入脊髓或脑干后，除在同一水平与传出部分发生联系并发出传出冲动外，还有上行冲动传到更高级的中枢部位进一步整合，后者再发出下行冲动来调整反射的传出冲动。因此，反射活动既受初级水平的整合，也受较高级水平的整合，通过多级水平的整合后，反射便具有更大的复杂性和适应性。

（二）中枢神经元的联系方式

神经元依其在反射弧中的不同地位可分为传入神经元、中间神经元和传出神经元，其中以中间神经元的数量为最多。中枢神经元之间的联系方式主要有以下几种：

1. 辐散式和聚合式联系 辐散式联系是指一个神经元可通过其轴突末梢分支与多个神经元形成突触联系，从而使与之相联系的许多神经元同时兴奋或抑制。这种联系方式在传入通路中较多见。聚合式联系是指一个神经元可接受来自许多神经元的轴突末梢而建立突触联系，因而有可能使来源于不同神经元的兴奋和抑制在同一神经元上发生整合，导致后者兴奋或抑制。这种联系方式在传出通路中较为多见（图12-9A、B）。

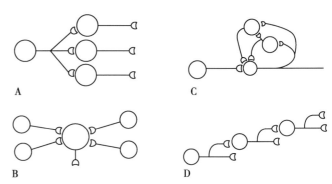

2. **链锁式和环式联系**　在中间神经元之间，由于辐散式与聚合式联系同时存在而形成环式联系或链锁式联系（图12-9C、D）。神经冲动通过链锁式联系，在空间上可扩大

图 12-9　中枢神经元的联系方式模式图
A. 辐散式联系；B. 聚合式联系；C. 环式联系；D. 链锁式联系

其作用范围；兴奋冲动通过环式联系，可因负反馈而使活动及时终止，或因正反馈而使兴奋增强和延续，即使原先刺激已经停止，传出通路上冲动发放仍能继续一段时间，这是后发放的结构基础。

（三）中枢抑制

在任何反射活动中，中枢总是既有兴奋又有抑制。兴奋和抑制在时间和空间上的多重复杂组合是中枢神经系统具有各种调节功能的重要基础。中枢抑制根据其产生的部位和机制不同，可分为突触后抑制和突触前抑制两类。

1. **突触后抑制**　突触后抑制是通过抑制性中间神经元的活动引起的。抑制性神经元通过释放抑制性递质，使突触后神经元产生抑制性突触后电位（IPSP），从而产生抑制效应。突触后抑制有以下两种形式：

（1）传入侧支性抑制：传入纤维进入中枢后，一方面，通过突触联系兴奋一个中枢神经元；另一方面，通过其侧支兴奋一个抑制性中间神经元，再通过后者的活动抑制另一个中枢神经元。这种抑制称为传入侧支性抑制。例如，伸肌肌梭的传入纤维进入脊髓后，直接兴奋伸肌运动神经元，同时发出侧支兴奋一个抑制性中间神经元，转而抑制屈肌运动神经元，导致伸肌收缩而屈肌舒张

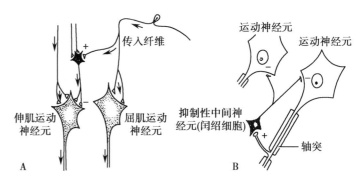

图 12-10　传入侧支性抑制和回返性抑制示意图
A. 传入侧支性抑制；B. 回返性抑制

（图12-10A）。这种抑制能使不同中枢之间的活动协调起来。

（2）回返性抑制：中枢神经元兴奋时，传出冲动沿轴突外传，同时又经轴突侧支兴奋一个抑制性中间神经元，后者释放抑制性递质，反过来抑制原先发生兴奋的神经元及同一中枢的其他神经元。这种抑制称为回返性抑制。例如，脊髓前角运动神经元的传出冲动沿轴突到达骨骼肌发动运动，同时，冲动经轴突发出的侧支兴奋与之构成突触的闰绍细胞；后者兴奋时释放甘氨酸，回返性抑制原先发动运动的神经元和其他同类神经元（图12-10B）。这种形式的抑制在海马和丘脑内也明显存在，它是一种负反馈控制形式，其意义在于及时终止运动神经元的活动，或使同一中枢内许多神经元的活动同步化。

2. **突触前抑制**　突触前抑制广泛存在于中枢内，尤其多见于感觉传入通路中，对调节感觉传入活动具有重要作用。它主要是通过轴突 - 轴突式的突触活动所引起，是由于突触前膜去极化产生的一

种突触抑制。如图 12-11 所示，轴突末梢1 与运动神经元构成轴突 - 胞体式突触；轴突末梢 2 与末梢 1 构成轴突 - 轴突式突触。若仅刺激末梢 1，则引起运动神经元产生一定大小的 EPSP，若只刺激末梢 2，则运动神经元不发生反应。如果先刺激末梢 2，一定时间后再刺激末梢 1，则运动神经元产生的兴奋性突触后电位将明显减小。其机制是，末梢 2 兴奋时释放某种递质，引起末梢 1 发生去极化，从而使传到末梢 1 的动作电位幅度变小，由此再引起进入末梢 1 的 Ca^{2+} 减少，进而使末梢 1 释放递质减少，最终导致运动神经元产生的兴奋性突触后电位减小。这种抑制是由突触前神经元的轴突末梢去极化引起的，因此，又称为去极化抑制。

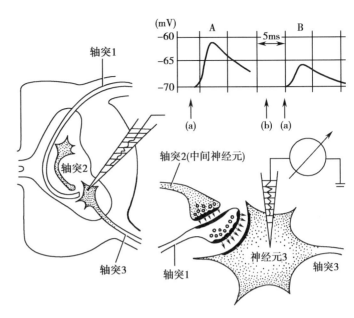

图 12-11　突触前抑制的神经元联系方式及机制的示意图

突触前抑制在中枢系统广泛存在，尤其多见于感觉传入途径中，对调节感觉传入活动具有重要作用。例如，当一个感觉传入冲动进入中枢后，它本身沿特定的传导路径向高位中枢传导，同时通过多个神经元的接替，转而对其旁的感觉传入纤维产生突触前抑制限制其他的感觉传入活动。突触前抑制的特点是潜伏期长，一般在刺激传入神经后 20 毫秒左右达到高峰，而后其抑制作用逐渐减弱，整个抑制过程可持续 100~200 毫秒。

（四）中枢易化

中枢易化（central facilitation）也称突触易化，可分为突触后易化和突触前易化。突触后易化表现为 EPSP 的总和，由于突触后膜去极化使得膜电位靠近阈电位水平，从而使动作电位容易爆发。突触前易化与突触前抑制具有同样的结构基础（图 12-11）。如果到达末梢 1 的动作电位时程延长，Ca^{2+}通道开放的时间增加，进入末梢 1 的 Ca^{2+} 数量便增多，末梢 1 释放的递质也增多，最终使运动神经元的 EPSP 增大，即产生突触前易化。研究表明，5- 羟色胺在轴突 - 轴突式突触末梢的释放可引起细胞内 cAMP 水平升高，使 K^+ 通道发生磷酸化而关闭，从而延缓动作电位的复极化过程，使进入末梢 1 的 Ca^{2+} 数量增多，从而增加末梢 1 递质的释放量。

第二节　神经系统的感觉分析功能

感觉是客观世界在大脑中的主观反映。客观世界的各种现象，首先作用于人体内、外的各种感受器，然后被转换成神经冲动，通过特定的神经通路传向大脑皮层的特定部位，经过精确的分析、整合而形成各种特定感觉。躯体感觉的传入通路一般由三级神经元接替。初级神经元的胞体位于背根神经节或脑神经节中，其周围突分布有许多离子通道或受体型的感受器，中枢突进入脊髓或脑干后发出两类分支，一类在不同水平直接或间接通过中间神经元与运动神经元相连而构成反射弧，完成各种放射活动；另一类经多级神经元接替后向大脑皮层投射而形成感觉传入通路，产生各种感觉。

一、 脊髓的感觉传导功能

脊髓是四肢、躯干及内脏器官的感觉信号传入高位中枢的必经通路。这些部位的感受器产生的各种感觉信号首先经脊髓后根进入脊髓，再通过脊髓的两种感觉传导路径上行到达大脑皮层（图12-12）。其中，深感觉（包括压觉和本体感觉）的传入纤维进入后索直接上行，在延髓下部的薄束核和楔束核内换元，换元后的第二级神经元发出纤维交叉到对侧，组成内侧丘系，后者抵达丘脑感觉接替核交换神经元，然后再发出纤维到达大脑皮层的相应部位。浅感觉（包括触-压觉、温度觉和痛觉）的传入纤维进入脊髓后在后角换元，第二级神经元发出的纤维经白质前连合交叉到对侧上行，其中，传导温度觉和痛觉的纤维走行于外侧，形成脊髓丘脑侧束，传导粗略触-压觉的纤维走行于腹侧，大部分纤维交叉，小部分不交叉，形成脊髓丘脑前束。脊髓丘脑束的纤维也主要终止于丘脑的感觉接替核，但有部分纤维投射到丘脑的非特异投射核。

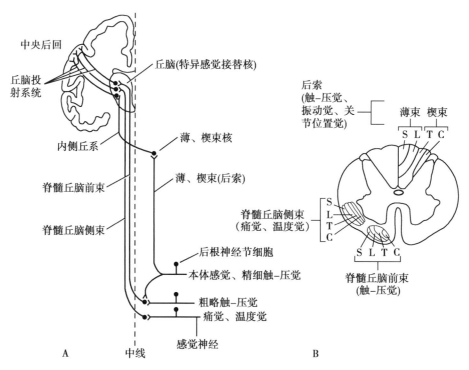

图 12-12　躯体感觉传导通路与脊髓横断面示意图
A.躯体感觉传导通路；B.感觉通路的脊髓横断面：S.骶，L.腰，T.胸，C.颈

传导痛觉、温度觉和粗略触-压觉的纤维先交叉后上行，而传导本体感觉和精细触-压觉的纤维则先上行后交叉。所以在脊髓半离断的情况下，痛觉、温度觉和粗略触-压觉的障碍发生在离断的对侧，而本体感觉和精细触-压觉障碍则发生在离断的同侧。脊髓空洞症患者，如果较局限地破坏中央管前交叉的感觉通路可出现较特殊的感觉障碍分离现象。因为，痛觉和温度觉传入纤维进入脊髓后，在进入水平的1~2个节段内换元并交叉到对侧，而粗略触-压觉传入纤维进入脊髓后分成上行和下行纤维，分别在多个节段内换元后再交叉到对侧，因而仅出现相应节段双侧皮节的痛觉和温度觉障碍，而粗略触-压觉基本不受影响。

此外，上述两个传入系统内的上行纤维在脊髓内都有一定的空间分布。在前外侧索，从内向外依次为来自颈、胸、腰、骶区域的轴突；在后索，从内向外则依次为来自骶、腰、胸、颈部位的纤维。所以，如果脊髓外的肿瘤压迫脊髓丘脑束，首先受压的是骶、腰部来的纤维，病变早期可出现骶部或腰部痛觉和温度觉缺失；如果肿瘤位于脊髓内，则首先缺失的感觉是来自颈部或胸部的浅感觉。

来自头面部的痛觉和温度觉的传入冲动先到达三叉神经脊束核，而触觉与肌肉的本体感觉先到达三叉神经的主核和中脑核，由三叉神经主核和脊束核发出的二级纤维越至对侧组成三叉丘束，它与脊髓丘脑束毗邻上行，终止于丘脑的后内侧腹核。

二、 丘脑的感觉投射功能

丘脑是一个由大量神经细胞体组成的神经核团，是皮层下重要的感觉接替站，能对感觉传入进行初步的粗糙分析和综合。根据其发生上的新旧和功能的不同，丘脑内核团大致可分为三类。

（一）感觉接替核

包括后内侧腹核、后外侧腹核、内侧膝状体和外侧膝状体等。这类细胞群接受除嗅觉外的各种特异感觉投射纤维，换元后投射到大脑皮层感觉区。其中后内侧腹核是三叉丘系的换元站，与头面部感觉传导有关。后外侧腹核为脊髓丘脑束和内侧丘系的换元站，与躯干和四肢的感觉传导有关。内侧膝状体是听觉传导路的换元站，发出纤维投射到大脑皮层的听觉代表区（颞叶）。外侧膝状体是视觉传导路的换元站，发出纤维向大脑皮层的视觉代表区投射。各种感觉在丘脑内的接替具有严格的空间定位。

（二）联络核

包括丘脑前核、外侧腹核和丘脑枕等。它们不直接接受感觉的投射纤维，但能接受感觉接替核和其他皮层下中枢来的纤维，换元后发出纤维投射到大脑皮层的一定区域，其功能是协调各种感觉在大脑皮层和丘脑间的联系。其中，丘脑前核接受来自下丘脑乳头体的纤维，并发出纤维投射到大脑皮层的扣带回，参与内脏活动的调节；丘脑外侧核主要接受来自小脑、苍白球和后腹核的纤维，发出纤维投射到大脑皮层运动区，参与运动调节；丘脑枕核接受内、外侧膝状体的纤维，其发出的纤维到达大脑皮层顶叶、枕叶和颞叶联络区，参与各种感觉的联系功能。

（三）非特异投射核

主要是髓板内核群，包括中央中核、束旁核、中央外侧核等，这类细胞群接受来自脑干网状结构的纤维投射，并经多次换元，弥散性地投射到大脑皮层的广泛区域，具有维持和改变大脑皮层兴奋状态的作用。此外，束旁核可能与痛觉传导有关，刺激人类丘脑束旁核可加重痛觉，而损毁此区则疼痛得到缓解。

三、 感觉投射系统

机体的各种感觉（嗅觉除外）信号在丘脑交换神经元后，都要投射到大脑皮层的某一部位，根据丘脑各部分向大脑皮层投射特征的不同，可把感觉投射系统分为特异投射系统和非特异投射系统。

（一）特异投射系统

各种感觉信号（嗅觉除外）经两级神经元接替到达丘脑的感觉接替核换元后，再发出纤维投射到大脑皮层的特定区域，主要终止于皮层的第四层细胞。每一种感觉的传导投射路径都是专一的，和大脑皮层细胞具有点对点的投射关系，称为特异投射系统。其功能是引起特定感觉，并激发大脑皮层发出传出冲动。丘脑的联络核在结构上大部分也与大脑皮层具有特定的投射关系，因此也归入该系统。

（二）非特异投射系统

经典的感觉传导通路的纤维经过脑干时，发出侧支进入脑干网状结构，与脑干网状结构的神经元发生突触联系，经多次换元后，抵达丘脑的髓板内核群，由此再发出纤维，弥散地投射到大脑皮层的广泛区域，这一投射途径称为非特异投射系统。脑干网状结构是一个反复换元的部位，同时又是各种感觉信号的共同上行通路，没有专一的感觉传导功能，因而不能引起特定的感觉，其功能是维持和改变大脑皮层的兴奋状态。

实验观察到刺激中脑网状结构，能唤醒动物，若在中脑头端切断网状结构，动物由清醒转入昏睡状态。这说明在脑干网状结构内存在着具有上行唤醒作用的功能系统，这一系统称为脑干网状结构上行激动系统（ascending reticular activating system）（图 12-13）。由于这一系统是一个多突触接替的上行系统，因此易受药物的影响而产生传导阻滞。如巴比妥类催眠药及全身麻醉药（如乙醚）就是通过阻断该系统的兴奋传导而起作用的。

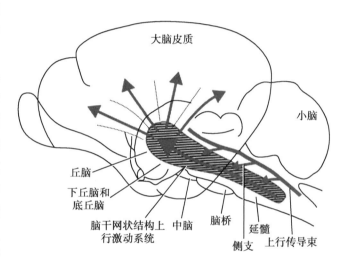

图 12-13　脑干网状结构上行激动系统

四、 大脑皮层的感觉分析功能

（一）大脑皮层的感觉代表区

从丘脑特异感觉接替核携带的各种感觉信息经特异性投射系统投射到大脑皮层的特定区域，该区域称为大脑皮层的感觉代表区，如体表感觉区、本体感觉区以及视觉、听觉、嗅觉、味觉等特殊感觉区。

1. 体表感觉代表区　全身体表感觉在大脑皮层的代表区主要位于中央后回，通常称为第一体表感觉区。其感觉投射规律为：①交叉性投射，即躯体一侧的传入冲动投向对侧皮层，但头面部的感觉投射则是双侧性的。②倒置性空间排列，即下肢的感觉投射区在皮层的顶部，上肢的感觉投射区在皮层的中间部，而头面部的感觉投射区在皮层的底部；但头面部的内部安排仍是正立的。③投射区的大小与体表部位感觉分辨的灵敏程度有关，分辨愈灵敏的部位其代表区愈大。如感觉灵敏度高的拇指、示指和嘴唇的代表区面积很大；相反，躯干的代表区则很小（图 12-14）。

人脑在中央前回和岛叶之间还存在第二体表感觉区，其面积远比第一感觉区小，它能对感觉作比较粗糙的分析，还与痛觉有较密切的关系。体表感觉在该区内的投射是双侧性的，其安排是正立的，但身体各部分的定位不如中央后回那么精确，产生的感觉也不如第一体表感觉区清晰。

2. **本体感觉代表区** 本体感觉是指来自躯体深部的肌肉、肌腱、骨膜和关节等处的组织结构对躯体的空间位置、姿势、运动状态和运动方向的感觉。其在大脑皮层的代表区位于中央前回，与运动区相重叠。在猫、兔等较低等的哺乳类动物，体表感觉区与运动区基本重合在一起，称为感觉运动区。在猴、猩猩等灵长类动物，体表感觉区和运动区逐渐分离，前者位于中央后回，后者位于中央前回，但这种分化也是相对的。

3. **内脏感觉代表区** 内脏感觉的传入纤维进入中枢后，沿着躯体感觉的同一通路上行。内脏感觉代表区混杂在体表第一感觉区中。人脑的第二感觉区和运动辅助区（位于半球内侧面中央前回之前的区域），以及边缘系统皮层也接受内脏感觉的投射。这可能是内脏感觉定位不准确的原因。

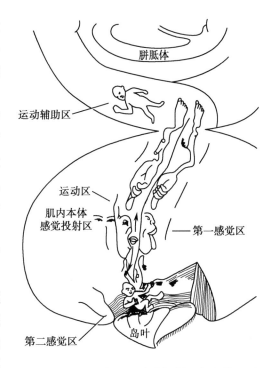

图 12-14 大脑皮层的感觉投射区与躯体运动区分布

（二）感觉皮层的可塑性

皮层感觉代表区神经元之间的广泛联系可以发生可塑性改变，例如，在一些截去手臂的患者中发现，触摸其脸部可引起好似来自失去手臂的感觉；盲人在接受触觉和听觉刺激时，其视皮层的代谢活动增加；而耳聋患者对刺激视皮层周边区域的反应比正常人更为迅速准确。

五、 躯体感觉

（一）触 - 压觉

触 - 压觉在内侧丘系和前外侧系两条通路中上行，这两条通路传导的触 - 压觉类型是不同的。经内侧丘系传导的精细触 - 压觉与刺激的具体定位、空间和时间的形式等有关。该通路损伤时，触 - 压觉阈值升高、定位受损；经脊髓丘脑束传导的粗略触 - 压觉仅有粗略定位的功能。该通路损伤时，也有触 - 压觉阈值的升高，但较轻微，触 - 压觉定位仍然正常。

（二）本体感觉

本体感觉经脊髓后索上行，大量传入冲动进入小脑，但有些冲动经内侧丘系和丘脑投射到大脑皮层。也有部分本体感觉传入冲动在脊髓前外侧系内上行。后索疾患时产生运动共济失调是因为躯体感觉至小脑的传导受阻。

（三）温度觉

有证据表明，来自丘脑的温度觉投射纤维除到达中央后回外，还投射到同侧的岛叶皮层，后者可能是温度觉的初级皮层。目前对丘脑和大脑皮层在温度信息加工中的作用尚不清楚。

（四）痛觉

痛觉是指机体受到伤害性刺激时产生的一种厌恶和不愉快的感觉，通常伴有情绪变化及防卫反应和自主神经反应。作为机体受损害时的一种报警系统，痛觉具有保护作用。许多疾病都表现有疼痛，而且疼痛的严重程度与疾病的严重程度相关，因此认识痛觉的产生及其规律具有重要的意义。

1. **痛觉感受器** 一般认为痛觉感受器是游离的神经末梢，皮肤、关节、肌肉和内脏等组织均有分布。引起疼痛不需要特殊的适宜刺激，任何性质的刺激，只要达到一定的强度都能引起疼痛。实验发现，将某些物质如 K^+、H^+、组织胺、缓激肽、5-羟色胺、前列腺素等涂抹于暴露的神经末梢上可以引起疼痛，这些物质被称为致痛物质。各种伤害性刺激可引起组织损伤而释放上述致痛物质，其作用于游离的神经末梢而产生痛觉。

2. **痛觉传导** 痛觉传导的中枢通路比较复杂，由脊髓后根进入脊髓的痛觉信号可沿两条途径上传，一条抵达丘脑的感觉接替核，投射到大脑皮层的体表感觉区，引起定位明确的痛觉；另一条在脊髓内弥散上行，抵达脑干网状结构、丘脑内侧部和边缘系统，引起定位不明确的慢痛和情绪反应。

3. **躯体痛** 包括体表痛和来自肌肉、关节、肌腱等处的深部痛。

发生在体表某处的痛感觉称为体表痛。当伤害性刺激作用于皮肤时可先后引起两种痛觉，即快痛和慢痛。快痛是一种尖锐而定位明确的刺痛，在受刺激的瞬间产生，当刺激撤除后很快就消失。慢痛是一种定位不明确的烧灼痛，出现慢，持续时间长，常常难以忍受，并伴有心率加快、血压升高、呼吸改变以及情绪变化等反应。外伤时，两种疼痛相继出现，不易明确区分，但在皮肤炎症时，常以慢痛为主。一般认为，快痛是由较粗的、有髓鞘、传导速度较快的 Aδ 纤维传导，其痛阈较低；慢痛由无髓鞘、传导速度较慢的 C 纤维传导，其痛阈较高。

发生在躯体深部，如肌肉、关节、肌腱、韧带、骨和骨膜等处的痛感觉称为深部痛。深部痛一般表现为慢痛，其特点是定位不明确，可伴有恶心、出汗和血压改变等自主神经反应。出现深部痛时，可反射性引起邻近的骨骼肌收缩而导致局部组织缺血，而缺血又使疼痛进一步加剧。缺血性疼痛的可能机制是肌肉收缩时局部组织释放某些致痛物质，当肌肉持续收缩而发生痉挛时，血流受阻而致痛物质在局部堆积，持续刺激痛觉感受器，于是形成恶性循环，使痉挛进一步加重。

4. **内脏痛** 发生在内脏的疼痛称为内脏痛，常由机械性牵拉、痉挛、缺血或炎症等刺激所引起。内脏痛具有以下特点：①定位不准确，如腹痛时患者常说不清楚疼痛的明确位置；②发生缓慢，持续时间较长，但有时也可较快发生，有时疼痛非常剧烈；③中空内脏器官壁上的感受器对扩张性刺激和牵拉性刺激十分敏感，而对针刺、切割、烧灼等通常易引起体表痛的刺激不敏感；④特别能引起不愉快的情绪活动，并伴有恶心、呕吐和心血管及呼吸活动的改变。此外，内脏疾患还可产生以下两种较为特殊的疼痛。

（1）体腔壁痛：体腔壁痛（parietal pain）是指内脏疾患引起的邻近体腔壁浆膜受刺激或骨骼肌痉挛而产生的疼痛。例如，胸膜或腹膜炎症时可发生体腔壁痛。与躯体痛相似，体腔壁痛也是由躯体神经，如膈神经、肋间神经和腰上部脊神经传入。

（2）牵涉痛：某些内脏疾病往往引起远隔的体表部位发生疼痛或痛觉过敏，这种现象称为牵涉痛（referred pain）。在临床上，掌握牵涉痛的体表部位有助于某些疾病的诊断（表 12-3）。

表 12-3　临床常见内脏疾患的牵涉痛部位

疾患	心肌缺血	胃溃疡和胰腺炎	肝病和胆囊炎	肾结石	阑尾炎
牵涉痛部位	心前区 左臂尺侧	左上腹 肩胛间	右肩胛	腹股沟区	上腹部 脐周

　　由于牵涉痛往往发生在与疼痛原发内脏具有相同胚胎来源节段和皮节的体表部位，目前对牵涉痛的产生机制通常用会聚学说和易化学说加以解释。会聚学说认为来自内脏痛和躯体痛的传入纤维会聚到脊髓同一水平的同一个后角神经元，即两者通过同一通路上传，且因疼痛刺激多来源于体表，大脑皮层更习惯于识别体表信息，因而误将内脏痛认作体表痛，于是发生牵涉痛（图 12-15A）。易化学说则认为来自内脏和躯体的传入纤维到达脊髓后角同一区域内彼此非常接近的不同神经元，由于患病内脏传来的冲动可提高邻近的躯体感觉神经元的兴奋性，因而对体表的传入冲动产生易化作用，使平常不至于引起疼痛的刺激信号变为致痛信号，从而产生牵涉痛（图 12-15B）。现倾向于上述两种机制都起作用。

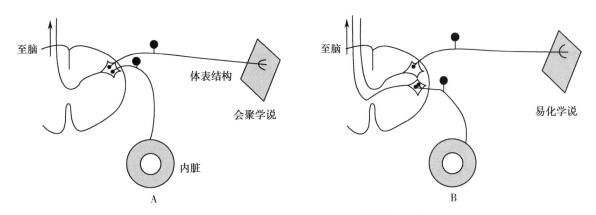

图 12-15　牵涉痛的会聚学说和易化学说的示意图

第三节　神经系统对躯体运动的调节

　　人和动物的运动都是通过骨骼肌的收缩与舒张实现的，但机体内的任何骨骼肌都没有自动产生运动的能力，整体内，骨骼肌的收缩与舒张都是在神经系统的控制和支配下完成的。骨骼肌一旦失去神经系统的支配，就会发生运动障碍。

一、脊髓对躯体运动的调节

　　除头面部的骨骼肌接受颅神经支配外，躯干及四肢的骨骼肌均接受脊髓运动神经元的支配。脊髓是躯体运动最基本的反射中枢，可完成一些简单的反射活动。

（一）脊髓的运动神经元

　　脊髓灰质前角存在大量运动神经元，主要为 α 和 γ 运动神经元。α 神经元胞体大，纤维较粗，其轴突经前根离开脊髓后，到达相应的骨骼肌。α 运动神经元的轴突末梢在肌肉中分成许多小分支，每一小分支支配一根梭外肌纤维，因此，当一个 α 运动神经元发生兴奋时，可引起所支配的肌纤维同时收缩。通常将一个 α 运动神经元及其末梢所支配的全部肌纤维组成的功能单位，称为运动单位（motor unit）。α 运动神经元接受从脑干到大脑皮层各级高位中枢发出的下传信息，同时也接受来自躯干和四肢皮肤、肌肉和关节等处的外周传入信息，产生一定的反射传出冲动，直达所支配的骨骼肌，控制骨骼肌的活动。因此，α 运动神经元是躯体骨骼肌运动反射的"最后公路"（final common path）。

γ 运动神经元的胞体较小，散布在 α 运动神经元之间。其轴突离开脊髓后，支配肌梭内的梭内肌纤维。由于 γ 运动神经元的兴奋性较高，在高位中枢的易化作用下，能持续地高频放电，调节梭内肌纤维的长度，使肌梭感受器经常处于敏感状态。当 γ 传出纤维活动增强时，梭内肌纤维收缩，提高肌梭感受器的敏感性，所产生的冲

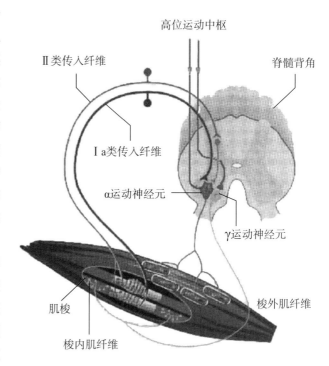

图 12-16　脊髓运动神经元对骨骼肌的支配

动由 I a、II 类传入纤维返回脊髓。I a 类传入神经经单突触的兴奋支配同一肌肉的 α 运动神经元，引起肌肉收缩。通常将从 γ 神经元兴奋到引起肌肉收缩的这一神经结构称为"γ- 环路"（图 12-16）。

（二）肌梭及其神经支配

1. 肌梭　肌梭（muscle spindle）是一种感受肌肉长度变化（或牵拉刺激）的特殊感受装置，通常呈梭形结构。其外层为一结缔组织囊，囊内有 6~12 根肌纤维，称为梭内肌纤维。囊外有一般的肌纤维，称为梭外肌。肌梭的两端附着于梭外肌纤维上，并与之平行，成并联关系。梭内肌纤维的收缩成分位于纤维的两端，而感受装置位于中间，成串联关系。因此，当梭外肌纤维收缩时，梭内肌感受装置所受的牵拉刺激减少；而当梭内肌纤维收缩时，感受装置对牵拉刺激的敏感性将升高。

2. 肌梭的神经支配　梭内肌纤维分为两类，一类其细胞核比较集中于中央部，称为核袋纤维，

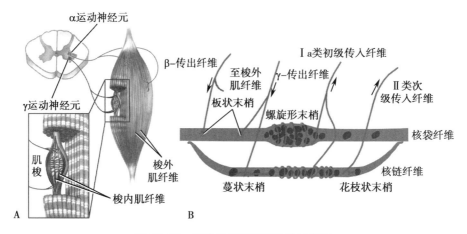

图 12-17　肌梭的主要组成及神经支配
A. 肌梭及其与梭外肌的关系；B. 肌梭的传入、传出神经支配

另一类其细胞核呈线状排列于整条肌纤维之中，称为核链纤维。核袋纤维接受 γ1 传出神经的支配，传入神经属于 Ⅰ a 类纤维，其末梢环绕在核袋纤维及核链纤维的感受装置部位，对快速牵拉刺激比较敏感；核链纤维接受 γ2 传出神经的支配，传入神经既有 Ⅰ a 类纤维，也有 Ⅱ 类纤维，其末梢呈花枝样分布于核链纤维的感受装置部位，对缓慢持续牵拉刺激比较敏感。梭外肌则由 α 运动神经元所发出的纤维支配（图 12-17）。

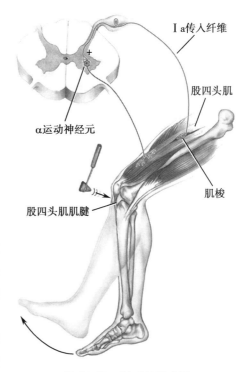

图 12-18 腱反射示意图

图中标注：Ⅰ a 传入纤维、股四头肌、肌梭、股四头肌肌腱、α 运动神经元

（三）脊髓反射

1. 牵张反射 当具有神经支配的骨骼肌受到外力牵拉而被伸长时，能反射性地引起被牵拉肌肉的收缩，称为牵张反射（stretch reflex）。牵张反射有两种类型，即腱反射和肌紧张。

（1）腱反射（tendon reflex）是指快速牵拉肌腱时发生的牵张反射。如叩击膝关节下的股四头肌肌腱，股四头肌即发生一次收缩，此为膝反射。另外还有肘反射和跟腱反射。腱反射为单突触反射，当叩击肌腱时，肌肉内的肌梭同时受到牵拉，反射性地引起肌纤维的一次同步收缩，产生明显的动作（图 12-18）。临床上常通过检查腱反射来了解神经系统的功能状态。腱反射减弱或消退提示反射弧损害或中断；而腱反射亢进则提示高位中枢有病变，因为牵张反射受高位中枢的调节。临床上常用的腱反射见表 12-4。

表 12-4 临床常用的腱反射

名称	检查方法	中枢部位	效应
肘反射	叩击肱二头肌肌腱	脊髓颈 5~7 节段	肱部屈曲
膝反射	叩击髌韧带	脊髓腰 2~4 节段	小腿伸直
跟腱反射	叩击跟腱	脊髓腰 5~ 骶 2 节段	足部跖屈

（2）肌紧张（muscle tonus）是指缓慢持续牵拉肌腱时发生的牵张反射，表现为受牵拉的肌肉发生轻度、持续、交替和不易疲劳的紧张性收缩，阻止其被拉长。肌紧张是保持身体平衡和维持躯体姿势最基本的反射，也是进行各种复杂运动的基础。例如，人处于站立姿势时，由于重力作用头下垂和躯干向前屈会使颈与躯干背部的伸肌肌腱受到持续牵拉，从而反射性地引起该肌肉轻度、持续的收缩，以对抗关节的屈曲，产生抬头挺胸的姿势。人类的牵张反射主要发生在伸肌，因为伸肌是人类的抗重力肌。肌紧张的反射弧与腱反射相似，但它在中枢可能经过多突触传递，属于多突触反射。

2. 屈肌反射和对侧伸肌反射 当肢体皮肤受到伤害性刺激时，可反射性地引起受刺激一侧肢体的屈肌收缩和伸肌舒张，肢体屈曲，称为屈肌反射（flexor reflex）。该反射使肢体离开伤害性刺激，具有保护性意义。如果受到的伤害性刺激很强，则可在同侧肢体发生屈曲的基础上出现对侧肢体伸展，以保持躯体平衡，这个反射称为对侧伸肌反射（crossed extensor reflex）。

3. 腱器官反射 腱器官是分布于肌肉和肌腱连接处的肌肉张力感受器，包裹于肌腱内的胶原纤维束内，与梭外肌呈串联关系。梭外肌纤维发生强烈等长收缩时，可引起腱器官兴奋，其传入冲动经

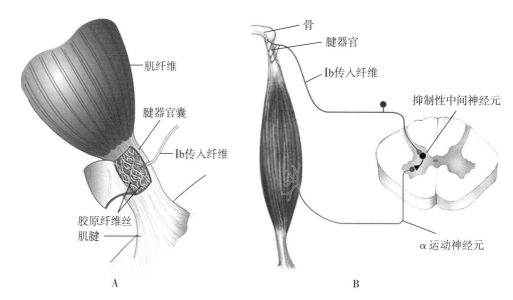

图 12-19　腱器官及其对肌肉张力的调节
A. 腱器官的分布；B. 腱器官对 α 运动神经元的抑制作用

Ⅰb 类纤维传入脊髓，通过中间神经元对同一肌肉的 α 运动神经元起抑制作用，使其活动减弱减慢，目的是保护肌肉不至于过分牵拉，防止肌肉撕裂，同时还能使其拮抗肌所受的抑制解除（图 12-19）。腱器官反射与肌梭牵张反射是互相配合、互相制约的。

（四）脊休克

突然横断动物或人的脊髓后，断面以下的脊髓暂时丧失反射活动能力而进入无反应状态，这种现象称为脊休克（spinal shock）。在动物实验中，常在第 5 颈段水平以下切断脊髓，以保留膈神经对呼吸运动的支配。脊髓与高位中枢离断的动物称为脊动物。

脊休克的主要表现是：横断面以下脊髓所支配的骨骼肌反射消失，肌肉紧张性减弱或消失，外周血管扩张，血压下降，发汗反射消失，粪、尿潴留。脊休克是一种暂时现象，之后，一些以脊髓为基本中枢的反射可逐渐恢复。恢复过程中，较简单的和较原始的反射先恢复，如屈肌反射、腱反射等；较复杂的反射后恢复，如对侧伸肌反射等；血压也逐渐回升到一定水平，并出现排便和排尿反射；有些反射比正常时增强并扩散，但这些反射往往不能很好地适应机体生理功能的需要。离断面水平以下的主观感觉和随意运动能力将永久丧失。对脊髓损伤的患者应加强护理，减少刺激，以避免肢体过度屈曲造成痉挛性瘫痪或出汗过多引起褥疮感染。此外，脊髓离断后屈肌反射常占优势，不利于瘫痪肢体支持体重，需加强患者伸肌的功能锻炼。

脊休克发生的原因并非由切断脊髓的损伤刺激本身所引起，而是离断以下的脊髓突然失去了高位中枢（主要是大脑皮层、脑干网状结构和前庭核）的调控，因为反射恢复后如再次切断脊髓，脊休克不会重现。脊休克的产生与恢复，说明脊髓能完成某些简单反射，但因平时在高位中枢控制下不易表现出来。脊休克恢复后往往伸肌反射减弱而屈肌反射增强，说明高位中枢具有易化伸肌反射和抑制屈肌反射的作用。

二、脑干对肌紧张的调节

（一）脑干网状结构的易化区和抑制区

正常情况下，脊髓神经元活动产生的肌紧张受脑干及以上各级高位中枢的调节，实验证明，脑干网状结构内存在抑制或加强肌紧张和肌运动的区域，前者称为抑制区（inhibitory area），位于延髓网状结构的腹内侧部分；后者称为易化区（facilitatory area），包括延髓网状结构的背外侧部分、脑桥的被盖、中脑的中央灰质及被盖，以及下丘脑和丘脑的中线核群等部位（图 12-20）。与抑制区相比，易化区的活动较强，在肌紧张的调节中略占优势。

除脑干外，大脑皮层运动区、纹状体、小脑前叶蚓部等区域具有抑制肌紧张的作用；而前庭核、小脑前叶两侧部和后叶中间部等部位则有易化肌紧张的作用。外周感觉信号上行途经脑干时，也能加强易化区的活动。易化区的作用是通过网状脊髓束和前庭脊髓束向下与脊髓前角的 γ 运动神经元联系，使 γ 运动神经元传出冲动增多，梭内肌收缩，肌梭敏感性升高，从而加强肌紧张。另外，易化区对 α 运动神经元也有一定的易化作用。正常情况下，易化区的活动相对较强，抑制区的活动相对较弱，两者在一定水平上保持相对平衡，以维持正常的肌紧张（图 12-16）。

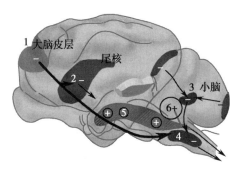

图 12-20 猫脑内与肌紧张调节有关的脑区及其下行路径示意图

抑制作用（−）的路径：（4）为网状结构抑制区，发放下行冲动抑制脊髓牵张反射。这一区接受大脑皮层（1）尾状核（2）和小脑（3）传来的冲动。

易化作用（+）的路径：（5）为网状结构易化区，发放下行冲动加强脊髓牵张反射。（6）为延髓的前庭核，有加强脊髓牵张反射的作用。

（二）去大脑僵直

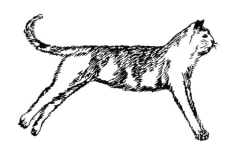

图 12-21 去大脑僵直示意图

在动物中脑的上、下丘之间切断脑干后，动物出现四肢伸直、头尾昂起、脊柱挺硬的伸肌紧张亢进现象，称为去大脑僵直（decerebrate rigidity）（图 12-21）。如果此时于某一肌肉内注入局麻药或切断相应的脊髓后根以消除肌梭传入冲动，则该肌的僵直现象消失。可见，去大脑僵直是一种增强的牵张反射。

去大脑僵直是由于切断了大脑皮层和纹状体等部位与网状结构的联系，造成抑制区和易化区之间活动的失衡，易化区的活动明显占优势的结果。人类发生某种脑内疾患时，也可出现类似去大脑僵直的现象，如当蝶鞍上囊肿引起皮层与皮层下失去联系时，可出现明显的下肢伸肌僵直及上肢的半屈状态，称为去皮层僵直（decorticate rigidity），这也是抗重力肌肌紧张增强的表现。人类在中脑发生损伤、缺血或炎症等疾患时，也可出现头向后仰，上下肢均僵硬伸直，上臂内旋，手指屈曲等去大脑僵直现象，这往往提示病变已严重侵犯脑干，是预后不良的信号（图 12-22）。

从牵张反射的原理分析，去大脑僵直的产生机制有 α 僵直和 γ 僵直两种，前者是由于高位中枢的下行作用直接或间接通过脊髓中间神经元提高 α 运动神经元的活动而出现的僵直；后者是高位中枢的下行作用首先提高γ运动神经元的活动，使肌梭的传入冲动增多，转而增强α运动神经元的活动而出现的僵直（图12-16）。在猫中脑上、下丘之间切断造成去大脑僵直时，如果进一步切断动物腰骶部后根以消除肌梭传入的影响，则可使后肢僵直消失，说明经典的去大脑僵直属于γ僵直；如果在上述切断后根的去大脑猫，再进一步切除小脑前叶，能使僵直再次出现，这种僵直属于α僵直，因为此时后根已切断，γ僵直已不可能发生。如在此基础上进一步切断第Ⅷ对脑神经，以消除内耳半规管和前庭传到前庭核的冲动，则僵直再次消失，说明α僵直主要是通过前庭脊髓束实现的。γ僵直主要是通过网状脊髓束实现的。

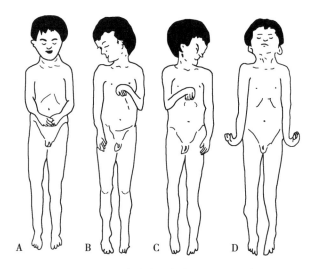

图 12-22　人类去皮层僵直及去大脑僵直
A、B、C.去皮层僵直：仰卧，头部姿势正常时，上肢半屈（A）；转动头部时，上肢姿势（B、C）；D.去大脑僵直：上下肢均伸直

三、　小脑对躯体运动的调节

小脑由灰质（皮层）、白质和深部小脑核组成。皮层部分可按原裂及后外侧裂横向分为前叶、后叶和绒球小结叶；也可按正中及外侧纵向分为蚓部和半球部，半球部可再分为中间部和外侧部。深部小脑核有三对，即顶核、间位核和齿状核。小脑与大脑皮层之间有复杂的双向纤维联系，即小脑接受大脑皮层下行的纤维，也发出纤维到大脑皮层，从而与大脑皮层一起参与运动的设计和程序的编制，并参与运动的执行。生理学上常根据小脑的传入、传出纤维联系，并结合上述纵、横两种分区法，将小脑划分为前庭小脑、脊髓小脑和皮层小脑三个部分（图12-23）。小脑在维持姿势、调节肌紧张、协调随意运动等方面具有重要作用。

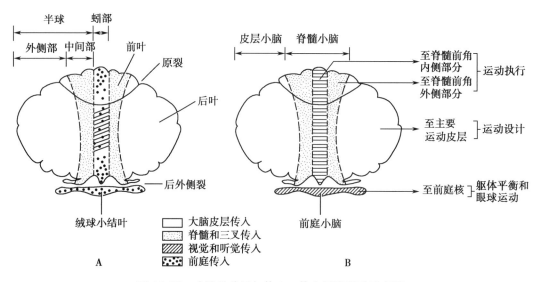

图 12-23　小脑的分区与传入、传出纤维联系示意图
A.小脑的分区和传入纤维联系；B.小脑的分区和传出投射

（一）前庭小脑

前庭小脑主要由绒球小结叶构成，与之相邻的小部分蚓垂也可归入此区。前庭小脑主要接受前庭器官的传入，其传出纤维均在前庭核换元，再经前庭脊髓束抵达脊髓前角内侧部分的运动神经元。

前庭小脑的主要功能是维持躯体姿势平衡。前庭小脑损伤、第四脑室附近患肿瘤压迫绒球小结叶的患者，或切除绒球小结叶的猴，会出现身体平衡障碍，随意运动明显困难，突出的表现是不能站立或站立不稳，步态蹒跚和容易跌倒。但在躯体得到支持物扶持时，其随意运动仍能协调进行。绒球小结叶的功能与前庭器官的活动有密切关系，当前庭器官接受刺激时，冲动传入前庭核，再传向绒球小结叶，而后又回到前庭核，经前庭脊髓束抵达脊髓前角运动神经元，从而调节躯体姿势的平衡。

（二）脊髓小脑

脊髓小脑由蚓部和半球中间部组成，可以与脊髓、脑干发生双向纤维联系，也与大脑运动皮层发生纤维联系。脊髓小脑的主要功能是协调大脑皮层发动的随意运动。脊髓小脑通过对来自大脑皮层的运动指令和来自外周感觉（包括本体感觉和视、听觉等）的反馈信息进行比较、分析和整合，察觉运动指令与运动执行情况之间的偏差，并分别发出信息到大脑皮层和脊髓、脑干运动神经元，用以纠正偏差，使运动能准确、平稳和协调地进行。当脊髓小脑受损时，可产生小脑性共济失调（cerebellar ataxia）的症状，表现为随意动作的力量、方向及限度发生紊乱：如患者不能完成精巧动作，肌肉在完成动作时抖动而把握不住方向，即产生意向性震颤（intention tremor）；行走时跨步过大而躯干落后，以至于易跌倒，或走路摇晃呈酩酊蹒跚状，沿直线行走时更不平稳；不能进行拮抗肌的快速重复轮替动作（如上臂不断交替进行内旋与外旋），即不能轮替运动，且动作越快，协调障碍越明显，但在静止时则无肌肉运动异常。可见，小脑协调肌肉运动的作用主要发生在动作的进行过程中。

此外，脊髓小脑对肌紧张也有调节作用，它对肌紧张既有易化作用也有抑制作用。易化作用主要在小脑前叶两侧部和后叶中间部，其作用途径可能是通过加强脑干网状结构易化区的活动实现。抑制肌紧张的区域主要在小脑前叶蚓部，其空间分布是倒置的，即前端抑制动物尾部及下肢的肌紧张，后端及小脑前叶抑制上肢及头面部的肌紧张。在动物进化过程中，小脑抑制肌紧张的作用逐渐减退，而易化作用逐渐加强，所以小脑前叶损伤的患者常出现肌张力减退、四肢乏力等症状。

（三）皮层小脑

皮层小脑是指小脑半球外侧部。它不接受外周的感觉传入，而主要与大脑皮层构成回路联系。在学习某种精巧运动（如体操动作或乐器演奏）的开始阶段，动作往往不甚协调。在学习过程中，大脑皮层与皮层小脑之间不断进行联合活动；同时，脊髓小脑不断接受感觉传入信息，逐步纠正运动过程中发生的偏差，使运动逐步协调起来。在此过程中，皮层小脑参与了运动计划的形成和运动程序的编制。在运动熟练后，皮层小脑内就储存了一整套程序。当大脑皮层发动精巧运动时，首先通过环路从皮层小脑提取程序，并将它回输到大脑皮层运动区，再通过皮层脊髓束和皮层脑干束发动运动。这样，运动就变得非常协调、精巧和快速。例如，打字和演奏乐器等精巧动作的学习过程就是如此。但皮层小脑损伤后并不出现明显的运动功能障碍。可见，关于皮层小脑功能的机制仍有待进一步研究。

四、 基底神经节对躯体运动的调节

（一）基底神经节的组成及纤维联系

基底神经节是大脑皮层下一些神经核团的总称，主要包括纹状体、丘脑底核、中脑黑质和红核。而纹状体又包括尾核、壳核和苍白球。尾核和壳核在发生上较新，称为新纹状体；苍白球在发生上较古老，称为旧纹状体。在基底神经节内，苍白球是纤维联系的中心，尾核、壳核、丘脑底核、黑质均发出纤维投射到苍白球，而苍白球也发出纤维与丘脑底核、黑质相联系。从新纹状体到苍白球内侧部有两条投射途径：一条是新纹状体直接向苍白球内侧部投射的途径，称为直接通路；另一条是经苍白球外侧部和丘脑底核接替后再投向苍白球内侧部的多突触路径，称为间接通路。另外，黑质与纹状体之间存在黑质 - 纹状体多巴胺能投射纤维。黑质 - 纹状体多巴胺通路的活动能增强纹状体传出神经元的活动，通过基底神经节 - 大脑皮层回路，使运动皮层的活动增加。相反，纹状体内存在的胆碱能和 γ- 氨基丁酸能中间神经元则可通过抑制纹状体传出神经元的活动而抑制运动皮层的活动（图12-24）。

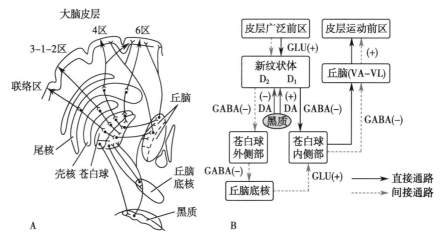

图 12-24　基底神经节及其纤维联系示意图

A. 联结基底神经节与大脑皮层的神经回路；B. 直接通路和间接通路：见正文。黑质多巴胺投射系统可作用于新纹状体的 D_1 受体而增强直接通路的活动，也可作用于其 D_2 受体而抑制间接通路的活动

DA：多巴胺；GABA：γ- 氨基丁酸；GLU：谷氨酸；（＋）：兴奋性作用；（－）：抑制性作用

新纹状体内以 γ- 氨基丁酸和乙酰胆碱为递质的中间神经元未标出

（二）基底神经节的功能

基底神经节与随意运动的稳定、肌紧张的调节和本体感觉传入信息的处理都有关。此外，基底神经节也参与运动的设计和运动程序的编制。有些基底神经节核团还参与自主神经调节、感觉传入、心理行为和学习记忆等功能活动。临床上基底神经节损害的症状主要是运动功能障碍，其表现可大致分为两类：一类是运动过少而肌紧张增强的综合征，如帕金森病（Parkinson disease），亦称震颤麻痹（paralysis agitans）；另一类是运动过多而肌紧张降低的综合征，如亨廷顿病（Huntington disease）和

手足徐动症（athetosis）。

1. **帕金森病**　帕金森病的症状是全身肌紧张增高、肌肉强直、随意运动减少、动作缓慢、面部表情呆板，常伴有静止性震颤。这种震颤多见于上肢，尤其是手部，其次是下肢与头部，震颤节律为每秒钟 4~6 次，静止时出现，情绪激动时增加，进行自主运动时减少，入睡后停止。帕金森病是由于黑质 - 纹状体多巴胺能系统受损，脑内多巴胺含量明显减少，导致基底神经节与大脑皮层之间回路活动减弱，引起运动皮层活动减少所致。所以，给予多巴胺的前体左旋多巴能明显改善肌肉强直和动作缓慢的症状。此外，M 受体拮抗剂东莨菪碱或安坦也有类似疗效，这是因为它能解除纹状体内胆碱能中间神经元对传出神经元的抑制作用，因而能间接增强基底神经节与大脑皮层之间回路的作用。但上述两类药物对静止性震颤均无明显疗效，这一症状可能与丘脑外侧腹核等处结构和功能的异常有关。

2. **亨廷顿病**　亨廷顿病也称舞蹈病（chorea），其主要表现为不自主的上肢和头部的舞蹈样动作，伴肌张力降低等症状。目前认为，舞蹈病的发病主要是纹状体内 γ- 氨基丁酸能中间神经元变性或遗传性缺损，使纹状体内 γ- 氨基丁酸能中间神经元对传出神经元的抑制作用减弱，从而间接增强了基底神经节与大脑皮层之间回路的作用，导致运动皮层活动增加，出现运动过多的症状。所以，用利血平耗竭多巴胺可缓解其症状。

五、 大脑皮层对躯体运动的调节

躯体随意运动的发动和进行是一个十分复杂的过程。一般认为，随意运动的计划起源于皮层联络区，而运动皮层则是发出运动指令的部位。运动传出通路在下行途中还发出侧支，和一些直接起源于皮层的纤维一起终止于脑干某些核团及脊髓前角的运动神经元，参与随意运动的调节。基底神经节和小脑也参与运动的设计和运动程序的编制。此外，在运动过程中，来自肌肉、骨膜和关节等处的反馈信息也参与运动的调节，使动作变得平稳和精确。

（一）大脑皮层的运动区

人和灵长类动物的大脑皮层运动区得到高度的发展，包括中央前回、运动前区、辅助运动区和后顶叶皮层等区域。

1. **主要运动区**　中央前回和运动前区是控制躯体运动最重要的区域，称为主要运动区。它们接受本体感觉传入冲动，感受躯体的姿势和躯体各部分在空间的位置及运动状态，并借此调整和控制全身的运动。主要运动区具有以下功能特征：①交叉性支配，即一侧皮层支配对侧躯体的肌肉。但在头面部，除下部面肌和舌肌主要受对侧支配外，其余部分多为双侧性支配。因此，一侧内囊损伤可产生对侧下部面肌及舌肌麻痹，但头面部多数肌肉活动仍基本正常。②具有精细的功能定位，肌肉的运动愈精细愈复杂，其代表区面积愈大。如手和五指以及发声部位所占皮层面积很大，而躯干所占面积则很小。③倒置性运动区定位，即下肢膝以上肌肉的代表区在皮层顶部，膝以下肌肉的代表区在半球内侧面；上肢肌肉的代表区在中间部；而头面部肌肉的代表区在底部，但头面部内部的安排仍是正立的。运动区的前后安排为：躯干和近端肢体的代表区在运动前区；远端肢体的代表区在中央前回；手指、足趾、唇和舌的肌肉的代表区在中央沟前缘。

2. **其他运动区**　人与猴的运动辅助区位于两半球内侧面、扣带回沟以上、中央前回之前的区域（参见图 12-14）。电刺激该区引起的肢体运动一般为双侧性的；破坏该区可使双手协调性动作难以完成，复杂动作变得笨拙。此外，第一、第二感觉区等后顶叶皮层也与运动有关。有证据表明，皮层脊髓束和皮层脑干束中约40%的纤维来自后顶叶皮层，尤其是来自感觉皮层；约30%的纤维来自运动前区；来自中央前回的纤维也仅约30%。

（二）运动传出通路

由皮层发出，经内囊、脑干下行，到达脊髓前角运动神经元的传导束，称为皮层脊髓束；而由皮层发出，经内囊到达脑干内各脑神经运动核的传导束，称为皮层脑干束。如图12-25所示，皮层脊髓束中约有80%的纤维在延髓锥体交叉到对侧，在脊髓外侧索下行而形成皮层脊髓侧束；其余20%的纤维不交叉，在同侧前索下行而形成皮层脊髓前束。皮质脊髓侧束主要控制四肢远端的肌肉，与精细的、技巧性的运动有关；皮层脊髓前束主要控制躯干和四肢近端的肌肉，尤其是屈肌，与姿势的维持和粗略的运动有关。皮层脑干束主要终止于脑干的脑神经运动核，控制面部肌肉的活动。

此外，上述通路发出的侧支和一些直接起源于运动皮层的纤维，经脑干某些核团接替后形成顶盖脊髓束、网状脊髓束和前庭脊髓束等，其功能和皮层脊髓前束相似，参与近端肌肉有关粗略运动和姿势的调节；而经红核接替的红核脊髓束的功能则与皮层脊髓侧束相似，参与四肢远端肌肉有关精细运动的调节。

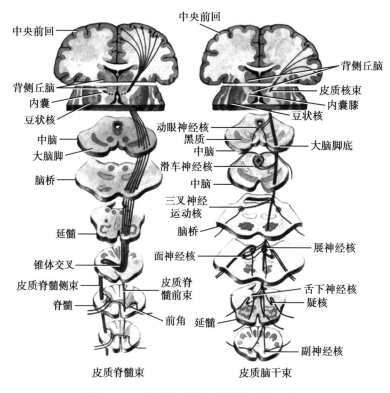

图12-25　皮层脊髓束和皮层脑干束示意图

在临床上，运动传出通路受损时，常出现柔软性麻痹（软瘫）和痉挛性麻痹（硬瘫）两种表现。两者都有随意运动的丧失，但前者伴有牵张反射的减退或消失，常见于脊髓和脑干运动神经元（临床上称下运动神经元）损伤，如脊髓灰质炎；而后者则伴有牵张反射的亢进，常见于脑内高位中枢（临床上称上运动神经元）损伤，如内囊出血引起的卒中。但研究表明，单纯皮质脊髓束和皮质脑干束损伤时，仅表现为软瘫，只有当与姿势调节通路合并损伤时，才表现为硬瘫。此外，人类皮层脊髓侧束损伤时会出现巴宾斯基征阳性体征（Babinski sign），即用钝物划足跖外侧时，立即出现跚趾背屈，

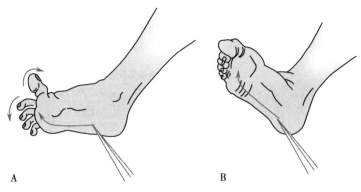

图 12-26　巴宾斯基征阳性和阴性体征示意图
A. 阳性体征；B. 阴性体征

其他四趾向外呈扇形展开的体征。平时脊髓受高位中枢的控制，这一原始反射被抑制而不表现出来，为巴宾斯基征阴性，表现为所有足趾均发生跖曲（图 12-26）。婴儿皮层脊髓束发育尚不完全，成人在深睡或麻醉状态下，都可出现巴宾斯基征阳性体征。临床上常用此体征来检查皮层脊髓束的功能是否正常。软瘫和硬瘫在临床上的不同表现和产生原因见表 12-5。

表 12-5　柔软性麻痹和痉挛性麻痹的比较

表现	柔软性麻痹（软瘫）	痉挛性麻痹（硬瘫）
麻痹范围	常较局限	常较广泛
随意运动	丧失	丧失
肌紧张（张力）	减退、松弛	过强、痉挛
腱反射	减弱或消失	增强
浅反射	减弱或消失	减弱或消失
巴宾斯基征	阴性	阳性
肌萎缩	明显	不明显
产生原因	脊髓或脑运动神经元损伤	姿势调节系统损伤

第四节　神经系统对内脏活动的调节

一、自主神经系统的结构和功能

神经系统对内脏活动的调节主要是通过自主神经系统（也称为植物性神经系统）来完成的。自主神经系统一般仅指支配内脏器官的传出神经，包括交感神经和副交感神经两部分。它们的末梢分布于心肌、平滑肌和腺体，并调节这些组织、器官的功能（图 12-27），它们的活动也受中枢神经系统的控制。

（一）自主神经的结构特征

自主神经由节前和节后两个神经元组成，节前神经元的胞体位于中枢，其轴突组成节前纤维，从

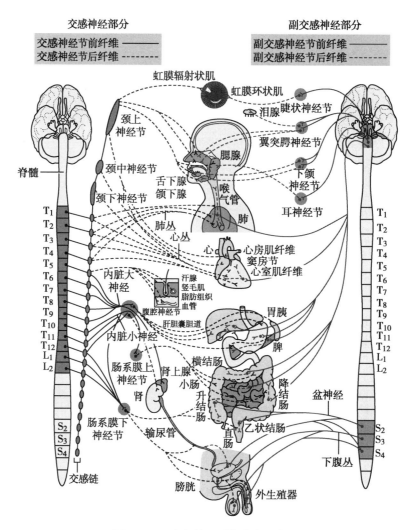

图 12-27　自主神经系统分布示意图
实线为节前纤维，虚线为节后纤维

中枢发出后进入外周神经节内交换神经元，节后神经元的轴突组成节后纤维，支配效应器官。节前纤维属 B 类纤维，传导速度较快；节后纤维属 C 类纤维，传导速度较慢。交感神经节前纤维短，节后纤维长；副交感神经节前纤维长，节后纤维短。

　　交感神经起自脊髓胸腰段灰质侧角，兴奋时产生的效应较广泛；副交感神经起自脑干的副交感神经核和脊髓骶段灰质相当于侧角的部位，兴奋时的效应相对比较局限。其原因是：①交感神经几乎支配全身所有内脏器官，而副交感神经则分布较局限，有些器官无副交感神经支配，如皮肤和肌肉的血管、一般的汗腺、竖毛肌、肾上腺髓质就只有交感神经支配；②交感神经节前与节后纤维的突触联系辐散程度较高，一根节前纤维可以与许多节后纤维发生突触，而副交感神经的突触联系辐散程度低，一根节前纤维只和很少的节后纤维发生突触。

（二）自主神经系统的功能

　　自主神经系统的功能主要在于调节心肌、平滑肌和腺体（消化腺、汗腺、部分内分泌腺）的活动，其调节作用是通过不同的递质和受体系统实现的。交感和副交感神经的主要递质和受体是乙酰胆碱和去甲肾上腺素及其相应的受体。自主神经系统胆碱能受体和肾上腺素能受体的分布及其生理功能总结于表 12-6 中。

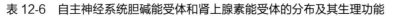

表 12-6　自主神经系统胆碱能受体和肾上腺素能受体的分布及其生理功能

效应器	胆碱能系统		肾上腺素能系统	
	受体	效应	受体	效应
自主神经节	N₁	节前 - 节后兴奋传递		
眼				
虹膜环行肌	M	收缩（缩瞳）		
虹膜辐射状肌			α₁	收缩（扩瞳）
睫状体肌	M	收缩（视近物）	β₂	舒张（视远物）
心				
窦房结	M	心率减慢	β₁	心率加快
房室传导系统	M	传导减慢	β₁	传导加快
心肌	M	收缩力减弱	β₁	收缩力增强
血管				
冠状血管	M	舒张	α₁	收缩
			β₂	舒张（为主）
皮肤黏膜血管	M	舒张	α₁	收缩
骨骼肌血管	M	舒张[1]	α₁	收缩
			β₂	舒张（为主）
脑血管	M	舒张	α₁	收缩
腹腔内脏血管			α₁	收缩（为主）
			β₂	舒张
肾血管			α₁	收缩
支气管				
平滑肌	M	收缩	β₂	舒张
腺体	M	促进分泌	α₂	抑制分泌
			β₂	促进分泌
胃肠				
胃平滑肌	M	收缩	β₂	舒张
小肠平滑肌	M	收缩	α₂	舒张[2]
括约肌	M	舒张	α₁	收缩
胆囊和胆道	M	收缩	β₂	舒张
膀胱				
逼尿肌	M	收缩	β₂	舒张
三角区和括约肌	M	舒张	α₁	收缩
输尿管平滑肌	M	收缩	α₁	收缩

效应器	胆碱能系统		肾上腺素能系统	
	受体	效应	受体	效应
子宫平滑肌	M	可变（3）	α_1	收缩（有孕）
			β_2	舒张（无孕）
皮肤				
汗腺	M	促进温热性发汗（1）	α_1	促进精神性发汗
竖毛肌			α_1	收缩
唾液腺	M	分泌大量、稀薄唾液	α_1	分泌少量、黏稠唾液
代谢				
糖酵解			β_2	加强
脂肪分解			β_3	加强

注：（1）为交感节后胆碱能纤维支配；（2）可能是胆碱能纤维的突触前受体调制乙酰胆碱的释放所致；（3）因月经周期、循环血中雌、孕激素水平、妊娠以及其他因素而发生变动。

（三）自主神经系统的功能特征

1. **紧张性支配** 自主神经纤维上经常有一定频率的冲动发放，使受支配组织维持一定程度的基础活动，称为紧张性支配。许多自主神经对效应器的支配具有紧张性。例如，切断心迷走神经，心率即加快；切断心交感神经，心率则减慢。又如，切断支配虹膜的副交感神经，瞳孔即散大；而切断其交感神经，瞳孔则缩小。说明以上神经平时都具有紧张性活动。体内某些器官，如大多数血管，仅受单一的交感缩血管神经的支配，该神经的紧张性活动不仅可以维持血管的基础张力，而且能通过改变其紧张度来调节外周血管阻力和器官血流量。一般认为，自主神经的紧张性来源于中枢，而中枢的紧张性则来源于神经反射和体液因素等多种原因。

2. **对同一效应器的双重支配** 内脏器官一般都受交感和副交感神经的双重支配，而交感和副交感神经对同一器官的作用往往表现为相互拮抗。如心交感神经能加强心脏活动，心迷走神经则减弱心脏活动；又如迷走神经可促进小肠的运动和分泌，而交感神经则起抑制作用。这种交感与副交感神经的拮抗性作用对所支配的效应器官起到相辅相成的调节作用。但交感和副交感神经对同一器官的作用有时也具有一致性，如两者都能促进唾液腺的分泌，交感神经兴奋可促使少量黏稠的唾液分泌，而副交感神经兴奋则能引起大量稀薄的唾液分泌。

3. **受效应器所处功能状态的影响** 自主神经对内脏器官的作用受效应器本身功能状态的影响，例如，刺激交感神经可抑制动物无孕子宫的运动，而对有孕子宫却可加强其运动，这是因为作用的受体不同。又如，胃幽门处于收缩状态时，刺激迷走神经能使之舒张；而处于舒张状态时，刺激迷走神经则使之收缩。

4. **对整体生理功能调节的不同意义** 交感神经系统的活动主要在于动员机体许多器官的潜力以适应环境的急剧变化。当机体处于剧烈运动、窒息、失血或寒冷等情况下，交感兴奋能使心率加快、皮肤和内脏血管收缩、储血库排出血液以增加循环血量、红细胞计数增加、支气管扩张、肝糖原分解加速使血糖浓度升高，以及肾上腺髓质激素分泌增加。副交感神经系统的活动相对比较局限，整个副交感神经系统活动的生理意义主要在于保护机体、休养生息、积蓄能量以及加强排泄和生殖功能等方面。机体在安静时副交感神经活动往往加强，此时心、肺活动抑制，瞳孔缩小，消化功能增强以促进能量补充。

二、 脊髓对内脏活动的调节

脊髓是交感神经和部分副交感神经的发源处，因此对内脏活动的调节是初级的。基本的血管张力反射、发汗反射、排尿反射、排便反射及勃起反射等可在脊髓完成，但这些反射平时受高位中枢的控制。依靠脊髓本身的活动不足以很好适应生理功能的需要。脊髓高位离断的患者，在脊休克过去后，由平卧位转成直立位时常感头晕。因为，此时体位性血压反射的调节能力很差，外周血管阻力不能及时发生改变。此外，患者虽有一定的排尿能力，但反射不受意识控制，即出现尿失禁，且排尿也不完全。

三、 低位脑干对内脏活动的调节

由延髓发出的自主神经传出纤维支配头面部的所有腺体、心、支气管、喉、食管、胃、胰腺、肝和小肠等；同时，脑干网状结构中存在许多与内脏活动调节有关的神经元，其下行纤维支配脊髓，调节脊髓的自主神经功能。许多基本生命现象（如循环、呼吸等）的反射调节在延髓水平已初步完成，因此，延髓有"生命中枢"之称。此外，中脑是瞳孔对光反射的中枢部位。有关内容均已在前面各章叙述，这里不再重复。

四、 下丘脑对内脏活动的调节

下丘脑大致可分为前区、内侧区、外侧区和后区，它们与边缘前脑及脑干网状结构有紧密的形态和功能联系，被认为是较高级的内脏活动调节中枢，刺激下丘脑能产生自主神经反应，但又似乎并不与内脏功能调节有直接的关联，而多半为更复杂的生理活动中的一部分。

五、 大脑皮层对内脏活动的调节

边缘系统是人和高等动物调节内脏活动的高级中枢。除大脑半球内侧面的边缘叶外，岛叶、颞极、眶回等皮层，以及杏仁核、隔区、下丘脑、丘脑前核等皮层下结构都属于边缘系统，有人甚至把中脑中央灰质及被盖等也归入该系统。边缘系统对内脏活动的调节效应复杂而多变。例如，刺激扣带回前部可出现呼吸抑制或加速、血压下降或上升、心率减慢、胃运动抑制、瞳孔扩大或缩小；刺激杏仁核可出现消化活动增强、心率减慢、瞳孔扩大；刺激隔区也可出现血压下降或上升、呼吸暂停或加强等。此外，新皮层对内脏活动也有一定的调节作用，在动物实验中，电刺激新皮层，除了能引起躯体运动外，也能引起内脏活动的变化。刺激皮层内侧面的一定部位，会产生直肠与膀胱运动的变化；刺激皮层外侧面的一定部位，会产生呼吸及血管运动的变化；刺激中央前回运动区的不同部位，可引起消化道运动及唾液腺分泌，还会产生竖毛与出汗，这些结果说明新皮层与内脏活动有一定的关系。

第五节 脑电，觉醒和睡眠

大脑皮层神经元活动产生的电位变化，可以通过颅骨传到头皮表面，在大脑皮层表面或头皮上安放记录电极可记录到大脑中神经元活动产生的电变化。

一、脑电活动

（一）自发脑电活动和脑电图

在无明显刺激的情况下，大脑皮层能经常、自发地产生节律性的电位变化，这种电位变化称为自发脑电活动。在头皮表面记录到的自发脑电活动称为脑电图（electroencephalogram，EEG），根据其不同的频率，脑电图主要可区分出 α、β、θ 和 δ 等波形（图 12-28）。各种脑电波的频率、幅度、常见部位和出现条件见表 12-7。

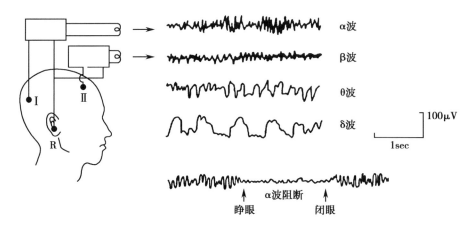

图 12-28 脑电图记录方法与正常脑电图波形
Ⅰ、Ⅱ：引导电极放置位置（分别为枕叶和额叶）；R：无关电极放置位置（耳郭）

表 12-7 正常脑电图各种波形的特征、常见部位和出现条件

脑电波	频率（Hz）	幅度（μV）	常见部位	出现条件
α	8~13	20~100	枕叶	成人安静、闭眼、清醒时
β	14~30	5~20	额叶、顶叶	成人活动时
θ	4~7	100~150	颞叶、顶叶	少年正常脑电，或成人困倦时
δ	0.5~3	20~200	颞叶、枕叶	婴幼儿正常脑电，或成人熟睡时

在成年人，α 波为安静时的主要脑电波，β 波则为活动时的脑电波，θ 波通常在困倦时出现，而 δ 波则在睡眠或极度疲劳时出现。α 波常表现为波幅由小变大、再由大变小反复变化的梭形波。α 波在清醒、安静并闭眼时出现，睁开眼睛或接受其他刺激时立即消失而呈现快波（β 波），这一现象称为

α 波阻断。儿童的脑电波一般较慢。在婴儿的枕叶常见到 0.5~2Hz 的慢波，其频率在整个儿童时期逐渐增快。在幼儿，一般常可见到 θ 样波形，青春期开始时才出现成人型 α 波。不同生理情况下脑电波也有变化，如血糖、体温和糖皮质激素处于低水平，以及动脉血氧分压处于高水平时，α 波的频率减慢。

临床上，癫痫患者或皮层有占位病变（如脑瘤等）的患者，脑电波会发生改变，如癫痫患者常出现异常的高频高幅脑电波或在高频高幅波后跟随一个慢波的综合波形。在颅内占位性病变（肿瘤等）、炎症、昏迷、脑死亡等情况下，均可出现异常的脑电图波形。因此，利用脑电波改变的特点，并结合临床资料，可辅助诊断癫痫或探索脑瘤所在的部位，也可观察疾病的转归以及药物治疗效果等。

（二）皮层诱发电位

感觉传入系统任何部位受刺激时，在大脑皮层某一局限区域引出的电位变化，称为皮层诱发电位（evoked potential，EP）。皮层诱发电位一般由主反应、次反应和后发放三部分组成。主反应为一先正后负的电位变化，在大脑皮层的投射有特定的中心区。主反应出现在一定的潜伏期之后，即与刺激有锁时关系。次反应是主反应的扩散性续发反应，可见于皮层广泛区域，即无中心区，与刺激也无锁时关系。后发放则为次反应后的一系列正相周期性电位波动（图 12-29）。由于皮层诱发电位常出现在自发脑电活动的背景上，因此较难分辨。但根据主反应与刺激具有锁时关系，而其他成分无此关系的原理，运用计算机将电位变化叠加和平均处理，就能将主反应突显出来。用这种方法记录到的电位称为平均诱发电位。记录诱发电位有助于了解各种感觉投射的定位。前文所述皮层感觉代表区的投射规律就是应用这一方法获得的。诱发电位也可在颅外头皮上记录到，临床上测定诱发电位对中枢损伤部位的诊断具有一定价值。

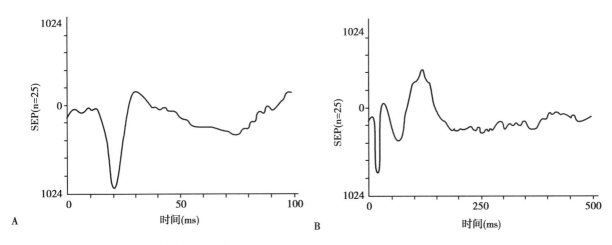

图 12-29 刺激家兔腓总神经引起的躯体感觉诱发电位（SEP）
A. 刺激后 0~100ms 内的 SEP 描记，即 B 图中前 100ms 的展宽；B. 刺激后 0~500ms 内的 SEP 描记，刺激后约 12ms 始首先出现先正（向下）后负（向上）的主反应，随后出现次反应，约 300ms 后出现后发放，横坐标为描记时间，纵坐标为计算机数字量，n 数为计算机叠加次数

（三）脑电波形成的机制

皮层表面的电位变化是由大量神经元同步发生的突触后电位经总和后形成的。皮层锥体细胞排列整齐，其顶树突相互平行并垂直于皮层表面，其同步电活动易总和而形成强大电场，从而改变皮层表

面的电位。大量皮层神经元的同步活动依赖于皮层与丘脑之间的交互作用，一定同步节律的非特异投射系统的活动，可促进皮层电活动的同步化。目前认为，皮层与丘脑非特异投射系统之间的相互作用，是自发脑电形成的主要原因。

二、觉醒和睡眠

觉醒（wakefulness）与睡眠（sleep）是人体所处的两种不同状态。觉醒与睡眠的昼夜交替是人类生存的必要条件。觉醒状态可使机体迅速适应环境变化，因而能进行各种体力和脑力劳动；而睡眠则使机体的体力和精力得到恢复。

（一）觉醒状态的维持

觉醒状态的维持与感觉传入直接相关。如前所述，感觉传入通路第二级神经元的上行纤维在通过脑干时，发出侧支与脑干网状结构内神经元发生突触联系，经网状结构内神经元的多次接替后，弥散性地投射到大脑皮层的广泛区域，以维持大脑皮层的兴奋和觉醒。刺激动物中脑网状结构能唤醒动物，脑电波呈现去同步化快波；而在中脑头端切断网状结构，动物则出现昏睡现象，脑电波呈现同步化慢波（图 12-30）。可见，觉醒状态的维持与脑干网状结构的活动有关，因此称为网状结构上行激动系统。网状结构内经多突触传递，因而易受药物影响，如巴比妥类催眠药和乙醚等麻醉药可作用于该系统而抑制大脑皮层的活动，起到催眠和麻醉作用。

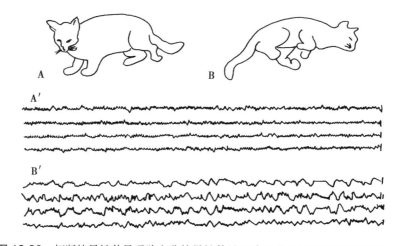

图 12-30　切断特异性传导通路和非特异性传导通路后猫的行为与脑电图变化
A. 切断特异性传导通路而不损伤非特异性传导通路的猫，处于觉醒状态，A′ 为
其脑电图；B. 切断非特异性传导通路的猫，处于昏睡状态，B′ 为其脑电图

觉醒可分为行为觉醒和脑电觉醒两种状态，前者指行为上表现为觉醒，即对新异刺激有探究行为；后者指行为上不一定表现为觉醒，但脑电呈现快波。给动物静脉注射阿托品阻断脑干网状结构的胆碱能系统，此时动物的脑电呈同步化慢波，但行为上并不表现为睡眠，而单纯破坏中脑黑质多巴胺能系统后，动物对新异刺激不再产生探究行为，但脑电仍有快波出现，这与帕金森病患者缺乏行为觉醒的表现一致。目前认为，行为觉醒的维持可能与黑质多巴胺递质系统的功能有关，而脑电觉醒的维持则与脑桥蓝斑上部去甲肾上腺素递质系统和脑干网状结构胆碱能递质系统的作用有关。因为破坏脑桥蓝斑上部去甲肾上腺素递质系统后，动物的脑电快波明显减少，在有感觉传入时，动物仍能被唤

醒，但时间很短暂，感觉刺激一停止，唤醒作用随即停止。

（二）睡眠及时相的划分

睡眠是动物的一种行为状态，睡眠时，动物的嗅、视、听、触等感觉减退，骨骼肌反射和肌紧张减弱，同时还会出现血压下降、心率减慢、瞳孔缩小、体温下降、代谢率降低、呼吸变慢、胃液分泌增多而唾液分泌减少、发汗增强等。但这些改变是暂时的，较强刺激可使睡眠中断而转为觉醒。

人和哺乳动物在睡眠状态下，根据其眼动电图、肌电图和脑电图的变化，可将睡眠分为慢波睡眠（slow-wave sleep，SWS）和异相睡眠（paradoxical sleep，PS）两种时相，后者又称为快波睡眠（fast-wave sleep，FWS）或快速眼球运动睡眠（rapid eye movements sleep，REM sleep）。慢波睡眠时表现为：①脑电波呈同步化慢波；②嗅、视、听、触等感觉功能暂时减退；③骨骼肌反射活动和肌紧张减弱；④伴有一系列自主神经功能改变，例如，血压下降、心率减慢、瞳孔缩小、尿量减少、体温下降、代谢率降低、呼吸变慢、胃液分泌增多而唾液分泌减少、发汗增强等。异相睡眠时则表现为：①脑电波呈去同步化快波；②各种感觉功能进一步减退，以致唤醒阈提高；③骨骼肌反射活动和肌紧张进一步减弱，肌肉几乎完全松弛；④可有间断的阵发性表现，例如，眼球快速运动、部分躯体抽动、血压升高、心率加快、呼吸加快而不规则等表现；⑤做梦是异相睡眠期间的特征之一。

睡眠过程中两个时相互相交替。成人进入睡眠后首先是慢波睡眠，持续 80~110 分钟后转入异相睡眠，维持 20~30 分钟后，又转入慢波睡眠；整个睡眠过程中约有 4~5 次交替，越近后期，异相睡眠持续时间越长。两种时相的睡眠均可直接转为觉醒，但由觉醒转为睡眠时，一般只能进入慢波睡眠，而不能直接进入异相睡眠。

慢波睡眠和异相睡眠均为正常人体所必需。一般成年人持续觉醒 15~16 小时，便可称为睡眠剥夺，此时极易转为睡眠状态。长期睡眠剥夺后，如果任其自然睡眠，则慢波睡眠，尤其是深度睡眠将明显增加，以补偿前阶段的睡眠不足。如果连续几夜在睡眠过程中一出现异相睡眠就被唤醒，则变得容易激动，然后任其自然睡眠，则异相睡眠同样出现补偿性增加，此时，觉醒状态也可直接进入异相睡眠，而不需要经过慢波睡眠阶段。觉醒时腺垂体分泌的生长激素较少，慢波睡眠时分泌明显升高，而异相睡眠时分泌又减少，但此时脑内蛋白质合成加速。因而认为，慢波睡眠有利于促进生长和体力恢复；而异相睡眠则促进学习记忆和精力恢复，特别在幼儿阶段，可能与神经系统的发育成熟、建立新的突触联系等有关。但异相睡眠时会出现阵发性表现，可能与某些疾病，如心绞痛、哮喘、阻塞性肺气肿缺氧等易于夜间发作有关。

（三）睡眠的发生机制

睡眠是一种脑活动的主动过程。慢波睡眠可能与间脑某些结构、脑干尾端网状结构（上行抑制系统）和前脑基底部等脑区的活动有关，上行抑制系统可作用于大脑皮层，并与上行激动系统相拮抗，调节睡眠与觉醒的相互转化；而异相睡眠则可能与脑桥被盖外侧区胆碱能神经元起源的某种电活动有关。关于神经递质和其他化学物质在睡眠中所起的作用，有人认为，人脑内的 5-HT 可抑制睡眠，而腺苷、前列腺素 D_2 则可促进睡眠。

第六节 脑的高级功能

人类的大脑得到高度的发展，除感觉和运动功能外，还能完成一些更为复杂的高级功能活动，如学习和记忆、思维和判断、语言、情绪和其他认知活动等。

一、学习和记忆

学习和记忆是两个有联系的神经活动过程。学习（learning）是指人和动物不断接受环境变化的信息而获得新的行为习惯（或经验）的神经活动过程。记忆（memory）是将学习到的信息在脑内贮存和"读出"的神经活动过程。学习是记忆的前提，记忆是新的学习的基础。从现代神经科学观点来看，巴甫洛夫条件反射是一种典型的学习和记忆模式。

（一）学习和记忆的形式

1. 学习的形式 学习可分为非联合型学习和联合型学习两种形式。非联合型学习（nonassociative learning）不需要在刺激和反应之间形成某种明确的联系，包括习惯化和敏感化等。习惯化是指一种刺激反复出现，如果不引起某种奖赏或惩罚，机体对该刺激的反应将逐渐减弱以至消退。例如人们对有规律出现的噪声会逐渐减弱反应，即出现习惯化。习惯化有助于免除对无意义信息的应答。敏感化与习惯化正好相反，是指对刺激的反应增强。如在强的伤害性刺激之后，对弱刺激的反应会加强。敏感化有助于强化对有意义信息的应答。联合型学习（associative learning）是在时间上很接近的两个事件重复地发生，最后在脑内逐渐形成联系，从而发生行为学恒定变化的学习类型。经典的条件反射和操作式条件反射属于这种学习类型。

2. 记忆的形式 记忆可分为陈述性和非陈述性记忆两类。陈述性记忆（declarative memory）与知觉或意识有关，依赖于记忆在海马、内侧颞叶及其他脑区内的滞留时间。包括情景式记忆（episodic memory）和语义式记忆（semantic memory）两种形式。前者是对一件具体事物或一个场面的记忆；后者是对文字和语言等的记忆。非陈述性记忆（nondeclarative memory）是对某些技巧性的动作、习惯性行为和条件反射等的记忆，不涉及到记忆在海马的滞留时间。陈述性和非陈述性记忆两种形式可以转化，如在学习骑自行车过程中需对某些情景有陈述性记忆，一旦学会后，就成为一种技巧性动作，陈述性记忆即转变为非陈述性记忆。

（二）记忆和遗忘

1. 记忆的过程 人类的记忆过程可以细分为四个阶段，即感觉性记忆、第一级记忆、第二级记忆和第三级记忆（图 12-31）。感觉性记忆是指通过感觉系统获得信息后，首先储存在脑的感觉区内的阶段，这个阶段一般不超过 1 秒钟，若未经处理则很快消失。如果在这个阶段把那些不连续的、先后进来的信息整合成新的连续的印象，即可转入第一级记忆。这种转移一般有两条途径，一是将感觉性记忆资料变成口头表达性符号，如语言符号，这是最常见的；二是非口头表达性途径，机制尚不清楚，但它是幼儿学习所必须采取的途径。信息在第一级记忆中平均约停留几秒钟。通过反复学习和运用，信息便在第一级记忆中循环，从而延长其在第一级记忆中的停留时间，这样，信息就容易转入第

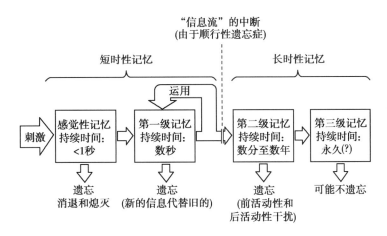

图 12-31　从感觉性记忆至第三级记忆信息流程的示意图

二级记忆之中。第二级记忆是一个大而持久的储存系统。发生在第二级记忆内的遗忘是由于先前的或后来的信息干扰所致。有些记忆，如自己的名字和每天都在操作的手艺等，通过长年累月的运用则不易遗忘，这一类记忆储存在第三级记忆中。

2. **遗忘**　遗忘（loss of memory）是指部分或完全失去回忆和再认的能力，是一种正常的生理现象。遗忘在学习后就已经开始，最初遗忘的速率很快，以后逐渐减慢。遗忘并不意味着记忆痕迹的消失，因为复习已经遗忘的内容比学习新的内容更加容易。产生遗忘的原因与条件刺激久不强化所引起的消退抑制和后来信息干扰等因素有关。

临床上将疾病情况下发生的遗忘称为遗忘症（amnesia），可分为顺行性遗忘症和逆行性遗忘症两类。前者表现为不能保留新近获得的信息，多见于慢性酒精中毒。其发生机制可能是信息不能从第一级记忆转入第二级记忆。后者表现为不能回忆脑功能障碍发生之前一段时间内的经历，多见于脑震荡，其发生机制可能是第二级记忆发生了紊乱，而第三级记忆却未受影响。

（三）学习和记忆的机制

1. **学习和记忆的脑功能定位**　现代神经科学研究表明，学习和记忆在脑内有一定的功能定位。与记忆功能密切有关的脑内结构有大脑皮层联络区、海马及其临近结构、杏仁核、丘脑、下丘脑和脑干网状结构等。目前认为，与近期记忆有关的神经结构是海马回路：海马通过穹隆与下丘脑乳头体相连，再通过乳头体-丘脑束抵达丘脑前核，后者发出纤维投射到扣带回，扣带回则发出纤维又回到海马。此外，杏仁核还参与情绪有关的记忆，其机制主要是通过对海马活动的控制而实现的。

2. **神经生理学机制**　从神经生理学的角度看，感觉性记忆和第一级记忆可能与神经元和神经环路的活动及其联系有关。由于神经元活动有一定的后作用，在刺激停止后，活动仍能持续一段时间，这是记忆的最简单的形式。此外，神经元之间形成的许多环路联系也是记忆的一种形式，例如，海马回路的活动就与第一级记忆的保持和第一级记忆转入第二级记忆有关。

现代神经科学认为，神经系统的突触可塑性（synaptic plasticity）是包括学习和记忆在内的行为适应的基础。突触可塑性是指突触受其已进行过的传递活动的影响而发生形态和（或）传递效能改变的特性。前者如突触的修饰或新突触的形成，后者如突触传递效能的长时程增强（long-term potentiation，LTP）和长时程抑制（long-term depression，LTD）、习惯化（habituation）和敏感化（sensitization）等现象。在训练大鼠进行旋转平台的空间分辨学习中，发现记忆能力强的大鼠其海马的长时程增强反应大，而记忆能力差的大鼠反应小。

3. 神经生物化学机制 从神经生物化学的角度看，较长时程的记忆必然与脑内的物质代谢有关，尤其是与脑内蛋白质的合成有关。动物在每次学习训练后的 5 分钟内，接受麻醉、电击、低温处理，或者给予能阻断蛋白质合成的药物，则动物的长时程记忆不能建立。如果这种干预由 5 分钟一次改为 4 小时一次，则长时程记忆的建立不受影响。人在脑震荡或电休克治疗后出现的逆行性遗忘症就属于此种情况。

中枢递质与学习记忆活动也有关。中枢胆碱能网状结构上行激动系统使大脑处于觉醒状态，是学习和记忆不可缺少的背景。基底前脑胆碱能神经元在学习和记忆环路及认知过程中起重要作用。动物学习训练后注射拟胆碱药可增强记忆的保持，而注射抗胆碱药物则使学习减慢，记忆保持减弱。去甲肾上腺素有利于信息的储存和再现，增强记忆的保持。γ- 氨基丁酸（GABA）也参与学习和记忆的调节。动物在训练后，脑室内注入 γ- 氨基丁酸可加快学习过程。血管升压素对记忆有易化和巩固的效应，而催产素则抑制学习和记忆。

4. 神经解剖学机制 从神经解剖学的角度看，持久性记忆可能与形态学改变有关。研究表明，海兔在经敏感化处理后其感觉末梢上所含的活化区增多，而经习惯化处理后则活化区减少。生活在复杂环境中的大鼠其大脑皮层较厚，而生活在简单环境中的大鼠则较薄。

二、 条件反射

条件反射（conditioned reflex）是联合学习的基本过程，了解其基本规律是研究学习和记忆的重要方法之一。

（一）条件反射的建立

条件反射是经过学习、训练而建立的，建立条件反射的基本条件是无关刺激与非条件刺激在时间上的结合。在巴甫洛夫的经典动物实验中，给狗以食物可引起唾液分泌，这是非条件反射，食物就是非条件刺激；而给狗以铃声刺激则不会引起唾液分泌，因为铃声与食物无关，故称为无关刺激。但如果每次给食物前出现一次铃声，经多次反复后，只要一出现铃声，狗就会分泌唾液。此时无关刺激转变为条件刺激，这种条件刺激与非条件刺激在时间上的结合建立起了条件反射，这个过程称为强化（reinforcement）。

（二）条件反射的消退、泛化和分化

上述经典条件反射建立后，如果反复应用条件刺激（铃声）而不给予非条件刺激（给食）强化，条件反射（唾液分泌）就会减弱，最后完全消失。这种现象称为条件反射的消退（extinction）。条件反射的消退不是条件反射的简单丧失，而是中枢将原先引起兴奋性效应的信号转变为产生抑制性效应的信号。

条件反射建立的初期，除条件刺激外，与条件刺激相近似的刺激也具有一定的条件刺激效应，如用 100Hz 的音响与食物结合建立了唾液分泌的条件反射，此时不仅 100Hz 的音响可以引起唾液分泌，80Hz 和 110Hz 的音响也能引起唾液分泌，这种现象称为条件反射的泛化。泛化出现后，如果只用 100Hz 的音响时给予食物强化，用 80Hz 和 110Hz 的音响时不给予食物强化，反复多次后，动物只对 100Hz 的音响保持阳性效应，而对 80Hz 和 110Hz 的音响出现阴性效应，这种现象称为条件反射的分化（differentiate）。

（三）操作式条件反射

这种条件反射要求动物在执行一定的操作后才能建立起来。例如，先训练动物使它学会踩动杠杆而得到食物的操作。然后，以灯光或其他信号为条件刺激建立条件反射，即在出现某种信号后去踩杠杆才能得到食物，所以称为操作式条件反射（operant conditioning reflex）。

（四）条件反射形成的机制

非条件反射的反射弧是机体生来就已经接通的固定联系，条件反射是以非条件反射为基础而形成的。以往的观点认为，在条件反射形成后，条件刺激的神经通路和非条件反射的神经通路之间产生了一种新接通的暂时联系。然而近年来的研究显示，条件反射的建立是个复杂的过程，暂时联系不是简单地发生在两个大脑皮层中枢之间，而是与皮层下许多神经结构有关。

（五）条件反射的生物学意义

机体是在复杂多变的环境中生存，如果只有非条件反射而没有条件反射，就无法适应多变的环境。条件反射的建立大大提高了机体对外界环境的适应能力，能使机体在某些非条件刺激到来之前就发生反应，增加了机体的预见性，避免遭受伤害。

三、语言和其他认知功能

（一）语言和第二信号系统

巴甫洛夫根据动物和人类条件反射的特点提出了两个信号系统学说。信号可分为两类，一类是现实具体的信号，如食物的性状、气味、音响的高低、光的强弱等，大脑对这些信号发生反应的系统称为第一信号系统，人和动物都具有第一信号系统。另一类是对现实具体物质进行抽象概括的信号，通常用文字或语词来表示，大脑对这些信号发生反应的系统称为第二信号系统，为人类所特有，也是人类区别于动物的主要特征。因此，人脑有两个信号系统，而动物只有第一信号系统。人类可借助语词来表达思想，并进行抽象的思维和语言交流。

（二）语言中枢

语言是人类特有的通讯手段，人类通过语言交流感情和思想，利用语言进行思维和推理。大多数人的语言功能定位于大脑左半球，而理解和表达能力定位于左半球大脑皮层的不同区域。临床上发现，人类大脑皮层一定区域的损伤（图 12-32），可引起各种特殊的语言活动功能障碍。①流畅失语症（fluent aphasia）：由颞上回后端的韦尼克（Wernicke）区受损所致，患者说话流畅，但话语中夹杂许多杂乱语和自创词，令人难以听懂，有时患者也听不懂别人的说话，看不懂文字；②运动失语症（motor aphasia）：由中央前回底部前方的布洛卡（Broca）区受损引起，患者能看懂文字和听懂他人谈

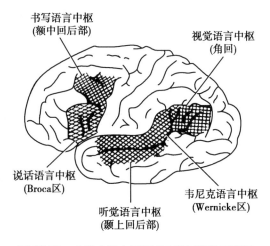

图 12-32　人类大脑皮层语言功能区域的示意图

书写语言中枢
(额中回后部)

视觉语言中枢
(角回)

说话语言中枢
(Broca区)

听觉语言中枢
(颞上回后部)

韦尼克语言中枢
(Wernicke区)

话，自己却不会说话，不能用语言表达自己的思想，而与发音有关的肌肉并不麻痹；③失写症（agraphia）：由额中回后部接近中央前回的手部代表区损伤所致，患者能听懂别人说话，看懂文字，自己也会说话，却不会书写，手部的其他运动也不受影响；④感觉失语症（sensory aphasia）：由颞上回后部损伤所致，患者能讲话与书写文字，也能看懂文字，但听不懂别人的话语，而患者的听觉则无障碍；⑤失读症（alexia），由顶下小叶围绕颞上钩后端的角回受损引起，患者看不懂文字，但其视觉和其他语言功能均健全。可见，大脑皮层具有管理语言活动的功能，并且这种功能具有一定的分区，但各区的功能是密切相关的，因为严重的失语症可同时出现上述多种语言活动功能的障碍。

（三）语言的侧别优势

在主要使用右手的成年人，上述语言活动功能障碍常由左侧大脑皮层损伤所致，而与右侧皮层损伤无明显关系。左侧皮层在语言活动功能上占优势，称为优势半球。这种一侧优势的现象仅出现于人类，说明人类两侧大脑半球的功能是不对等的。一侧优势现象虽与遗传有一定关系，但主要是在后天生活实践中形成的，这与人类习惯使用右手有关。人类的左侧优势自10~11岁起逐步建立，成年后左侧半球损伤，就很难在右侧皮层再建语言中枢。

左侧半球为优势半球，并不意味着右侧半球不重要。研究表明，右侧半球在非语词性的认知功能上占优势，如对空间的辨认、深度知觉、触 - 压觉认识、图像视觉认识、音乐欣赏分辨等。但是这种优势是相对的，因为左侧半球也有一定的非语词性认知功能，而右侧半球也有一定的简单的语词活动功能。

（四）大脑皮层的其他认知功能

除语言功能外，大脑皮层还有许多其他认知功能。如前额叶皮层可能参与短时程情景式记忆和情绪活动，颞叶联络皮层可能参与听、视觉记忆，顶叶联络皮层则可能参与精细躯体感觉和空间深度感觉的学习等。右侧顶叶皮层损伤的患者常表现为穿衣失用症（apraxia），患者虽无肌肉麻痹，但穿衣困难，常将衬衣前后穿倒或只把一个胳膊伸入袖内。右侧大脑皮层顶叶、枕叶、颞叶结合处损伤的患者，常分不清左右侧，穿衣困难，不能绘制图表。右侧半球颞叶中部病变常引起视觉认识障碍，患者不能辨认别人的面貌，只能根据语音来辨认熟人，有的患者甚至不认识镜子里自己的面貌，这种功能障碍称为面容失认症（prosopagnosia），患者往往伴有对颜色、物体、地点的认识障碍。此外还发现顶部损伤可能引起失算症（acalculia），患者表现为计算能力的损害。

（五）两侧大脑皮层认知功能的关联

两侧大脑皮层之间有许多联合纤维。在哺乳类动物中最大的联合纤维结构是胼胝体，进化愈高等则胼胝体愈发达，人类的胼胝体估计含有100万根纤维。这使得两侧大脑皮层可以互送信息，使未经学习的一侧在一定程度上也能获得另一侧经过学习而获得的某种认知能力。有人事先切断猫视交叉的交叉纤维，使一侧眼睛的视网膜传入冲动仅向同侧皮层投射，然后将该动物一眼蒙蔽，用另一眼学会对图案的鉴别，待其学会后将该眼蒙蔽，测定先前被蒙蔽眼的图案鉴别能力，发现先前被蒙蔽的眼也具有这种鉴别能力。如果事先切断这个动物的胼胝体，则这种现象就不再出现。人类大脑皮层两半球之间的联合纤维对完成双侧的运动、一般感觉和视觉的协调功能起重要作用。如右手经过训练学会某种技巧性动作后，左手虽未经训练，但一定程度上也能完成这种技巧动作。因此，两侧大脑皮层的认知功能是有关联的。

四、 情绪

（一）情绪的概念

情绪（emotion）是机体对客观事物是否符合其需要而产生的主观体验和相应的行为反应，包括情绪体验（emotional experience）和情绪表达（emotional expression）两种基本要素。

情绪体验（即主观体验）是指个体对不同情绪状态的主观感受，如高兴和恐惧、痛苦和愉悦的主观感受不同。情绪表达主要体现为外部表现（如行为反应）和内在的生理反应。

1. **情绪的外部表现** 情绪发生时，往往伴随着面部、体态、手势或言语等外部表现，称为表情，包括面部表情、姿态表情、语调表情。在高等动物的种族内或种族间，表情具有通讯和交流的作用，如求偶、警告、求救或威胁等；在人类，表情（特别是面部表情）是人际交往的一种重要工具。

2. **情绪的生理反应** 情绪发生时还会引起广泛的神经、内分泌、运动、心血管、呼吸等机体的生理反应，即生理唤醒，这种唤醒状态会增强情绪体验。不同情绪的生理反应模式是不一样的，如恐惧或暴怒时，心跳加速、血压升高、呼吸加快等；而满意、愉快时心跳正常。

（1）自主神经系统功能活动的改变：在多数情况下，情绪生理反应表现为交感神经系统活动的相对亢进。例如，在动物发动防御反应时，可出现瞳孔扩大、出汗、心率加快、血压升高、骨骼肌血管舒张、皮肤和小肠血管收缩等交感活动的改变，其意义在于重新分配各器官的血流量，使骨骼肌在格斗或逃跑时获得充分的血供。在某些情况下也可表现为副交感神经系统活动的相对亢进，如食物性刺激可增强消化液分泌和胃肠道运动；性兴奋时生殖器官血管舒张；悲伤时则表现为流泪等。

（2）内分泌系统功能活动的改变：情绪生理反应常引起多种激素分泌改变。例如，在创伤、疼痛等原因引起应激而出现痛苦、恐惧和焦虑等情绪反应时，血中促肾上腺皮质激素和肾上腺糖皮质激素浓度明显升高，肾上腺素、去甲肾上腺素、甲状腺素、生长激素和催乳素等浓度也升高；情绪波动时往往出现性激素分泌紊乱，并引起育龄期女性月经失调和性周期紊乱。

（二）情绪的脑机制

1. **脑干网状结构** 美国心理学家林斯利（David Lindsley，1951）提出，脑干网状结构上行激活系统汇集各种感觉信息，经过整合，弥散地投射到大脑皮层的广泛区域，调节睡眠、觉醒和情绪状态。因此，网状结构与激活或唤醒有关，对呼吸和心血管活动有重要的调节作用，是产生情绪的必要条件。研究表明，抑郁症患者表现出的冷漠、对一切无兴趣，内心体验麻木，面无表情等症状可能与网状结构的功能破坏有关。

2. **下丘脑** 下丘脑（hypothalamus）是自主神经系统的皮层下中枢，控制着脑垂体和整个内分泌系统，与情绪反应密切相关。实验表明，下丘脑后区是产生愤怒反应必不可少的区域，也与恐惧等逃避反应相关联，如果下丘脑被破坏，动物就不能表现出协调的愤怒反应。奥尔兹（James Olds，1954）等人发现，在下丘脑等边缘系统存在着"快乐中枢"（pleasure center）和"痛苦中枢"（displeasure center），刺激这些部位，人和动物都有愉快或痛苦的情绪体验。

3. **边缘系统** 边缘系统（Limbic system）是位于大脑皮层内侧面，环绕胼胝体和脑干的一个环形结构或边界，包括扣带回、海马、丘脑、下丘脑、杏仁核等广泛的区域。1937年，帕佩兹（James Papez）系统地阐述了一个有关情绪行为与情绪体验的复合神经结构，即"帕佩兹环路"，这个环路的主要结构就是边缘系统。帕佩兹认为，情绪体验主要是扣带回活动直接产生的；而情绪表达主要是由下丘脑控制的。扣带回投射到海马，海马通过穹隆投射到下丘脑，下丘脑活动又通过丘脑前核调节扣带回的活动。因此，边缘系统是整合情绪体验的重要区域之一。损伤猫的边缘系统的一部分（如杏仁核），恐惧反应消失；临床发现，损伤丘脑前核可以引起自发的哭、笑等情绪紊乱；扣带回附近的肿瘤常常伴随情绪紊乱，如恐惧，易激惹，抑郁等。

在动物实验中，预先于脑中埋藏一刺激电极，并让动物学会自己操纵开关而进行脑刺激，这种实验方法称为自我刺激（self stimulation）。如果将电极置于大鼠脑内从中脑被盖腹侧区延伸到额叶皮层的近中线部分，包括中脑被盖腹侧区、内侧前脑束、伏隔核和额叶皮层的结构，动物只要无意中有过一次自我刺激的体验后，就会一遍又一遍地进行自我刺激，很快发展都长时间连续自我刺激。表明刺激这些脑区能引起动物的自我满足和愉快，这些脑区称为奖赏系统（reward system）（图12-33）。已知从中脑被盖腹侧区到伏隔核的多巴胺能通路与之有关，应用D₃多巴胺能受体激动剂能增加自我刺激的频率，而给予D₃受体拮抗剂则可减少自我刺激频率，D₃受体可能主要存在于伏隔核内。如果置电极于大鼠下丘脑后部的外侧部分、中脑的背侧和内嗅皮层等部位，则无意中的一次自我刺激将使动物出现退缩、回避等表现，且以后不再进行自我刺激。表明刺激这些脑区可使动物感到嫌恶和痛苦，这些脑区称为惩罚系统（punishment system）或回避系统（avoidance system）。据统计，在大鼠脑内奖赏系统所占脑区约为全脑的35%；惩罚系统区约为5%；而既非奖赏系统又非惩罚系统约占60%。在一些患有精神分裂症、癫痫或肿瘤伴有顽痛的患者中进行自我刺激实验，其结果也极为相似。

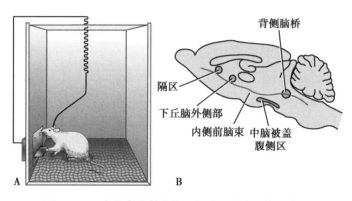

图 12-33　大鼠自我刺激装置与脑区奖赏系统示意图
A. 大鼠自我刺激装置；B. 大鼠脑区奖赏系统分布

五、动机和成瘾

（一）动机

动机（motivation）是指激发人们产生某种行为的意念。人类和动物的行为不是偶然发生的，本能行为也都是在一定的欲望驱使下产生的，如摄食、饮水、性行为分别由食欲、渴觉和性欲所驱使。脑内奖赏系统和惩罚系统在行为的激发（动机的产生）和抑制方面具有重要意义，几乎所有的行为都在某种程度是与奖赏或惩罚有一定的关系。一定的行为通常是通过减弱或阻止不愉快的情绪，并且通过奖赏的作用而激励的。例如，实验中动物学习走迷宫可能就是通过刺激奖赏系统产生游戏动机而进行的。

（二）成瘾

成瘾（addiction）是泛指不能自制并不顾其消极后果的反复将某种物品摄入体内；在药理学中，

成瘾是特指连续反复多次使用毒品所造成的慢性中毒。目前被视为毒品的主要有吗啡、海洛因、可卡因、安非他命（苯丙胺）和大麻等。这些物品虽然对脑的影响途径各不相同，但都与奖赏系统的激活有关，它们都能增加脑内多巴胺对伏隔核 D_3 受体的作用。长期成瘾者对这些物品将产生耐受性和依赖性，即需要加大剂量才能达到初期使用的效果，一旦停止使用便会产生戒断症状：出现烦躁不安、失眠、疼痛加剧、肌肉震颤、呕吐、腹痛腹泻、瞳孔散大、流泪流涕、出汗等，若给药则症状立即消除。注射 β 受体拮抗剂或 $α_2$ 受体激动剂于终纹能缓解戒断症状，双侧毁损被盖外侧区 NE 能纤维也有类似效应。成瘾者在接受治疗后有明显的复发倾向，这可能与前内侧皮层、海马和杏仁核（与记忆有关）至伏隔核的谷氨酸能兴奋性纤维投射有关。

第七节　神经康复的生理基础

随着现代诊断技术的迅猛发展，神经系统疾病的诊断有了很大的提高。但是，神经系统疾病治疗措施相对简单，效果不够理想，特别是近年来脑血管疾病发病率的不断上升，使患者留下的残疾较多，所以神经康复问题成为目前神经科医生需要积极探索的课题。由于分子生物学和神经生物学技术的发展，在神经损伤、神经再生和神经重塑的基本理论和实验研究上有了新的突破；随着神经康复措施、康复技术和康复设备的不断更新，神经系统疾病康复治疗的研究出现了前所未有的新局面。

一、常用的神经康复技术及其作用原理

目前临床上常用的神经康复技术有物理疗法、运动疗法、作业疗法、心理治疗和传统的中医康复疗法等几种主要的类别。

（一）物理疗法

1. **直流电疗法**　人体组织具有导电性能，在直流电作用下，机体组织内各种不同电荷的离子分布向着与自己符号相反的电极移动，使组织内离子浓度比例发生变化，从而引起组织内物理化学反应的改变，这是直流电作用于机体产生治疗作用的基础。在直流电作用下，阳极下组织兴奋性降低，阴极下组织兴奋性升高。通过颈区和颈交感神经节的作用，可反射性地影响神经中枢的兴奋和抑制过程，通过自主神经影响内脏器官的功能活动。此外，还可以应用直流电将药物离子通过皮肤、黏膜或伤口导入机体内，用于神经炎、神经损伤的康复治疗。

2. **低频脉冲电疗法**　频率 100Hz 以下的脉冲电流称为低频脉冲电流。脉冲电流由于电压或电流呈短促的变化，使机体内离子和带电质子呈冲击式移动，从而引起离子浓度比的急剧改变，故而对运动神经、感觉神经和自主神经均有强烈的刺激作用。在康复治疗中，常用的有神经肌肉电刺激、功能性刺激、经皮电刺激神经等疗法。

神经肌肉电刺激可用于对失神经肌肉的电刺激和痉挛肌及其拮抗肌的交替电刺激。前者适用于下运动神经元麻痹、神经断裂等疾病，对于变性的肌肉进行电刺激可促进局部血循环，引起肌肉节律性收缩，从而延缓病肌萎缩，抑制肌肉纤维化，防止其硬化和痉挛；还可促进神经再生和神经传导功能的恢复。后者适用于脑血管意外偏瘫、儿童脑性瘫痪、脊髓外伤引起的痉挛性瘫、帕金森病等，刺激痉挛肌时，通过兴奋肌梭和腱器官，反射性地引起痉挛肌本身抑制；刺激拮抗肌亦可通过交互抑制对

痉挛肌发生抑制性影响。由于两组电流交替出现，所以两种抑制亦交替出现，使肌肉在治疗期间始终处于抑制状态，从而达到松弛痉挛肌的目的。

功能性电刺激可用于偏瘫、脑性瘫痪、截瘫时的下肢运动障碍等。当脑血管意外或其他原因导致上运动神经元损害时，下运动神经元是完好的，不仅通路存在，而且有应激功能。但它丧失了来自上运动神经元的运动信号（即神经冲动），就不能产生正常的随意肌收缩运动。这时如给以恰当形式、适量、适时的电刺激，就可以产生相应的肌肉收缩，以补偿所丧失的肢体运动，如足背屈和伸趾等。电刺激在刺激运动神经和肌肉的同时，也刺激传入神经，经脊髓投射到高级中枢，促进功能重建。因此神经肌肉功能性电刺激在康复治疗中具有十分重要的意义。

经皮电刺激神经（transcutaneous electrical nerve stimulation，TENS）对临床上各种急、慢性疼痛有显著的镇痛作用。其机制多以闸门控制学说及内源性吗啡样物质释放学说解释。

3. 中频电疗法　频率 1~100kHz 的脉冲电流称为中频脉冲电流。中频脉冲电流对运动、感觉神经的刺激作用虽不及低频脉冲电流明显，但对自主神经、内脏功能的调节作用却优于低频脉冲电流，而且可作用到组织深处，在引起强烈肌肉收缩时皮肤无明显刺痛。有人证明在 6~8kHz 范围内肌肉收缩的阈值和痛阈有明显的分离现象，因此利用这种频率就可能使肌肉发生强烈的收缩而不引起疼痛。

4. 高频电疗法　频率超过 100kHz 的脉冲电流称为高频脉冲电流。高频电流分为长波、中波、短波、超短波、微波五个波段。

短波疗法主要以电感场法（又称线圈场法）进行治疗。短波电流在电缆内通过时，电缆周围产生高频交变磁场，人体处于其中时，感应产生涡电流，其频率与短波相同，但方向相反。涡电流基本上属于传导电流，通过组织时引起离子的高速移动，发生离子间以及离子周围媒质间的摩擦，引起能量损耗（欧姆损耗），转换为热能。离电缆较近的部位受磁场作用较强，加以涡电流在导电率较高的组织中通过，因此在浅层肌肉中产热较多。短波疗法的温热效应比较明显，改善组织血液循环、镇痛、缓解肌肉痉挛等作用比较突出。

超短波疗法主要以电容场法进行治疗，治疗时人体作为介质置于两个电容电极之间的电容场中，人体内电介质的无极分子被极化成为偶极子，偶极子随着电磁波振荡发生高速旋转，产生位移电流，偶极子之间以及与周围媒质间的摩擦引起能量损耗，是为介质损耗，能量转换为热量。电解质在电容场中电离为离子，产生传导电流、欧姆损耗。这两种效应兼而有之，但以位移电流、介质损耗为主。超短波的频率高于短波，非热效应比短波明显，脉冲超短波主要产生非热效应。

微波疗法以辐射场法作用于人体。微波辐射于人体时一部分反射回空间，一部分进入人体内。组织内的离子、偶极子随微波的频率极高速振荡，产生位移电流、介质损耗和传导流、欧姆损耗而产热。微波的频率特别高，因此非热效应明显。

5. 磁疗法　磁场可以通过对神经的刺激反射作用于全身，通过对体液的作用影响组织的新陈代谢和生理病理过程，还能通过对经穴的刺激影响经络的传感。因此，磁场可抑制神经的生物电活动，降低末梢神经的兴奋性，阻滞感觉神经的传导，提高痛阈，并可加强血液循环，缓解因缺氧、缺血、水肿和致痛物质分解转化而发挥镇痛作用。另外，磁场还具有镇静作用，可加强大脑皮层的抑制过程，改善睡眠，调整自主神经功能，缓解肌肉痉挛。

6. 光疗法　以人工光源或日常辐射能量治疗疾病的方法称为光疗法。光疗法所采用的人工光源有红外线、可见光、紫外线、激光四种。人体吸收红外线能量后转变为热能。红外线的温热作用较浅，只达皮下组织，而通过加热的血液传递或热传导，亦可使肌肉温度上升，或通过反射作用到内脏器官。紫外线照射可降低感觉神经兴奋性，使痛阈上升，感觉时值延长，疼痛得以缓解。这是由于紫外线红斑区血液循环加强，致痛物质的清除加快；紫外线红斑在大脑皮层形成一个强兴奋灶，干扰抑制疼痛在皮层所形成的兴奋灶。

7. 超声波疗法 超声波是一种机械弹性振动波，能在固体、液体、气体中传播。超声波作用于人体时，在行波场和驻波场交替地出现正压和负压的机械作用，使组织产生压缩、伸张和加速度。神经细胞对超声波很敏感，小剂量超声波能使神经细胞兴奋性降低、神经纤维传导速度减慢，因而有明显的镇痛作用。作用于交感神经节则可调节其分布区的血液循环和功能。

8. 冷疗法 以低于人体温度的低温治疗疾病的方法称为冷疗法。冷疗法又称冷冻疗法。治疗时使人体组织温度成一定程度的下降，但不至于造成细胞死亡、组织破坏。常用于局部冷冻疗法的致冷原为冷水、冰块、氯乙烷等。这些致冷原作用于人体体表时吸收人体的热，使组织温度下降。冷刺激使运动和感觉神经抑制，传导速度减慢，甚至暂时丧失功能，感觉的敏感性降低，因而有解痉、镇痛，甚至麻醉的作用。冷刺激还可使肌肉的收缩期和松弛期延长，肌梭活动减弱，肌张力及肌肉收缩、松弛的速度减慢，肌肉的电兴奋性下降，从而缓解肌肉痉挛。

9. 水疗法 利用水的温度、静压、浮力和所含成分，以水浴方式作用于人体治疗疾病的方法称为水疗法。水的温热作用可使血管扩张，神经肌肉兴奋性降低，使疼痛减轻，肌肉韧带、关节囊紧张度降低。同时，水的温热作用和水中运动能促进机体的新陈代谢，提高基础代谢率，有利于代谢产物排出体外。

10. 高压氧疗法 高压氧疗法是一种在超过1个大气压的环境中吸入高浓度氧治疗疾病的方法。其在神经康复治疗中的作用机制是：①提高血氧分压，增加脑血氧含量，增加氧的弥散力，因此高压氧治疗能够对脑缺氧起到保护作用；②使脑血管收缩，脑血流量下降，颅内压降低，减轻脑水肿。高压氧使血氧含量增加，脑血管反应性收缩，脑血流量下降，脑容积缩小，降低颅内压。③改善微循环，促进侧支循环的生成。脑组织血管丰富，高压氧可促进侧支循环的形成，保护病灶周围"缺血半影区"内的神经细胞，促进脑组织的修复。④增加椎动脉血流量，改善网状结构的功能。⑤高压氧通过兴奋中枢神经的网状结构，使大脑皮层兴奋并伴欣快感，从而改善患者的精神状态，使患者情绪高涨，保持乐观向上的心理状态，增强患者战胜疾病的信心；高压氧还可增加脑干网状激活系统供血量，提高脑干网状结构上行激动系统的兴奋性，有利于觉醒、从昏迷状态转为苏醒。因此，高压氧治疗在颅脑损伤、脊髓损伤、持续性植物损伤、脑血管疾病、运动神经元病等疾病的神经康复中具有广泛的应用前景。

（二）运动疗法

运动疗法是应用各种形式的主动和被动运动进行具体操练，以促进患者康复的一类疗法。运动疗法是康复医学中得到广泛应用的康复治疗方法和手段，是现代综合疗法的一个重要组成部分。

运动疗法主要是通过神经反射、神经体液因素和生物力学等作用途径，提高中枢神经系统和自主神经系统的调节能力。神经系统特别是中枢神经系统对全身器官的功能活动起重要调节作用。要维持神经系统的正常功能，需要不断使其接受来自外周器官的刺激以维持一定的紧张度和兴奋性，运动和体力活动便是一类很重要的自然的生理刺激。进行身体锻炼，不仅在锻炼的当时能使神经系统功能活动发生短暂的变化，而且由于锻炼需要长期坚持进行，还能起到"锻炼和加强"大脑皮层活动能力的作用。因为所有运动都是一系列生理性条件反射的综合表现。随着运动强度加大和活动难度提高，需要形成更多更复杂的条件反射以适应，从而使神经系统的兴奋性、灵活性和反应性都大为改善，也强化了对全身各脏器功能活动的调整和协调作用。经常锻炼后还会表现出自主神经中迷走神经偏亢，相应提高了对自主神经和脏器活动的自控能力。现在常用的运动疗法有强制性运动疗法、运动再学习技术和减重步行训练等几种形式。

1. 强制性运动疗法 强制性运动疗法的基本概念是限制使用健肢，强制性反复使用患肢。动物实验发现，将动物健侧前肢束缚起来，强迫其使用失神经支配前肢，开始采用条件反射技术，随后逐渐增加行为成型技术，以此训练数天，失神经支配动物前肢的功能得到暂时性恢复；若持续训练2周，功能则有可能永久性恢复。目前，动物实验及临床研究都显示，强制性运动疗法是促进中枢神经系统疾病后功能恢复的一种有效方法，临床上主要用于慢性期脑卒中患者（发病后6个月至1年）的上肢治疗。

强制性运动疗法的机制尚不清楚，可能与大脑皮层的重组有关。经颅磁刺激研究发现，脑卒中慢性期患者经强制性运动疗法治疗2周后，其大脑皮层内诱发出来的手部肌电信号比治疗前增加1倍，提示强制性运动疗法有可能增加患侧肢体皮层代表区域的使用。同时表明，即使是慢性期患者，只要给予有效的康复治疗，仍然可以提高患侧肢体在大脑运动皮层代表区的兴奋水平及其功能。

2. 运动再学习技术 "运动学习"（motor learning）方法是根据对正常人学习和掌握运动技能过程的认识，以"运动学习"理论为基础，按照科学的获得运动技能的方法，通过分析与运动功能障碍相关的各种异常表现和缺失成分，以"任务"或功能为导向，有针对性地指导患者进行练习，对患者进行再教育，促进其脑功能重建，并尽可能地帮助患者获得接近正常的运动技能。运动再学习技术把中枢神经系统病变后运动功能的恢复训练视为一种再学习或再训练过程。它以作业或功能为导向，在强调患者主观参与和认知重要性的前提下，按照科学的运动学习方法对患者进行再教育，以恢复其运动功能。

3. 减重步行训练 减重步行训练是通过部分减重以减轻下肢负荷，产生动力学和不同速度下无帮助行走。临床研究发现，即使脑卒中患者肌肉活动恢复，但肌肉收缩的时相仍存在异常，如常见的偏瘫步态。为此，脑卒中患者的新治疗目标被提出，即促进肌肉激活、和谐的肌肉收缩时相、足够的承重能力和耐力。大量研究表明，减重步行训练是实现上述目标的最好措施，因此减重训练已成为当前脑卒中患者步态训练最有效的技术。除脑卒中、脑瘫、帕金森病、多发性硬化、重症肌无力等神经系统疾病所致下肢功能障碍外，其他如脊髓损伤、运动系统疾患所致下肢功能障碍也适合于减重步行训练治疗。

（三）作业疗法

作业疗法是为了使患者功能恢复，有目的、有针对性地从日常生活活动、职业劳动、认知活动中选择一些作业，对患者进行训练，以缓解症状和改善功能的一种治疗方法。用于治疗目的的作业活动不同于一般的作业活动，它是以治疗为目的。其主要作用有：

1. 在精神方面 患者在作业活动中，不只是付出精力和时间，而首先能在心理上增强独立感，对生活建立起信心；通过作业活动可以克服涣散，集中精力，提高患者的注意力，增强记忆；当患者在作业活动中通过自己劳动制作出一件成品或获得成果时，可以使患者在心理上感到一种收获后的愉快和满足；宣泄性作业活动中，给患者提供一种适当而安全的宣泄感情的机会，使患者在心理上得到某些平衡；娱乐性作业活动中，可以调节情绪，放松精神；通过集体和社会性活动，能培养患者参与社会和重返社会的意识。

2. 在克服功能障碍方面 作业活动能调节患者的神经系统功能，改善机体代谢，增强体力和耐力；作业活动能增强患者的肌力和关节活动范围，尤其是对手的精细活动功能的恢复；作业活动可以改善患者运动协调性，增强身体的平衡能力；合适的作业活动可以减轻患者的疼痛和缓解症状；认知作业活动可以治疗失认、失用、记忆力、注意力和思维能力的减弱。

（四）言语治疗

言语治疗是由言语治疗专业人员对各类言语障碍进行治疗或矫治的一种方法，包括对各种言语障碍进行评价、诊断、治疗和研究。根据言语行为的解剖生理学基础，以及言语行为的心理学结构来判定言语障碍的性质，大致可归纳为三类：

1. 失语症，是由于大脑半球发生了器质性损伤，从而引起言语交际过程中，语言的感知辨识、理解接收和组织运用语言以进行表达等功能的某一或某几个方面的失调现象。

2. 某些心理异常或精神性疾病造成的言语障碍，包括：①某些大脑器质性疾病造成的意识、思维、记忆失调等继发的言语障碍。如昏迷时，患者对外界经常会缺乏包括言语在内的一切交互活动。思维记忆失调时，患者的言语交往常常表现为不符合实情，逻辑混乱；②智能障碍：在个体言语能力习得之前，先天性脑性发育不全和智能不足常会干扰和阻碍言语的正常发展。后天的器质性脑病的智能障碍则常使已经获得的言语能力遭到破坏；③精神性疾病的言语异常；④癔病性失音和失语；⑤口吃是较为常见的口语言障碍。社会人群大约有 1% 的人患有口吃病，儿童患病率高达 6%~6.6%。它是言语治疗的一个重要内容。

3. 非大脑半球的中枢和外周神经，听、视觉器官，发音器官，喉部肌肉等言语功能单元受损伤引起的言语障碍。

以上三类言语障碍中，大脑损伤引起的失语和言语障碍是性质最复杂的言语障碍。它是言语康复的主要对象，更是神经康复的主要内容。

关于言语治疗的机制，目前以功能重组学说和功能代偿学说为主。功能重组学说指利用其他神经通路，用不同的方法来完成被破坏的神经结构所承担的功能。失语症的恢复即是神经系统的重组，反复的刺激可以促进这种重组。功能代偿学说认为是由大脑的其他区域取代受损害区域的功能，即功能代偿作用。

（五）心理治疗

心理治疗（psychotherapy）又称精神治疗，是应用心理学方法通过医患之间言语和非言语的相互作用，以改变患者的认知、情绪和行为，达到消除症状、防治疾病乃至改善神经适应能力，提高生活质量的目的。具体的治疗方法有以下几种形式：

1. **患者中心疗法**　患者中心疗法是以人格的自我理论为基础，自我认识，自我调节。人是可以自我调节的。因此给患者创造一种非常适宜的心理环境和气氛，患者就可以动员自己内部原有的大量资源和潜能进行自我调节，从而改变对自我的看法和对周围事和人的看法，自我调整，解决心理障碍，最终达到心理健康。

2. **认知疗法**　认知疗法是通过改变人的认识过程和从这一过程中所产生的观念来纠正人们的心理障碍，矫正不良的情绪和适应不良的行为。某些心理障碍和行为异常主要是对客观现实的错误认识，如思维紊乱或成见所造成的，即使是一些合逻辑的事情发生，他们也无法把它们纳入正确的思维轨道，抑制产生极不愉快的结果。因此治疗者要帮助患者的认识和思维活动，调节纠正错误的认识，安排特定的学习过程，改变和重新组织患者的思维和认知过程，从而改变患者的不良情绪和适应不良的行为。

3. **合理情绪疗法**　合理情绪疗法的基本理论认为，人们的情绪和行为反应不是由某一诱发事件本身直接引起的，而是由经历这一事件的个体对诱发事件的看法、认识和信念所引起的。诱发事件只是引起情绪反应的间接原因，人们对诱发事件的看法和解释才是引起人们情绪反应和行为的直接原因。如果合理的信念占主导地位，对所发生的事件有比较积极的正确认识，人们便会采取正确的态度，有效的措施，产生的情绪反应也会是恰当而适度的，行为结果是良好的，效果也是比较积极满意的。如果不合理的信念占主导地位，则会产生一系列的不良情绪反应，处理问题的态度也是消极的，效果也是消极和不满意的。

4. 行为矫正疗法 行为疗法又叫行为矫正，是 20 世纪 50 年代发展起来的重要心理学的理论方法。常见的理论及疗法有两种：

一是经典条件反射理论及疗法。以这种理论建立的治疗方法有系统脱敏法和厌恶疗法。前者就是利用经典条件反射的原理，设法一步一步地逐渐消除神经症状性的反应，如恐怖症等。后者采用条件反射的方法，把一种厌恶刺激与患者的一种不良行为结合在一起进行检验，从而抑制和消除患者的不良行为，达到治疗目的。每当引起有害的反应和行为出现时，立即呈现一种强烈的厌恶刺激，如电刺激。电刺激引起患者的痛苦和不快，进行逃避。与此同时抑制了有害的情绪反应。此方法可以治疗酗酒、性偏离等行为。

另一种是操作性条件反射理论及疗法，如操作性行为疗法和生物反馈疗法。前者是根据操作性条件反射原理，用奖励 - 强化法和处罚 - 消除法。在神经康复中矫正脑损伤及其他一些患者的一些偏离行为或不适应行为。后者是将人体自己意识不到的生理和病理信息，经过检测放大以光亮、仪表数字或图像显示出来，经眼耳等感官（觉）反馈给本人，通过训练，让受试者学会自我控制，以改变病理过程，促进功能的恢复，达到康复的目的。此种用生物信息反馈治疗的方法称生物反馈疗法。常用的生物反馈有：肌电反馈、脑电反馈、心电反馈等，其中以肌电反馈应用最多。

（六）中国传统康复疗法

1. 中医按摩疗法 中医按摩又称推拿，是以我国传统医学理论为基础的独特手法和治疗法则，是我国康复医学治疗技术的一个重要组成部分，对神经康复具有良好的效果。按摩能够调节神经系统的兴奋性，从而反射性地引起机体的各种反应，对神经系统和内脏功能康复具有重要的作用。

2. 针灸疗法 针灸疗法是在经络学说等中医理论的指导下，运用针刺和艾灸等对人体的穴位进行刺激，从而达到防治疾病的一种治疗方法。现代研究表明，针灸疗法对人体的整体与局部功能均具有良好的调节作用；针灸对机体的神经 - 免疫内分泌系统也具有很好的调制作用；动物实验表明，针刺疗法在促进大脑神经发育及修复方面有确切的疗效，其主要机制表现在促进神经干细胞的增殖与分化，调节星形胶质细胞的增生，促进髓鞘的形成，促进轴突的发芽、生长和延伸而与靶细胞重建突触，调节脑细胞能量代谢，调节大脑神经递质含量，调整神经营养类蛋白、细胞因子的表达，改善大脑血供等；另外，针刺对机体的疼痛与镇痛系统也具有重要的调制重要，因此针刺具有明显的镇痛作用。

3. 气功疗法 气功疗法是在中医理论指导下，通过调息练气、调心练意、调身练形而达到防治疾病的一种自我省心锻炼方法。现代研究证明，气功疗法可以调整神经系统的兴奋与抑制过程，促进血液循环，降低代谢率，改善消化吸收过程，增强机体免疫防御功能，因此对神经康复具有很好的作用。

二、 神经康复机制

（一）中枢神经系统的可塑性理论

中枢神经系统有随着内外环境变化而不断地自我修复和重组的能力称为可塑性（plasticity）。临床和动物实验研究表明，中枢神经系统的这种可塑性可通过不断的学习和训练来得到强化和巩固。患者学习的潜力越大，功能重组的机会就越多，康复的成功率就越高。中枢神经系统的可塑性主要通过三种方式来实现：

1. **神经发芽**　神经发芽包括再生性发芽、代偿性发芽和侧支发芽三种形态学变化。再生性发芽是指由出芽取代已失去的轴突，即损伤近端的轴突再生支配适当的目标，它主要见于周围神经系统中，要数周至数月才能完成再生过程。代偿性发芽见于出芽的远端，由同一神经细胞轴突未损伤分支长出，扩伸以支配目标，此过程对成年脑神经恢复有效，需数月才能完成。侧支发芽是指完好的神经细胞轴突终末在邻近另一神经元轴突损伤时生长出芽与之形成连接，以代替退变轴突，此过程既可见于中枢神经系统，亦可见于周围神经系统，是整个中枢神经系统可塑性的主要表现形式。

2. **突触可塑性调制**　包括突触后结构上突触接触位点数量的改变和突触功能活性的变化，如长时程增强、长时程抑制和失神经过敏。长时程增强（long-term potentiation，LTP）是指突触传递效能的长时间增强，与学习记忆相关。动物训练发现：动作技能获得的程度与 LTP 呈正相关，影响 LTP 的因素也影响运动的学习和记忆。长时程抑制（long-term depression，LTD）是指突触传递效能的长时间降低。这种现象存在于脑的许多部位（如小脑），一般认为小脑突触的 LTD 效应关系到精细运动的学习和记忆。失神经过敏（denervated supersensitivity，DS）是指失神经支配肌的兴奋性异常增高，或者失去传入神经后，突触后膜对特定的神经递质的反应敏感性增强的现象，在周围神经系统、神经-肌肉接点和脑内都有发现，被认为可保持失神经组织的兴奋性，减少变性；与重新接受新的神经纤维支配、形成新突触有关。

3. **神经网络功能的重塑**　指神经系统利用新的功能模式替代已经损失的功能，使整个运作程序依然有效。包括以下方面：

（1）潜在通路的启用：中枢神经系统中每个神经元通过突触与众多神经细胞连接成网，平时多数连接通路处于被抑制或"休眠状态"。当主要神经通路受损后，信息传达网络在数小时内出现抑制，感觉传入被阻断，其大脑感觉区域的抑制性神经递质出现一过性减少，以后旁侧神经通路被激活启用，发挥主通路作用。

（2）功能代偿：一种是周边代偿，即通过同侧大脑半球损伤的周边部分来代偿。如对猴造成皮质感觉运动区损伤，猴瘫痪的肢体功能经训练后可恢复，如果在原损伤周围再切除脑皮质，而偏瘫又可重现，证实原损伤周围脑皮质已恢复并替代已失去的肢体运动功能。另一种是对侧半球代偿，即一侧大脑半球能够替代另侧损伤大脑半球的功能。

（3）功能转移或重组：现代研究证明，通过训练可使正常不承担某种功能的脑细胞承担起某种功能。如人的上肢截肢后，经颅磁刺激，面部的皮质代表区可伸入躯体感觉区，说明有皮质的重组。神经活动的增加或减少是导致皮质功能转移或重组的重要因素。动物实验与手运动再训练皮质代表区的改变说明，再训练可以防止非损伤手代表区的进一步缩小，在重新进行技巧锻炼后可使手代表区扩伸至邻近皮质区；有言语障碍的儿童，经过适当训练后取得了良好效果，这些都是脑功能转移或重组的结果。

中枢神经系统可塑性可通过多种形式产生，但突触连接是中枢神经系统可塑性的关键所在，损伤后神经元轴突发芽及潜在通路和突触的启用是中枢神经系统功能重组的主要形式。虽然这种改变在损伤早期就已形成，但其功能是不稳定、不成熟的，要使新形成的突触以及新启用的潜在通路和突触能够承担因损伤而丧失的功能，使其恢复到比较理想的程度，则必须进行大量有效的功能训练。功能训练不仅可促进更多的新突触形成，促使相关神经通路一些不稳定的突触成为稳定的突触连接，使神经环路发生永久变化，而且还可以影响神经效能的变化。

总之，现代神经科学已经证实，中枢神经系统是可塑的，功能是可转移或重组的，康复训练能促进中枢神经系统的可塑性及功能重组。

（二）联系再通理论

联系再通论是指某部位脑损伤后，与之有联系的远隔部分功能即停止，一段时间之后功能又可重新恢复。在人类脑卒中，皮质感觉运动区的损伤，引起对侧小脑功能受到抑制，即脑的两个运动系统受到影响。皮质感觉运动区的损伤直接影响皮质脊髓束投射功能，而小脑功能的抑制，则影响红核脊髓束、网状脊髓束与前庭脊髓束对肢体活动的调节。目前研究表明，上述远隔抑制作用是通过起源于脑干蓝斑的去甲肾上腺素能系统来整合完成的，即由蓝斑去甲肾上腺能系统向大脑广泛性投射，包括向感觉运动皮质区投射，同时又向对侧小脑投射。当蓝斑去甲肾上腺素纤维投向皮质感觉运动区受损失时，由此也就影响到投射到小脑的纤维功能。

（三）习得性失用理论

中枢神经系统在受到严重损伤后会出现休克现象，由此导致运动神经元的抑制。这种休克无论是在脊髓（脊髓休克），还是在大脑（皮层休克），都会使运动功能受到抑制。最初的失神经支配可以导致脊髓水平内神经元对刺激的反应性降低，兴奋阈值增高。动物实验发现，由于在神经休克期间，动物不能活动失神经支配的肢体，使该侧肢体产生了条件性抑制。动物在试图使用失神经肢体时，常常出现疼痛或产生异常运动模式，如平衡性差、拖步等，不能达到既定目标，如获取食物，这一异常结果进一步抑制了动物继续使用损伤侧肢体；而利用非损伤侧肢体时则能较好的代偿日常活动，达到既定的目标，从而强化了非损伤侧肢体的使用。数月后，随着神经休克的缓解，神经功能开始恢复，此时，个体虽具备了使用损伤侧肢体的潜能，但由于在损伤的急性期限制了对该侧肢体的使用，这种限制性使用的影响仍然存在，从而使个体难以主动或有目的地使用损伤侧肢体。也就是说，动物在损伤的急性期学会了不去使用损伤侧肢体，即形成了习得性失用（learned non-use）。动物实验证明，失神经支配前肢的失用是一个学习的过程，也称为条件性抑制运动的习得性现象。习得性失用的形成及其矫正过程构成了强制性运动疗法的理论基础。

（四）半影区理论

脑梗死后的恢复机制认为，在病变的中心区脑细胞由于缺血缺氧，迅速发生膜衰竭而死亡，但其损伤中心区周围缺血性半影区（penumbral zone）的神经元细胞仅发生传导衰竭，即感觉诱发电位消失、电活动中止，而细胞的离子通道活性依然存在，K^+、Ca^{2+}交换仍在进行，因而这部分神经细胞并未出现死亡或程序性凋亡，其时间差一般认为是在6~8小时左右，这为临床成功抢救脑卒中患者提供了依据。由于脑缺血半影区范围是一个动态的、受多种因素影响的具有个体特异性的过程，如在有利的干预或影响下，这部分细胞可以恢复活力和功能，反之则可能出现这部分细胞的最终死亡。目前已经研究证实，康复治疗能促进缺血性半影区细胞恢复活力和功能，因此，对脑卒中患者应早期介入康复治疗，尽可能减少患者功能丧失和促进患者功能恢复。最近通过采用功能性磁共振技术（fMRI）和正电子发射体层成像技术（PET）检查证实，缺血性半影区细胞在脑梗死后数月内仍有存活，这为康复治疗恢复患者功能提供了更大的可能性。

思考题

1. 简述神经胶质细胞和神经元之间的相互作用。
2. 中枢抑制有几种类型，它们产生的机制是什么？
3. 试述突触可塑性的概念、意义及其主要表现形式。
4. 内脏痛有哪些特点？
5. 简述大脑皮层主要运动区的功能特征。
6. 概述自主性神经的结构特点和功能。
7. 试述神经康复的几种基本理论。

（邢国刚）

第十三章
内分泌

本章重点介绍内分泌系统在调节机体功能中的作用。通过本章的学习，要求掌握腺垂体、神经垂体、甲状腺、肾上腺皮质、肾上腺髓质、胰岛激素的生物学作用及其分泌的调节，以及内分泌功能异常康复的生理学基础；熟悉激素的作用特征及其作用机制，熟悉下丘脑与腺垂体的功能联系和下丘脑调节肽的种类与作用；了解甲状旁腺激素、降钙素的生理作用。

内分泌系统（endocrine system）是由内分泌腺和分散在某些组织器官中的内分泌细胞所组成。内分泌（endocrine）系指内分泌腺或内分泌细胞将所产生的高能活性物质通过血液循环等途径到达机体特定组织细胞或器官，调节其生理功能的一种生理过程。内分泌系统与神经系统和免疫系统之间通过体内一些共同的信息分子相互联系，构成复杂的神经 - 免疫 - 内分泌调节网络，共同完成机体功能活动的高级整合作用，维持机体内环境的相对稳定。健身运动作为积极的应激源能够辅助临床治疗方法，调整中枢神经系统，改善内分泌与免疫系统功能，提高临床疗效、缩短疗程、防治并发症。总的来讲，内分泌系统的主要生理功能有①维持内环境稳态；②维护正常的生长发育；③调节新陈代谢；④调控生殖与衰老过程。

第一节　内分泌系统功能的基本原理

一、激素的概念

激素（hormone）是由内分泌腺或内分泌细胞分泌的高效能的生物活性物质。激素可经组织液或血液传递信息而发挥其调节作用。人体主要的内分泌腺有垂体、甲状腺、甲状旁腺、肾上腺、胰岛、性腺、松果体和胸腺等。散在于组织器官中的内分泌细胞分布非常广泛，如消化道黏膜、心、肾、肺、下丘脑以及胎盘等器官的某些细胞都具有内分泌功能。根据激素运输到靶细胞方式的不同，可分为远距分泌（telecrine）、旁分泌（paracrine）、自分泌（autocrine）和神经分泌（neurocrine）等（表13-1）。

表 13-1　激素传递信息的主要方式

传输信息方式		示例
远距分泌	内分泌细胞分泌的激素通过血液循环，运送至全身，调节细胞的活动	多数内分泌腺和内分泌细胞分泌的激素
旁分泌	内分泌细胞分泌的激素是通过局部组织液的扩散，作用于邻近的细胞	性激素在卵巢局部的作用；胰岛素抑制胰岛 A 细胞分泌胰高血糖素

续表

	传输信息方式	示例
自分泌	激素原位作用于产生该激素的同一细胞或同类细胞；甚至可以不释放，直接在合成激素的细胞内发挥作用	胰岛素抑制胰岛 B 细胞分泌胰岛素；肾上腺髓质激素抑制自身合成酶的活性
神经分泌	下丘脑内的一些神经内分泌细胞合成的激素，随神经轴突的轴浆流至末梢，释放入血，调节着相应组织细胞的活动	下丘脑调节肽通过垂体门脉系统作用于腺垂体

二、 激素的化学性质、种类和一般特征

（一）激素的化学性质、种类

激素分子结构多样，来源复杂，种类多达 100 多种（表 13-2）。激素一般按化学结构分为：

1. **含氮激素（包括氨基酸衍生物、肽类激素、蛋白质类激素和胺类激素）** 此类激素分子结构中含有氮元素，体内多数的激素属于含氮激素，这类激素易被消化液分解而破坏（甲状腺激素例外），故不宜口服。

2. **类固醇（甾体）类激素** 此类激素常以胆固醇为原料合成。包括肾上腺皮质激素（如皮质醇、醛固酮）和性激素（如雌激素、孕激素、雄激素）。

3. **固醇类激素** 包括维生素 D_3、25- 羟维生素 D_3 和 1，25- 二羟维生素 D_3。

4. **脂肪酸衍生物** 这类激素的前体是细胞膜的磷脂，如前列腺素。

表 13-2 主要激素及其化学性质

主要来源	激素名称	英文缩写	化学性质
下丘脑	促甲状腺素释放激素	TRH	3 肽
	促性腺激素释放激素	GnRH	10 肽
	促肾上腺皮质激素释放激素	CRH	41 肽
	生长激素释放抑制激素（生长抑素）	GHIH（SS）	14 肽
	生长激素释放激素	GHRH	44 肽
	促黑（素细胞）激素释放因子	MRF	肽
	促黑（素细胞）激素释放抑制因子	MIF	肽
	催乳素释放因子	PRF	肽
	催乳素释放抑制因子	PIF	多巴胺
	升压素（抗利尿激素）	VP（ADH）	九肽
	催产素（缩宫素）	OT	九肽
腺垂体	促甲状腺激素	TSH	糖蛋白
	促肾上腺皮质激素	ACTH	肽类
	卵泡刺激素	FSH	糖蛋白
	黄体生成素（间质细胞刺激素）	LH（ICSH）	糖蛋白
	促黑（素细胞）激素	MSH	十三肽
	生长激素	GH	蛋白质
	催乳素	PRL	肽
松果体	褪黑素	MT（MLT）	胺类

续表

主要来源	激素名称	英文缩写	化学性质
甲状腺	甲状腺素（四碘甲腺原氨酸）	T_4	胺类
	三碘甲腺原氨酸	T_3	胺类
甲状腺 C 细胞	降钙素	CT	三十二肽
甲状旁腺	甲状旁腺激素	PTH	蛋白质
胸腺	胸腺激素		肽类
胰岛	胰岛素		蛋白质
	胰高血糖素		二十九肽
	胰多肽		三十六肽
肾上腺皮质	糖皮质激素（皮质醇）		类固醇
	盐皮质激素（醛固酮）	Ald	类固醇
肾上腺髓质	肾上腺素	E（Ad）	胺类
	去甲肾上腺素	NE（NA）	胺类
睾丸间质细胞	睾酮	T	类固醇
睾丸支持细胞	抑制素		糖蛋白
卵巢、胎盘	雌二醇	E_2	类固醇
	雌三醇	E_3	类固醇
	孕酮	P	类固醇
胎盘	绒毛膜促性腺激素	CG	糖蛋白
	绒毛膜生长激素	CS	
消化道、脑	促胃液素		十七肽
	缩胆囊素	CCK	三十三肽
	促胰液素		二十七肽
心房	心房钠尿肽	ANP	二十一、二十三肽

（二）激素的一般特征

激素与受体结合的能力称为亲和力。激素有复杂的调节方式，这与其能够和不同受体结合及其与受体之间亲和力强弱有关，每种激素都有各自的特点，但在发挥作用的过程中都具有某些共同的特征。

1. **信使作用**　激素本身并不直接参与细胞的物质与能量代谢反应，只是将调节信息以化学方式传递给靶细胞，从而使靶细胞原有的生理生化过程得以增强或减弱，激素并不引起新的功能活动，也不为原有功能活动提供能量，只是作为细胞的信息传递者，起着"信使"的作用。

2. **相对特异性**　激素只有与对应的受体发生特异性结合，才能发挥特定的生理效应。各种激素作用的特异性差别较大。有些激素只局限作用于某一靶腺或某一种靶细胞，如腺垂体的促甲状腺激素，只作用于甲状腺的腺泡细胞；而有些激素的作用范围较大，其靶器官和靶细胞较多，且分布较广，如性激素、生长素及甲状腺激素等。

3. **高效能生物放大作用**　在生理状态下，激素在血液中的含量很低，一般在纳摩尔（nmol/L），甚至在皮摩尔（pmol/L）数量级，但其作用显著。例如，1mg 的甲状腺激素可使机体产热增加约

4184kJ。这是因为激素与受体结合后，可引起一系列酶促反应，逐级放大效果，形成效能极高的生物放大系统。因此，激素稍有增多或减少，便可引起该激素所调节的功能明显异常，临床上分别称为该内分泌腺的功能亢进或功能减退。

4. 激素间相互影响　各种激素之间的作用可以相互影响，从而维持机体功能活动的稳态。①协同作用：表现为多种激素联合作用时所产生的总效应大于单独激素作用时所产生的效应之和。如生长素和甲状腺素等，虽然作用于代谢的环节不同，但都可使血糖升高。②拮抗作用：如胰岛素能降低血糖，这与甲状腺激素和糖皮质激素等的升高血糖作用相对抗。③允许作用：是指某些激素本身并不能对某器官或细胞直接发挥作用，但它的存在却使另一种激素产生的效应明显增强，这种现象称为激素的允许作用（permissive action）。例如，糖皮质激素本身并不能引起血管平滑肌收缩，但只有它存在时，去甲肾上腺素才能更有效地发挥缩血管作用。

三、 激素的作用机制

（一）激素的受体

激素的受体有细胞膜受体和细胞内受体两大类。含氮类激素除甲状腺激素外，其受体均为细胞膜受体；类固醇类激素和甲状腺激素受体为细胞内受体（表 13-3）。受体数量的变化能影响生理功能。当血液中激素浓度长时间保持较高水平时，激素的受体数目减少，激素与受体结合的数量下降，激素的敏感性降低，称为降调节或下调（down regulation）。反之，激素长期处于较低水平时，激素的受体数目增加，激素的敏感性升高，称为升调节或上调（up regulation）。

表 13-3　激素的受体

细胞膜受体类型		激素（受体）名称
G 蛋白偶联型	蛋白激酶 A 系	去甲肾上腺素 β 受体、多巴胺、CRH、GHRH、生长抑素、ACTH、LH、FSH、TSH、hCG、胰高血糖素、ADH（V_1 受体）
	蛋白激酶 C 系	肾上腺素、去甲肾上腺素 α_1 受体、血管紧张素 Ⅱ、TRH、GnRH、ADH（V_2 受体）
离子通道偶联型		ACh（N 受体）、GABA（A 受体）、兴奋性氨基酸（NMDA、AMPA 受体）
酪氨酸激酶偶联型		胰岛素、IGF-I
鸟苷酸环化酶偶联型		ANP
细胞内受体		类固醇类激素、甲状腺激素

（二）细胞膜受体介导的激素作用机制（第二信使学说）

Sutherland 于 1965 年提出的第二信使学说认为，含氮激素随血液循环运输到达靶细胞，与细胞膜上的特异性受体结合后，可激活膜上的鸟苷酸结合蛋白，即 G 蛋白（G-protein），继而激活膜上的腺苷酸环化酶（adenyl cyclase，AC），在 Mg^{2+} 参与下，促使 ATP 转变为环磷酸腺苷（cyclic adenosine monophosphate，cAMP）。cAMP 再通过激活细胞内的蛋白激酶系统，使蛋白质磷酸化，从而诱发靶细胞内特有的生理效应，如腺细胞分泌、肌细胞收缩、细胞内某些酶促反应和细胞膜通透性的改变等。在含氮激素的作用过程中，激素将信息传至靶细胞，而 cAMP 则将此信息在细胞内传播，因此，激素被称为第一信使，而将 cAMP 称为第二信使（second messenger）（图 13-1）。

起第二信使作用的物质，还有环磷酸鸟苷酸（cyclic guanosine monophosphate，cGMP）、三磷酸肌醇（inositol triphosphate，IP₃）、二酰甘油（diacylglycerol，DG）和 Ca^{2+} 等，它们的信号转导途径不完全相同。大多数含氮类激素的受体均为 G 蛋白偶联的受体，但也有少数例外，如胰岛素的受体是酪氨酸激酶偶联的，心房细胞分泌的心钠素的受体是鸟苷酸环化酶偶联的（图 13-2）。

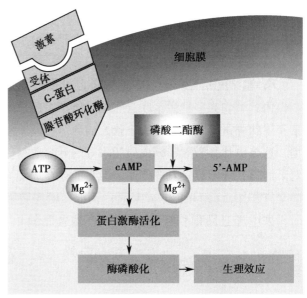

cAMP：环-磷酸腺苷　　G：鸟苷酸调节蛋白

图 13-1　第二信使学说示意图

（三）细胞内受体介导的激素作用机制（基因表达学说）

细胞内受体有胞质内受体及核受体两类。类固醇激素的分子量较小，呈脂溶性，可以直接进入细胞内调控核内基因的生物学作用，这种调控机制称为基因表达学说：这类激素可扩散进入细胞内，先与胞质受体结合成复合物，使受体分子发生变构，同时获得穿过核膜的能力而进入细胞核内。在核内，激素-胞质受体复合物与核受体结合，转变为激素-核受体复合物再与染色质的非组蛋白的特异位点结合，从而启动或抑制该部位的 DNA 转录，促进或抑制某种 mRNA 的形成，结果诱导或减少某种蛋白质（主要是酶）的合成，而引起相应的生理效应（图 13-3）。类固醇激素也可通过细胞膜或离子通道介导，产生快速调解反应，属于非基因表达。

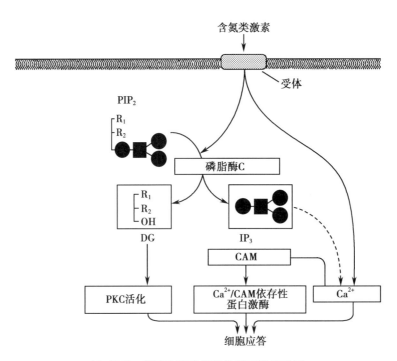

图 13-2　磷脂酰肌醇信息传递系统示意图

PIP₂：磷脂酰二磷酸肌醇　DG：二酰甘油　IP₃：三磷酸肌醇　PKC：蛋白激酶 C　CAM：钙调蛋白

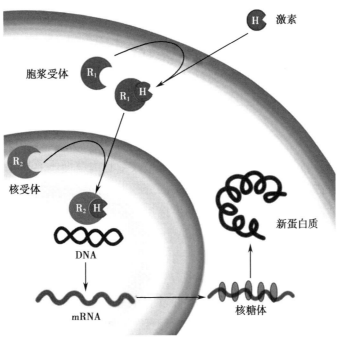

H：激素   R₁：胞浆受体   R₂：核受体

图 13-3　基因表达学说示意图

四、激素分泌的调控

（一）激素的周期性分泌

许多腺体分泌激素有稳定的周期性波动，短的以分钟或小时计算，长的可以按月、季节或更长的周期计算。如生长激素以 1~4 小时为周期规则地分泌，称为脉冲式分泌；血中褪黑素、皮质醇的浓度随 24 小时生物钟发生变化；女子性激素呈现月周期的变化；甲状腺激素有季节性波动。这些波动可能受中枢神经的生物钟（biological clock）控制。调节生物钟的主要部位可能是下丘脑视交叉上核，其活动受脑内多种神经递质的影响。

（二）轴系反馈调节

下丘脑 - 垂体 - 靶腺轴构成三级水平的内分泌调节系统，上位激素促进下位内分泌腺活动，下位激素可反馈性调整上位腺体的兴奋或抑制，从而维持血液中激素水平的稳态。轴系中有以下调节环路：①长反馈（long-loop feedback），指调节环路中终末靶腺或组织所分泌的激素对上级腺体活动的反馈作用。靶细胞分泌的激素对下丘脑 - 垂体产生作用，如皮质醇抑制 ACTH 及 CRH 的合成与释放。②短反馈（short-loop feedback），指垂体所分泌的激素对下丘脑分泌活动的反馈作用。如 ACTH 抑制 CRH 的合成与释放。③超短反馈（ultrashort-loop feedback），指下丘脑肽能神经元受其自身所分泌调节肽的影响，如肽能神经元可调节自身受体数量等。

绝大部分激素分泌的反馈调节是负反馈；少数通过正反馈方式调节，如垂体分泌的 LH 受体接受性激素的负反馈调节，但在女性月经的卵泡后期，体内大量的雌激素反而刺激 LH 大量释放。

（三）神经反射性调节

神经系统直接或间接地控制内分泌腺的活动，例如，当交感神经兴奋时，肾上腺髓质分泌儿茶酚胺增多，配合交感神经活动，动员机体多种功能，提高机体适应环境变化的能力；当迷走神经兴奋时，促进胰岛 B 细胞分泌胰岛素，有利于储存能源。

（四）激素的合成

不同腺体合成结构不同的激素。肽类或蛋白质激素在细胞内核糖体上翻译合成，储存在高尔基体的小颗粒，当机体需要时扩散释放出来。胺类和类固醇激素在腺体中经过一系列酶促反应合成。腺体生成激素的多少，受到该激素最终生物学效应的直接控制。

（五）激素对运动的反应

运动引起内分泌系统发生剧烈的应激反应，内分泌系统在神经系统控制下共同整合各个组织器官的功能活动。如儿茶酚胺随着运动时间延长呈线性增加，血压升高、摄氧量增加、血液重新分配，为骨骼肌提供充足的血流量和氧气；运动时，胰岛素分泌减少、胰高血糖素分泌增加，维持血糖的浓度。运动引起血液中生长激素、褪黑素、脱氢异雄酮等水平升高，能够促进疾病康复。不同负荷的运动，使内分泌细胞分泌激素的水平发生相应的变化，多数激素对运动的反应为升高。

第二节　下丘脑-垂体和松果体内分泌

下丘脑（hypothalamus）位于丘脑的下部，第三脑室周围。垂体（hypophysis，pituitary body）为功能复杂的内分泌腺，包括腺垂体和神经垂体两大部分，位于颅底蝶鞍的垂体窝内。下丘脑与垂体在结构和功能上存在密切的联系，共同组成"下丘脑-垂体功能单位"（hypothalamus-hypophysis unit）。

下丘脑-垂体组成功能调节系统，包括下丘脑-腺垂体（垂体前叶）系统和下丘脑-神经垂体（垂体后叶）系统两部分。通过下丘脑和垂体建立起神经系统和内分泌系统的联系，称为神经内分泌系统（图13-4）。松果体分泌的激素可以通过下丘脑-垂体-肾上腺轴调节机体功能。

一、下丘脑-腺垂体系统

（一）下丘脑调节肽

下丘脑的内侧基底部有许多生成肽类激素的神经内分泌细胞，这些细胞存在的区域称为下丘脑促垂体区（hypophysiotrophic area，HTA）。下丘脑促垂体区肽能神经元合成的调节腺垂体活动的肽类激素，称为下丘脑调节肽（hypothalamic regulatory peptides，HRP）。肽类激素从功能上分为促释放激素和释放抑制激素两类，分别从促进和抑制两方面调节腺垂体的分泌（图13-5）。对靶腺分泌起促进作用的激素，称为释放激素（releasing hormone，RH），如促甲状腺激素释放激素可以促进腺垂体促甲状腺激素的合成与分泌；对靶腺起抑制作用的激素，称为释放抑制激素（release inhibiting hormone，

RIH），如催乳素抑制因子可降低腺垂体催乳
素合成及分泌。

下丘脑调节肽包括促甲状腺激素释放激
素（TRH）、促性腺激素释放激素（GnRH）、
促肾上腺皮质激素释放激素（CRH）、生长激
素释放激素（GHRH）、生长激素释放抑制激
素（GHRIH）又称生长抑素（SS）、促黑素
细胞激素释放因子（MRF）、促黑素细胞激
素释放抑制因子（MIF）、催乳素释放因子
（PRF）、催乳素释放抑制因子（PIF）等。下
丘脑调节肽也能由中枢神经和许多组织生
成，所以肽类激素作用广泛。

下丘脑调节肽的分泌，一方面受高级神
经中枢的控制，另一方面又受靶腺激素的反
馈调节。大脑皮层、边缘系统以及间脑都有
神经纤维与下丘脑联系。这些神经末梢通过
释放神经递质（如去甲肾上腺素、多巴胺、5-
羟色胺及乙酰胆碱）调节下丘脑激素的合成
和释放。

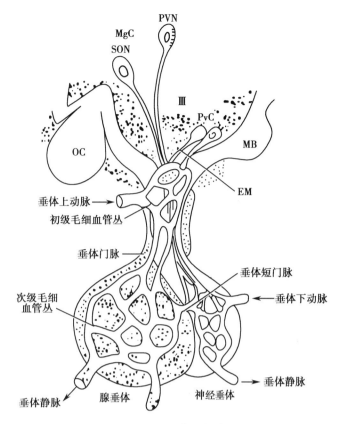

图 13-4　下丘脑 - 垂体功能单位模式图

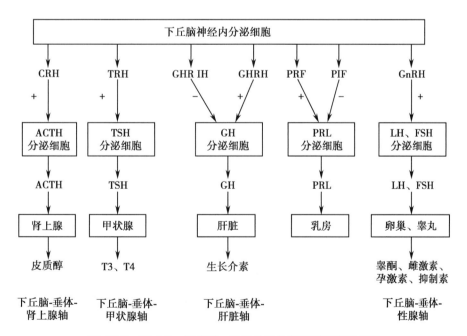

图 13-5　下丘脑 - 腺垂体 - 靶腺轴及外周靶腺激素关系图

（二）腺垂体激素

腺垂体的血液供应来自垂体上动脉和下动脉。上动脉由大脑基底动脉环供应血液，下动脉来自颈
动脉。垂体上动脉分支形成冠状毛细血管网，称为初级毛细血管网，再汇聚成垂体门脉血管进入垂

体，二次形成毛细血管网。下丘脑和垂体之间没有神经联系，而是通过垂体门脉血管系统相互联系。下丘脑调节肽由下丘脑合成后，通过垂体门脉血管系统到达腺垂体，从而调节腺垂体激素的分泌。

腺垂体分泌的激素有：生长激素（growth hormone，GH）、催乳素（prolactin，PRL）、促黑（素细胞）激素（melanophore stimulating hormone，MSH）、促甲状腺激素（thyroid stimulating hormone，TSH），促肾上腺皮质激素（adrenocorticotropic hormone，ACTH）、卵泡刺激素（follicle stimulating hormone，FSH）、黄体生成素（luteinizing hormone，LH）、后两种属于促性腺激素（gonadotropins hormone，GTH）。

1. 生长激素（GH）　生长激素是腺垂体中含量最多的激素，其特异性较强，从其他哺乳动物（猴除外）提取的生长激素对人类无效。人生长激素（human growth hormone，hGH）由191个氨基酸组成，是分子量为22kD的蛋白质。

（1）生长激素的生理作用：GH是调节物质代谢的重要激素，对机体的生长发育及各组织的蛋白质、糖、脂及水盐代谢均有影响。此外GH还参与机体的应激反应与免疫调节。

1）促进生长作用：生长激素与甲状腺素等协同作用，促进骨、软骨和肌肉等组织细胞的分裂、增殖以及蛋白质合成。如果人幼年期缺乏GH，生长发育将会停止，身材矮小，称为侏儒症（dwarfism）；GH分泌过多，则患巨人症（giantism）。成年期GH分泌过多，由于长骨停止生长，而手足肢端骨、面骨及其软组织增生，出现关节大、手足大、下颌突出，肝、肾等内脏器官增大，称为肢端肥大症（acromegaly）。GH刺激骨质生长过程中，血浆中必须有生长介素（somatomedin，SM）起允许作用才能加速软骨骨化。健身运动、睡眠、性激素等因素能够促进GH的分泌。

生长介素是一类多肽物质，在生长激素、胰岛素等多种因素刺激下，由肝脏、软骨等组织合成，具有促进骨生长的作用，因其化学结构与胰岛素相似，又称为胰岛素样生长因子（insulin-like growth factor，IGF）。包括IGF-I和IGF-II两类，IGF-I有很强的促进细胞分裂和蛋白质合成的作用，从而加速蛋白质合成和软骨细胞分裂。IGF-II主要在胚胎期生成，因此对胎儿的生长发育起作用。

2）促进代谢作用：在GH作用下氨基酸进入细胞内的数量增加，加强DNA合成，促进核糖体与信使核糖核酸的结合，促进蛋白质合成，减少蛋白质分解，尿氮减少，呈现正氮平衡；生长激素抑制糖原分解，减少外周组织对葡萄糖的摄取和利用；还能动员脂肪进行糖原异生作用并参与供能，使血糖升高；生长激素可减少胰岛素受体数量，有抗胰岛素作用，升血糖作用抵消了胰岛素降血糖的效果，有助于维持血糖稳定，如果垂体前叶肿瘤引起长期生长激素分泌过多，胰岛将会衰竭性萎缩。生长激素可激发食欲、减少机体能量消耗、促进机体对Ca^{2+}、磷的重吸收，减少Na^+、K^+和Cl^-的排泄。

3）对免疫系统的作用：GH可作用于胸腺，促进T细胞的成熟和分化。

（2）生长激素分泌的调节：

1）GH的分泌受下丘脑生长激素释放激素（GHRH）与生长抑素（GHIH）的双重调控。GH呈脉冲式分泌，每隔1~4小时出现一次波动，这是由于下丘脑生长素释放激素的脉冲式释放决定的。一般认为，生长素释放激素是生长激素分泌的经常性调节者，而生长抑素则在应急情况下GH分泌过多时，才抑制GH分泌，二者相互配合，共同调节生长激素的分泌。（图13-6）

2）促甲状腺激素释放激素（TRH）、血管升压素（VP）和其他激素，如甲状腺激素（TSH）、胰高血糖素（glucagon）、雌激素（estrogen）、雄激素（androgen）等都能促进GH分泌。

3）GH能够以短反馈方式直接抑制垂体分泌GH的活动，又能

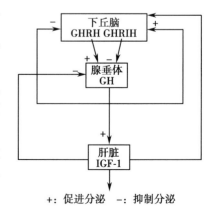

+：促进分泌　-：抑制分泌

图13-6　生长激素分泌的调节

刺激胰岛素样生长因子（IGF-Ⅰ）的释放，间接地抑制 GH 的分泌。

4）禁食、低血糖、缺乏能量等因素可以促进 GH 的分泌，高血糖可抑制 GH 分泌。当血液中氨基酸和脂肪酸增加，GH 的分泌也随之增加。

2. 催乳素　人催乳素（prolactin，PRL）是含有 199 个氨基酸残基的糖蛋白，相对分子量为 22kD，其分子序列 92% 与 GH 相同，故二者的作用有交叉。成人垂体中的催乳素含量极少，只有 GH 的 1/100。妊娠期和哺乳期血中催乳素水平显著增高。

PRL 作用于乳腺，能够促进乳腺的生长和增加乳蛋白的合成。PRL 的分泌受下丘脑催乳素释放因子（PRF）和催乳素释放抑制因子（PRIF）的双重调控。平时以 PRIF 的抑制作用为主。

3. 促黑（素细胞）激素　MSH 的主要作用是促进黑素细胞中的酪氨酸酶的合成和激活，从而促进酪氨酸转变为黑色素，使皮肤与毛发等的颜色加深。MSH 的分泌主要受下丘脑促黑激素释放因子与促黑激素释放抑制因子的双重调节，前者促进促黑激素分泌，而后者抑制其分泌。

二、 下丘脑 - 神经垂体系统

神经垂体由下丘脑无髓神经纤维和神经细胞组成，没有腺细胞，有丰富的毛细血管网。从下丘脑视上核和室旁核的神经元发出的神经纤维经过漏斗进入神经垂体，称下丘脑垂体束。由视上核和室旁核神经元生成的激素原与运载蛋白结合成复合物，沿着下丘脑垂体束无髓神经纤维输送到神经垂体贮藏，神经垂体只是储存和释放下丘脑分泌的激素，所以下丘脑视上核、室旁核和神经垂体组成一个完整的功能单位。下丘脑视上核和室旁核都分泌血管升压素和催产素，视上核以血管升压素为主，室旁核以催产素为主。

（一）血管升压素

血管升压激素简称升压素（VP）也称为抗利尿激素（ADH），是含九个氨基酸的多肽。主要作用是抗利尿，生理剂量 VP 可促进肾远曲小管和集合管对水的重吸收，使尿量减少。由于大剂量的抗利尿激素有收缩血管，使血压升高的作用，因此也称为血管升压素。由于抗利尿激素与催产素在结构上有同源性，故也有微弱的催产和泌乳的作用。关于抗利尿激素的作用于分泌的调节机制，见循环系统和泌尿系统。

（二）催产素

催产素又称为缩宫素（oxytocin、OT），主要作用是在分娩时刺激子宫收缩，但非孕子宫对催产素敏感性很低，妊娠晚期的子宫对催产素的敏感性大大提高。在哺乳期催产素增加乳腺周围肌上皮细胞收缩，使乳汁排出。

下丘脑视上核和室旁核的催产素神经元受到脑内多种神经递质（5-HT、多巴胺、去甲肾上腺素、乙酰胆碱和谷氨酸等）的影响。

三、 松果体内分泌

松果体（pineal body）又称松果腺，为一红褐色的椭圆形小体，位于背侧丘脑后上部。松果腺分泌的激素主要有吲哚类和多肽类。前者以褪黑素（melatonin，MT）为代表，后者以 8- 精缩宫素（8-arginine vasotocin，AVT）为代表。

（一）褪黑素

松果体细胞接受交感神经节后纤维的支配。当交感神经兴奋时，促进松果体增加 MT 的分泌量。MT 的分泌与性周期及月经周期同步；MT 的合成与分泌从青春期开始，随年龄增长而递减，1~3 岁 250ng/L、67~84 岁 30ng/L；具有相对稳定的"昼低夜高"的日节律波动，能促进睡眠，可能是促发睡眠的因素，有镇静、镇痛、抗惊厥、抗抑郁、增加免疫力、调整内脏活动等作用；最显著作用是抑制下丘脑 - 垂体 - 性腺轴和下丘脑 - 垂体 - 甲状腺轴的分泌活动。

（二）8- 精缩宫素

8- 精缩宫素通过抑制促性腺激素释放激素（GnRH）和促性腺激素（GTH）的分泌，控制生殖系统和排卵活动。

第三节　甲状腺的内分泌

甲状腺是人体最大的内分泌腺，分左右两叶，中间以峡部相连。成人甲状腺平均重量约 20~25 克，甲状腺表面的结缔组织被膜伴随血管伸入腺实质内，将甲状腺分成许多小叶，小叶内含有许多甲状腺滤泡和滤泡旁细胞。滤泡是甲状腺结构和功能单位，数量约 300 万个。甲状腺激素由滤泡上皮细胞合成，在滤泡腔内储存。甲状腺是唯一将激素储备在细胞外的内分泌腺。甲状腺激素是调节人体代谢和生长发育的重要激素。甲状腺组织中的滤泡旁细胞（又称甲状腺 C 细胞）可以合成和分泌降钙素，参与机体钙磷代谢的调节。

一、甲状腺激素的代谢

甲状腺激素（thyroid hormone，TH）为酪氨酸碘化物，主要有两种即甲状腺素（thyroxine）、又称四碘甲腺原氨酸（3、5、3′、5'-tetraiodothyronine，T_4），和三碘甲腺原氨酸（3、5、3'-triiodothyronine，T_3）。

（一）甲状腺激素的合成

合成甲状腺激素的主要原料是碘和酪氨酸。所需的碘来自食物，人体每天从食物中摄取的碘量约为 100~200μg，其中 1/3 被甲状腺摄取。世界卫生组织推荐的每日碘摄入量为成人 150μg/d，妊娠和哺乳期间 200μg/d。低于 50μg/d，甲状腺将不能维持甲状腺激素的正常分泌量。甲状腺球蛋白（thyroglobulin，TG）是由 5496 个氨基酸残基构成的糖蛋白，在滤泡细胞内合成并储备于囊泡中，以胞吐方式释放到滤泡腔成为胶质成分。正常情况下 TG 所含的一百多个酪氨酸残基中只有 20% 左右可被碘化。T_4 与 T_3 在分泌之前始终与 TG 结合。甲状腺过氧化物酶（thyroid peroxidase，TPO）也由腺泡上皮细胞合成，是一种膜结合糖蛋白，分布于富含微绒毛的腺泡细胞顶侧膜临胶质界面，是催化 TH 合成的关键酶。

甲状腺激素的合成过程包括 3 个步骤：

1. 滤泡聚碘　甲状腺有聚碘作用，肠道吸收的碘，以 I⁻ 形式存在。通常情况下，血液 I⁻ 浓度低于甲状腺，因此甲状腺滤泡细胞摄入 I⁻ 的过程需要逆着电 - 化学梯度转运。在聚碘过程中，滤泡上皮细胞的钠 - 碘同向转运体（sodium-iodide symporter，NIS），依靠 Na^+-K^+-ATP 酶提供的势能来完成主动转运。实验证明，用哇巴因抑制 Na^+-K^+-ATP 酶，甲状腺聚碘的能力减弱。临床上常采用测定甲状腺摄取放射性碘的能力来判断甲状腺的功能。转运到腺泡细胞中的 I⁻ 再由另一种转运蛋白 Pendrin 蛋白（一种氯 - 碘转运蛋白）转运到腺泡腔中。

2. **碘的活化和酪氨酸碘化**　摄入滤泡上皮细胞的 I⁻，于滤泡上皮细胞微绒毛和滤泡腔交界处，在甲状腺过氧化物酶的催化下被氧化为"活化碘"，活化碘迅速取代 TG 的酪氨酸残基上的氢，生成一碘酪氨酸（monoiodotyrosine，MIT）残基和二碘酪氨酸（diiodothyronine；diiodotyrosine，DIT）残基。

如先天缺乏 TPO、过氧化氢生成障碍或甲状腺球蛋白异常，I⁻ 不能活化，将使甲状腺激素合成发生障碍。

3. **碘化酪氨酸缩合**　碘化酪氨酸缩合或偶联，是指在 TG 分子上生成的生物活性碘，包括 MIT 和 DIT，经偶联分别形成 T_4 和 T_3。两个分子的 DIT 偶联成 T_4；一个分子的 MIT 与一个分子的 DIT 偶联成 T_3。

酪氨酸碘化和碘化酪氨酸缩合作用都在甲状腺球蛋白分子上进行，甲状腺球蛋白分子上既含酪氨酸、MIT、DIT，也含 T_3 和 T_4。通常在腺体中 T_4 与 T_3 的比是 10：1。当甲状腺碘化活动增强时，DIT 含量和 T_4 含量增加；缺碘时，MIT 增多，T_3 含量相应增加。

（二）甲状腺激素的储存与分泌

1. **甲状腺激素的储存**　TG 上形成的甲状腺激素，以胶质的形式储存在滤泡腔内，其特点是储存量大并在细胞外储存。可供机体利用 50~120 天左右，是体内贮存量最多的激素。因此，应用抗甲状腺药物治疗甲状腺功能亢进时，需要较长时间才能显效。

2. **甲状腺激素的分泌**　甲状腺滤泡细胞顶部微绒毛伸长形成伪足以吞饮方式将 TG 摄入细胞内，形成胶质小泡，与溶酶体结合成吞噬体，在溶酶体蛋白水解酶的作用下，甲状腺球蛋白上的 T_4 和 T_3 被水解下来，进入血液循环。甲状腺球蛋白分子大，不易进入血液。甲状腺分泌的激素主要是 T_4，约占总量的 90%，T_3 分泌量少，但其活性是 T_4 的 5 倍。

二、 甲状腺激素的作用

甲状腺激素对全身脏器和组织的物质与能量代谢、生长、发育和成熟均有调节作用。其作用特点是广泛、缓慢和持久。甲状腺激素的效应绝大多数是通过与核受体结合，调节基因转录和蛋白质表达而实现的。因此，甲状腺激素是维持机体功能活动的基础性激素。

（一）促进生长发育

甲状腺激素具有促进软骨骨化、长骨和牙齿的生长；促进胎儿神经细胞的分裂；促进树突、轴突的生长；促进神经胶质细胞髓鞘化及生长。先天性甲状腺功能不全的婴儿，在出生后数周即可出现生长停滞，如果不能及时补充甲状腺激素，则将由于脑与长骨生长发育的障碍而出现智力低下和身材矮小等现象，称为呆小症（克汀病，cretinism），一岁以后再补充甲状腺激素则很难逆转。成年人因脑已发育成熟，甲状腺功能减退的患者仅表现为反应迟钝、动作笨拙和记忆减退等，但智力基本不受影响。甲状腺激素对生长激素有允许作用，缺乏甲状腺激素，生长激素便不能很好发挥作用，而且生长激素的合成与分泌也减少。

（二）对代谢的影响

1. 产热效应 甲状腺激素显著增加绝大多数组织细胞的耗氧量和产热量，以心脏、肝脏、骨骼肌和肾脏最为显著。1mg T_4 可使人体产热量增加 4184kJ，基础代谢率提高 28%，甲状腺激素的产热效应是多种机制的综合结果，与 Na^+-K^+-ATP 酶的活性明显升高有关；甲状腺激素也可增加线粒体的数量、大小、膜面积，并增加线粒体解偶联蛋白（uncoupling protein，UCP）的表达。UCP 可使氧化磷酸化过程中释出的化学能不能用于 ATP 的合成，而以热能的形式释放。甲状腺激素功能亢进（甲亢）的患者，因产热增加而怕热、喜凉和多汗，基础代谢率常比正常值高出 25%~80%；甲状腺功能减退（甲减）的患者则产热量减少，喜热畏寒，基础代谢率可比正常值低 20%~40%。

2. 对蛋白质、糖和脂肪代谢的影响

（1）对蛋白质代谢的影响：适量的甲状腺激素可促进骨骼、肌肉、肝与肾脏的蛋白质合成；但是，当该激素过多时，反而加速蛋白质的分解，特别是骨骼肌的蛋白质大量分解，使肌酐含量降低，尿酸含量增加，有消瘦无力症状；并且加速骨骼蛋白质的分解，导致血钙升高和骨质疏松，尿钙的排出量增加。当甲状腺激素分泌不足时，蛋白质合成减少，肌肉收缩无力，组织间的黏蛋白增多，可结合大量的正离子和水分子，引起黏液性水肿。

（2）对糖代谢的影响：一方面甲状腺激素促进小肠黏膜对糖的吸收，增加肾上腺素、胰高血糖素、皮质醇和生长素的生糖及肝糖异生作用；可加强胰岛素抵抗，加速胰岛素降解，使血糖升高。因此，甲状腺激素有升高血糖的作用。另一方面，甲状腺激素促进外周组织利用糖，如 T_4 与 T_3 同时加强外周组织对糖的利用，有降低血糖的作用。但总的来说，升血糖作用大于降血糖作用。甲状腺功能亢进时，餐后糖的吸收增加，导致血糖升高，但随后血糖快速降低；饥饿时，糖的吸收减少而利用增加，导致血糖降低，出现低血糖休克。

（3）对脂肪代谢的影响：甲状腺激素促进脂肪动员，减少脂肪的储存，增强儿茶酚胺与胰高血糖素等对脂肪分解效应，使血浆脂肪酸增加，细胞内脂肪酸氧化加快。T_3 与 T_4 既促进胆固醇的合成，又加速胆固醇的分解，而分解作用大于合成。因此，甲亢患者血胆固醇常低于正常，反之，甲减患者血胆固醇高于正常，甚至成为动脉粥样硬化的病因。

3. 对神经系统的影响 甲状腺激素通过提高中枢神经兴奋性，使交感神经系统活动加强。如甲状腺功能亢进患者，表现出注意力不集中、敏感疑虑、多愁善感、喜怒失常、烦躁不安、睡眠质量下降。相反，甲状腺功能低下患者，记忆力下降，表情淡漠，思睡，说话及行动迟缓。甲状腺激素对低级中枢也有影响，例如甲亢时骨骼肌牵张反射的反射时缩短，而甲减时，反射时延长。胚胎时期缺碘或甲状腺功能减退的患儿可表现为以智力迟钝和身材矮小为特征的呆小症。治疗呆小症必须抓住时机，应在出生后三个月以前补给甲状腺激素，过迟则很难产生理想的效果。

（三）对其他器官的影响

甲状腺激素可促进心肌肌质网释放 Ca^{2+}，增强心肌收缩力，加快心率。甲状腺功能亢进患者心动过速，可导致心力衰竭。甲状腺激素可促进消化道的运动和消化腺的分泌。甲状腺激素也是维持性腺功能所必需的激素。

三、甲状腺功能的调节

甲状腺功能活动主要受下丘脑与垂体的调节。甲状腺还可进行自身调节。（图 13-7）

（一）下丘脑 - 腺垂体 - 甲状腺轴

下丘脑分泌的促甲状腺素释放激素（thyrotropin-releasing hormone，TRH）的主要作用是促进促甲状腺激素的合成和释放。TRH 分泌后经垂体门脉系统到达腺垂体，从而调控促甲状腺激素的活动。在整体情况下，下丘脑神经元可受内外环境因素的影响而改变促甲状腺素释放激素的分泌量，从而影响甲状腺的分泌活动。寒冷、多巴胺和去甲肾上腺素能促进 TRH 的释放，而 5-HT 则抑制 TRH 的释放。

促甲状腺激素（TSH）是腺垂体合成并分泌的一种糖蛋白，其主要作用是通过与甲状腺腺泡上皮细胞上的促甲状腺激素受体结合，从而促进甲状腺激素的合成与分泌。TSH 的释放呈脉冲式，每 2~4 小时出现一次高峰；在脉冲的基础上还呈现日周期变化，清晨高而午后低。TSH 日分泌量约 100~400μU，在血液循环中的半衰期约 50 分钟。TSH 对甲状腺的生长以及激素的合成具有全面促进作用，包括：①迅速促使腺泡细胞伸出伪足以加速甲状腺球蛋白内吞形成胞内小泡，促进 T_3 和 T_4 分泌。甲状腺激素还可促进 *megalin* 基因的表达，促进甲状腺球蛋白的内化。②促进

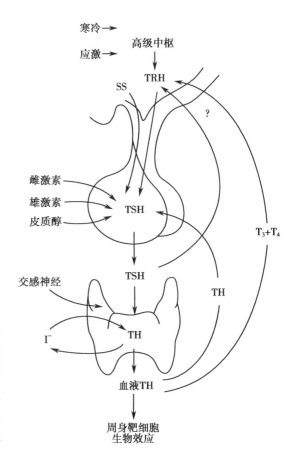

图 13-7　甲状腺激素分泌的调节示意图

NIS、甲状腺球蛋白及 TPO 基因的表达，增加碘的摄取、促进 T_3 和 T_4 的合成。这种作用发生在 TSH 作用后几小时到数天。③持久的 TSH 作用还能促使甲状腺上皮细胞生长，腺体体积增大，毛细血管通透性和血流量增加。食物中碘的供给如果长期不足，会导致 TSH 水平升高，刺激甲状腺形成结节（goiter）。TSH 的分泌受甲状腺功能状态、禁食、视交叉上核活动的影响。

（二）甲状腺激素对腺垂体和下丘脑的反馈性调节

血液中游离的 T_4 和 T_3 浓度变化，对腺垂体 TSH 的合成与分泌起着经常性的负反馈调节作用。当 T_4 和 T_3 增高时，抑制 TSH 的分泌，同时还可降低垂体对 TRH 的反应性，减弱 TRH 对垂体的作用，最终导致 T_4 和 T_3 分泌减少，反之亦然。这是体内 T_4 和 T_3 浓度维持正常生理水平的重要机制。如当饮食中缺碘造成 T_4 和 T_3 合成分泌减少时，T_4 和 T_3 对腺垂体的负反馈作用减弱，使 TSH 分泌量增多，TSH 刺激甲状腺细胞增生肥大，导致甲状腺肿大，临床上称为地方性甲状腺肿或单纯性甲状腺肿。

（三）甲状腺的自身调节

甲状腺根据血液中碘的浓度、调节碘的摄入量和促甲状腺激素生成与释放的水平，称为甲状腺的自身调节。

甲状腺内有机碘含量大量增加时，TG 的碘化和 TSH 中介的 cAMP 反应较弱，使甲状腺激素的合成减少，这种过量碘抑制甲状腺激素合成的效应称为，抗甲状腺聚碘效应，也称为碘阻滞效应（Wolff-Chaikoff effect），起到保护机体，避免高血碘带来的毒副作用。但持续过量增加碘的摄入，甲状腺激素的合成又重新增加，抗甲状腺分泌作用开始消失，发生"脱逸"现象。可避免过度抑制效

应。当甲状腺内有机碘含量降低后，cAMP 反应较强，对 TG 碘化阻滞的作用被解除，甲状腺碘捕获机制增强，甲状腺激素的合成也增加，以代偿甲状腺功能低下造成的碘缺乏。

（四）自主神经对甲状腺活动的影响

甲状腺受交感神经和副交感神经的双重支配。电刺激交感神经可使甲状腺激素合成与分泌增加；电刺激副交感神经则使甲状腺激素的分泌减少。

第四节 调节钙、磷代谢的激素

甲状旁腺分泌的甲状旁腺激素（parathormone、PTH）、甲状腺 C 细胞分泌的降钙素（calcitonin，CT）和由皮肤、肝、肾等器官联合作用而形成的胆钙化醇（1,25- 二羟维生素 D_3）是共同调节机体钙和磷稳态的三种基础激素，称为钙调节激素。主要靶器官是骨骼和肾脏，对腺体、神经元、肌肉、酶促反应等都起重要的调节作用。

一、甲状旁腺激素的作用与分泌调节

PTH 是甲状旁腺主细胞分泌的 84 个氨基酸组成的直链多肽。正常人血浆 PTH 浓度呈现日节律波动，清晨 6 时最高，下午 4 时达最低。PTH 半衰期为 20~30 分钟，主要在肝脏水解灭活，经肾脏随尿液排出体外。

（一）甲状旁腺激素的生物学作用

1. 对骨的作用 骨是体内最大的钙贮存库，PTH 能够动员骨钙入血，升高血钙浓度、降低血磷。骨对 PTH 的应答速度有两种：①快速效应：给予 PTH 后，增强破骨细胞活动：骨细胞的骨盐溶解，细胞膜对 Ca^{2+} 的通透性增加，Ca^{2+} 被钙泵转运到细胞外液，数分钟或 1 小时内血钙浓度即可升高。②延缓效应：持续给予 PTH，增加破骨细胞的生成：一方面，破骨细胞被刺激后活性增加，释放出多种蛋白水解酶，加速溶解骨基质；另一方面释放枸橼酸等酸性物质，促进骨细胞的骨盐溶解，使血液中钙、磷浓度升高，12~14 小时骨细胞性骨溶解作用明显，在数天或数周后达高峰。上述两个效应相互配合，长时间维持血钙的相对稳定。PTH 分泌过多可增强溶骨过程，导致骨质疏松；而甲状腺手术时，如不慎误将甲状旁腺切除，将导致严重的低血钙，神经和肌肉的兴奋性异常增高，引起手足搐搦，甚至因呼吸肌痉挛而窒息致死。

2. 对肾的作用 PTH 促进远球小管和集合管对 Ca^{2+}、Mg^{2+} 的重吸收，使尿钙减少，血钙升高；抑制近球小管对磷的重吸收，使尿磷增多，血磷降低。同时轻度抑制 Ca^{2+}、Mg^{2+} 和氨基酸的重吸收；另一重要作用是激活 1α- 羟化酶，使 25- 羟维生素 D_3（25-OH-D_3）羟化为有活性的 1,25- 二羟维生素 D_3 [1,25-$(OH)_2$-D_3]，从而促进维生素 D_3 的生成。1,25-$(OH)_2$-D_3 可以促进小肠细胞钙结合蛋白的形成，增加对钙、磷、镁的吸收。

（二）甲状旁腺激素分泌的调节

1. 血钙调节 PTH 的分泌主要受血钙浓度的负反馈调节。当钙浓度下降，甲状旁腺活动加快，

PTH 增加分泌量。长时间低血钙浓度，引起腺体增生；当钙浓度增加时，甲状旁腺活动减弱，腺体萎缩，抑制激素基因转录。当钙浓度增加到 11mg/100mml 以上，PTH 基因转录停止，抑制分泌PTH。

2. **其他物质调节** 血磷浓度升高可以间接刺激 PTH 分泌；血镁浓度降低至（<0.4mmol/L）时，可抑制 PTH 分泌；儿茶酚胺与主细胞膜上的 β- 受体结合，通过 cAMP 介导，可促进 PTH 分泌。

二、 甲状腺 C 细胞的作用与分泌

降钙素（calcitonin，CT）是由甲状腺 C 细胞分泌的 32 个氨基酸组成的肽类激素，分子量为3.4kD，正常血清浓度为 10~20ng/L，血液中的 CT 半衰期不足 1 小时，主要在肾降解并排出。

（一）降钙素的生物学作用

CT 的主要作用是降低血钙浓度，与 PTH 作用相反，主要靶器官也是骨和肾。主要通过抑制破骨细胞活动，增加钙和磷的排泄，达到降低血钙和血磷浓度的效果。

1. **对骨的作用** CT 抑制破骨细胞活动，减弱溶骨过程，增加成骨细胞数量，使钙磷沉积，减少骨组织释放钙和磷，血液中钙和磷浓度下降，朝着成骨和钙化方向发展。给予大剂量CT，在 15 分钟之内即可抑制骨细胞活动，1 小时左右，成骨细胞活动增强。

2. **对肾的作用** CT 抑制肾小管对钙、磷、钠、镁及氯的重吸收，它们由尿排出量增加，降低血钙和血磷浓度。

（二）降钙素分泌的调节

血钙浓度控制 CT 的分泌，当血钙浓度升高时，CT 的分泌随之增加。血钙浓度下降，CT 的分泌减少。PTH 和 CT 都有调节血液中钙和磷浓度的作用，它们又受血钙的直接控制，所以 PTH、CT 和血钙浓度能够维持相对的稳定。如血钙浓度在 9~11mg/100ml 范围内变化，PTH 和 CT 可对其进行更有效的双重调节。它们虽然共同发挥调节作用，但是，两者的作用方式有差别：①CT 分泌机制启动较快，在 1 小时内即可发生显著变化，而 PTH 的分泌需要几个小时；②CT 作用快速而短暂，如高钙饮食引起血钙升高，CT 降低高血钙到正常水平起重要作用，但其作用很快被 PTH 作用所抵消，长期调节血钙浓度需要 PTH 来完成。此外，进食和一些胃肠激素如促胃液素，促胰液素，胰高血糖素等都有促进 CT 分泌的作用。

三、 维生素 D_3 的作用及其生成

维生素 D_3 和 PTH 协同作用参与血钙浓度的调节，维生素 D 是维生素 D_2 和维生素 D_3 的总称，属于胆固醇的衍生物。

（一）1,25- 二羟维生素 D_3 的生成

维生素 D_3 通过日光照射由皮肤中 7- 脱氢胆固醇转化或从食品中获得。维生素 D_3 无生物活性，必须与血浆中维生素 D 结合蛋白结合后，转运到肝脏先羟化成 25- 羟 - 维生素 D_3，再到达肾脏，在1a- 羟化酶作用下二次羟化，成为具有高活性的 1,25- 二羟维生素 D_3。也可由皮肤、胎盘、巨噬细胞等组织细胞合成。其合成受血钙、血磷、PTH、雌激素等因素的影响。

（二）1,25- 二羟维生素 D_3 的主要作用

1. 对小肠的作用　促进小肠黏膜上皮细胞对钙、磷的吸收。1,25- 二羟维生素 D_3 与细胞核受体结合，诱导 DNA 的转录，生成钙结合蛋白，参与小肠吸收、转运钙的活动，增加血钙、血磷含量。

2. 对骨的作用　对骨钙动员、骨盐沉积和骨的形成都有作用。1,25- 二羟维生素 D_3 能刺激成骨细胞的活动，促进骨盐沉积和骨的形成；相反，1,25- 二羟维生素 D_3 也能提高破骨细胞活性，增加血钙、血磷含量。后者大于前者作用的效应。1,25- 二羟维生素 D_3 可提高 PTH 对骨代谢的调节作用。

3. 对肾的作用　1,25- 二羟维生素 D_3 能提高肾小管对钙、磷的重吸收。尿中钙、磷的排出减少。

（三）1,25- 二羟维生素 D_3 的调节

1,25- 二羟维生素 D_3 与 PTH、CT 共同调节钙、磷的代谢。血钙、血磷浓度降低时，通过增加 PTH 提高 1a- 羟化酶的活性，使 1,25- 二羟维生素 D_3 增加。当 1,25- 二羟维生素 D_3 合成增加，同源细胞内 1a- 羟化酶的活性降低，以负反馈调节形式减少 1,25- 二羟维生素 D_3 合成量。

第五节　胰岛内分泌

胰岛是分散在胰腺腺泡间形状、大小不定的内分泌细胞群。胰岛细胞有五种功能不同的独立细胞：B 细胞占胰岛细胞的 60%~70%，分泌胰岛素（insulin）；A 细胞约占胰岛细胞的 20%，分泌胰高血糖素（glucagon）；D 细胞占胰岛细胞的 5%，分泌生长抑素（SS）；D_1 细胞分泌血管活性肠肽（vasoactive intestinal peptide，VIP）；PP 细胞数量很少，分泌胰多肽（pancreatic polypeptide，PP）。

一、胰岛素的代谢

胰岛素是由 51 个氨基酸残基组成，分子量为 6000 的小分子多肽，是促进合成代谢、调节血糖稳定的主要激素。胰岛素通过靶细胞膜上受体的转导激活酪氨酸激酶发挥生理效应，促进肝、脂肪和肌肉等组织细胞摄入营养物质，以储存能源并且防止发生高血糖，称为储存能源的激素。1965 年，中国科学院生物化学研究所率先人工合成了具有高度生物学活性的牛胰岛素结晶。

（一）胰岛素受体

胰岛素受体属于酪氨酸激酶受体，几乎所有组织的细胞膜都有胰岛素受体。它是由 2 个 α- 亚基和 2 个 β- 亚基构成的四聚体，亚基之间由 3 个二硫键链接。α- 亚基在细胞膜外侧，其中一条链是胰岛素结合位点；β- 亚基跨越细胞膜，可分为三个区域：细胞膜外、膜中间部、膜内侧具有酪氨酸蛋白激酶活性片段。胰岛素通过与细胞膜上的受体 α- 亚基结合，形成受体 - 胰岛素复合物，解除 β- 亚基的抑制作用，引起膜内侧 β- 亚基内陷入泡，催化一系列生理效应。内陷的复合物形成胞内体，胰岛素从受体上脱离下来，被溶酶体降解；受体循环返回到细胞膜接受新的胰岛素。

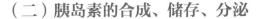

（二）胰岛素的合成、储存、分泌

胰岛素在胰岛 B 细胞粗面内质网合成。B 细胞内前胰岛素原是 110 个氨基酸残基多肽，在 B 细胞粗面内质网中被蛋白酶水解为 86 个氨基酸残基的胰岛素原，运送到高尔基体微泡结构中，胰岛素原开始向胰岛素转化，在内切酶和羧肽酶的连续催化下分解成等量分子数的胰岛素和 C 肽。C 肽与胰岛素成等量分泌的关系，所以测定血清 C 肽含量即可了解 B 细胞的分泌功能。

正常成年人空腹时，血清胰岛素为 35~145pmol/L。血液胰岛素存在的形式有游离、与血浆蛋白结合两种，两者之间保持动态平衡。游离的胰岛素才有生物活性，半衰期仅为 5~6 分钟。胰岛 B 细胞根据代谢变化调整胰岛素的合成与分泌，当细胞外液葡萄糖或其他糖类升高时，引起胰岛素原快速合成。B 细胞过多合成胰岛素时，颗粒中胰岛素和 C 肽被蛋白裂解作用破坏。

二、 胰岛素的作用

胰岛素的主要作用是调节糖、脂肪、蛋白质代谢。胰岛素缺乏时，将引发代谢性疾病，表现为血糖水平升高，尿中含大量糖，如超过肾糖阈，称为糖尿。

（一）胰岛素对糖代谢的作用

胰岛素促进全身各组织对葡萄糖的摄取、储存和利用，加快葡萄糖向糖原的转化：胰岛素使肝糖原和肌糖原合成及储量增加，促进多数组织对葡萄糖的摄入、氧化和利用；抑制肝糖原分解成葡萄糖。通过以上途径胰岛素使血糖浓度降低。

1. **促进糖原合成** 胰岛素能促进靶细胞对葡萄糖的转入作用，促进三羧酸循环效应，提高糖原合成酶的活性，抑制糖原磷酸化酶，使肝糖原和肌糖原储量增加。

2. **促进糖酵解** 胰岛素能促进磷酸果糖激酶和 L- 型丙酮酸激酶的合成，他们分别催化 6- 磷酸果糖转化成 1,6- 二磷酸果糖；催化磷酸烯醇式丙酮酸转化成烯醇式丙酮酸，从而加强糖酵解作用，促进葡萄糖无氧氧化。

3. **促进组织利用糖** 肝脏含有葡萄糖激酶，是肝细胞和肌细胞内己糖激酶的同工酶，胰岛素促进二种酶生成并提高他们的活性，葡萄糖激酶促进细胞内葡萄糖快速转化为 6- 磷酸葡萄糖。从而使葡萄糖浓度降低。

（二）胰岛素对脂肪代谢的作用

胰岛素促进脂肪的合成并抑制脂肪分解。胰岛素缺乏可造成脂肪代谢紊乱，脂肪的贮存减少，分解加强，血脂升高，可引起动脉硬化，进而导致心血管和脑血管系统的严重疾患。与此同时，由于脂肪酸分解的增多，生成大量酮体，可导致酮症酸中毒，甚至昏迷。这是糖尿病患者比较严重的一种并发症。

（三）胰岛素对蛋白质代谢的作用

胰岛素对蛋白质合成有促进作用，对蛋白质分解有抑制作用。

1. 促进氨基酸进入细胞内的主动转运过程，提供合成蛋白质的原料。加快 DNA 和 RNA 的复制和转录。加速核糖体的翻译，促进蛋白质合成。

2. 胰岛素也能抑制蛋白质的分解，减少细胞释放入血的氨基酸；抑制糖异生作用，将用于糖异生的氨基酸用于合成蛋白质。

生长素促进蛋白质合成的作用，必须在有胰岛素存在的情况下才能表现出来，因此，对人体的生长来说，胰岛素也是不可缺少的激素之一。

三、 胰岛素分泌的调节

（一）血糖浓度调节

血糖浓度是调节胰岛素分泌的最重要因素，当血糖浓度升高超过 100mg/dl，直接作用于 B 细胞，内存的胰岛素开始分泌，持续时间较短；15 分钟后由于激活了 B 细胞内胰岛素合成与释放的酶系统，生成和分泌量显著增加，可达基础值的 10~20 倍，持续时间较长。刺激下丘脑，通过支配胰岛的迷走神经传出纤维引起分泌。当血糖浓度达到正常水平时，胰岛素迅速恢复到基础分泌水平。

（二）激素调节

能够调节胰岛素分泌的激素有许多种：①胃肠道激素是食物中的糖、脂肪引起而释放入血的激素，可促进胰岛素分泌，如抑胃肽（gastric inhibitory peptide，GIP）、缩胆囊素（CCK）、促胃液素、促胰液素。②胰高血糖素除直接作用于 B 细胞，还可以通过血糖升高的间接作用刺激胰岛素的分泌。③生长激素、皮质激素、孕酮、雌激素能促进胰岛素分泌。④肾上腺素、生长抑素抑制胰岛素分泌。必须指出的是，上述任何一种促进胰岛素分泌的激素，长期大量分泌，或在临床上长期使用，都可能使胰岛 B 细胞衰竭而导致糖尿病，应予以注意。

（三）神经调节

胰岛受交感神经和副交感神经的双重支配。迷走神经可以直接刺激胰岛素的分泌，也可通过刺激胃肠道激素的释放，间接地促进胰岛素分泌；交感神经兴奋时，通过 α 受体抑制胰岛素的分泌。

四、 胰高血糖素的作用与分泌调节

人胰高血糖素是由 29 个氨基酸组成的分子量为 3485 的直链多肽，与胰岛素的生理作用相反，是促进分解代谢的激素。胰高血糖素在外源性营养物质不足时，将储存在肝、脂肪和蛋白质中的营养动员出来，所以称为释放能源的激素。

（一）胰高血糖素作用

胰高血糖素主要作用于肝脏，促进糖原分解和糖异生作用，使血糖浓度升高。胰高血糖素促进氨基酸进入肝细胞，加强肝外组织的蛋白质分解和脂肪分解，为糖异生提供氨基酸、甘油等原料。能激活脂肪酶，促进脂肪分解；还能加强脂肪酸氧化，使酮体生成增多。另外，胰高血糖素还可促进胰岛素和生长抑素的分泌。

胰高血糖素对胃肠道蠕动和分泌有较强的抑制作用，抑制胃酸、消化酶和胰液的分泌；对心肌细胞产生正性作用，使心跳加快，心输出量增加，平均动脉压升高。

（二）胰高血糖素的调节

血糖浓度是调节胰高血糖素分泌的主要因素：当血糖降低时，胰高血糖素分泌增加；当血糖升高时，胰高血糖素分泌减少。胰岛素通过降低血糖间接地刺激胰高血糖素的分泌，胰岛素和生长抑素也可直接作用于邻近的 A 细胞，抑制胰高血糖素的分泌。交感神经兴奋时促进胰高血糖素的分泌；而迷走神经兴奋，则抑制其分泌。氨基酸也能促进胰高血糖素的分泌。

第六节 肾上腺内分泌

肾上腺位于两侧肾脏的内上方，包括周围部的皮质和中央部的髓质两种内分泌腺。分别合成类固醇激素和儿茶酚胺激素。肾上腺皮质由外到内分为球状带、束状带和网状带。球状带细胞分泌盐皮质激素（mineralocorticoids，MC），有醛固酮、11- 去氧皮质醇和 11- 去氧皮质酮等。束状带细胞分泌糖皮质激素，有氢化可的松（hydrocortisone，HYD）和可的松（cortisone）等，其分泌和生成受促肾上腺皮质激素（ACTH）调节。网状带细胞主要分泌性激素，如脱氢异雄酮（dehydro-epiandrosterone）和雌二醇（estradiol，E2）。通常肾上腺皮质激素仅指糖皮质激素和盐皮质激素。肾上腺髓质嗜铬细胞分泌儿茶酚胺类的肾上腺素（epinephrine，E）和去甲肾上腺素（norepinephrine，NE）。他们储存在髓质细胞的囊泡内，血液中去甲肾上腺素主要来自肾上腺素能神经纤维末梢，肾上腺素主要来自肾上腺髓质。肾上腺皮质的功能受下丘脑和腺垂体的调节，形成下丘脑 - 腺垂体 - 肾上腺皮质轴；肾上腺髓质受交感神经节前纤维的支配，构成交感 - 肾上腺髓质系统。

一、盐皮质激素

盐皮质激素主要包括醛固酮、11- 去氧皮质酮和 11- 去氧皮质醇。醛固酮是盐皮质激素的代表，对水、盐代谢的作用最强，保 Na^+ 排 K^+ 的作用是皮质醇的 500 倍，而对糖代谢的作用仅为皮质醇的 1/5~1/4。

（一）盐皮质激素的作用

醛固酮促进肾远曲小管和集合管重吸收水和 Na^+ 及分泌 K^+，维持内环境和循环血量的稳定性。醛固酮在肾小管上皮细胞内与受体结合，形成醛固酮—受体复合物，再进入核内引起 mRNA 的合成，mRNA 由核内转运到胞质，合成醛固酮诱导蛋白（AIP）。AIP 能够增加管腔周膜对 Na^+ 的通透性及钠泵运转功能；加强生物氧化，产生更多的 ATP，从而促进 Na^+ 重吸收。

醛固酮也可增强血管平滑肌对儿茶酚胺的敏感性，其作用强于糖皮质激素。

（二）盐皮质激素的调节

醛固酮的分泌主要受肾素 - 血管紧张素 - 醛固酮系统（rennin-angiotensin-aldosterone system，RAAS）的调节。另外，血 K^+ 浓度升高和血 Na^+ 浓度降低，都可促进醛固酮分泌。在正常生理状况下，ACTH 对醛固酮分泌的调节作用不明显。在健身运动应激情况下，通过兴奋垂体 - 肾上腺皮质轴，提高肾上腺皮质功能，使血液 ACTH 浓度急剧升高，才能够促进醛固酮释放。

二、 糖皮质激素

糖皮质激素主要是皮质醇，仅有少量的皮质酮。糖皮质激素对调节糖、蛋白质和脂肪三大营养物质的代谢及参与人体应激和防御反应具有重要作用。大剂量应用可治疗重症炎症，是一种疗效激素。

1. **糖皮质激素的生物学作用**　糖皮质激素主要是通过结合靶细胞的受体发挥作用，大多数组织细胞都存在糖皮质激素的受体，所以它的作用十分广泛。

（1）调节物质代谢：①糖代谢，皮质醇是调节糖代谢的重要激素之一。皮质醇能诱导肝脏内氨基酸异生葡萄糖的酶系，同时减少外周组织对氨基酸的利用，促进氨基酸进入肝细胞转变成葡萄糖，使得糖异生增强，血糖升高；皮质醇又降低肌肉和脂肪组织对胰岛素的敏感性，使葡萄糖的利用减少，导致血糖升高。糖皮质激素分泌不足时，血糖降低；分泌过多则血糖升高，甚至出现糖尿。②蛋白质代谢，皮质醇促进肝外组织，特别是肌肉组织的蛋白质分解，抑制肝外组织对氨基酸的摄取，减少蛋白质合成。加速氨基酸入肝，成为糖异生的原料。因此，皮质醇分泌过多常引起生长停滞、肌肉消瘦、皮肤变薄、淋巴组织萎缩及创口愈合延迟等现象。③脂肪代谢，皮质醇促进脂肪分解，有利于糖异生作用。糖皮质激素对身体不同部位的脂肪作用不同，四肢脂肪组织分解增强，而腹、面、肩及背脂肪合成有所增加，肾上腺皮质功能亢进时，可以呈现面圆、背厚、躯干部发胖而四肢消瘦的特殊体形，称为满月脸、水牛背和"向心性肥胖"。

（2）对水、电解质的作用：皮质醇有弱的排钾保钠作用，这种作用仅为醛固酮的1/500。糖皮质激素可降低肾小球入球小动脉阻力，增加肾小球血浆流量和肾小球滤过率，降低抗利尿作用，有利于水的排出。糖皮质激素对肾远曲小管和集合管重吸收钠及排钾有促进作用。肾上腺皮质功能减退的患者常有水排出障碍，严重时可出现"水中毒"，此时若补充适量的糖皮质激素症状可获得纠正，而补充盐皮质激素却无效。

（3）对各器官功能的影响：①对血细胞的影响，糖皮质激素可促进骨髓造血功能，增加红细胞、血小板、中性粒细胞的数量；糖皮质激素不但抑制胸腺和淋巴组织细胞的分裂、而且促进网状内皮系统吞噬嗜酸性粒细胞，还能使嗜酸性粒细胞隐藏于脾和肺，所以淋巴细胞与嗜酸性粒细胞减少。②对循环系统的影响，糖皮质激素对循环系统没有直接作用，但可以增加血管平滑肌细胞上儿茶酚胺受体数量和调节受体介导的信息传递过程，提高血管平滑肌对儿茶酚胺的敏感性（允许作用），增强血管平滑肌的紧张性；糖皮质激素有抑制儿茶酚胺氧位甲基转移酶（COMT）的作用，使去甲肾上腺素降解减慢，以保证去甲肾上腺素对血管的作用。它还能抑制组织胺释放，降低毛细血管的通透性，有利于维持血容量。糖皮质激素可增强心肌的收缩力；当肾上腺皮质功能低下时，毛细血管扩张，通透性增大，血压下降。③对胃肠道的影响，糖皮质激素能促进胃酸分泌和胃蛋白酶的生成。长期大量服用糖皮质激素，可诱发或加剧胃溃疡，应予以注意。④对骨、钙代谢的影响，糖皮质激素抑制肠道对钙的吸收，抑制肾小管对钙的重吸收，使血钙浓度降低；还抑制骨的增殖而促进其分解，导致骨重量减轻。⑤神经系统，糖皮质激素可提高中枢神经系统的兴奋性。作为药物使用时，小剂量时可引起欣快感，大剂量时则引起思维不集中、烦躁不安和失眠等。

（4）在应激反应中的作用：当人体突然受到创伤、手术、寒冷、饥饿、疼痛、感染、紧张、焦虑等不同的有害刺激时，血液中促肾上腺皮质激素（ACTH）的浓度急剧增高，糖皮质激素的分泌也大量增加，这种现象称为应激反应（stress）。引起应激反应的刺激，称为应激原。事实上，在应激反应中，除了ACTH和糖皮质激素分泌增加外，其他许多激素如生长素、催乳素分泌亦增加，交感-肾上腺髓质系统的活动也大大增强，说明应激反应是多种激素参与的一种非特异性全身反应。相对而言，在应激反应中，人体主要靠 ACTH 和糖皮质激素的增加来渡过"难关"。切除肾上腺皮质的动物，给予维持量的糖皮质激素，在安静环境中，动物可正常生存，一旦遭受上述有害刺激时则易于死亡。因此，糖皮质激素具有抵抗有害刺激伤害的作用，是维持生存必需的激素。

2. 糖皮质激素分泌的调节　糖皮质激素分泌可表现为基础分泌和应激分泌两种情况，基础分泌指在正常生理状态下的分泌，应激分泌是在指应激刺激时机体发生适应性反应时的分泌，两者均受下丘脑 - 垂体 - 肾上腺皮质轴的调节。（图 13-8）

（1）下丘脑促肾上腺皮质激素释放激素（CRH）的作用：下丘脑分泌的 CRH 通过垂体门脉系统作用于腺垂体，促进 ACTH 的合成和释放，影响糖皮质激素的分泌。人体处于应激状态时，各种应激性刺激传入中枢神经系统，最后信息汇集于下丘脑，使下丘脑 - 腺垂体 - 肾上腺皮质轴的活动加强，血中 ACTH 和糖皮质激素水平明显升高。

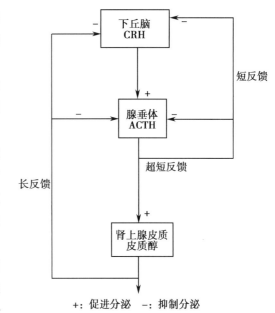

+: 促进分泌　−: 抑制分泌

图 13-8　糖皮质激素分泌的调节示意图

（2）腺垂体 ACTH 的作用：肾上腺皮质直接受腺垂体释放的 ACTH 的调节。它能促进糖皮质激素的合成和释放，也能促进束状带和网状带的生长发育。当腺垂体功能低下时，ACTH 分泌减少，肾上腺皮质网状带和束状带萎缩。ACTH 的分泌成日周期节律波动。入睡后分泌逐渐减少，午夜最低，以后逐渐增多，至觉醒起床前达到高峰，白天维持在较低水平。ACTH 分泌的周期波动使血中的糖皮质激素水平发生相应变动。这种波动与睡眠中低水平血糖的维持、觉醒后高水平血糖（供能物质）需求相适应。

（3）糖皮质激素的负反馈控制：当血液中糖皮质激素浓度升高时，通过反馈作用既可抑制腺垂体 ACTH 的分泌，又可作用于下丘脑使 CRH 分泌减少。此外，血中 ACTH 的升高还可通过反馈作用抑制 CRH 的释放。临床上长期大剂量使用糖皮质激素的患者，可因反馈抑制腺垂体分泌 ACTH 而致使肾上腺皮质逐渐萎缩，内源性糖皮质激素分泌减少。若此时突然停药，可引起急性肾上腺功能不全的危险。

三、肾上腺皮质雄激素的作用

肾上腺皮质可以终生合成肾上腺雄激素（adrenal androgens），主要有脱氢表雄酮、雄烯二酮和硫酸脱氢表雄酮。雄激素生物学活性很弱，主要在外周组织转化为活性更强的形式而产生生理效应。

雄激素能控制生殖腺的性分化，最初 10 周胎血浆中雄激素浓度的高低，是控制分化成女性或男性生殖腺的决定因素；高浓度的雄激素能使男童表现出性早熟，刺激靶器官蛋白质合成；加快男性生殖器官的生长发育，促进副性征的出现并维持其性征功能，如肌肉发达、外生殖器成熟、喉头隆起、声音低沉、声带变粗。肾上腺皮质雄激素对于性腺功能正常成年男性作用的表现不明显，少量肾上腺雄激素对女性是必要的，可促进女性腋毛和阴毛生长等，维持性欲和性行为。肾上腺皮质雄激素分泌过量（如 Cushing 征等）的女性患者可表现痤疮、多毛和一些男性化变化。

肾上腺皮质雄激素的分泌主要受垂体促肾上腺皮质激素（ACTH）的调节。健身运动可以使雄激素明显升高。

四、 肾上腺髓质激素

肾上腺髓质起源于外胚层，其中的嗜铬细胞能合成并分泌肾上腺素（epinephrine，E）和去甲肾上腺素（norepinephrine，NE），两者都是儿茶酚胺的单胺类化合物，统称为儿茶酚胺。肾上腺髓质激素的合成与交感神经节后纤维合成去甲肾上腺素的过程基本一致，都是以酪氨酸为原料，在一系列酶的作用下生成的，不同的是嗜铬细胞的胞质中含有大量的苯乙醇胺氮位甲基移位酶，可使去甲肾上腺素甲基化而成为肾上腺素。正常情况下，髓质中肾上腺素和去甲肾上腺素的比例约为 4∶1，但在不同情况下，分泌的比例会发生变化。血中的肾上腺素主要来自肾上腺髓质；而去甲肾上腺素主要由交感神经末梢释放，仅少量来自肾上腺髓质。

（一）肾上腺髓质激素的生物作用

肾上腺素和去甲肾上腺素通过激动细胞膜的受体发挥生物效应。肾上腺素能受体分布十分广泛，肾上腺素和去甲肾上腺素对机体各器官系统、组织的作用也十分复杂，其对各器官系统的作用已在相关章节中介绍。下面重点介绍它们在代谢和应急反应中的作用。

1. **调节物质代谢** 肾上腺素和去甲肾上腺素对代谢的调节可因对不同受体亲和力的差异而有所不同。对于糖代谢，肾上腺素主要促进肝糖原和肌糖原的分解，减少组织利用葡萄糖；去甲肾上腺素则主要促进糖异生，并使胰岛素分泌减少，结果均引起血糖升高。两者都能促进脂肪组织中的脂肪分解，增加组织耗氧量和产热量，升高基础代谢率。

2. **参与应急反应** 肾上腺髓质直接受交感神经节前纤维的支配，交感神经兴奋时，髓质激素分泌增多。把交感神经与肾上腺髓质在结构和功能上的联系，称为交感 - 肾上腺髓质系统（sympatho-adrenomedullary system）。当机体遭遇紧急情况时，如恐惧、剧痛和失血等，这一系统的活动明显增强，肾上腺髓质激素大量分泌，此时中枢神经系统兴奋性增高，使人体处于警觉状态；心率加快，心肌收缩力增强，血压升高；呼吸加深加快；代谢增强，血糖升高等，这些都有利于人体克服环境因素急变所造成的"困难"。这种在紧急情况下，通过交感 - 肾上腺髓质系统活动增强，所发生的适应性变化称为应急反应（emergency reaction）。

"应急"与"应激"的概念不同，两者既有区别又有联系。引起"应急"反应的各种刺激实际上也是引起"应激"反应的刺激，但"应急"是交感 - 肾上腺髓质系统活动加强，使血液中肾上腺髓质激素浓度明显升高，从而充分调动机体贮备的潜能，提高"战斗力"，克服环境变化对机体造成的困难；"应激"是下丘脑 - 腺垂体 - 肾上腺皮质轴的活动加强，使血液中 ACTH 和糖皮质激素浓度明显升高，以增加机体对有害刺激的"耐受力"。两者相辅相成，共同提高机体抵抗病害的能力。

（二）肾上腺髓质激素分泌的调节

交感神经胆碱能节前纤维末梢释放递质乙酰胆碱，以调节髓质激素的分泌。人体在基础代谢状态下肾上腺髓质激素的分泌很少；当体内、外环境改变时，通过传入神经引起中枢神经系统高级部位兴奋，再沿着下行途径而作用于脊髓的交感系节前神经元，促进髓质激素的合成与分泌，同时交感系节后神经纤维递质去甲肾上腺素的释放，引起内脏器官的活动。动员机体产生能量，以适应环境的急剧变化。髓质细胞内存在自身调节机制，当去甲肾上腺素含量升到一定水平时，可抑制酪氨酸羟化酶，以内在分泌的方式反馈抑制肾上腺髓质激素的合成。下丘脑—垂体激素（通过体循环血流）调节的糖皮质激素可以促进肾上腺髓质激素的合成。

第七节　组织器官内分泌

一、组织激素

组织激素是由分布广泛，又不专属于某个特定功能的组织器官所分泌的激素。主要有前列腺素和瘦素。

（一）前列腺素（PG）

前列腺素（prostaglandin，PG）广泛存在于人和动物体内各组织中，作用复杂，代谢快，半衰期仅 1~2 分钟，是典型的组织激素。

PG 是由花生四烯酸转化而成，其基本结构是前列腺烷酸，按结构差异，分为 A→I 等九种主型和多种亚型。体内许多组织均可合成前列腺素。除 PGA_2 和 PGI_2 等少数可经血液循环产生作用外，其余大部分前列腺素不进入血液循环，因此，血液中前列腺素浓度很低。前列腺素在局部产生和释放，并在局部发挥作用，属于局部激素。

其主要作用如下：①PGE 型和 PGA 型都有扩张血管的作用，使血压下降；PGA 类对心血管系统作用的选择性较强；PGE 能抑制血小板凝集，抑制甘油三酯的分解，从而降低血中游离脂肪酸。②PGE 有舒张支气管的作用，刺激咽喉，引起咳嗽，促使黏痰咯出；能使充血肿胀的鼻黏膜收缩，改善通气的效果，可缓解支气管哮喘及鼻炎。③PGE_2 能阻碍受精卵的着床；$PGF_{2\alpha}$ 可使黄体酮的产生和分泌减少，有抗生育作用。④PG 抑制胃腺分泌，保护胃黏膜，促进小肠运动。⑤PG 调节肾血流量，促进水、纳排出。⑥PG 调节神经递质的释放和作用，影响下丘脑体温调节，参与睡眠活动，参与疼痛与镇痛过程；对自主神经有调节作用，PGE_1 有镇静、安定及抗惊厥作用。⑦利于皮质醇的分泌，促进组织对激素的反应性，参与神经内分泌的调节过程。⑧PG 抑制脂肪分解。⑨参与炎症反应，如发热和疼痛的发生等。

（二）瘦素（LP）

瘦素（leptin）是由肥胖基因表达的蛋白质，人类循环血液中的瘦素是 146 肽，分子量为 16kD。瘦素主要由白色脂肪组织合成与分泌。影响瘦素分泌的主要因素是体内脂肪储量，摄食可引起血清瘦素水平升高，禁食则降低。

瘦素主要作用为调节体内的脂肪储存量，抑制脂肪的合成，降低体内脂肪的储存量，使脂肪储存的能量转化和释放，维持机体的能量平衡，避免发生肥胖。

二、功能器官的内分泌

机体功能器官除特有功能外，兼有内分泌功能，也参加内环境的调节作用。

1. **骨骼肌**　骨骼肌能合成、分泌调节肽、生长因子等多种生物活性分子。这些生物活性分子统称为"肌肉因子"（myokine），其中，部分以旁分泌方式调控骨骼肌生长发育和糖脂代谢，如肌肉抑制素（myostatin）、白细胞介素6（IL-6）、白细胞介素15（IL-15）和脑源性神经营养因子（brain-derived neurotrophic factor，BDNF）等；部分还能以激素方式发挥内分泌功能，如肌脂素（myonectin），成纤维细胞生长因子21FGF-21）和 PGC-1α 依赖性肌肉因子鸢尾素（Irisin）、B 羟基异丁酸（BAIBA），成为介导骨骼肌与肝脏、脂肪、脑等器官或组织之间对话"cross-talk"的重要信使分子。运动是促进代谢适应、防治缺乏运动引起的多种慢性代谢病，如肥胖、胰岛素抵抗、慢性炎症、2 型糖尿病（T2DM）的有效手段，肌肉因子的发现为运动防控慢性病机制提供了崭新的视角。因为绝大部分肌肉因子的合成和分泌依赖于骨骼肌收缩。

2. 心脏　心脏是一个泵血的肌性动力器官。80 年代以来，在哺乳动物心房中发现并分离提纯了"心房利钠因子（ANF）"，随后一系列的研究证明它是一种多肽，为人们理解体液容量和血压的调节开辟了一个新时代，也是医学和生理学研究的一个重大进展。ANF 后来也被称为心房利钠多肽（ANP）。实验证明，急性的血容量增加可使 ANP 释放入血，从而引起强大的利钠利尿作用。反之，限制钠、水摄入或减少静脉回心血量则能减少 ANP 的释放。动物的动脉、肾、肾上腺皮质球状带等有 ANP 的特异性受体。ANP 有强大的利钠、利尿作用，其机制在于 ANP 能抑制肾髓质集合管对 Na^+ 的重吸收，同时通过改变肾内血流分布、增加肾小球滤过率而发挥作用，并能拮抗肾素 - 醛固酮系统，显著减轻失水或失血后血浆中抗利尿激素水平增高的程度。ANP 还有舒张血管，降低血压的作用。

心脏除了分泌 ANP 外，还能合成分泌肾素 - 血管紧张素系统（renin-angiotensin-system，RAS）、内皮素、血管加压素、5-HT 等。

3. 神经系统　随着神经内分泌学的进展，人们发现体内的某些神经细胞本身就具有内分泌功能，神经细胞能把神经的活动转换为释放激素，因此，也有人用"神经内分泌转换器"一词来形容这种细胞。还有人把这些具有内分泌功能的神经结构叫做"神经激素腺"。这类神经细胞主要位于下丘脑的促垂体区和视上核、室旁核中。分泌物的化学性质是多肽。这些神经细胞又称为肽能神经元，所分泌一些生物活性物质，经血液循环或通过局部扩散调节其他器官的功能。这些生物活性物质叫做神经激素。

4. 肝脏　肝脏是机体的代谢器官，同时也能产生胰岛素样生长因子，与胰岛素、生长素、甲状腺素等共同促进组织细胞的生长。

5. 胃肠黏膜　胃肠黏膜分泌的各种胃肠激素，脂肪组织产生的瘦素等参与机体营养和能量平衡的调节。

6. 肾脏　肾脏能分泌和合成一些物质，起到调节人体生理功能的作用。它分泌的肾素、前列腺素，通过影响血管紧张素Ⅱ的生成而发挥调节血压和水盐代谢的作用。通过产生促红细胞生成因子、分泌红细胞生成素（EPO），能刺激骨髓红系统增殖、分化，促进血红蛋白合成。肾脏分泌的维生素 D_3 参与调节钙磷代谢，起到了维持骨骼的正常结构与功能的作用。

7. 骨骼　近年发现组成骨骼的成骨细胞和破骨细胞能合成和分泌多种骨调节蛋白、生长因子、脂肪因子、炎症因子和心血管活性肽等多种生物活性物质，以旁 / 自分泌方式调节骨骼系统功能，并能通过血液循环远距分泌的方式，调节机体能量代谢、炎症反应和内分泌稳态等。

8. 脂肪　脂肪细胞具有多种内分泌、邻分泌及自分泌功能。现已发现人脂肪细胞分泌几十种脂肪细胞因子（adipocytokines）及蛋白质因子，对全身各器官系统，其中包括脂肪组织本身有重要调节功能。其中，已广为人知的如肿瘤坏死因子（TNF）-α、纤溶酶原激活物抑制物（PAI）-1、白介素 -6（IL-6）、白介素 8（IL-8）、血管紧张素原、肥胖基因表达产物 - 瘦素（leptin）、视黄醇结合蛋白质（RBP）、雌激素、胰岛素样生长因子 1（IGF-1）、IGF 结合蛋白 3（IGFBP3），脂联素（adiponectin）

以及新近发现的抵抗素（resistin）等。

第八节　内分泌功能异常康复的生理学基础

康复措施包括协同、合理地使用各种治疗和辅助治疗手段（参见第十五章）。本节主要介绍健身运动和饮食调整影响内分泌功能的生理学原理。

一、健身运动与内分泌功能康复的生理学原理

（一）健身运动与血糖调节

高血糖是糖尿病（diabetes mellitus，DM）症状的主要表现之一。控制血糖可以预防或延缓糖尿病并发症。健身运动可以有效地改善组织器官对胰岛素的敏感性，使血糖达到并接近正常水平。运动时血液重新分配，储血库中的血液补充循环血液，使血糖浓度升高，但是由于机体对葡萄糖的消耗量大于其补充量，导致血糖浓度降低，同时伴随有血液胰岛素浓度降低。血糖和血液胰岛素浓度降低，有助于脂肪的分解，促进组织利用血液里的自由脂肪酸，节省出的血糖和肌糖原首先满足肌肉和脑组织的需要。

健身运动能够降低高血糖患者纤维蛋白原，改善糖尿病患者代谢紊乱病症，其作用机制可能来自以下几个方面：

1. 健身运动增加组织细胞膜上葡萄糖运载体的数量，促进组织细胞对葡萄糖的转运和利用，加强体内过氧化脂的降解和排出。

2. 健身运动增强靶细胞膜上胰岛素受体的数量，提高胰岛素与受体的亲和力，增强外周组织对胰岛素的敏感性，减轻胰岛素抵抗，促进血糖的摄取和利用，降低血糖浓度。

3. 健身运动增强氧化代谢等酶类的活性，使肌糖原的贮存能力和氧化代谢能力增强，从而增加骨骼肌对葡萄糖的摄取。

4. 健身运动能加速脂肪组织分解，促进游离脂肪酸和胆固醇的利用，减少低密度脂蛋白浓度，增加高密度脂蛋白浓度；能选择性地减少体内的脂肪，提高胰岛素敏感性。

（二）健身运动与其他内分泌功能调节

运动能够调整下丘脑 - 垂体 - 靶腺轴的作用。健身运动能够改善内分泌功能，提高免疫功能，促进疾病的康复。常年坚持太极拳运动组老年人，血清甲状腺素浓度（T_3）、睾酮水平、血清垂体激素（TSH、FSH）等指标明显高于对照组，表示垂体代偿反应增强。

1. **健身运动对肾上腺皮质内分泌的影响**　肾上腺皮质受脑垂体促皮质激素刺激而分泌类固醇激素，可分为盐皮质激素、糖皮质激素和雄激素。有报道称如运动强度大于 25% 最大摄氧量时，ACTH 增高，促进肾上腺皮质分泌激素。肾上腺素除了可以直接影响葡萄糖和糖原的代谢，还可以通过促进脂肪酶的活性，使血液中脂肪酸浓度升高，增加糖异生底物。剧烈运动会引起血液中肾上腺皮质激素先升高后下降，性腺轴也会受抑制而导致血液睾酮浓度的明显下降，临床表现为运动性低睾酮血症。

（1）盐皮质激素主要为醛固酮，可调节钠、钾在细胞外液中的含量。运动时 ACTH 浓度急剧升

高，促进肾上腺皮质球状带分泌醛固酮；交感神经兴奋引起肾血管收缩，肾血流量减少，肾球旁细胞分泌肾素增多，使血管紧张素Ⅱ增多，后者刺激肾上腺皮质分泌醛固酮。

（2）糖皮质激素主要有皮质醇，也称氢化可的松和皮质酮，人类以皮质醇为主。运动对糖皮质激素影响的报道结果极不一致，常随运动强度、时间、机体健康及营养状况等情况而改变。大部分研究结果认为随运动强度增大皮质醇分泌增多，并可保持到运动后2小时。饥饿或长时间运动时，运动强度和血糖浓度下降的程度决定ACTH分泌的水平，进而刺激肾上腺皮质释放氢化可的松，氢化可的松再促使肌肉中蛋白质分解。蛋白质分解产生的氨基酸，将通过血液进入肝脏，参加糖异生作用。五禽戏能调节自主神经系统的功能使交感神经活动降低，使血浆皮质醇含量下降，缓解内分泌疾病。

（3）雄激素类男性性激素是在睾丸和肾上腺中产生，女性性激素则在卵巢和肾上腺中产生。健身运动能促进睾酮及雌激素的分泌，健身跑、公路自行车等运动后，血液中雌二醇、总睾酮及游离睾酮明显增加。太极拳活动的老年人，血浆睾酮水平高于对照组。近年来的研究表明，中等强度持续时间不长的健身运动，可以使血雌二醇、睾酮水平明显升高。观察到五禽戏锻炼者血浆脂质氧化水平和抗脂质氧化水平、雌激素水平发生了变化；老年女性的雌二醇水平有明显增加。泌乳素（PRL）在剧烈运动和在恢复过程中的45分钟内增高。

2. 健身运动对肾上腺髓质激素的影响　肾上腺髓质是交感神经系统的一部分，通过分泌肾儿茶酚胺可以延长交感神经的作用。健身运动与儿茶酚胺增加呈线性关系，当运动强度达到50%~70%最大摄氧量或长时间运动及血糖浓度降低时，血液儿茶酚胺浓度明显上升。当剧烈运动时，在血糖浓度降低之前，血液儿茶酚胺浓度已经升高，机体快速而大量释放的儿茶酚胺可促进肝糖原的合成。运动后血儿茶酚胺量增加与运动强度呈正相关，但是与长时间运动呈负相关。

3. 健身运动对生长激素（GH）的影响　快速激活（rapid activatlon）是神经中枢和内分泌腺的激活。该机制决定了激素的变化快慢，它受运动强度影响。例如：短时间大强度的无氧运动，生长激素的变化速度非常快，同时胰高血糖素的变化也很快。延迟激活（delayed activatlon）则是指运动导致的累积效应。

过去人们认为，运动时出现的血糖浓度降低、血乳酸浓度升高、血液pH下降和体温升高等变化都可以刺激垂体前叶释放生长激素，但是近些年来，科学家们认为运动时人体内上述变化不能直接调节生长激素的释放，而是通过传入神经刺激下丘脑生长激素释放激素的分泌。进而引起生长激素分泌。

4. 健身运动对甲状腺激素的影响　人体大多数组织都是甲状腺激素的靶组织，甲状腺激素的作用主要是调节细胞的代谢，还通过促进其他激素的作用来间接加强全身代谢速率。甲状腺激素通过提高细胞内cAMP活性扩大生物学作用。体力活动能使甲状腺激素的更新率加快。运动中TSH增高、促进了甲状腺的生长和发育以及甲状腺细胞的活性，以满足运动需要。运动中血浆游离T_4升高可以提高体温。

5. 健身运动对钙调激素的影响　钙是骨骼的营养成分和组成元素。运动后血钙明显下降，而甲状旁腺激素则明显增加。游泳运动可使老龄小鼠的骨量增加，同时甲状旁腺素水平下降，反映骨形成状况的血清钙调激素水平升高。

6. 运动对抗利尿激素（ADH）的影响　运动时通过反射刺激下丘脑合成抗利尿激素（ADH）和催产素，增加肾对水分的重吸收，以保存体液。

（三）健身运动对免疫功能的影响

健身运动是一种应激刺激，当机体运动时免疫系统被激活，免疫细胞分泌细胞因子和肽类激素，

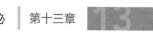

作用于下丘脑，影响下丘脑、垂体以及外周靶腺激素的分泌。有些激素具有免疫抑制作用，能够降低淋巴细胞的增殖能力，抑制抗体生成和吞噬功能，如生长抑素、ACTH、糖皮质激素、性激素、前列腺素等激素可以防止免疫反应过强。但是糖皮质激素在血液中能刺激淋巴细胞增生及抗体的合成，增强免疫功能。还有些激素具有免疫增强作用，如生长激素、催产素、催乳素、甲状腺激素、β- 内啡肽、TRH 和 TSH 等能够促进淋巴细胞的增殖能力和抗体的生成，还可以增强巨噬细胞的活化和吞噬能力。尤其是生长激素具有广泛的强化免疫作用，几乎促进所有免疫细胞的分泌功能。

二、 饮食调整内分泌功能的生理学基础及康复措施

饮食疗法能够减轻胰岛的负担，控制饮食可以改善糖尿病患者胰岛分泌功能，纠正糖代谢紊乱，以减缓糖尿病的发生与发展，血糖浓度降低可以促使下丘脑释放生长激素释放因子（GHRF），加强组织细胞利用葡萄糖的能力。

主要饮食康复措施包括：

1. 控制每餐饮食量：肥胖者适宜控制总热量，偏瘦者必须保证热量摄入。

2. 每周、每日、每餐食品定期轮换，每餐各种营养合理搭配。

3. 食物纤维素、无机盐及维生素要充足。

4. 控制饮食当中，必须预防低血糖。

5. 根据健身运动的变化调整饮食。

6. 糖尿病并发症的患者在饮食上以阻止或减轻损害脏器的功能为目的。合并糖尿病肾病患者，适宜低蛋白高热量饮食。合并高脂血症患者和高胆固醇血症者以低胆固醇饮食为主；高甘油三酯血症者以限制糖类为主。

思考题

1. 何为应激刺激？试述在应激刺激下，肾上腺髓质和皮质激素分泌的调节及生理意义。

2. 正常情况下，甲状腺激素的分泌是如何维持相对稳定的？

（朱进霞　李利生）

第十四章
生殖系统

本章介绍了男性和女性生殖，性生理、生殖系统功能障碍康复的生理学基础。通过本章学习，要求重点掌握下丘脑-腺垂体-性腺轴的概念；雄激素、雌、孕激素的主要生理作用；月经、月经周期、LH高峰的概念；月经周期中生殖系统的变化；熟悉卵巢周期性活动调节；运动训练对女性月经的影响；了解睾丸、卵巢的主要生理功能；性生理；产褥期、产后抑郁症康复的生理学基础等。

生殖是生物体生长发育成熟后，能够产生与自己相似的子代个体的功能。生殖对于种系繁衍、遗传信息的传递、动物的进化都起着重要作用。高等动物的生殖是通过两性生殖器官的活动完成的，包括生殖细胞（精子和卵子）的形成、交配与受精、着床、胚胎的发育和胎儿分娩等环节。生殖的全过程都是在以下丘脑-腺垂体-性腺轴系统为主的调节下完成的。

生殖器官又叫性器官，包括主性器官和附性器官。主性器官就是性腺，在男性为睾丸，在女性为卵巢，两者都具有产生生殖细胞和分泌性激素的双重作用。性激素不仅是青春期发育的动力来源，而且是导致两性差别的根本原因。附性器官参与性活动和生殖过程。出生时，表现在男女生殖器官上的差异是人的第一性征（primary sexual characteristics）。因为体内主要性激素的种类和生物学作用均有不同，所以男女青春期后在体征、外貌均表现出明显的差异，称为第二性征（secondary sexual characteristics）或副性征，是区分性别的一般特征。

人类的生殖功能不但在个体生活中发挥重要作用，而且具有较为特殊的社会效应。因此，人类的生殖研究不仅是人类生理学的基本课题，也涉及社会科学领域的许多方面。

第一节　男性生殖

睾丸是男性生殖系统的主性器官，具有生精作用（产生精子）和内分泌功能（分泌性激素）的双重功能。大约15岁开始，男性进入青春期，睾丸的生精和内分泌功能可达到成人水平。附睾、输精管、射精管、精囊腺、尿道球腺、阴茎和阴囊等是男性的附性器官（accessory sexual organ）。

男性生殖功能主要包括三个方面：①生成雄性生殖细胞——精子；②内分泌功能；③性活动。男性的生殖过程是在下丘脑-腺垂体-睾丸轴（hypothalamus-adenohypophysis-testes axis）的调控下，通过生精、运输和精子获能等一系列生理活动来完成。

一、睾丸的功能

睾丸由大约900条曲细精管与间质细胞组成，分别占睾丸总体积的80%和20%。曲细精管上皮由生殖细胞和支持细胞构成。间质细胞则分布于曲细精管之间，具有合成和分泌雄激素等功能。

（一）睾丸的生精功能

1. **精子的生成过程**　曲细精管是生成精子的部位，精子是由生精细胞发育形成的。精原细胞（spermatogonium）是生成精子最原始的细胞。从青春期开始，精原细胞经多次有丝分裂、增殖生成初级精母细胞（primary spermatocyte）；初级精母细胞经第一次减数分裂形成次级精母细胞（secondary spermatocyte），次级精母细胞进行第二次减数分裂形成精子细胞（spermatid）；精子细胞位置靠近管腔，不再分裂，最后经过分化形成精子（sperm）。由曲细精管基膜到管腔依次排列着：精原细胞、初级精母细胞、次级精母细胞和精子细胞（图14-1）。精子细胞分化为精子后脱离支持细胞进入曲细精管管腔。

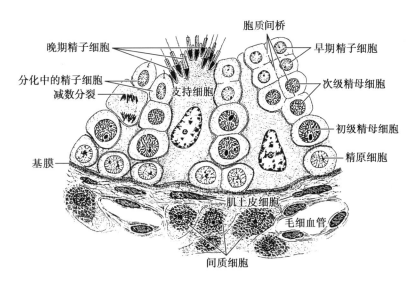

图 14-1　睾丸曲细精管生精过程

精原细胞经历了多次有丝分裂和减数分裂发育为成熟的精子，但是每次分裂都不完全将子代细胞分开成为独立的细胞，而是细胞间借助于胞质桥（cytoplasmic bridge）相连接。胞质桥将来源于同一个精原细胞的同族细胞连成一个群体，彼此传递信息达到同步发育的作用。随着生精过程的进展，细胞数目不断增加，并逐渐移向曲细精管管腔。完成精子分化发育后，胞质桥断裂，单个游离的精子被释放入管腔。这种借细胞桥相连同族细胞同步发育、同步成熟、同步释放的现象称为同源现象（homology）或克隆现象。精原细胞发育成精子的整个过程称为一个生精周期（spermatogenic cycle）。人类的生精周期约为64~74天。在一个生精周期中，每个精原细胞经过数次分裂可生成近百个精子。一克睾丸组织一天可产生约107个精子。

新生成的精子缺乏运动能力，它们依赖于小管外肌样细胞的收缩和管腔液的流动自曲细精管运至附睾内储存。精子在附睾停留18~24小时，进一步发育成熟获得运动能力。由于附睾液含有数种抑制精子运动的蛋白，所以只有射精后精子才能真正获得运动功能。精子与附睾、精囊、前列腺和尿道球腺分泌物混合形成精液，并于性高潮时排出体外。

2. **支持细胞的功能**　不同发育阶段的生精细胞都附着于支持细胞上。支持细胞的作用为：①为不同发育阶段的生精细胞提供营养，对生精细胞起支持和保护作用。②支持细胞之间的紧密连接构成血-睾屏障（blood-testis barrier），可选择性地通透某些物质，为生精细胞营造适宜的微环境；防止生精细胞的抗原进入血液循环、有害因子进入曲细精管，避免机体发生免疫反应和影响精子的形成。当血-睾屏障被破坏时，机体便产生自身免疫性睾丸炎。③吞噬和消化生精过程中脱落于管腔内的残余胞质和退化的生精细胞。④分泌多种生物活性物质，如雄激素结合蛋白（androgen binding protein，ABP）、抑制素及促性腺激素释放激素（GnRH）等。ABP与雄激素有较高的亲和力，可以提高曲细精管内雄激素的浓度，以利于精子的生成。

3. 影响睾丸生精功能的因素 ①年龄，从青春期到老年，睾丸都有生精能力，45岁之后，生精能力逐渐减退。②温度，正常情况下，阴囊内的温度较腹腔内低2℃左右，这是精子生成最适宜的温度。如隐睾症患者因睾丸滞留于腹腔或腹股沟，睾丸周围温度升高，精子生成将发生障碍。③其他，疾病、接触放射性物质、吸烟、酗酒等均可导致精子活力降低、畸形率增加，少精或无精。

正常成年男子每次射出3~6ml精液，每毫升精液中约含0.2~4亿个精子，低于0.2亿个精子，则不易使卵子受精。

（二）睾丸的内分泌功能

睾丸的内分泌功能是由睾丸间质细胞和支持细胞完成的。间质细胞分泌雄激素，支持细胞分泌抑制素。

1. 雄激素 雄激素是含19个碳原子的类固醇类激素，包括：睾酮、双氢睾酮、脱氢表雄酮、雄烯二酮、雄酮等五种激素。它们的生物活性差异较大。睾酮与脱氢表雄酮、雄烯二酮、雄酮活性比为100∶16∶12∶10，睾酮进入组织转变为双氢睾酮，其活性成倍增加。外周血中睾酮的浓度存在个体差异，20~50岁青壮年血中睾酮含量最高，随年龄增长而含量逐渐减少。

2. 雄激素的合成 男性血浆中的睾酮95%来自睾丸，小部分来自肾上腺皮质网状带。睾酮是睾丸间质细胞线粒体内的胆固醇经羟化、侧链裂解，先形成孕烯醇酮，后者经17-羟化脱侧链而形成睾酮。虽然，睾丸和肾上腺皮质都能合成雄激素，但睾丸合成的是大量的高活性的睾酮，而肾上腺皮质合成的是活性较低的11β-羟雄烯二酮。因此，切除睾丸后，肾上腺皮质不能替代睾丸的内分泌功能。

近年研究发现，睾丸间质细胞与肾上腺皮质细胞的胞核中存在着一种能调节类固醇生成的蛋白质，称为类固醇生成因子（steroidogenic factor 1，SF-1），它可通过影响胆固醇侧链裂解酶的表达而调节睾酮的合成。

3. 雄激素的运输 睾酮释放入血后，以结合型和游离型两种形式存在，两者处于动态平衡。结合型睾酮约占98%，其中65%的睾酮与性激素结合球蛋白（sex hormone binding globulin，SHBG）结合，33%与白蛋白以及其他血浆蛋白结合。游离型睾酮仅占2%，但只有游离型睾酮才能发挥生物学作用。

4. 雄激素的代谢 睾酮主要在靶器官组织中降解，也可在肝脏中经还原、氧化及侧链裂解形成17-酮类固醇。后者在与葡萄糖醛酸或硫酸结合后，随尿排出体外。由性激素转化的17-酮类固醇占尿总17-酮类固醇的1/3，其余2/3来自肾上腺皮质。因此，测定尿中17-酮类固醇主要反映肾上腺皮质的功能状态。

5. 雄激素的生物学作用

（1）影响胚胎的性分化：在胚胎时期，雄激素作用于中肾小管及中肾管，使之演变为输出小管、附睾管和输精管，作用于尿生殖窦及生殖结节，使其发育为男性的外生殖器。如果胚胎睾丸间质细胞发育不良，则胚胎性分化异常，导致男性假两性畸形。如果雄激素过多，男胎可引起巨大生殖器畸形，女胎可导致女性假两性畸形。

（2）影响附性器官和副性征的发育：在青春期，睾丸刺激附性器官的发育。随着睾丸分泌的不断增加，阴茎逐渐增大，并产生勃起功能，接着阴囊增大，前列腺和精囊开始生长，并分泌液体。在雄激素的作用下，男孩出现第二性征，如长阴毛和腋毛以及胡须，喉结突出，声音低沉，骨骼生长加速，肌肉发达等。

（3）维持生精功能：睾酮自间质细胞分泌后，可经支持细胞进入曲细精管，在支持细胞中，它可直接或转变为活性更强的双氢睾酮后，再与雄激素受体结合，促进并维持生精作用。精子的生成过程需要适宜的内分泌微环境，这种微环境是由腺垂体、支持细胞和间质细胞等共同维持的。支持细胞在卵泡刺激素（FSH）的作用下合成雄激素结合蛋白（ABP），它与睾酮或双氢睾酮结合后，转入曲细精管，提高雄激素的局部浓度，从而促进和调节生精过程。

（4）促进与维持性欲：临床观察表明，睾丸功能低下的患者，血中雄激素水平降低，常出现阳痿和性欲减退。用雄激素治疗后，可明显提高性欲和增强夜间阴茎的自发性勃起频率。另外，雄激素作用于大脑和下丘脑，调节雄性的性行为。女性体内有少量的雄激素，它们是由卵泡内膜细胞和肾上腺皮质生成的。雄激素能增强女子的性欲、维持性快感，这可能促进阴蒂发育，并提高其敏感性，或是通过对中枢神经系统的作用有关。

（5）促进同化代谢：促进附性器官组织蛋白质合成；促进骨蛋白质合成，使骨基质增加，钙盐沉积，骨生长加速；有类似于肾上腺皮质激素的作用，可使体内水、钠潴留，但这种作用弱于盐皮质激素；促进肌肉组织蛋白质合成，加速肌肉生长，增强肌肉的收缩能力，因此男子在青春期后肌肉比女子发达有力。由于睾酮对蛋白质的合成有同化作用，所以，在临床中常用于治疗营养不良、消耗性疾病及促进骨折和伤口的愈合等疾病。

（6）影响红细胞的生成：雄激素通过增加肾脏促红细胞生成素，或直接作用于骨髓使造血功能加强，促红细胞生成。

6. 抑制素　抑制素（inhibin）是由睾丸支持细胞分泌的一种糖蛋白激素，由 α 和 β 亚单位借二硫键连接组成的二聚体，分子量为 31~32kD。β 亚单位有两种类型，即 β_A 和 β_B，α 亚单位只有一种类型。由 α 和 β_A 组成的二聚体称为抑制素 A，由 α 和 β_B 组成的二聚体称为抑制素 B，抑制素 A 和 B 的生物活性大致相同。除睾丸外，卵巢和机体许多组织也能分泌抑制素。

抑制素主要作用是抑制腺垂体 FSH 的分泌。而生物剂量的抑制素对黄体生成素（LH）的分泌无明显影响。在性腺中，还存在与抑制素结构近似而功能相反的物质，称为激活素（activin），可刺激 FSH 的分泌。

二、睾丸功能的调节

睾丸的生精和内分泌功能有赖于下丘脑 - 腺垂体 - 睾丸轴系统、睾酮和抑制素的反馈调节以及睾丸局部的精细调节。通过这些调节，使血中和睾丸中的睾酮含量保持相对恒定，以调控生精和内分泌功能处于正常和稳定的状态（图 14-2）。

（一）下丘脑 - 腺垂体对睾丸活动的调节

下丘脑分泌的促性腺激素释放激素（gonadotropin releasing hormone，GnRH）与腺垂体促性腺激素细胞膜上的 GnRH 受体结合，可能通过磷脂酰肌醇传递系统使细胞内 Ca^{2+} 浓度增加，促进腺垂体合成和分泌促性腺激素 FSH 和 LH，进而影响睾丸发育和功能。值得注意的

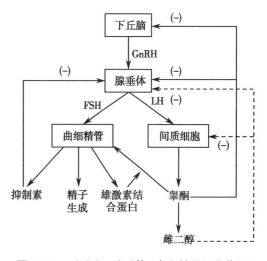

图 14-2　下丘脑 - 腺垂体 - 睾丸轴的调节作用

是，虽然 GnRH 可以通过腺垂体分泌的 LH 和 FSH 促进性腺的活动，但它对性腺的直接作用则是抑制。在人类，GnRH 神经元主要分布在下丘脑的弓状核、内侧视前区与视旁核等处。在其他脑区，如间脑、边缘叶以及松果腺、睾丸、卵巢、胎盘等组织中也有 GnRH 神经元分布。下丘脑 GnRH 呈现脉冲式释放，从而导致血中促性腺激素的浓度也呈现脉冲式波动。腺垂体分泌的 LH 和 FSH 可直接或间接调节睾丸的生精和内分泌功能。实验切除成年雄性动物的腺垂体后，睾丸萎缩，生精过程停止，睾丸的分泌也受到抑制，这说明腺垂体对睾丸功能的维持至关重要。由于 LH 可促进间质细胞合成和分泌睾酮，所以 LH 也称为间质细胞刺激素（interstitial cell stimulating hormone，ICSH）。FSH 可增强 LH 刺激睾酮分泌的作用，故 FSH 和 LH 对间质细胞睾酮的分泌有协同作用。

下丘脑 - 腺垂体对曲细精管精子生成的调节：目前认为，支持细胞的活动是影响精子发育的中心环节，来自腺垂体与睾丸局部的信息都是通过支持细胞传递给生精细胞，实现对生精过程的调控。研究发现，生精细胞上没有 FSH 和睾酮的受体，二者的受体主要存在于支持细胞。所以，推测 FSH 可能是通过作用于支持细胞，使其产生 ABP，ABP 与睾酮结合，使曲细精管局部维持睾酮的高浓度，从而促进生精过程。LH 通过促进间质细胞分泌睾酮而间接调节精子的生成。实验提示 FSH 对生精过程有启动作用，而睾酮则有维持精子生成的作用。

（二）睾丸激素对下丘脑 - 腺垂体的反馈调节

睾丸分泌的雄激素与抑制素对下丘脑 GnRH 和腺垂体 FSH、LH 的分泌有负反馈调节作用。FSH 主要受抑制素调节，LH 主要受雄激素的负反馈调节（图 14-2）。

1. 雄激素的调节作用　当血中睾酮达到一定浓度后，可作用于下丘脑和腺垂体，通过负反馈机制抑制 GnRH 和 LH 的分泌。实验证明，切除动物睾丸，垂体门静脉血中 GnRH 增加；给去势的动物注射睾酮，只能引起血中 LH 水平明显降低，而对 FSH 的影响不大。这说明睾酮对腺垂体促性腺激素的反馈抑制作用具有选择性，即仅限于 LH 的合成与分泌，而对 FSH 的分泌无影响。另外，睾酮可降低大鼠腺垂体对 GnRH 的反应性。

2. 抑制素的调节作用　生理剂量的抑制素可选择性抑制腺垂体合成和分泌 FSH，并对 FSH 释放具有负反馈抑制作用，而对 LH 的分泌基本无影响。

（三）睾丸内的局部调节

睾丸局部尤其是在支持细胞与生精细胞、间质细胞与支持细胞、支持细胞与管周细胞之间存在着极其密切的局部反馈调节关系。睾丸的间质细胞上还发现多种生长因子或细胞因子及其受体，如转化生长因子（TGF）、胰岛素样生长因子（IGF）、肿瘤坏死因子（TNF）及白细胞介素（IL）等。这些生长因子或细胞因子可能以旁分泌或自分泌的方式参与睾丸功能的局部调节。另外，在睾丸细胞还发现有 GnRH、催产素及 β- 内啡肽等生物活性物质，它们对睾丸功能也有调节作用。

（四）运动与蛋白同化雄激素类固醇（兴奋剂）

睾酮是由睾丸间质细胞产生的含 19 个碳原子的类固醇激素，卵巢也能少量产生。其衍生物被称为合成类固醇，也叫蛋白同化雄激素类固醇，可分为内源性、外源性两种。内源性是指人体能自然生成的物质，外源性是指人体不能自然生成的物质。它们是一类在结构及活性上与人体雄激素睾酮相似的化学合成衍生物，是竞技体育界兴奋剂检测明令禁止的物质。这类物质几乎占兴奋剂滥用检出率的40%~50%，可以说是最常被滥用的一类兴奋剂。人们熟悉的大力补、康力龙、强力补、诺龙、双氢睾酮和四氢基二降孕三烯炔酮（tetrahydrogestrinone，THG），都属于这类禁用物质。

这类药物除了具有促进男性性器官和副性征的发育，促进附性器官、骨和肌肉组织蛋白的合成，加速骨和肌肉的生长，增强肌肉收缩力，促进肾促红细胞生成素的生成，加强骨髓造血功能，使红细胞生成增多等睾酮的基本生理作用外，还能在主动或被动减体重时，有保持肌肉体积的作用，并可加快训练后的恢复，有助于增加训练强度和时间。以上也是运动员滥用此类兴奋剂的原因。但是，如果不能在用此类药物的同时，进行系统的力量训练，就没有增长肌肉的作用。

运动员使用蛋白同化雄激素类固醇，不仅违背了竞技体育的公平竞争原则和医学伦理道德，是一种欺骗和违法行为；而且，此类药物的不良反应是破坏性的、甚至是不可逆转的，如女运动员出现声带变厚、嗓音低沉，面部汗毛和体毛增生，痤疮，脱发，乳房扁平，阴蒂肥大和月经不调甚至闭经，肝脏损害等，还可能影响心血管系统和脂肪代谢，容易诱发冠心病、高血压。另外，还可能造成肌肉、肌腱、韧带弹性降低、僵硬、容易撕裂、拉伤等。特别令人担忧的是，许多不良反应在用药数年后才表现出来，而且即使是医生都无法预测运动员何时处于危险期。

三、睾丸功能的衰退

男性在 55 岁左右睾丸功能开始衰退，但雄激素降低趋势缓慢。由于男性雄激素正常值范围较大（300~1000ng/dl），即使睾丸功能衰退，尚有部分男性的雄激素终生维持在正常值范围内。所以，男性更年期不仅比女性迟十几年，而且有更年期综合征症状的仅有 30% 左右。国外将男性更年期综合征称为"中老年男性雄激素部分缺乏症"。

第二节 女性生殖

卵巢是女性生殖系统的主要器官，具有生卵和内分泌两大基本功能。根据卵巢功能变化，女性的一生可分为胚胎胎儿期、新生儿期、儿童期、青春期、性成熟期、更年期、老年期。各期之间的年龄界限可因遗传、发育状况、营养条件和环境等因素的影响而略有差异。子宫、输卵管、阴道、前庭大腺、阴阜、大小阴唇、阴蒂和处女膜等是女性的附性器官。

雌激素和孕激素，除了促进女性生殖器官发育和第二性征出现外，还可保证受精、着床并维持妊娠。女性生殖系统的活动在下丘脑 - 腺垂体 - 卵巢轴（hypothalamus-adenohypophysis-ovaries axis）系统的调控下，呈现明显的周期性变化特征。来自内、外环境的刺激均可通过此轴改变卵巢的功能活动，进而影响女性的生殖功能。

一、卵巢功能

（一）生卵功能

1. 卵巢的发育过程　卵巢中的卵原细胞存在于卵泡中，经过原始卵泡（primordial follicle）、生长卵泡（growing follicle）和成熟卵泡（mature follicle）三个阶段才能发育成为成熟卵子（图 14-3）。

在胎龄 1~5 个月时，胎儿卵巢内逐渐出现原始卵泡，数量可达 600 万 ~700 万个。每个原始卵泡中含 1 个卵原细胞，周围有一层梭形或单层扁平卵泡细胞围绕。在胎龄 3~7 个月时，卵原细胞有丝分

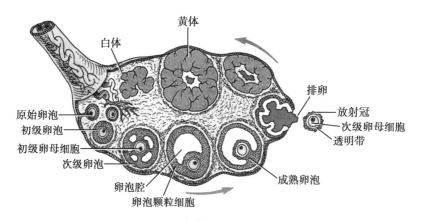

图 14-3 卵巢生卵过程示意图

裂停止，进入第一次成熟分裂的前期，转变为初级卵母细胞。出生后仍停止在此期，直至性成熟期前。这种停滞状态产生的原因可能与卵泡颗粒细胞合成和分泌卵母细胞成熟抑制因子（oocyte maturation inhibitor，OMI）有关。OMI 存在于许多哺乳动物的卵泡液中，可抑制卵母细胞进行第二次成熟分裂。

自青春期始，原始卵泡开始生长发育，初级卵母细胞外周的菱形细胞分化成立方形的颗粒细胞，并迅速增殖，由单层变为复层，形成初级卵泡。从原始卵泡发育成初级卵泡取决于卵泡内的因素，不受促性腺激素的控制。

生长卵泡包括初级卵泡和次级卵泡。初级卵泡阶段，颗粒细胞分裂增殖至 5~6 层，细胞内细胞器含量增多，卵母细胞增大，其周围被一层由颗粒细胞分泌的粘多糖类物质所包绕，形成透明带，紧靠透明带的一层颗粒细胞发育呈柱状，并做辐射状排列形成放射冠，到此阶段初级卵泡逐渐发育成次级卵泡。

次级卵泡继续发育，出现卵泡腔，此时的次级卵泡可称为窦状细胞。颗粒细胞进一步分裂增殖，同时分泌卵泡液。随着卵泡液增多，卵泡腔不断扩大，卵细胞及其周围的一些颗粒细胞逐渐移向卵泡一侧，形成突向卵泡腔的隆起，即卵丘。与此同时，卵泡基底膜外的间质细胞分化并增生形成了内膜、外膜细胞层。处于生长卵泡阶段的卵泡还有两个重要特征：一是细胞膜上相继生成多种激素的受体，如 FSH、雌激素、睾酮、LH、催乳素（PRL）及前列腺素（PG）受体，这是卵泡继续发育、生长所必需的改变；二是内膜细胞和颗粒细胞逐渐成熟并具备了内分泌功能。

随着腺垂体促性腺激素的大量分泌，生长卵泡经 12~14 天的发育进入成熟阶段。成熟卵泡发育的最后阶段，形成了优势卵泡。大约每 20 个次级卵泡可发育成一个或两个优势卵泡。在排卵前 48 小时，优势卵泡的体积较大，直径可达 18~20nm 以上，并突向卵巢表面，而其他非优势卵泡发生闭锁。

成熟卵泡排卵时，LH 解除了 OMI 对卵母细胞成熟分裂的抑制作用，初级卵母细胞分裂为次级卵母细胞，即成熟卵子。女性一生中只有 400~500 个卵泡成熟排卵，其余几百万个卵泡则萎缩闭锁，这种退化可发生在卵泡发育的任何阶段。

2. **排卵与黄体形成** 排卵是指成熟卵泡在 LH 高峰的作用下，向卵巢表面移动，卵泡壁破裂，出现排卵孔，卵细胞与透明带、放射冠及卵泡液排出的过程。排出的卵细胞即被输卵管伞捕捉送入输卵管中。其实，在排卵前一天，卵泡分泌的雌激素浓度达到高峰，后者的正反馈调节作用使 GnRH 分泌增多；刺激 FSH 和 LH 分泌，以 LH 的分泌最为明显，即 LH 高峰，它是控制排卵的关键因素。

成熟的卵泡排卵后，残余的卵泡壁内陷，血管破裂，血液进入腔内凝固，形成血体。血液被吸收后，颗粒细胞与内膜细胞增生肥大，成行排列，胞质中积聚黄褐色脂肪颗粒，形成黄体，又称月经黄体。排卵后的 7~8 天，黄体发育到达顶峰，若排出的卵未受精，在排卵后的第 10 天开始退化，最后细胞被结缔组织所替代，形成白体。若排出的卵受精成功，胚胎分泌人绒毛膜促性腺激素，使黄体继续发育为妊娠黄体，一直持续到妊娠 5~6 个月后，自动退化为白体。因此，黄体形成经历了早期阶段形成血体、中期阶段形成黄体、晚期阶段形成白体三个阶段。

（二）内分泌功能

卵巢合成的类固醇激素有：雌激素、孕激素和雄激素。雌激素（estrogen）是一类含有 18 个碳原子的类固醇激素，包括雌二醇（estrodiol，E_2）、雌酮和雌三醇三种。其中，E_2 的生物活性最强，是体内发挥主要生理作用的雌激素。E_2 与雌酮、雌三醇的生物活性比是 100：10：3。孕激素（progestin）的代表物是孕酮（progesterone），它是一种含 21 个碳原子的类固醇激素，此外，还有 20α- 羟孕酮和 17α- 羟孕酮。

1. 雌激素和孕激素的合成与代谢 卵巢排卵前，卵泡分泌雌激素；排卵后，黄体分泌雌激素和孕激素。雌激素的合成是由卵泡内膜细胞和颗粒细胞共同完成的。当 LH 与卵泡内膜细胞的 LH 受体结合后，可使细胞内胆固醇形成睾酮和雄烯二酮，它们可通过细胞膜扩散进入颗粒细胞内，作为形成雌激素的前体。当 FSH 与颗粒细胞的 FSH 受体结合后，激活颗粒细胞中的芳香化酶，将睾酮和雄烯二酮分别转化为 E_2 和雌酮。这一由两种细胞、两种促性腺激素合成制造雌激素的理论成为雌激素合成的双重细胞学说。

排卵后，LH 作用于颗粒细胞和内膜细胞，使其转变为黄体细胞（luteal cells）。黄体细胞可分为内膜黄体细胞和颗粒黄体细胞。两类黄体细胞均可分泌孕激素，但颗粒黄体细胞分泌孕激素的能力比内膜黄体细胞大 20 倍左右。

雌激素和孕激素分泌入血后，均以结合型和游离型两种形式存在于血浆中。70% 的 E_2 与性激素结合球蛋白结合，25% 的 E_2 与血浆白蛋白结合，其余为游离型。约 48% 的孕酮与皮质类固醇结合球蛋白（CBG）结合，50% 的孕酮与白蛋白结合，其余为游离型。

雌激素和孕激素主要在肝脏细胞内降解，通过羟化、氧化、还原、甲基化和结合等方式灭活，其中最主要的降解反应是羟化反应。在肝脏内，E_2 转变为雌酮和雌三醇，然后再与葡萄糖醛酸或硫酸结合，随尿液排出体外。孕酮主要在肝脏降解，但也可以在外周组织被灭活。孕酮的降解产物是孕二醇，它与葡萄糖醛酸结合，经尿排出体外，部分由胆汁排出。

2. 雌激素的生物学作用 雌激素的主要作用是促进女性生殖器官的发育和第二性征的出现，并维持在正常状态，以参与完成生殖功能。近年来，雌激素对代谢和器官组织的影响逐渐引起人们的关注。

（1）对生殖器官的作用：

1）卵巢：雌激素与 FSH 协同促进卵泡的发育；排卵前的雌激素高峰通过正反馈诱导 LH 高峰的出现。因此，雌激素是 LH 诱发排卵的不可缺少的调节因素。

2）输卵管：雌激素促进输卵管运动，输卵管上皮细胞增生，以及增强输卵管分泌细胞、纤毛和平滑肌细胞的活动，有利于卵子和精子的运行。

3）子宫：雌激素促进子宫发育，内膜出现增殖期变化。促进子宫平滑肌的增生，子宫平滑肌的兴奋性增高，动作电位发放频率增加，自发性收缩幅度增大，对催产素的敏感性提高，可能对分娩有一定的意义。在雌激素的影响下，子宫颈分泌大量清亮和稀薄的黏液，有利于精子的穿透。

4）阴道：雌激素刺激阴道上皮的增生、角化，并使细胞内糖原含量增加。在雌激素作用下，阴道表层细胞糖原含量可高达 3%。糖原分解产物可使阴道分泌物呈酸性（pH 4~5），这一酸性环境有利于阴道内乳酸杆菌的生长，从而抑制其他致病菌的繁殖，维持阴道的自净作用，增强阴道的抵抗力。

（2）对乳腺和第二性征的作用：雌激素刺激乳腺导管和结缔组织增生，促进乳腺发育。青春期后，雌激素可激活与维持女性性征，使全身脂肪沉积于乳房、臀部等处，毛发分布呈女性特征，音调较高，骨盆宽大。

（3）对代谢的调节作用：

1）糖代谢：雌激素能增强葡萄糖刺激的胰岛素分泌反应，可使血浆胰岛素水平增加，但糖耐量却降低；雌激素能增加子宫对葡萄糖的摄取和利用。

2）水盐代谢：雌激素可使体液向组织间隙转移，由于血容量减少使醛固酮分泌增加，引起机体水、钠潴留。经前期紧张综合征产生水肿可能与雌激素有关。

3）脂肪与蛋白质代谢：雌激素可减少主动脉的弹性硬蛋白，降低血浆胆固醇，增加 α- 脂蛋白和减少 β- 脂蛋白含量，这可能是育龄期妇女冠心病患病率较低的原因。另外，雌激素促进肝细胞合成特殊的蛋白质，例如纤维蛋白原、皮质类固醇结合球蛋白等。

4）骨骼：雌激素与雄激素的作用类似，可刺激成骨细胞的活动和抑制破骨细胞的活动，加速骨的生长，促进钙、磷沉积于骨，同时促进骨骺的愈合。在青春期前，雌激素分泌不足时，则骨骺愈合延缓，在垂体生长素作用下，长骨继续生长，故身材细长。如青春期前雌激素过多时，则骨骺早熟，长骨发育受限，故身材矮小。如在成年后，雌激素分泌不足，尤其是更年期或卵巢切除后，由于骨基质合成不足，钙、磷沉积受阻，可发生骨质脱钙、骨质疏松，易骨折。

（4）对中枢神经的作用：雌激素促进神经细胞的生长、分化、存活与再生，促进神经胶质细胞发育及突出的形成，促进 ACh、多巴胺、5-HT 等神经递质的合成。雌激素还可作用于下丘脑体温调节中枢，引起基础体温的降低。另外，雌激素还影响下丘脑血管运动中枢的紧张性。妇女更年期前后，由于雌激素的撤退，血管运动中枢不稳定，部分妇女可出现盗汗及面部潮红等症状。

（5）对垂体激素分泌的调节：雌激素可促进下丘脑和垂体生殖调节激素的合成。排卵前，雌激素高峰正反馈促进下丘脑，促进 GnRH、腺垂体 FSH 和 LH 的分泌，特别是促进 LH 的分泌，从而引发排卵；黄体期出现的雌激素高峰则反馈抑制腺垂体 FSH 和 LH 的分泌。

（6）对皮肤的作用：雌激素使真皮增厚，结缔组织内胶原分解速度减慢，表皮增殖，保持皮肤弹性及改善血液供应。

（7）对心血管系统的作用：雌激素能够增加冠脉血流量，缓解心肌缺血，从而改善心绞痛症状。

3. 孕激素的生物学作用　孕激素主要作用于子宫内膜和平滑肌，为受精卵的着床和维持妊娠提供保障。孕激素的作用是建立在雌激素作用基础上的。

对子宫的作用：孕酮在雌激素作用的基础上，使子宫内膜进一步增殖，内膜细胞体积增大，分泌腺体由直变弯，分泌含糖原的黏液，有利于受精卵的着床。另外，孕酮也是子宫内膜基质细胞蜕膜化所必需的。在孕激素作用下，宫颈黏液的分泌量减少，黏液变得更加粘稠，以阻止精子的通过。

维持妊娠：孕酮可使子宫平滑肌细胞发生超极化，兴奋性和传导性降低，对催产素的敏感性降低，抑制子宫平滑肌的收缩，使子宫处于安静状态，有利于妊娠的维持。此外，孕酮可抑制母体免疫反应，防止胎儿被排斥。缺乏孕酮时，可出现胚胎早期流产。临床上应用黄体酮保胎就是基于孕酮的这一作用。

对乳腺的作用：在雌激素作用基础上，孕酮可进一步促进乳腺腺泡与导管的发育和成熟，并在妊娠后为泌乳准备条件。

对平滑肌的作用：孕激素可使血管和消化道平滑肌松弛，张力降低，这是妇女在妊娠期间较易发生静脉曲张、痔疮和便秘的原因之一。

对体温的影响：孕激素作用于下丘脑的体温调节中枢，使基础体温在排卵后升高 0.3~0.6℃，并在黄体期一直保持在此水平。由于体温在排卵前表现为短暂降低，而排卵后明显升高，临床上将这一基础体温改变作为判断排卵日期的标志之一（图 14-4）。

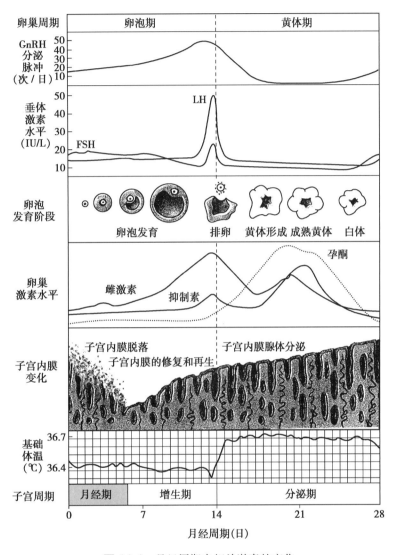

图 14-4　月经周期中相关激素的变化

4. 雄激素及其他生物活性物质　女性体内有少量的雄激素，是卵泡内膜和肾上腺皮质网状带细胞分泌的。适量的雄激素配合雌激素可刺激阴毛、腋毛的生长。雄激素过多时，可出现男性化特征及多毛症。

卵巢除分泌雌激素、孕激素和少量的雄激素外，近些年，学者们还发现其能分泌多种蛋白类物质、小分子肽类激素和脂肪酸衍生物类激素。如卵泡调节蛋白（follicular regulation protein，FRP）、神经垂体激素载运蛋白（neurophysin Ⅰ/Ⅱ，NP Ⅰ/Ⅱ）、抑制素、松弛素、激活素（activin）、血管升压素、催产素、前列腺素、FSH 释放蛋白（FSH releasing protein）、卵母细胞成熟抑制因子、促黄体化结合抑制因子、黄体化抑制因子、细胞因子和生长因子等。以上物质的发现是近代生殖生物学研究的重要进展，同时也表明在卵巢内部还存在一整套的调节物质，它们与垂体促性腺激素共同调控卵巢的功能。

二、月经周期和卵巢周期性活动的调节

（一）月经周期

在卵巢激素周期性分泌的影响下，子宫内膜发生周期性剥落，产生流血现象，称为月经。女性月经的出现始于青春期（13~15岁），而且表现出明显的周期性，即约一个月出现一次月经。两次月经第一天所间隔的时期，称为一个月经周期（menstrual cycle）。

一般认为，月经的第一天为一次月经周期的第一天。健康成年女性月经周期一般变动在20~40天，平均为28天。每次月经持续3~5天，每次经血量为50~100ml。

（二）月经周期中生殖系统的变化

正常月经周期中，子宫内膜可根据卵巢的周期性变化分为三期：月经期、增殖期和分泌期。一个月经周期以成熟的卵泡释放其中的卵细胞为界，可将卵巢的周期性活动分为卵泡期、排卵期和黄体期（图14-4）。

1. 月经期 发生在月经周期的第1~4天，历时3~4天。本期的特点是子宫内膜剥脱、出血，随后残存的内膜组织又开始增生，进行修复，进入下一个新的周期。

2. 增殖期 发生在月经周期的5~14天，历时10天左右。此期的主要特点是：子宫内膜快速增生，内膜的厚度由早期的1~2mm增厚道增殖期的2~3mm。内膜增殖的同时，子宫腺体增生，但不分泌；内膜下小动脉迅速生长，由于它的生长速度快于内膜增厚的速度，故卷曲形成螺旋动脉。

3. 分泌期 发生在月经周期的第15~28天，历时14天，相当于黄体期。此期特点是：血中的孕酮浓度增加，内膜继续增殖变厚，小动脉卷曲，增长迅速，内膜呈高度的分泌活动。在月经开始前4~24小时，螺旋动脉出现痉挛收缩，使内膜缺血坏死，在内膜下形成许多血肿。

（三）卵巢周期性活动的调节

卵巢的周期性活动受下丘脑 - 腺垂体的控制，而卵巢分泌的激素一方面使子宫内膜发生周期性变化，同时对下丘脑 - 腺垂体进行反馈调节（图14-5）。

1. 下丘脑 - 腺垂体 - 卵巢轴的功能联系 青春期前，卵巢 激素的分泌量虽然不大，但由于下丘脑GnRH神经元对卵巢激素反馈抑制作用的敏感性较高，而且GnRH神经元尚未发育成熟，因此，GnRH的分泌量较低，腺垂体FSH和LH分泌以及卵巢的功能也相应处于低水平状态。

至青春期，下丘脑GnRH神经元发育成熟，对卵巢激素的反馈抑制作用的敏感性明显降低，GnRH的分泌增加，FSH和LH分泌也随之增加，卵巢功能开

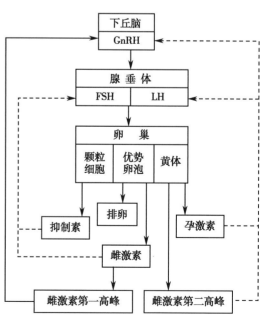

图 14-5 下丘脑 - 腺垂体对卵巢活动调节的示意图

始活跃，呈现周期性变化，表现为卵泡的生长发育、排卵与黄体形成，每月一次，周而复始，所以也称卵巢周期（ovarian cycle）。卵巢的周期性变化是月经周期形成的基础。

2. 月经周期中卵巢活动的内分泌调节　卵泡期（follicular phase）：卵泡早期，卵泡分泌能力较低，激素分泌量少，对腺垂体 FSH 和 LH 分泌的负反馈抑制作用较弱，FSH 的分泌呈现逐渐增高的趋势。在 FSH 的作用下卵泡开始生长发育，雌激素分泌。低浓度雌激素与颗粒细胞产生的抑制素，二者反馈性抑制腺垂体促性腺激素细胞，使 FSH 的分泌量减少。卵泡晚期，卵泡发育成熟，在排卵前约 36 小时，血中雌激素浓度达到最高值，形成第一个雌激素峰。高浓度雌激素对下丘脑产生中枢性正反馈，使 GnRH 分泌增加，刺激 LH 释放，形成 LH 高峰，诱发排卵。子宫内膜继续增殖。目前，在下丘脑中发现了一种称为儿茶酚雌激素的物质，它促进释放 GnRH，并增加促性腺激素细胞对 GnRH 的敏感性，使 FSH 和 LH 分泌增加。

排卵期（ovulation period）：在 LH 峰形成后约 24 小时，卵巢中成熟卵泡发生排卵。LH 峰是导致排卵的重要因素，可作为排卵的标志。破裂的卵泡在 LH 的作用下，形成黄体，同时开始分泌孕激素和雌激素。

黄体期（luteal phase）：卵泡排卵后，在 LH 作用下，黄体逐渐发育，孕激素分泌量显著增加，雌激素的分泌量亦随之增加。孕激素使子宫内膜呈现分泌期的变化。在排卵后 7~8 天，孕激素分泌达高峰，同时出现第二个雌激素峰。孕激素和雌激素的水平增加，对下丘脑和腺垂体产生负反馈抑制作用，使 GnRH 分泌量减少，继之 FSH 和 LH 的分泌量下降。如果未受精，在排卵后 9~10 天，黄体开始退化，孕激素和雌激素的分泌量逐渐减少，到黄体期的后半期，血中雌、孕激素达最低水平，子宫内膜失去雌激素与孕激素的支持而剥脱出血，进入月经期。由于雌、孕激素减少，对腺垂体的负反馈作用减弱，FSH、LH 分泌又开始增加，进入下一个卵巢周期。

在临床中，月经是判断女性生殖与内分泌功能正常与否的晴雨表。若月经周期稳定，经血量适中，常表明女性生殖和内分泌功能正常。任何内、外因素干扰了下丘脑 - 腺垂体 - 卵巢性腺轴系统的功能完整性，以及卵巢和子宫发生病变都会影响正常的月经周期。

三、 卵巢功能衰退的表现

一般女性性成熟期约持续 30 年，45~50 岁的女性卵巢功能开始衰退，对 FSH 和 LH 的反应性下降，卵泡常停滞在不同发育阶段，不能按时排卵，雌激素分泌减少，子宫内膜不再呈现周期性变化而进入更年期。此后卵巢功能进一步衰退，丧失生殖功能而步入老年期。

更年期是指妇女从性成熟期进入老年期的过渡时期，包括绝经前期、绝经期和绝经后期。更年期虽然是女性的自然生理过程，但更年期症状却因人而异，约 2/3 的更年期女性症状较严重，可出现因卵巢功能退化、雌激素合成减少而引起的一系列生理、心理改变，及不舒服的症状，出现以自主神经系统功能紊乱为主的更年期症候群，称为更年期综合征（climacteric syndrome）。另外 1/3 的更年期女性则可通过神经内分泌的自我调节达到新的平衡，不出现自觉症状或症状较轻。更年期综合征的持续时间一般为 2~5 年，我国城市女性平均绝经年龄为 49.5 岁，农村女性为 47.5 岁。

在绝经前期，约 70% 的女性有月经周期不规则、月经紊乱，并出现以潮红、出汗、精神过敏、失眠、眩晕、情绪不稳定为主要表现的精神、神经症状，伴有骨质疏松、尿失禁、反复发作的膀胱炎、性欲改变、性交疼痛，以及诱发动脉硬化、冠心病等心血管系统变化，这些变化主要是由于自主神经系统功能紊乱而引起的。

近年来，学者们认为，更年期女性如果能在精神、心理、营养、体质等方面注意更年期保健，不仅能安然度过更年期，而且许多不适症状也能得到改善。对于更年期症状严重的女性，应及时到医院检查或采用雌激素替代疗法治疗。

第三节 性 生 理

青春期是从少年到成年的过渡阶段，也是从性不成熟发育到成熟的时期。进入青春期后，人体发育最慢的性器官也发育成熟，并开始具备生育能力。青春期中发生的生理变化常伴随着心理和行为方面的改变，这些表现与下丘脑-腺垂体-性腺轴的活动及其他内分泌腺激素的作用直接相关。

一、性成熟的表现

在青春期，由于机体迅速发育成熟，个体的体格形态、性器官及第二性征等方面都将发生很大变化。

（一）青春期体格形态的变化

1. 身高 进入青春期后，身高上升速度明显加快，称为青春期突长。女性的青春期突长开始于青春早期，多数到月经初潮时结束。男性的青春期突长发生于接近青春期的末期，故开始突长的平均年龄比女性大2岁左右。在此阶段，身高的增长在女性约25cm，男性约28cm。由于青春期突长前身高的差异及突长程度的差别，使成年男女平均身高相差12cm左右。促进青春期突长的激素，在女性以雌二醇为最重要，而在男性以睾酮的作用最明显，但雌二醇也起重要作用。此外，生长激素和胰岛素样生长因子-1（IGF-1）的分泌水平、生长素脉冲性分泌水平及性激素与促性腺激素的协同作用等，均与青春期突长有关。

2. 机体构成比 在青春期，男性和女性在机体的构成比方面变化十分显著。发育成熟前，两性的净体重、骨量和身体脂肪等基本相同。但在发育成熟后，男性的净体重、骨量和肌肉约为女性的1.5倍，而女性的脂肪则为男性的2倍。

（二）性器官发育

1. 男性 男性青春期最早出现的变化是睾丸体积增大，其发育过程可分为三个时期：

（1）第1期，约9~12岁，是青春期的开始。此时，生精细胞仅有精原细胞和精母细胞，睾丸间质细胞可分泌少量睾酮，附性器官仍处于幼稚状态；

（2）第2期，大约在12~15岁，此期睾丸体积迅速增大，曲细精管明显发育，出现精子细胞和精子，但精子数量尚少。间质细胞分泌睾酮增加，使阴囊、阴茎、前列腺等附属性器官快速生长；

（3）第3期，大约在15岁之后，睾丸及附属性器官已接近成人大小，精子数量及睾酮的分泌液与成人相似。

2. 女性 在青春期，卵巢体积增大，由青春期前的不到1ml增加到2~10ml，并开始有卵泡发育。在雌激素作用下，子宫体增大，占子宫长度的2/3。阴道长度也由青春前期的8cm增加到月经初潮时的11cm，大、小阴唇及阴蒂均开始发育。月经初潮时，一般为无排卵性月经，经半年至一年半后，开始有排卵，但黄体期常很短。

（三）第二性征的出现

青春期阶段，在性激素作用下，开始出现第二性征。男性第二性征的出现主要表现为声调变低，喉结突出，长出胡须、腋毛和阴毛，肌肉发达，出现男性特有的气味等。在男性，阴毛生长始于11~16岁，与肾上腺和睾丸分泌雄激素有关；15岁左右时上唇开始出现胡须，并开始变声。在女性，第二性征的发育以乳房的发育为最早，约9~12岁时，乳晕开始增大，以后乳房逐渐增大，乳头突出；同时，骨盆变大，皮下脂肪增厚，腋毛和阴毛相继长出，出现女性特有的气味等。女性的乳房在9~13岁开始发育，一般在4年内完成；女性阴毛生长稍晚于乳房发育，主要受肾上腺和卵巢分泌的雄激素影响。生理状态下，女性在1.5~6年内完成第二性征发育，平均4.2年；男性在2~4.5年内完成，平均3.5年。

（四）性成熟的调节

进入青春期后，中枢神经系统逐渐成熟，下丘脑-腺垂体的功能被激活，GnRH、FSH、LH释放增加，引起青春期的一系列变化，因此，青春期下丘脑-腺垂体的分泌活动增强是启动青春期生理变化的主要因素。

在青春期前，下丘脑-腺垂体的分泌功能对性腺激素的负反馈作用敏感性较高，低水平的性腺激素即可抑制下丘脑GnRH的分泌，使垂体促性腺激素维持在较低水平，进而使性激素在血浆中浓度也较低。然而，进入青春期后，下丘脑-腺垂体对性激素的敏感性降低，使GnRH分泌增多，腺垂体FSH和LH也随之增多，从而促进性腺的发育和性激素的分泌；同时，血浆中雌二醇和睾酮浓度逐渐升高，也可刺激各靶器官的发育。GnRH的分泌受脑内多种神经递质（NE、DA、5-HT等）、前列腺素及性激素的反馈调节。一般认为，NE主要与GnRH的脉冲性释放有关，DA可根据不同情况而对GnRH的释放起双向调节作用，5-HT则起抑制性作用；前列腺素可直接刺激GnRH神经元释放GnRH；而性激素的反馈作用则主要是通过调节腺垂体促性腺激素细胞对GnRH的敏感性来实现的。

此外，肾上腺皮质的功能也与性成熟有关。肾上腺皮质可分泌活性较低的雄激素，即脱氢表雄酮、硫酸脱氢表雄酮及雄烯二酮。女性从6~7岁，男性从7~8岁开始，肾上腺皮质分泌雄激素增多，并持续增高直至青春晚期。肾上腺皮质分泌雄激素的功能约早于性腺发育2年。临床上，性腺功能不全的患者，在青春期仍有阴毛和腋毛生长，而肾上腺皮质功能低下的患者，则几乎没有阴毛和腋毛，说明青春期阴毛和腋毛的生长与肾上腺皮质功能有关，而与性腺功能可能无明显的依赖关系。

（五）青春期性发育的异常

青春期性发育的异常是指青春期生殖内分泌功能紊乱所致的病理生理学变化及临床体征，包括性早熟和青春期延迟两种。

1. 性早熟 女性性早熟是指8岁前（50%出现于6岁前）出现乳房发育、阴毛、腋毛生长，大小阴唇增大，月经来潮等情况；男性在9岁之前出现生殖器官明显发育和第二性征者，也应考虑为性早熟。性早熟常因中枢神经系统，特别是下丘脑的功能紊乱，促性腺激素分泌过多，刺激性器官过早发育而引起。

2. 青春期延迟 若女性13岁仍无乳房发育，16岁尚无月经来潮；男性超过14岁仍无任何青春期发育的表现，都应考虑为青春期延迟。男性青春期延迟大多有父系家族史，一般有下丘脑-垂体功能遗传性缺陷。

二、 性兴奋与性行为

性兴奋是指当人体受到有关性刺激时，性器官和其他一些脏器所出现的一系列生理变化。性行为是指在性兴奋基础上男女两性性器官的接触，即性交的过程。

（一）男性性兴奋与性行为

男性的性兴奋与性行为除了心理活动外，主要表现为阴茎勃起和射精。

1. 阴茎勃起　是指受到性刺激时，阴茎迅速胀大、变硬并挺伸的现象。这是心理性和外生殖器局部机械刺激时，引起的反射活动，其传出神经主要是副交感舒血管纤维，通过释放乙酰胆碱（ACh）、血管活性肠肽，使阴茎内动脉扩张、动脉血流量明显增加，此为阴茎勃起的主要原因。阴茎的静脉回流受阻，可维持阴茎勃起。

一旦性刺激停止，上述过程逆转，海绵体平滑肌收缩和血流量减少，导致海绵体压力下降，静脉扩张，血液回流增加，从而使阴茎疲软。

在副交感神经中，还有含一氧化氮合酶（NOS）的神经纤维，其末梢释放的NO，可激活鸟苷酸环化酶，后者作用于三磷酸鸟苷而产生环磷酸鸟苷（cGMP）。cGMP的蓄积，是引起阴茎勃起的重要因素。近年来，治疗勃起功能障碍所用的一线药物——磷酸二酯酶抑制剂（如万艾可），其作用机制即抑制cGMP的降解，使cGMP蓄积，促使阴茎勃起。

2. 射精　是男性性高潮时精液经尿道射出体外的过程，分为移精、排精两个阶段。首先是腹下神经兴奋使附睾、输精管平滑肌按一定的顺序收缩，将精子输送至尿道，并与前列腺、精囊的分泌物混合，形成精液，此为移精。然后，阴部神经兴奋，使环绕阴茎基底部的尿道海绵体肌节律性收缩，压迫尿道，迫使精液射出。射精的同时，伴有强烈快感，即性兴奋达到性高潮。男性射精后的一段时间内，一般不能再次发生阴茎勃起和射精，称为不应期。

射精是一种反射活动，阴茎的勃起和射精的基本中枢都在脊髓的腰骶段，但高位中枢可对脊髓的活动进行激活或抑制。

（二）女性性兴奋与性行为

女性性兴奋与性行为主要包括阴道的润滑、阴蒂的勃起及性高潮。

女性在受到性刺激后，阴道壁的血管充血，由血管滤出一种黏性液体，以润滑阴道和外阴，有利于性交的进行。此外，由于阴道下1/3部分充血，使阴道口缩窄，对插入的阴茎有"紧握"作用。同时，阴道上2/3部分扩张，宫颈及宫体抬高，使阴道上段宽松，利于性交及容纳精液。

阴蒂有丰富的神经末梢，是女性性器官中最敏感的部位。性兴奋时，阴蒂充血、膨胀，对刺激的敏感性提高，促使获得性快感并达到性高潮。

当外阴及阴道所受到的刺激达到一定程度时，子宫、阴道、会阴及盆腔底部肌肉出现自主的节律性收缩，并伴有呼吸、循环功能改变等全身性反应即女性性高潮。女性性高潮是否出现受多种因素影响。女性性高潮后没有明显的不应期。

三、 性行为的调节

人类性行为受中枢神经系统与内分泌激素的调节，也受环境及心理等因素的影响。

（一）神经调节

性行为的调节主要是在中枢神经系统的控制下，通过条件反射和非条件反射来实现的。例如，阴茎勃起的基本反射中枢位于脊髓腰骶段，同时受大脑皮质的性功能中枢及间脑、下丘脑的皮层下中枢调节。阴茎受自主神经系统和躯体神经系统的神经支配，自主神经来自盆神经丛，包括交感和副交感神经纤维；躯体神经纤维起自脊髓骶段，构成阴部神经。阴茎海绵体上有肾上腺素能、胆碱能和非肾上腺素能非胆碱能的神经纤维分布，并有多种神经递质和受体。其中，ACh 可通过抑制 NE 释放和使阴茎的血管内皮细胞释放内皮舒张因子（NO）等物质，促进阴茎勃起。NE 可与阴茎的血管平滑肌细胞的 α_1 受体结合，使阴茎血管收缩，不能勃起或由勃起状态转为非勃起状态。近年来发现，NO 可引起阴茎海绵体的血管平滑肌舒张，是引起阴茎勃起的一种重要的神经递质。此外，组胺与 H_2 受体结合或 5-HT 与 5-HT$_1$ 受体结合，均能促进勃起；而组胺与 H_1 受体结合或 5-HT 与 5-HT$_2$ 受体结合，则能抑制阴茎勃起。人的精神和心理因素也可干扰性功能中枢的正常活动，调节多种递质释放，进而影响阴茎勃起反射的进行。

（二）激素调节

性欲是性兴奋和性行为的基础。随着青春期的性成熟，体内性激素达到一定水平。在男性，雄激素可刺激性欲，引起自发性阴茎勃起。在女性，雌激素也具有刺激性欲的作用。但是，女性性欲的维持需要雄激素的存在，睾酮水平较高的女性，其阴道对性刺激的敏感性较高。此外，孕激素有抗动情，即抑制性欲的作用；缩宫素对两性的性功能及性行为也有明显的影响。可见，性行为与多种内分泌激素有关。

第四节　生殖系统功能障碍康复的生理学基础

生殖系统的功能障碍，最常见的有性功能障碍，本节会重点讨论；另外，运动训练，可引起女性初潮推迟、运动性月经失调，并对女性生殖器官、妊娠和生育产生影响，本节也会简要介绍；还有，产妇分娩后，要经历子宫复旧、阴道回缩、切口修复、心肺耐力、血液循环、消化泌尿等各系统恢复的产褥期。本节最后从产褥期、产后抑郁症的生理变化出发，探讨妇女产后功能恢复。

一、性功能障碍

（一）概述

性功能是一个复杂的生理和心理过程，包括性欲、勃起、性交等多个环节及复杂的心理变化。性功能障碍（sexual dysfunction）是指不能进行正常的性行为或在正常性行为中不能得到性满足的一类障碍。

性功能障碍可按发病原因分为器质性与功能性两大类；也可按男、女性别分为男性、女性性功能障碍。在临床上，以功能性性功能障碍为最多见，约占 90%；而器质性性功能障碍只占 10%。前者表现为身体没有生殖系统、神经系统、内分泌系统的器质性病变，多由心理性或受性观念影响所致。

性功能障碍的康复治疗方法有：心理疗法、药物疗法、局部治疗、中医传统康复疗法及手术疗法。

（二）主要表现

1. 男性性功能障碍　主要表现为性欲异常、勃起功能障碍、射精异常等。

（1）性欲异常：男性性欲异常主要包括性欲亢进和性欲低下。①男性性欲亢进，是指男性性欲超过正常状态，特别强烈，频繁出现性兴奋，性行为要求异常迫切，性交频率增加，性交时间延长，不能自控。排除新婚、婚后久别重逢等性生活频率稍有增加，表现为强迫性需要，轻微性刺激即可唤起性欲，甚至不断出现性欲念，不分昼夜、地点、场合和亲疏，多次要求性生活以满足性欲且无法自控。②男性性欲低下，是指成年男性持续或反复对性活动和性幻想的欲望水平降低，表现为缺少参与性活动的主观愿望和意识，缺乏性幻想，主动性行为的要求减少，性活动频率低。

（2）勃起功能障碍：是指阴茎持续不能达到和维持充分的勃起以获得满意的性生活达半年以上。阴茎正常勃起，需要神经、内分泌、海绵体及心理等多因素密切协同，任何一方面异常，均会引起勃起功能障碍。

（3）射精异常：射精是男性在性生活周期中最后发生的生理反应，常与性高潮同现。其解剖生理学机制与勃起过程完全不同，即通过射精器官的神经反射活动，将精液经尿道外口排出体外的过程。常见类型有：早泄、射精延迟、不射精症、逆行射精、射精痛等。

2. 女性性功能障碍　主要表现为性欲异常、性交障碍。

（1）性欲异常：女性性欲异常主要包括性欲亢进和性欲低下两种：①女性性欲亢进，发生在性兴奋期内，表现为性欲或体验性性高潮能力呈现病理性增强的一种性功能障碍。如表现为性欲反常，甚至行为放荡不羁，近乎失去理智。②女性性欲低下，指持续或反复存在的性兴趣降低甚至丧失。性欲减退患者并不排斥性唤起或快感，只是性活动不易启动。

（2）性交障碍：可分为性唤起障碍、性高潮障碍和性交疼痛障碍（美国泌尿系统疾病基金会），其中，性交疼痛障碍又可分为性交痛、阴道痉挛、非接触性性交痛。

（三）康复治疗

1. 男性性功能障碍

（1）勃起功能障碍

1）心理疗法：临床最常见的男性性功能障碍，如男性的勃起功能障碍、早泄；女性的阴道痉挛、性欲低下等，多由心因性引起。因此，心理疗法对改变心理病理状态所引起的性功能障碍有效。心理疗法包括心理疏导法和性感集中训练法。

心理疏导法认为：治疗上，不要给患者戴上"病"的帽子，心理上有障碍，只要自己能够认识体验到就行了，不必管别人怎么诊断，最主要的是自己了解自己。

此法以巴普洛夫的高级神经学说为基础，认为心理障碍是在有缺陷的人格基础上，持续受到不良社会信息的刺激，大脑兴奋与抑制失衡，导致大脑神经细胞长期疲劳，产生"惰性病理性兴奋灶"所致。因此，进行心理疏导，对提高心理素质、纠正性认识和性行为，改变心理病理状态所引起的性功能障碍有良好效果。

性感集中训练法是美国学者马斯特斯和约翰逊创造的一种性行为疗法。主要使配偶双方通过视、触、闻、静养等多方面表达相互间的情爱，而不是简单的性交。他们彼此提供和接受对方肉体给予自己的愉快感受。让彼此的注意力不再放在阴茎勃起和性高潮上，而集中在性感感受体验上，以改善具有破坏性的分离倾向或旁观观望态度。该疗法要求双方遵守以下原则：认清性功能障碍是双方的事，不是像他们所想象的仅是某一方的事。

性感集中训练的基本原理是：大多数性功能障碍者是由焦虑引起的，特别是发生性行为时的操作焦虑所致。因为害怕性交失败，在性交时精神紧张，这种焦虑和恐惧的紧张情绪，破坏了作为自然本能的性行为，久之，形成性功能障碍的错误行为模式。该行为疗法是指在短期内消除焦虑的再教育过程，其结果是作为自然本能的正常性行为重新出现。患病夫妻应从重新学习正确的性行为模式，从互相接触、抚摸、拥抱开始，循序渐进，按规定时间作业，每走完一步都感觉集中地去体会彼此给予的快感，从而信心与乐趣一同增加，使焦虑消除。在学习正确性行为模式的过程中，原有的性功能障碍自然得到克服。

2）药物疗法：口服药物是治疗勃起功能障碍最简单、最易接受的一线方法。

磷酸二酯酶抑制剂（如西地那非、他达那非），是口服药物中的一线药物。其作用原理是：选择性地抑制磷酸二脂酶（PDE）5，从而减少 cGMP 降解，引起阴茎海绵体平滑肌松弛，血流增加，使阴茎勃起。因为内皮细胞和副交感神经末梢释放的 NO，能激活鸟苷酸环化酶，使鸟苷酸（GTP）变为 cGMP，后者作为第二信使，可松弛平滑肌。PDE 可使 cGMP 分解为 GMP，抑制 PDE 可提高 NO 的作用强度。PDE 有很多型，其中，阴茎中有 PDE2~PDE5，而 PDE5 与 cGMP 亲和力最高，是阴茎勃起最重要的同工酶。

血管活性药物阴茎海绵体注射疗法，其作用原理是往海绵体内注射血管活性物质（如扩血管药物：罂粟碱、酚妥拉明、前列腺素 E_1），通过血管变化，诱发阴茎勃起。该法是口服药物治疗勃起功能障碍无效时，或有并发症时的二线治疗方法。

局部给药是将血管扩张药涂在阴茎皮肤、口腔黏膜或做尿道内灌注，药物通过皮肤或黏膜吸收，引起阴茎血管扩张而使阴茎勃起。常用药物有硝酸甘油糊剂、米诺地尔溶液等，前列腺素 E1 尿道内注射是目前最常用的方法。

3）局部物理疗法：真空负压助勃起装置是目前国内外治疗勃起功能障碍最成功的装置。原理：利用真空负压提高阴茎海绵体血流，使阴茎充血胀大，以达到最大长度和硬度；再用弹力缩窄环推置阴茎根部，阻断阴茎静脉回流，以延长勃起维持时间及硬度。

4）中医传统康复疗法

中药治疗：男性勃起功能障碍又叫阳痿。中医治疗的关键在于根据不同病因病机辨证施治。中青年患者实证偏多，情志所伤，湿热浸淫，瘀血阻络是主要病机，治疗以疏肝理气、清热利湿、和血通络为主；老年患者，年老体衰以虚证或虚实夹杂证居多，肾阴阳两虚、心脾两虚、气滞血瘀等较多，治疗以温补下元、滋阴补肾、健脾益胃、养心补血为主。

针灸治疗：以壮阳、益精气、调理任督阴阳之气，再辨证施治。一般选取中极、关元、气海、三阴交、肾俞、命门等穴。

按摩治疗：使脐下、小腹部有温热感。可选取神阙、气海、关元、中极等穴。

5）手术

血管手术：包括阴茎动脉重建术及静脉结扎手术，适用于经特殊检查证实的部分年轻血管性男性性功能障碍者。

阴茎假体置入：通过阴茎海绵体内手术置入勃起装置，以辅助阴茎勃起完成性交的半永久性治疗方法，适用于各种方法治疗无效的重度男性性功能障碍者。

（2）不射精症：阴茎震动刺激是治疗不射精症的首选方法。康复原理：通过在阴茎头系带的表面处放置一个阴茎震动刺激发生器，对阴茎头一级性敏感区直接刺激，大量的刺激将进入射精中枢，并在脊髓水平激活射精中枢，当震动刺激超过一定的射精阈值，将出现一个正常的射精反射，并导致射精的完成。

直肠探头电刺激射精法是通过电极直接刺激前列腺、射精管、输精管，诱发其收缩，将附睾中的精液射出。对于脊髓未损伤者，需要在麻醉下进行；对于脊髓损伤、感觉传入受损者，可无需麻醉。

（3）早泄：康复治疗主要通过心理疗法、药物疗法两方面。心理疗法同上述的性感集中训练法；药物疗法主要通过外用、口服药物。外用药物，主要用一些局部麻醉用的喷雾制剂或软膏，通过减少局部的性刺激，以延长射精潜伏期；口服药物，主要服用抗抑郁药物（如 selective serontonin reuptake inhibitors，5-HT 摄取抑制剂），通过抑制突触前膜 5-HT 的再摄取部位，提高突触间隙 5-HT 的浓度，激活突触后膜相关的 5-HT 受体，从而提高射精阈值，而发挥延迟射精的功能。

2. 女性性功能障碍

（1）性欲低下（减退）：性欲低下可分为功能性、器质性性欲低下两种。前者多由心理原因引起，后者也常伴有心理因素。

康复主要以心理疗法为主，行为疗法、药物疗法为辅。

1）心理疗法：包括精神分析法、亲昵疗法两种。精神分析法，即对性欲低下（或减退）的成因做深入的回顾和分析，向患者分析其不合理信念及错误思维方法，摆事实、讲道理并作出针对性的疏导治疗，以达到康复目的。亲昵疗法，是通过强调夫妇间亲昵关系、满意和乐趣的分享，来获得良好的性状态和性感受。

2）行为疗法：女性训练自己在性生活中的感受，把注意力集中在性的感受上，震动器或手淫疗法是常用手段，通过对性高潮的体验来提高性欲。也有助于建立自信心。

3）药物疗法：雌激素替代疗法，通过全身或局部运用雌激素制剂，增加阴蒂的敏感性和性欲，减轻性交疼痛，防止骨质疏松及降低心脏病的危险，也能解除阴道干涩、灼热感以及尿频、尿急等症状。西地那非单用或与其他血管活性药物合用，治疗女性性功能障碍。

（2）性欲亢进：性欲亢进的康复治疗原则：改善精神症状和性行为疗法。去除病因的同时，要给予一定的心理辅助治疗。后者包含精神分析法、家庭治疗、认知 - 行为治疗。

1）精神分析法：根据弗洛伊德精神分析观点，认为患者的心理障碍是由于压抑在"潜意识"中某些幼年时期所受的精神创伤所致。通过内省的方式，用自由联想的方法将这些痛苦体验挖掘出来，让焦虑的情绪得到宣泄；并对患者所提供的谈话内容进行分析解释，使其领悟，从而改变原行为模式，重塑自己的人格，而达到治疗目的。主要是自由联想，对移情或阻抗的分析，以及梦的解析。

2）家庭治疗：对性欲亢进的女性患者，男方要给予理解和一定的性安慰，帮助患者抑制过强的性欲，逐步达到减轻目的。

3）认知 - 行为治疗：是将认知疗法与行为疗法综合起来的治疗。在认知疗法过程中，让患者陈述每一天的生活体验，尤其是对性要求的认识，帮助其矫正对性要求的不良认知，对患者进行解释、指导和必要的性知识教育，通过不断反复治疗，使患者建立起对性生活的合理认知，逐渐消除不良的情绪反应，以正常的性心理去规范性行为，从而树立起治愈性欲亢进的信心。

行为疗法其理论基础是：患者的异常行为既然也和正常行为一样，可以通过学习获得，那么，也应当能够通过另一种学习使之消失。各种疾病都可以视为机体某一部分行为的异常，都可以通过这一行为的矫正而得到治疗。可采取暂时分居及尽量减少性的信息刺激；培养对其他事物的兴趣，多参加户外活动及体育运动，把注意力转移集中到工作和学习上；丰富生活内容，营造温馨的生活环境；通过其他事件的锻炼来增强患者的自控能力等。

二、 运动训练对月经、生殖器官、妊娠和生育的影响

（一）运动训练对女子月经的影响

1. 女运动员的初潮年龄 月经第一次来潮称为初潮。我国健康少女的初潮年龄大多在 13~15 岁，但早可在 11~12 岁，晚至 17~18 岁。目前，初潮年龄有提前趋势；而运动员的初潮年龄有推迟的现象，这与运动训练有一定关系：

（1）运动员月经初潮年龄迟于非运动员 2~3 年，专门化训练早者，初潮年龄较迟。初潮后开始训练者，初潮年龄平均为（12.5±1.2）岁；初潮前开始训练者，初潮年龄平均为（15.1±1.5）岁。

（2）训练水平越高，训练年限越长，初潮年龄越迟。研究发现：多数尖子运动员初潮年龄较晚；一般每早开始训练一年，初潮年龄约推迟 5 个月。

（3）体脂较少，初潮年龄较迟。研究发现，体脂百分比至少占体重的 17% 才有初潮。体操运动员、芭蕾舞演员体脂百分比较低，初潮年龄较迟；游泳运动员体脂百分比较高，初潮年龄较早。

不过，初潮年龄受多种因素影响，如健康、营养状况、运动、环境、种族、遗传等。不同国家、不同项目和竞技水平的女运动员可能有不同的成熟度，而且与不同年代的调研结果有关。

女运动员初潮推迟的意义：已证实，运动可大大增加催乳素的分泌，起到延缓卵泡成熟的作用，这就造成月经的延迟或一过性闭经，对运动和预防癌症有利：①有利于创造良好的运动成绩，成绩出现较晚的运动员一般表现为腿细长，髋部窄，体重轻，体脂百分比少的特点。不过，游泳运动员成熟较早可具有较大的肌力和较多的体脂，有利于女游泳选手提高成绩。②成熟较晚的少女比同龄成熟早者，易创造好成绩，并无须受到社会舆论压力（可较晚考虑结婚）。③减少乳癌的发生。

月经初潮推迟的不利影响：①月经失调罹患率较高；②精神心理因素的影响，如父母认为自己的女儿发育不正常，少女本人也有思想顾虑等；③脊柱侧弯的罹患率较高。

应该说明的是，初潮后第一年，经期可以不规则，往往是正常表现，不应视为月经失调，更没必要放弃训练。

2. 运动训练与月经失调 月经期的第一天，是整个月经周期的开始。月经期第一天至下次月经期第一天所间隔的时期，是一个月经周期。正常的月经周期一般为 28 天左右，个体差异很大，变动在 20~40 天仍属正常。月经周期长短，因人而异，但每个妇女都有自己的规律。正常月经期持续时间为 5~7 天，少数为 3~5 天。经血量中等。若月经周期、月经持续时间或经血量超过正常范围的变化，即为月经失调。

运动性月经失调（athletic menstrual cycle irregularities，AMI），是女运动员参加训练后常见的医学问题，且近年来患病率有增多趋势。主要表现为：月经初潮推迟，月经周期过长或过短，月经量过少，甚至闭经或功能失调性子宫出血及经前期紧张综合征等，影响全身功能和运动能力。据研究报道，非运动员月经失调的罹患率为 4%~5%，而运动员罹患率一般达到 30%~35%，个别报道为 59%。

究其原因，训练强度和持续时间与 AMI 的发生密切相关。当然，长期运动引起的体重降低、精神应激等因素也有促发作用。从训练本身而言，长期训练强度过大、强烈的精神应激、过分降体重使体脂百分比过低等，都容易导致 AMI，甚至闭经。

运动员中大多数的闭经是继发性的。因为对运动员继发性闭经的标准和定义尚未统一，所以各学

者报道的调查结果差异也较大，从1%~44%不等。在长跑、体操、芭蕾舞者中，闭经的罹患率较高，提示闭经的罹患率与调查对象所从事的项目或职业密切相关。有研究表明，女长跑运动员的孕酮水平明显低于非运动员；很多研究资料提示：雌激素浓度降低是运动员发生闭经的重要因素。

有关运动性月经失调的发生机制，存在如下几种学说，其发生机制示意图，详见图14-6。

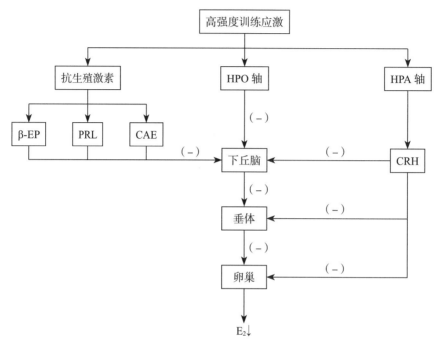

图14-6 运动性月经失调发生机制示意图
注：HPO轴-下丘脑-垂体-卵巢轴；HPA轴-下丘脑-垂体-肾上腺皮质轴；β-EP
-β-内啡肽；PRL-泌乳素；CAE-儿茶酚雌激素；GnRH-促性腺激素释放激素；
E₂：雌二醇；CRH-促肾上腺皮质激素释放激素

（1）中枢神经系统功能紊乱：性功能与体内内分泌平衡，受中枢神经系统调控。运动时，神经内分泌系统高度紧张，尤其是长期大负荷运动，使中枢神经系统得不到休息，大脑皮层兴奋—抑制镶嵌模式破坏，即分泌兴奋性与抑制性递质的比例失调，由此可波及下丘脑对性腺轴的调节功能。造成下丘脑合成分泌 GnRH 的"土壤"贫瘠。因此，大脑皮层功能紊乱，可能导致 AMI。

（2）下丘脑-垂体轴功能紊乱：下丘脑合成分泌 GnRH 是脉冲式的节律，经垂体门脉系统，直接调控垂体合成与释放 FSH 和 LH，进而促使卵泡排卵。但是，大量研究表明：长期大强度负荷，致一些抑制性神经递质（如内源性阿片类物质、多巴胺、5-HT 等）分泌增加，这些递质能抑制下丘脑分泌 GnRH。由此推测，AMI 可能发生在下丘脑-垂体轴水平。

（3）卵巢功能紊乱：过量运动，导致女运动员下丘脑-垂体轴功能紊乱，GnRH 分泌被抑制的同时，也抑制了垂体 FSH、LH 的分泌，卵巢因失去 FSH、LH 的刺激，而发育迟缓。

（4）肾上腺轴活化学说：运动应激，使下丘脑-肾上腺轴被活化，从而抑制了 GnRH 分泌合成。AMI 运动员的皮质激素增加，支持了该学说。

（5）能耗学说：长期剧烈运动，机体能量消耗增加，如果能量摄入不足以弥补训练消耗，体重就会下降，运动员的基础代谢率、三碘甲状腺原氨酸水平也会减少，从而导致卵泡发育延迟。

总之，目前对于 AMI 的发生机制尚不清楚，可能涉及下丘脑-垂体-性腺轴、下丘脑-垂体-肾

上腺轴以及下丘脑 - 垂体 - 甲状腺轴等多轴的复杂调控，以后有待进一步研究和探讨。

运动导致的继发性月经失调甚至闭经，不会影响女子的生育能力。出现 AMI 或闭经的女运动员，在减少运动量或停训后，一般都能逐渐恢复正常的月经周期；但长期闭经可导致骨质丢失，易发生骨质疏松甚至骨折，造成对身体的不良影响。Lioyd 等（1986）研究报道：以闭经为主的月经失调的女运动员发生运动损伤的几率高；也有学者调查发现，月经前期和月经期有各种症状与不适的运动员，膝、踝扭伤或挫伤的罹患率高于无症状的运动员。另外，有学者在调研中发现：不用口服避孕药的女运动员，月经失调、各种运动损伤的罹患率都高于使用口服避孕药的女运动员。

（二）运动训练与妊娠、生育

女运动员怀孕后，是否应照常训练和比赛？应该因人而异、区别对待。妊娠早期，有些运动员照常参加训练，运动成绩可不下降，但在妊娠早期应注意勿过多运动，以免造成流产或影响胎儿发育和日后的分娩。一般认为，妊娠后应停止参加任何比赛，但可进行散步、体操等一般锻炼，不宜进行大运动量训练，因其可造成胎盘与子宫内膜分离，甚至危及孕妇和胎儿的生命。另外，由于盆底肌肉收缩力过强（如体操和技巧运动员），可能造成难产。所以，妊娠期应从事放松盆底肌肉的练习。并要增加腹肌、会阴、背肌及呼吸肌的力量。一般在妊娠 5~6 个月时，应注意背肌及正确的呼吸练习。妊娠 8~9 个月时，应加强下肢活动以促进下肢及盆腔的血液、淋巴循环。妊娠期可做些保健体操、医疗体操及散步活动。运动量的大小因人而异，避免过劳。运动中注意保护，避免跳跃、速度、力量、耐力及灵敏性的运动项目。

关于长期训练对分娩的影响，曾存在两种观点：一方认为，长期运动引起女运动员骨盆肌肉增厚，肌肉伸展性差，易造成分娩困难；另一方认为，女运动员腹壁肌力大使引产、分娩容易。目前看来，女子从事运动训练后，至少不会增加妊娠和生育的困难或问题，反而有可能使分娩的产程加快。

女运动员生育后是否影响运动成绩？研究表明，女运动员生育后，一般不影响运动能力或成绩，而且妊娠时参加运动对后代也无不利影响。

（三）运动对乳腺、生殖器官的影响

事实上，女子乳腺和生殖器官的运动损伤较男子少见。女子多见的是乳房损伤，例如反复击打乳房可引起疏松脂肪组织的挫伤和出血，严重可继发脂肪坏死，但后者很罕见。学者建议，女子在从事接触性项目时，应采用乳房保护用具；从事非接触性项目时，应戴上乳罩，以防跑跳时乳房上下、侧向过分活动。

运动造成的女子生殖器官外伤主要是外阴挫伤和撕裂伤，但是很少见。内生殖器损伤更少见。

三、 妇女产后功能恢复

产妇在胎儿、胎盘娩出后，全身各器官系统，尤其是生殖系统（除乳腺外）的生理功能调适复原，或接近正常未孕状态所需的一段特殊时期，叫产褥期，又称为产后恢复初期，一般为 6~8 周。这段时期，产妇乳房要泌乳、子宫需复旧、松弛的阴道要回缩、若会阴撕裂或有切口需修复、盆底肌及其筋膜要恢复弹性，心肺耐力、血液循环、消化、泌尿、内分泌等各系统都要逐渐恢复正常。产褥期是妇女经历生理、心理、社会角色变化的重要时期。产褥期后，一般还需经历产后恢复中期（顺产 7~12 周 / 剖宫产 9~14 周）、恢复后期（顺产 13~18 周 / 剖宫产 15~20 周），产妇各系统包括体重、体形等才能完全恢复。促进产妇产后功能康复，对母婴身心健康、预防产妇产后抑郁、腹直肌分离等，

有重要意义。下面从产褥期、产后抑郁症的生理变化出发，讨论妇女产后的功能恢复。

（一）普通产妇产后生理变化与康复

1. 产褥期或恢复初期（顺产 0~6 周 / 剖宫产 0~8 周）

（1）生理变化：

1）生殖系统的变化：

子宫：是产褥期变化最大的器官。妊娠子宫自胎盘娩出后，逐渐恢复至未孕状态的过程，称子宫复旧。后者包括子宫体肌纤维缩复、子宫内膜再生修复、（初产妇）子宫颈外口由产前的圆形（未产型）变为产后的"一"字形横裂（已产型）、子宫血管的变化。

阴道及外阴：分娩后，阴道变松弛，肌张力低下，黏膜皱襞消失。以后，阴道腔逐渐缩小，阴道壁肌张力逐渐恢复，黏膜皱襞约于产后 3 周重现；分娩后，外阴轻度水肿，2~3 天自行消退；会阴部如有轻度撕裂或会阴切口缝合术后，均在 3~5 日愈合，处女膜撕裂形成痕迹，称处女膜痕，是经产妇的重要标志。

盆底：盆底肌及其筋膜在分娩时弹性减弱，常伴肌纤维部分断裂。如无严重损伤，产后 1 周内水肿和淤血消失，张力逐渐恢复。如产后坚持康复运动，盆底肌可恢复至接近未孕态。如盆底肌及其筋膜严重断裂，且未及时修复，或产后过早参加体力劳动，可致阴道壁膨出、子宫脱垂。

乳房：产褥期的主要变化是泌乳。随着胎盘剥离排出，胎盘生乳素、雌激素急剧下降，体内呈低雌激素、高泌乳素水平，乳汁开始分泌。以后的乳汁分泌依赖吸吮刺激：婴儿吸吮乳头时，由乳头传来的感觉信号经传入神经纤维达下丘脑，通过抑制下丘脑多巴胺及其他催乳素抑制因子，使垂体泌乳素呈脉冲式释放，促进乳汁分泌。同时，吸吮反射可引起脑垂体释放催产素。使乳腺腺泡周围的肌上皮细胞收缩，喷出乳汁。除了吸吮，乳汁分泌还与产妇营养、睡眠、情绪和健康状况密切相关。

2）血液循环系统：产后红细胞数和血红蛋白值增高；白细胞数增加可达 $20 \times 10^9/L$，中性粒细胞和血小板数也增多，淋巴细胞比例下降。一般产后 1~2 周恢复至正常值。血沉于产后 3~4 周恢复如常。妊娠期增加的血容量，于产后 2~3 周恢复至未孕态。在产后 3 天内，因子宫收缩及胎盘循环的停止，大量血液从子宫流到体循环，同时产后大量组织间液回吸收，使体循环血容量增加 15%~25%，尤其是产后 24 小时，心脏负担加重。产后一段时间内，产妇血液处于高凝状态，这有利于胎盘剥离、创面迅速形成血栓，减少产后出血。纤维蛋白原、凝血活酶、凝血酶原于产后 2~3 周内恢复正常。

3）消化系统：产后孕酮水平升高，促使消化功能逐渐恢复。在产后 1~2 周，胃酸分泌恢复正常。

4）泌尿系统：妊娠期体内潴留的过多水分在产后主要由肾脏排出，故产后数日尿量增多。妊娠期肾盂及输尿管生理性的扩张，一般在产后 4~6 周恢复。分娩过程中，膀胱受压造成黏膜水肿、充血、肌张力降低，以及会阴伤口疼痛、不习惯卧床排尿等原因，容易发生尿潴留。

5）内分泌系统：妊娠期增大的腺垂体、甲状腺及肾上腺，在产褥期逐渐恢复正常。雌激素和孕激素水平在产后急剧下降，至产后 1 周已降至未孕水平。胎盘生乳素于产后 3~6 小时已不能测出，垂体催乳素则因哺乳而在数日内降至 60μg/L，不哺乳者降至 20μg/L。产褥期恢复排卵的时间与月经复潮的时间因人而异，哺乳期产妇月经复潮前仍有可能受孕。

6）腹壁：妊娠期出现的下腹正中线色素沉着，在产褥期逐渐消退。紫红色妊娠纹变为白色，不能消退。腹壁皮肤受妊娠子宫膨胀的影响，弹力纤维断裂，腹直肌呈不同程度分离，使产后腹壁明显松弛，约需 6~8 周恢复。

（2）康复：

康复重点：生殖系统康复，以子宫复旧、盆底肌功能改善为主。

康复手段：除了产后膳食营养要保证之外，主要采取运动康复手段（产后运动处方）。

产后运动处方：有氧运动和功能训练相结合的运动方式。

1）有氧运动：

运动方式：室内步行；在保暖基础上，也可室外步行。运动强度：低到较低强度，不宜大。可以主观感觉不疲惫为好。运动时间和频率：最初可尝试每天室内短距离行走，随着身体恢复逐渐延长每天的步行时间。如果是顺产侧切、或剖宫产的产妇，在伤口愈合后，下地走路伤口不感觉疼痛后，再开始步行运动；5~7 天 / 周。注意事项：禁止腹肌过度用力收缩及站立位负重动作，以免腹压过高而影响子宫复旧；如果步行过程中，出现下肢关节疼痛、肿胀或任何不适，请停止或减少步行时间或距离。

2）功能训练：即低强度、卧位盆底肌训练以及呼吸训练

运动方式："腹式呼吸运动"加"胸部运动"加"仰卧式（凯格尔）提肛运动"。运动强度：低强度。运动时间和频率：7 天 / 周，每天训练组数与频率详见表 14-1。

表 14-1 产褥期功能训练的组数与频率

运动方式	训练组数与频率
腹式呼吸运动	2~5 组 / 天，5~15 次 / 组
胸部运动	1~3 组 / 天，5~6 次 / 组
凯格尔提肛运动	1~3 组 / 天，8~12 次 / 组

2. 恢复中期（顺产 7~12 周 / 剖宫产 9~14 周）

（1）生理变化：产褥期后，各器官系统的生理功能进一步复原，尤其是心肺耐力、腹肌等，通过积极恢复，可接近至孕前水平。

（2）康复：

康复重点：心肺耐力、肌力（如收紧腹肌，提高核心肌群稳定性）的恢复。

康复手段：同产褥期。

产后运动处方：有氧运动和功能训练相结合的运动方式。

1）有氧运动：

运动方式：有大肌群参与的动力性、有节奏感的体力活动或周期性运动为宜，如步行、推婴儿车、慢跑、游泳、骑车等；对肥胖或下肢关节有损伤的患者，推荐游泳；对盆底肌恢复不良的患者，产后可能有漏尿、子宫不全复旧等问题，推荐重力效应较小的运动方式，如自行车或游泳等。运动强度达到中等强度，运动过程中可进行交谈，心率可达最大心率（HR_{max}）的 60%~75%。运动时间和频率：最初 ≥15 分 / 次，逐渐增至每日累计 ≥30min，≥150 分 / 周，2~5 次 / 周，最初从 2~3 次 / 周开始，逐渐增加。热量消耗：150~400kcal/d。注意事项：注意有氧运动前的准备活动与运动后的放松活动。若运动中出现以下情况，应立即停止运动：中度呼吸困难、头晕、恶心、心绞痛等；运动中脉搏 ≥140 次 / 分；运动中收缩压上升 >40mmHg，舒张压上升 >20mmHg。若运动中出现以下症状，需停止运动，待症状消失再进行运动：运动中脉搏加快 30%，休息 2 分钟后，脉搏不能恢复到加快10% 以内水平，此时应停止运动或改为较轻度的运动；脉搏 >120 次 / 分；主诉有轻度心悸、呼吸困难。

2）功能训练：力量、柔韧、核心稳定性训练

运动方式："力量训练"加"拉伸训练"加"普拉提横向呼吸运动"。运动强度与刺激性较小。运动时间和频率：事先可根据对产妇运动能力、耐受性的评估结果，分为轻、重不同运动量的功能训练，训练计划举例见表 14-2。注意事项：力量训练过程中，可伴轻度酸软乏力等不适，或者运动后锻炼的部位有一定的酸胀感（48 小时左右可自行消失），都属于正常现象；柔韧性的舒展运动需要配合呼吸完成，该过程中应有可忍受的拉伸感；出现下列情况须停止运动：训练中，受试者出现主观不耐受、拒绝训练；出现中度呼吸困难、头晕、恶心、心绞痛或任何心脏区域的不适；出现明显的肌肉痉挛、不适感或疼痛。

表 14-2　恢复中期功能训练计划

运动方式 / 周		6~7 周	8~10 周	10~12 周	频率
呼吸运动	横向呼吸	6~10 次 / 分 共 5~10 分钟	6~10 次 / 分 共 10~15 分钟	6~10 次 / 分 共 10~15 分钟	3~5 次 / 周
力量训练	腹肌收缩训练	8~12 次 / 组 共 1 组	8~12 次 / 组 共 1 组	8~2 次 / 组 共 1 组	
	站姿收腹	8~12 次 / 组 共 1 组	8~12 次 / 组 共 1 组	8~12 次 / 组 共 1 组	
	跪姿收腹	8~12 次 / 组 共 1 组	8~12 次 / 组 共 1 组	8~12 次 / 组 共 1 组	
	蚌式开合	15~20 次 / 组 共 1 组	15~20 次 / 组 共 1 组	15~20 次 / 组 共 1 组	
	骨盆倾斜	10 次 / 组，共 3 组			
	跪姿俯卧撑	10~15 秒 / 组 共 1 组	10~15 秒 / 组 共 1 组	10~15 秒 / 组 共 1 组	
拉伸运动	美人鱼伸展	伸展 8~10 秒，左右交换为 1 组，10 次 / 组，每组间歇 5~8 秒，共 3 组			

a 方案：横向呼吸 + 收腹训练（选 2 种）+ 蚌式开合 + 美人鱼伸展
b 方案：横向呼吸 + 收腹训练（选 2 种）+ 骨盆倾斜 + 跪姿俯卧撑 + 美人鱼伸展
每周训练总量：2×a+2×b

3. 恢复后期（顺产 13~18 周 / 剖宫产 15~20 周）

（1）生理变化：经过恢复中期，各器官系统的生理功能进一步复原，尤其是心肺耐力、腰腹肌、臀肌、体重、体形、脊柱的活动度等，通过积极恢复，可恢复至孕前水平。

（2）康复：

康复重点：进一步提高心肺耐力及塑形（臀肌、腰腹肌、体形），加强核心稳定性，增强脊柱的活动度。

康复手段：同产褥期。

产后运动处方：有氧运动和功能训练相结合的运动方式。

1）有氧运动：

运动方式：有大肌群参与的动力性、有节奏感的体力活动或周期性运动为宜，如慢跑、游泳、爬山、骑车等；以及技术复杂的周期性或非周期性有氧运动，如舞蹈、网球、羽毛球等。对肥胖或下肢关节有损伤的患者，推荐游泳；对盆底肌恢复不良的患者，产后可能有漏尿、子宫不全复旧等问题，推荐重力效应较小的运动方式，如自行车或游泳等。运动强度：中等到较大强度。可以 RPE12~15 为

宜；可达最大心率（HR_{max}）的 70%~85%，其中，HR_{max} 的公式 =207–0.7× 年龄。运动时间和频率：在恢复中期基础上，根据个体水平有所增加。30~90 分 / 次，≥150 分 / 周；≥3 次 / 周。每次运动时长可拆分进行（如计划 60 分 / 次，可分 2 次进行，30 分 / 次），但每次拆分的单次运动时间应 ≥15 分钟。热量消耗：300~400kcal/d。注意事项：若产妇虽处于恢复后期，但是，恢复中期未参加运动或体力活动的，需评定其有氧工作能力，若其有氧能力不足于平均水平，则强度参照恢复中期；该阶段初期，从靶心率下限的强度开始，循序渐进逐渐增加。尤其是哺乳水平低下、BMI 或体脂 % 显示体重过轻或重度肥胖者，强度增加更应谨慎；有以下情况，应咨询专科医生，并相应降低强度，有氧运动应在医务监督下进行：危险分层为中危或高危；漏尿或其他产后盆底功能障碍未恢复者；有氧能力评价在平均水平以下的。有以下情况，可适当增加强度：孕前有良好的运动习惯；有氧功能良好。

2）功能训练：力量、柔韧、核心稳定性训练

运动方式："力量训练"加"拉伸训练"加"普拉提横向呼吸运动"。运动强度：根据对产妇运动能力与耐受力的评估结果，采取不同的运动强度的训练计划举例，详见表 14-3。注意事项：同恢复中期。

表 14-3　恢复后期功能训练计划

运动方式 / 周		12~14 周	14~16 周	16~18 周
腹部运动	胸部抬起	30~40 次 / 组，共 1 组（不能耐受者，分 2 组完成）	30~40 次 / 组，共 1 组	30~40 次 / 组，共 1 组
	卷腹旋体	20~30 次 / 组，共 1 组（不能耐受者，分 2 组完成）	20~30 次 / 组，共 1 组	30~40 次 / 组，共 1 组
	半程背部卷动	3~4 次 / 组，共 1 组	3~4 次 / 组，共 1 组	3~4 次 / 组，共 1 组
	百次拍击	10 次 / 组，共 1 组	10 次 / 组，共 1 组	10 次 / 组，共 1 组
	长驱席卷	20~30 次 / 组，共 1 组（不能耐受者，分 2 组完成）	20~30 次 / 组，共 1 组	20~30 次 / 组，共 1 组
	行军踏步	15~20 秒 / 次，间歇 5~8 秒，10 个 / 组，共 1 组	15~20 秒 / 次，共 1 组	15~20 秒 / 次，共 1 组
	双腿伸展			
	单腿伸展	20~30 秒 / 次，10 个 / 组，共 1 组	20~30 秒 / 次，共 1 组	20~30 秒 / 次，共 1 组
	平板支撑	1 分 / 个，1 组（不能耐受者，分 2 组完成）	1 分 / 个，1 组	1 分 / 个，1 组
提臀训练	俯卧提臀	10 个 / 组，共 1 组	10 个 / 组，共 1 组	10 个 / 组，共 1 组
	仰卧提臀	20 个 / 组，共 1 组	20 个 / 组，共 1 组	25 个 / 组，共 1 组
	蚌式开合	15~20 次 / 组，共 1 组	15~20 次 / 组，共 2 组	15~20 次 / 组，共 2~3 组
	单腿划圈	3~10 圈 / 组，共 1 组	3~10 圈 / 组，组间间歇 20~30 秒，共 2 组	3~10 圈 / 组，组间间歇 20~30 秒，共 3 组
脊柱逐节运动	坐姿脊柱旋转		10 秒 / 组，共 3 组	
	天鹅宝宝		6~8 次 / 组，6~8 组	
	脊椎前移		10 秒 / 组，共 3 组	
	肩桥		10 秒 / 组，共 3 组	
	向下卷动		6~8 次 / 组，6~8 组	

注：运动频率 3~5 次 / 周；一般组间休息时间 1min，可根据个人情况适度调整。

一般训练方案：腹部运动（选 2 种）+ 提臀训练（选 3 种）+ 脊柱逐节运动（选 2 种）

（二）产后抑郁症

1. 概述 产后抑郁症（postpartum depression）是指女性在生产之后，由于性激素、社会角色及心理变化，所带来的身体、情绪、心理等一系列变化。是女性在特殊时期出现的躯体功能障碍或疾病，也是女性精神障碍最常见的类型。

典型的产后抑郁症，常在产后 6 周内发病，可持续整个产褥期，3~6 个月内可自行恢复，严重者可持续 1~2 年。发病率为 15%~30%，再次妊娠的复发率为 20%~30%。

产后抑郁症病因有：产妇的完美主义人格特征；孕期遭受严重的情绪波动（如亲朋离世）；妊娠分娩过程中，内分泌发生骤变；家族有抑郁症病史；感染、发热等躯体疾病也可促发。

2. 临床表现

（1）情绪变化：最突出的症状是：持久的情绪低落，表现为表情阴郁，无精打采、困倦、易流泪和哭泣。

（2）认知改变：对日常活动缺乏兴趣，对各种娱乐或令人愉快的事情体验不到愉快，常自卑、自责、内疚，自觉反应迟钝、思考问题困难。对生活失去信心，消极悲观，甚至企图自杀。

（3）意志与行为改变：意志活动减低，难专心工作，即使有远大抱负，却很少脚踏实地。想参与社交，但又缺乏勇气和信心。处处表现被动、过分依赖和不愿意负责任。

（4）躯体症状：大多因失眠、头痛、躯体疼痛、头昏、眼花、耳鸣等症状就医，症状多随抑郁情绪的解除而消失。往往主诉多、且易变，有些症状可长期存在，却无明显加重或缓解。

3. 康复治疗 关键是早期发现，早期康复治疗。一般在产后 6 周，通过爱丁堡产后抑郁自测量表的评估，可及时发现有产后抑郁倾向者，并早期进行心理康复。另外，药物康复（如选择性的 5-HT 再摄取抑制剂，是当今抗抑郁症的一线药物）也不容忽视；还可辅以合理营养与膳食、中医康复（如针灸、按摩、中医药膳）、物理康复（如经颅微电流刺激疗法）等其他手段。

值得一提的是，目前，运动康复已成为产后抑郁症的一种重要康复手段。可根据产后分期（恢复初、中、后期），并结合产妇意愿，鼓励其参加适量的运动（参见本节普通产妇产后三期的运动康复），有助于缓解产后抑郁症。

思考题

1. 简述睾酮的生理作用。
2. 简述雌激素的生理作用。
3. 简述孕激素在维持妊娠中的作用。

（毛杉杉）

第十五章
运动促进健康的生理学基础

制定运动处方是进行科学运动的基础。本章节主要针对运动处方的核心要素（运动类型、运动强度、运动时间、运动频率等），从生理学的角度阐述运动促进健康、运动与慢性疾病的关系、运动对慢性疾病累及的各个系统器官功能影响的机制。

美国著名运动流行病学专家 Steven Blair 指出：缺乏运动和体力活动将成为 21 世纪最大的公共卫生问题。研究表明，久坐的生活方式和严重的运动不足是导致身体素质明显下降、减弱人体抵抗能力、增加患病危险几率的重要因素。2007 年美国运动医学学会（ACSM）和美国医学会（AMA）共同发起了以增加体力活动和适当运动促进健康为核心的"Exercise is Medicine"（EIM）全球项目，提倡每周 3~5 天，每天至少 30 分钟以上的中高强度运动可以促进健康，降低患病率和死亡率。科学运动能延长男性寿命 10 年、女性寿命 6 年，增加自理能力 7 年，使心血管疾病、癌症发病率分别下降 33%、24%，降低衰老引起的智力减退发生率 10%。

第一节 运动与健康

一、健康概述

（一）健康的概念

健康是人类永恒的追求、共同愿望，早在 1948 年世界卫生组织（WHO）就明确提出："健康不仅是没有自身的缺陷、疾病或虚弱，而且还应有完整的生理、心理状态和良好的社会适应能力"。近年来人们又提出把道德健康纳入健康范畴，形成了躯体健康、心理健康、社会适应良好和道德健康的"四维"健康观。

WHO 提出的"四维"健康观虽然得到了全球的一致认可，但它所阐述的是一种理想的健康终极状态，对健康促进与健康控制并不具有方法上的指导意义。因此，美国运动医学会提出了"动态健康"的概念，认为"健康是一个动态的过程，人有时是非常健康的，有时又是病态的，甚至有时可能患上严重的疾病，生活方式的改变会引起健康状态的改变"。

（二）影响健康的因素

人类的健康受到多种因素影响和制约。根据 WHO 调查结果显示，在诸多影响健康的因素中遗传因素占 15%、社会条件占 10%、自然环境占 7%、医疗卫生服务占 8%，生活方式和行为因素的影响占 60%（图 15-1）。

二、运动对健康的促进作用

目前，大量的研究结果均支持静坐少动的生活方式是当今慢性疾病的第一独立危险因素，体力活动不足和（或）久坐是冠心病、高血压、脑血管病、2 型糖尿病、肥胖、骨质疏松、恶性肿瘤、焦虑与抑郁等疾病的重要危险因素。规律的运动能明显改善机体的健康状况，对机体带来的益处主要表现在以下几个方面：

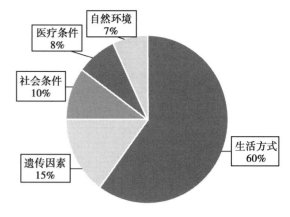

图 15-1　影响健康的因素

（一）运动对人心血管系统的影响

当人体处于安静状态时，心脏每分钟射出的血量大约是 5000ml，主要供应肝脏（27%）、肌肉（20%）、肾脏（22%）、大脑（14%）、皮肤（6%）、心脏（4%）和其他部位（7%），而当人体进行大强度运动时，心脏每分钟射出的血量大约会增加到 25 000ml，其中大部分血液都是供应肌肉（84%），小部分供应心脏（4%）、大脑（4%）、肝脏（2%）、皮肤（2%）、肾脏（3%）和其他部位（1%）。

心血管系统的生理功能受到神经调节、体液调节和局部血液调节的共同影响。与神经调节有关的生理学机制主要有心血管中枢、交感神经和副交感神经、心血管反射的调节；与体液调节有关的化学物质主要包括肾上腺素和去甲肾上腺素、肾素 - 血管紧张素、血管升压素、心钠素、血管内皮生成的血管活性物质、激肽、组织胺及前列腺素等。规律的体力活动或运动可通过改善中枢和外周的适应能力来提高最大摄氧量；改善心肌血流的灌注；降低运动时心率和血压上升的幅度，使心脏的做功减少；提高心绞痛发作的阈值；增加骨骼肌毛细血管密度等。运动对心血管系统功能影响具体表现在以下几个方面：

1. **提高心脏泵血功能**　长时间运动，会使心肌收缩能力提高、心脏容积增大，提高了心脏泵血功能。其表现为心脏的每搏输出量增加，安静时心率降低以及同等负荷下心率下降。

心脏的血液供应与身体其他部位不同。只有在心脏的舒张期，血液才能经过冠状动脉流入心脏。由于一个心动周期中，心脏收缩期所需的时间相对稳定（心室收缩约为 0.3 秒），舒张期时间会随着心率的加快而明显缩短。因此当心率加快时，心肌得到的供血时间减少，氧气供应也随之减少。通过运动，提高了心脏泵血功能，在同样强度的运动中，心脏每搏输出量增加、每分钟搏动频率减慢，心肌可得到较长时间的血供，这有利于改善心肌的血液循环和氧气的供应。

2. **增加冠状动脉血流，促进侧支循环的形成**　运动对冠状动脉血流的直接影响，主要是由于运动引起心肌代谢能力增强、耗氧量提高而刺激心肌血流量增加，继而引起冠状动脉舒张。运动时心肌代谢产物增多，如腺苷、CO_2、乳酸、H^+ 等，都可以使冠状动脉血管扩张和血流量增加。此外，运动会使动脉血压升高，而主动脉压的升高可使大量的血液流入冠状动脉。

侧支循环的建立是适应心肌缺血的自我防御措施之一。长期坚持运动，可以促使冠状动脉侧支循环的形成，增加缺血区域的血液供应，提高心肌供氧量。

3. **延缓冠状动脉粥样硬化的进展**　长时间规律运动对机体脂代谢有良好的调节作用，可使血液中低密度脂蛋白胆固醇（LDL）下降，高密度脂蛋白胆固醇（HDL）升高，减少胆固醇在冠状动脉管壁上的沉积，从而缓解了动脉粥样硬化的进展，减轻冠状动脉的狭窄或阻塞，改善心肌血液供应。

4. 改善冠状动脉血管内皮功能的障碍 血管内皮细胞通过分泌多种生物活性物质参与血管舒缩、抗血栓、免疫功能和细胞增殖的调节。参与血管舒缩功能的血管活性物质主要有一氧化氮（NO）、内皮素 -1（ET-1）等。两者组成一对生理性拮抗剂，NO 具有舒张血管、降低血压、抑制平滑肌细胞增殖和血小板黏附等作用，NO 浓度的降低会导致血管内皮功能障碍。而 ET-1 是目前已知的最强的血管收缩物质，ET-1 浓度与冠心病的病情严重程度呈正相关性。运动可以通过增加 NO 与降低 ET-1 的浓度，改善冠状动脉血管内皮功能的障碍。

5. 减轻心脏的后负荷 通过运动，机体的交感神经兴奋性下降，血液中儿茶酚胺浓度降低，动脉管壁的紧张度随之下降，血压下降，从而减轻心脏的后负荷。

对于中老年人，长期参加体育活动可以使小动脉管壁的弹性不随年龄的增加而减弱，保持较好的弹性，加上安静时交感神经的紧张性减弱，外周血管阻力较小，使安静时血压处于相对较低的水平。

（二）运动对呼吸系统的影响

运动时机体为适应高代谢的需求，会摄入更多的 O_2、排出更多的 CO_2，通气功能会发生相应的变化。具体表现为呼吸加深加快，潮气量从安静时的 500ml 上升到 2000ml 以上，呼吸频率随运动强度而增加，可由每分钟 16~18 次增加到 40~60 次。由于潮气量与呼吸频率的变化，运动时的每分通气量可从安静时的 6~8L 增加到 80~150L，较安静状态增加 10~20 倍。

运动时肺通气量增加的原因有神经调节和体液调节双重因素的影响。在神经调节因素中，首先是由于大脑皮质运动区的神经冲动刺激脑干呼吸中枢，使之产生兴奋，增强呼吸；其次是由于当机体四肢进行运动时，位于肌肉和关节的本体感受器受到牵拉刺激，产生的冲动传到呼吸中枢，也会增强呼吸，提高肺通气功能；再次是由于在多次、长时间运动过程中会形成条件反射，当机体受到运动环境、运动语言信号等刺激时，就会发生呼吸功能的变化。在体液调节因素中，由于运动会改变血液中某些化学成分，如 CO_2 和 H^+ 增加、O_2 浓度的降低会刺激周围或中枢化学感受器，从而引起的呼吸增强。研究结果表明，对肺通气功能的调节作用中体液调节明显小于神经调节的作用。

耐力项目的运动是治疗、康复某些慢性呼吸系统疾病（如哮喘、慢性阻塞性肺疾病等）非常有效的方法。如游泳对改善哮喘特别有帮助，一方面是因为游泳需要掌握调节呼吸的方法，另一方面是由于游泳需要在潮湿的环境中进行运动，而周围潮湿的空气相对于其他干燥的运动环境而言，更有助于减少黏液分泌，降低运动性支气管痉挛发生的可能性。

运动对呼吸系统产生良好效果的机制包括：①身体活动机械效率的增加，可减少四肢和躯干肌肉对氧的需求；②四肢肌肉力量的提高可促进肌肉的血液供应，降低无氧代谢产物，从而控制一定强度运动下的每分呼气量；③躯干肌肉力量的加强，保证空气的快速吸入和缓慢呼出，降低气道发生呼气性塌陷的危险；④积极的身体活动可促进体位性引流和痰液的排出；⑤消除不良的心理因素。

（三）运动对消化系统的影响

过去认为运动时胃肠血液循环减少，因而降低胃肠吸收功能，但在实际观察中未能证实。因为只有血流量下降超过 50% 时，才有吸收功能下降，而一般运动中血流重新分布时，胃肠的血流量仅下降 40%。运动中肝血流量可下降 80% 以上，长时间运动后可使谷丙转氨酶、胆红素、碱性磷酸酶升高，但要与肝病相区别。运动有利于脂肪代谢、胆汁合成和排出，减少胆石症的发生。

经常从事适量的运动，对胃肠道功能有着良好的促进作用。有研究发现，进行间歇、长时间的踏车运动可加速胃排空。然而，在一些大强度的运动训练及比赛中，运动者经常会出现腹泻、腹痛、呕吐、恶心和反酸水等胃肠症状，运动医学中将这种由运动引起的胃肠系统功能紊乱现象称为运动性胃肠综合征。其发病率与从事的运动项目、运动强度和运动持续时间等因素有关。其发病机制可能与胃肠道血流量、血流动力改变，机械性震动及神经、内分泌、免疫功能的变化有关。

（四）运动对泌尿系统的影响

正常安静时，心脏排血量的 20% 可通过肾小球滤过。在运动时肾血流量减少，剧烈运动时可减至安静时的 50% 及以上。虽然运动时肾血流量减少，但肾小球滤过率仅下降 30%，因此滤过分数反而增高近 20%。

在剧烈运动开始时，组织代谢导致组织高渗性，使水分从血液中外移至活动细胞中以弥补水分丢失，如继续运动，则以后细胞间或细胞内水分减少。当水分丢失达到体重 6% 时，血浆渗透压可升高约 20mmol/L。当水分进一步丢失、血浆渗透压发生变化会影响电解质浓度。

适宜的有氧运动对肾脏有良好影响。有研究证明长期低强度游泳运动对预防老年大鼠高脂饮食性肾微结构损伤有更好的保护作用，其机制可能与运动调节血脂、提高胰岛素敏感性、增强抗氧化能力有关。大强度过量运动可能会出现运动性血尿或运动性蛋白尿。

（五）运动对神经系统功能的影响

运动能够影响中枢神经系统某些神经元的生理活动，包括多巴胺能神经元、去甲肾上腺素能神经元、5-羟色胺能神经元、谷氨酸能神经元和 γ-氨基丁酸（gamma-aminobutyric acid，GABA）能神经元等。运动时 5-羟色胺增多可能是导致中枢疲劳的因素之一；运动使脑氨增多，对中枢具有毒性作用；运动能改变海马众多基因的表达水平，促进神经组织再生与结构变化。

长期的运动可以提高中枢神经系统的兴奋或抑制能力，提高运动者的反应速度、神经动员能力及精确动作的神经控制能力。

（六）运动对内分泌功能的影响

内分泌系统是机体重要的调节系统，通过激素分泌调节机体功能。人体内存在三种内分泌功能调控轴，分别是下丘脑-垂体-肾上腺轴、下丘脑-垂体-甲状腺轴和下丘脑-垂体-性腺轴。三种内分泌功能轴会相互影响、相互协调和相互拮抗，满足机体在不同应激状态下的生理需求。运动应激对相关激素的刺激反应可表现为升高、降低和不确定。大多数激素表现为升高，如生长激素、促甲状腺激素、促肾上腺皮质激素、催乳素、内啡肽、抗利尿激素、皮质醇、醛固酮、儿茶酚胺（肾上腺素、去甲肾上腺素）、甲状腺素、三碘甲腺原氨酸、甲状旁腺素、孕激素、睾酮、心房钠尿素等。在各种形式的运动中，胰岛素几乎都出现浓度的下降，胰岛素敏感性增加。黄体生成素、卵泡刺激素等激素的变化不确定。

胰岛素起着促进糖原合成、抑制糖原分解的作用。运动时胰岛素的分泌受到抑制，血浆胰岛素浓度下降，同时胰高血糖素分泌增加。其结果是有助于肝糖原分解，满足肌肉收缩的需要，同时抑制非运动组织糖原的合成，减少其对糖的消耗。运动促进肌肉局部血流增加，但血浆胰岛素浓度较低，故强化了胰岛素与肌细胞膜上受体的结合能力，即提高了胰岛素受体的敏感性。

经常进行锻炼，胰岛素受体敏感性提高，能使肌肉在血浆胰岛素浓度降低的情况下，加强对葡萄糖的摄取和利用，这正是运动防治糖尿病的机制。运动促进脂肪的利用，减轻肥胖，提高肌细胞对胰岛素的敏感性，便于糖的利用，纠正胰岛素相对不足带来的糖代谢紊乱，对于非胰岛素依赖的 2 型糖尿病患者，是一种极有意义的病因治疗。

（七）运动对血液的影响

长时间从事耐力运动，人体循环血容量增加。这种血容量增加包括血浆容量和红细胞容量都增加，但是血浆容量增加相对于红细胞容量增加更显著，所以血细胞比容减少，单位容积中的红细胞数和血红蛋白含量减少，血液相对稀释。

运动加快了对衰老红细胞的更替，被更年轻的红细胞代替，降低红细胞膜的刚性，增加红细胞膜的弹性，导致红细胞变形能力增加，加上运动使血液相对稀释，上述两个因素会引起血液的黏度下降，改善血液流变性。

运动可以刺激组织释放纤维蛋白溶酶，激活纤维性蛋白的溶解作用，具有抗血栓形成作用。这种纤溶能力增加并不完全表现为"亢进"，而是具有双向性调整作用，即对纤溶能力不足的通过运动可调整变为增加，而对于过分"亢进"的，通过运动作用又能调整为正常。

（八）运动对免疫功能的影响

流行病学调查显示，长期坚持运动可以预防肿瘤，尤其是结肠、直肠肿瘤。运动预防癌症的机制是：运动可以增加某些酶的活性，能够破坏产生癌症的诱发因素；运动能改善免疫功能，增加全身免疫和 T 细胞、B 细胞数目和功能，增加杀伤细胞的数目和能力。

运动对免疫系统的影响与运动强度、持续时间、运动方式、运动量有关。长期规律性运动可以提高机体非特异性免疫功能，而对特异性免疫功能影响不大。剧烈运动可使运动者出现运动性免疫功能低下，导致对疾病的抵抗力削弱，上呼吸道感染的发生率升高，其原因与机体黏膜防御系统的改变有关，即与分泌型免疫球蛋白 IgA（s-IgA）的降低有关。

（九）运动对心理因素的影响

参加娱乐性运动可改善健康感和心情状况，这些可形成运动者对于当前生命质量的认识，有助于提高运动者的生命质量，改善生活方式，减少疾病的发生，促进健康。

第二节 运动处方的基础理论

一、运动处方概述

运动处方（exercise prescription）最早是在 20 世纪 50 年代由美国生理学家卡波维奇提出的。从 20 世纪 60 年代以来，随着康复医学的发展及对冠心病等康复训练的开展，运动处方开始受到重视。1969 年世界卫生组织（WHO）开始使用运动处方术语，从而在国际上得到认可。

运动处方是由医师、康复治疗师、社会体育指导员或体育工作者对患者、运动员或健身锻炼者，根据医学检查资料（包括运动试验和体质测试），按照年龄、性别、健康状况、身体锻炼习惯等，用处方的形式制订出系统化、个性化的健身方案。它是指导人们有目的、有计划、科学地进行运动的一种重要方法。一个系统的、个体化运动处方应包括运动类型、运动强度、每次运动持续时间、运动频率和注意事项。

在制订运动处方之前，首先应该明确运动目的。耐力运动处方的主要目的是提高心肺耐力、减肥、调节血脂、防治动脉粥样硬化、控制和降低血压、降低血糖或减缓胰岛素抵抗等；力量和柔韧性运动处方的目的是增强某块肌肉或某一肌群的力量、增加某一部位的肌肉体积、增加某些关节的活动范围、增加胰岛素的敏感性、防治骨质疏松和关节疾病等；在康复运动处方中，首先要考虑康复锻炼的最终目标，如达到可使用辅助器具行走、恢复正常步态、恢复正常生活能力和劳动能力、恢复参加训练和比赛的能力等。在近期目标中，应规定当前康复锻炼的具体目标，如增加某个或某些关节活动范围、增加某块或某一肌群的肌肉力量、增加步行的距离等。

二、 运动处方的主要内容

运动处方主要包括运动方式、运动强度、运动持续时间、运动频率和运动中应注意的事项及能量消耗目标。

（一）运动方式（type）

提高心肺耐力，多采取有氧耐力运动，如健步走、慢跑、骑自行车、登山、游泳、广场舞等；肢体的功能锻炼，可采用力量练习、柔韧性练习等。

（二）运动强度（intensity）

在有氧运动中，运动强度取决于走或跑的速度、蹬车的功率、登山时的坡度等。在力量和柔韧性练习中，运动强度取决于给予助力或阻力的负荷重量。运动强度是否合适，关系到运动的效果和安全性。

（三）运动持续时间（time）

在耐力运动处方中，主要采用"持续训练法"，应该规定有氧运动持续的时间。在力量运动处方和柔韧运动处方中，则需要规定完成每个动作的重复次数、每组练习所需要的时间、共需要完成几组、两组的间隔时间等。

（四）运动频率（frequency）

指每周锻炼的次数。应该根据锻炼目标确定运动频率。每周进行 3~5 次、每次 30~60 分钟中等强度的有氧运动，即可达到维持心肺适能的目的，每日锻炼 1 次可以获得更佳的健身效果。对某些疾病患者，可以适当增加锻炼次数，如对于糖尿病患者，如每天两次在餐后 1 小时各锻炼 20~30 分钟，可以对血糖调节产生良好的作用。每周进行 2~3 次力量练习，两次练习之间休息 24~48 小时，可以使机体得到"超量恢复"，达到更好的运动效果。

（五）注意事项

为了保证安全，根据健身者的具体情况，提出锻炼时应当注意的事项，如锻炼时心率不应超过靶心率、对患有慢性疾病的患者注意监测疾病状态、进行力量练习时注意预防意外事故等。

（六）能量消耗目标

对于初始锻炼者来说，每周通过体育锻炼的能量消耗目标是 1000kcal，逐渐增加到 2000kcal/ 周。

三、 运动处方制订的科学依据

由于运动者，尤其是静坐少动的人群在运动中可能存在心血管疾病的危险因素，因此在制订运动处方之前，应该充分考虑不同个体的健康状态、是否服用某些药物、潜在的心血管疾病危险因素、生活方式特点、运动目标、运动现状等因素。这些因素对制定运动处方非常重要。

（一）全面了解运动者的健康状态

可采用调查问卷的方式全面了解运动者的病史及生活习惯。

病史主要包括心血管、肺部和代谢性疾病以及相关的主要症状和体征，如胸痛、呼吸困难、心悸、心脏杂音、间歇性跛行等。此外，还需询问有无心脏病、肺部疾病、代谢疾病、卒中和猝死的家族史；有无外科手术病史；有无关节炎、关节肿胀或者其他引起行走或测试中活动困难的问题；有无大量吸烟、饮酒或其他特殊嗜好等。

（二）运动者的运动习惯

通过问卷或面谈了解运动者日常生活中体力活动状态，为确定运动处方中的运动量提供重要依据。主要包括：①有无运动习惯；②日常参加运动的方式、运动频率、每次运动持续时间、运动中的主观感觉、有无运动强度的控制和监测以及有无运动性伤病的发生等。

（三）运动者的危险分层

运动危险分层的主要依据是明确诊断的心血管、肺部和代谢性疾病；心血管、肺部和代谢性疾病的主要症状、体征；心血管疾病的危险因素。详见表 15-1~15-4。

表 15-1　心血管疾病的危险因素

	影响因素	标准
不利因素	家族史	在一级亲属（父母、兄弟姐妹及子女）中，男性亲属在 55 岁之前、女性亲属在 65 岁之前发生心血管事件
	吸烟	现行吸烟者或戒烟不足 6 个月
	高血压	SBP≥140mmHg 和（或）DBP≥90mmHg，至少在两个不同时间测量后确定
	糖调节受损	空腹血糖≥6.1mmol/L（110mg/dl），或者餐后两小时血糖≥7.8mmol/L（140mg/dl），分别在两个不同的时间测试后确定
	脂代谢紊乱	LDL-C>130mg/dl（3.4mmol/L）、HDL-C < 40mg/dl（1.03mmol/L）、TG>150mg/dl（1.7mmol/L）、TC>220mg/dl（5.7mmol/L），或者服用降脂药物者，有上述情况之一者 TC>220mg/dl（5.7mmol/L）的影响大于 LDL-C>130mg/dl（3.4mmol/L）
	肥胖	BMI ≥28kg/m^2，或腰围：女性≥80cm，男性≥85cm
	静坐少动生活方式	每周参加（累计）中等强度体育活动时间少于 150min，或者每周用于体育活动的能量消耗少于 1000kcal
有利因素	高 HDL-C	≥60mg/dl（1.6mmol/L）
	健身活动	每天或每周至少 3 天进行或累计 30min 以上中等强度运动，持续 3 个月

表 15-2　危险分层

影响因素	危险分层	
	男性 <45 岁 女性 <55 岁	男性 ≥45 岁 女性 ≥55 岁
无症状，或 ≤1 个危险因素	低危	中危
≥2 个危险因素	中危	中危
患有心、肺或代谢性疾病，或有心、肺、代谢疾病的症状或体征	高危	高危

表 15-3　运动前进行医学检查的必要性

	低危	中危	高危
中等强度运动	不必要	不必要	建议检查
较大强度运动	不必要	建议检查	建议检查

表 15-4　健身测试中进行医务监督的必要性

	低危	中危	高危
次大强度测试	不必要	不必要	需要
最大强度测试	不必要	需要	需要

四、制定运动处方前生理指标测评

1. **安静状态的生理指标**　主要测试运动者安静状态下的心血管功能指标，如安静心率、血压和心电图（ECG），部分血液指标如血常规（红细胞、白细胞、血小板等）、空腹血糖、血脂四项等。

2. **身体成分测评**　对于体重指数（BMI）$\geq 24 kg/m^2$ 的运动者应进行身体形态（如腰围、臀围）和身体成分测评，判断超重和肥胖程度，及其与相关疾病的关系。

3. **心肺耐力测评**　一个理想的运动处方应建立在对个体运动负荷试验反应的客观评价基础之上，包括运动中的心率、血压、心电图（ECG）、主观感觉疲劳等级（RPE），直接测试或推算出最大摄氧量（VO_{2max}），获得测试者心肺耐力水平，观察运动负荷试验中心血管功能指标有无异常反应，制定出切实可行、安全的运动量。

（1）运动中心率的反应：正常情况下，随着运动强度增加，运动中心率会逐渐升高，大约每增加 1MET 的运动强度，心率会加快（10±2）次/分。

异常情况：①随着运动强度的增加，心率不升反而有下降趋势；②运动中心率达到峰值时，比用年龄推算的最大心率低 20 次/分或不能达到最大心率（HR_{max}）的 85%；③运动后恢复期第 1 分钟心率如果下降 ≤12 次/分，或 2 分钟内下降 ≤22 次为异常反应，与较差的预后有关。上述异常反应是预测机体总死亡率的有效指征。

（2）运动中血压的反应：正常反应是：①随运动强度的增加，收缩压会逐渐升高；②每增加 1MET 的运动强度，收缩压会升高（10±2）mmHg；③大多数血压正常者在进行运动负荷试验达到极量运动时，平均血压是 180~200/65~85mmHg；④年龄、性别和体重常对运动中的血压产生影响，年龄越大，同等负荷下血压升高的幅度越大；男性最高收缩压常比女性高出（20±5）mmHg，70 岁以后性别差异不明显。

异常反应是：①随运动强度的增加，收缩压不升高或下降 >10mmHg；②极量强度运动中收缩压

<140mmHg；③收缩压 >250mmHg，应终止运动测试；④舒张压 >115mmHg，应终止运动测试。上述血压的异常反应是机体心血管疾病发病率和死亡率的强烈预测因子。

4. 肌肉力量、耐力测评 肌肉力量、耐力是完成日常生活活动、体力劳动和体育运动的基础。肌肉力量是测试肌肉一次用力收缩时所能产生的最大力量，有三种测量方法：①等长收缩，一般采用弹簧式或传感式张力计检测，如握力计、背力计；②等动（或等速）收缩，是肌肉常见的收缩形式，采用等速肌力测试仪进行测试，常用评价指标为峰值力矩、最大做功和平均功率；③等张收缩，可以采用测量 3-RM 或 5-RM 的最大肌力评价方法。肌肉耐力是测试肌肉在一定负荷下，能够重复收缩的次数或能够持续的时间，可采用俯卧撑、跪卧撑、仰卧起坐、仰卧举腿，俯卧背伸等。

5. 柔韧性测评 柔韧性与人体关节活动幅度的大小，关节周围的韧带、肌腱、肌肉等延展性有关。良好的柔韧性可以有效地增强身体活动能力，降低运动及日常生活中的损伤发生率。简易的测量方法有坐位体前屈试验（评价躯干、下肢柔韧性）、持棍转肩、双手背勾试验（评价肩关节活动、臂夹棍转体试验（评价躯干旋转活动）。

第三节　运动对常见慢性疾病康复的生理学基础

一、运动对心血管疾病康复的生理学基础

长期、规律、适量运动可以提高身体功能，对心血管系统疾病有预防、治疗和康复的重要意义。研究表明，运动可以有效预防和治疗高血压病，延缓动脉粥样硬化斑块的形成，防治冠状动脉粥样硬化，增加冠状动脉血流，对心绞痛、心肌梗死等冠心病的预防、治疗和康复有明显作用。

（一）运动与高血压

高血压是一种严重危害人体健康的常见病、多发病，是以体循环动脉血压升高为特征，多发于40 岁以上、体型肥胖的中老年人。长期血压过高可引起心、脑、肾等重要脏器的病变，并发脑血栓、脑出血、心肌梗死、肾衰竭、心功能衰竭等，导致致残率、致死率上升。引起高血压的危险因素有两大类：①不可控制因素：年龄、种族、遗传；②可控制因素：胰岛素抵抗、肥胖、饮食、口服避孕药、缺乏运动和精神过度紧张、压力过大等。

目前大多数研究表明，规律运动有确切的降压作用，国内外各种高血压防治指南都将运动列为"高血压非药物治疗"的一项主要手段。运动降低血压的生理学机制主要有：

1. 改善血管内皮细胞的功能 据研究，血管内皮细胞（vascular endothelium cells，VEC）具有调节血管张力、改善内分泌、增加血管壁通透性，维持血液流动状态等功能。正常血压依赖于神经系统和体液因素的双重平衡调节。其中体液因素包括肾素 - 血管紧张素 - 醛固酮系统（RASS）、激肽释放酶 - 激肽 - 前列腺素系统（KKPS）和内皮依赖性血管收缩 / 舒张因子（EDCF/EDRF）系统，这三个系统均与血管内皮细胞的功能有关。VEC 的功能是通过分泌一系列血管活性物质如一氧化氮（NO）、内皮素（ET）、前列环素、血管紧张素 II 等实现的。血管内皮细胞的损伤在高血压的发生发展中起着重要作用。

运动可使血管内皮细胞胞核增大，细胞质中线粒体增加，使内皮细胞功能旺盛，代谢活跃。同时

运动还可以增加内皮细胞分泌的内皮素浓度，提高一氧化氮合成酶（nitric oxide synthase，NOS）的活性，改善血管舒张功能。

2. 增加胰岛素的敏感性 胰岛素抵抗（insulin resistance，IR）是指机体对一定量胰岛素的生物学反应低于正常水平的现象，IR是引起高血压病的独立危险因素。在IR的早期，机体出现的高胰岛素血症可通过以下机制引起血压的升高：

（1）水钠潴留：高胰岛素血症可促进远端肾小管对Na^+、水的重吸收增加，导致外周循环血容量和心输出量的增加是引起高血压的原因之一。

（2）交感神经活性增加：高胰岛素血症可促进肾上腺分泌肾上腺素和去甲肾上腺素，血中儿茶酚胺水平增高，使外周血管阻力和心输出量增加，血压升高。

（3）促进动脉粥样硬化：胰岛素是一种血管生长因子，长期作用可刺激血管平滑肌细胞增生，使动脉内膜增厚，管壁硬度增加，引起动脉粥样硬化，血压升高。

（4）影响血管内皮功能，引起内皮细胞损伤：高浓度胰岛素可抑制血管内皮细胞释放内皮源性舒张，促进血管内皮产生纤溶酶原激活物抑制因子，使外周血管阻力增大，血压升高。

大量研究结果表明，运动可以通过改善胰岛素受体及受体后的胰岛素抵抗现象，增加胰岛素敏感性，降低血压。

3. 改善血脂代谢紊乱 血脂代谢紊乱和高血压常合并存在，两者在多种机制上互相影响、互为因果。血脂代谢异常可通过下列机制引起高血压：①影响细胞膜脂质结构，引起细胞膜Ca^{2+}内流增加，血管平滑肌收缩增强，外周血管阻力增加，使血压升高；②血脂代谢紊乱可导致舒张血管的一氧化氮（NO）与前列环素（PGI_2）释放减少，具有收缩血管功能的内皮素（ET）释放增多，引起血压的升高。

适当运动可清除已形成的动脉粥样硬化斑块，促进机体的代谢，提高脂蛋白脂酶的活性，加速脂质的运转、分解和排泄，降低总胆固醇（TC）、甘油三酯（TG）、低密度脂蛋白胆固醇（LDL-C），升高高密度脂蛋白胆固醇（HDL-C），调节脂代谢紊乱，从而降低血压。

（二）运动与冠心病

冠心病（coronary heart disease，CHD）是指冠状动脉粥样硬化或痉挛使血管阻塞或狭窄导致心肌缺血、缺氧或坏死而引起的心脏病，临床常见有心绞痛和心肌梗死两类。我国冠心病的发病率和死亡率呈上升趋势，近几年冠心病的死亡率已成为导致人们死亡的首要原因。大量的基础与临床研究证明，有规律的有氧运动对冠心病有积极的预防和治疗作用，与冠心病的发病率和死亡率呈负相关，世界卫生组织（WHO）也将缺乏运动列为引起冠心病的独立危险因素之一。运动改善冠心病的生理学机制有：

1. 提高心脏的功能 长期有氧运动可降低血中儿茶酚胺水平，降低外周血管张力，从而减轻心脏的负荷。同时，可以加强心肌对脂肪酸和乳酸的利用和氧化，提高心肌对氧的利用率，并能促进心肌贮存糖原和减少脂肪在心肌中的存积，以增加心肌对缺氧的耐受性。

2. 促进心脏侧支循环的建立 运动产生的中心效应主要表现为心脏侧支循环的形成，使冠状动脉血流量增多，引起更多的冠脉侧支吻合、微血管的基底膜变薄，从而有更多的血流量和O_2的细胞交换使心肌获得更多的氧，动物研究结果表明长期高强度运动能够促进冠状动脉侧支循环的建立。

此外，规律的体力活动或运动可降低安静状态下的收缩压和舒张压；增加血清高密度脂蛋白胆固醇、降低甘油三酯的浓度；降低机体内的总脂肪，减少腹腔内脂肪的含量；减少胰岛素的需求量，改善葡萄糖耐量；明显延缓2型糖尿病患者冠状动脉粥样硬化的进展，并且这种效应是独立于其他冠心病危险因素的控制。

二、 运动对内分泌、代谢系统疾病康复的生理学基础

（一）运动与糖尿病

糖尿病是一组以胰岛素分泌缺陷和（或）胰岛素作用缺陷引起的以血浆葡萄糖（简称血糖）水平升高为特征的慢性代谢性疾病。血糖明显升高时可出现多食、多饮、多尿、体重减轻，可伴有视物模糊。大量流行病学研究结果显示 2 型糖尿病的发病率有逐年增高的趋势，其原因与人们生活方式的改变密切相关，如缺乏运动、饮食不合理等。糖尿病如不进行积极防治，将降低人们的生活质量、寿命缩短、病死率增高。

2010 年卫生部疾病控制司、中华医学会糖尿病学分会颁布了《中国糖尿病防治指南 2010》，其诊断标准见表 15-5。

表 15-5　糖尿病诊断标准

	空腹血糖（mmol/L）	OGTT2 小时血糖（mmol/L）
正常	<6.1	<7.8
糖尿病	≥7.0	≥11.1
空腹血糖受损（IPG）	6.1~7.0	<7.8
糖耐量异常（IGT）	<7.0	7.8~11.1

运动降血糖主要是通过影响胰岛素抵抗和胰岛 β 细胞功能缺陷而发挥作用。主要生理学机制有：

1. 提高肌肉组织胰岛素敏感性，改善机体胰岛素抵抗　研究发现，运动可以增加骨骼肌细胞膜上胰岛素受体的数量，提高胰岛素与受体的结合力，在相同胰岛素水平下，能更好地促进血糖的摄取和利用。运动可以增加肌细胞内葡萄糖转运蛋白 4（glucose transporter 4，GLUT4）的含量，从而提高肌细胞对葡萄糖的转运和利用。同时运动还可以提高肌细胞内糖原合成酶和氧化代谢酶的活性，使肌糖原的贮存能力和氧化代谢能力增强，提高骨骼肌对葡萄糖的摄取。

2. 改善脂质代谢和调节体重　中等强度运动可使脂肪氧化代谢增加 10 倍，这是由于能量消耗增加可直接使脂肪酸可利用度增多所致。运动时不仅儿茶酚胺增加，而且运动后脂肪细胞对儿茶酚胺的脂质分解反应也增强。除了脂肪细胞的脂肪动员以外，骨骼肌内的甘油三酯也是运动肌肉重要的供能物质。

（二）运动与肥胖症

肥胖症是一种由多因素引起的慢性代谢性疾病，早在 1948 年世界卫生组织已将它列入疾病分类名单。1985 年美国国立卫生研究院（National Institutes of Health，NIH）首次提出肥胖是一种以脂肪的形式储存过多能量的身体疾病。医学专家将肥胖定义为是一种常见的、明显的、复杂的代谢失调症，是一种可以影响整个机体正常功能的病理过程。肥胖对机体的危害主要是合并症多、死亡率高、寿命缩短。相关资料显示，40~45 岁以后，体重每增加 0.5kg，死亡率增加 1%；肥胖者的平均寿命较正常体重者减少 10~12 年。

当人体摄取食物过多，而消耗能量的体力活动减少，摄入的热量超过了机体所消耗的热量，使过多的热量在体内转变为脂肪大量蓄积起来，体重超过标准体重的 20% 以上，就发展成为肥胖。肥胖

症是一种慢性疾病，需要长期治疗。大量研究表明饮食控制、运动锻炼和行为矫正的有机结合是预防肥胖和减肥行之有效的措施。其中长时间、中低强度的有氧运动起着至关重要的作用。运动有助于减肥的生理学机制有：

1. **促进能量消耗和脂肪分解供能**　运动可改善机体物质代谢紊乱的状况，调节神经-内分泌系统的功能水平。胰岛素受体敏感性降低是肥胖症物质代谢紊乱的主要因素，而运动时交感神经兴奋、血浆中抗胰岛素分泌的物质分泌和释放的增多（如儿茶酚胺、糖皮质激素、生长素、胰高血糖素等），抑制了胰岛素的分泌，使胰岛素与受体的结合率增高，从而提高了胰岛素受体的敏感性。

机体的能量消耗主要由基础代谢（60%~70%）、食物的特殊动力作用（10%）和体力活动的能量消耗（20%~30%）等组成，其中后者的能量消耗随体力活动的增多而增加，长时间运动过程中脂肪氧化是能量供应的主要形式，研究表明，进行慢跑或步行112.7km，大约消耗机体7700kcal的热量，可减少1kg的身体脂肪。

运动可增加机体静息时的能量消耗。其原因是：①运动可激活肌细胞中线粒体氧化酶的活性，使代谢增强。在运动结束后的一段时间内，仍然可保持较高的水平，即运动后过量氧耗（excess post-exercise oxygen consumption，EPOC）。目前人们已开始关注EPOC在控制体重方面的作用，认为大部分EPOC都是用来氧化脂肪。相关研究表明，4小时的大强度运动可以使受试者运动后恢复期的安静代谢率增加7.5%~28%，并持续至少6小时。有资料推测，若每天进行运动，提高的安静代谢率可以使运动者每年减少约2kg的脂肪。②一般情况下，RMR与瘦体重呈正相关，瘦体重越大，RMR越高。通过运动可使机体的瘦体重增加，提高安静状态下的代谢率。研究表明，RMR约占人体每天总能量消耗的60%~70%，如果RMR增加1%~2%就可能在体重的长期调控方面起到重要作用。

2. **提高肌肉对血糖的利用率，抑制脂肪的合成**　运动能提高肌肉对血糖的利用率，防止多余的糖转化为脂肪沉积在内脏器官上。运动时肌肉毛细血管开放的数量增加，血液供应增多，提高肌细胞对血液中葡萄糖的摄取和利用。

长时间运动可加速脂肪酸和磷酸甘油的氧化，抑制脂肪合成酶的活性，下调其基因表达，减少或抑制脂肪的合成，尤其是在高脂饮食后进行适量运动可减少脂肪的生成。

3. **改善血脂代谢紊乱**　肥胖者多伴有血脂代谢的异常。低密度脂蛋白胆固醇（LDL-C）是胆固醇含量最高的脂蛋白，为冠心病发生的主要危险因素，在血液流动时较易沉积在动脉管壁上形成动脉粥样硬化，而高密度脂蛋白胆固醇（HDL-C）能清除沉积在管壁上的胆固醇。

血浆总胆固醇（TC）的浓度与冠心病的死亡率及危险度呈正相关。减少膳食中的胆固醇及饱和脂肪酸的含量，增加不饱和脂肪酸的比例，可以降低血清胆固醇及抗动脉硬化。

有氧运动能有效提高脂蛋白酶的活性，降低血浆中TC、甘油三酯（TG）和LDL-C的浓度，增加血浆中HDL-C的含量。有研究表明，高脂血症患者进行一次性有氧运动后TC即刻下降4%，48小时后又上升5%~8%，而长期进行有氧运动（16周）以后，TC下降高达51.5%。

4. **降低食欲**　从能量代谢的生物学角度来看，肥胖是能量过剩造成的。减少能量的摄入，对一部分肥胖者可以达到减重的目的。人体的下丘脑是控制摄食量、能量消耗和体重的中枢神经系统关键部位之一，存在着复杂的"食欲调节网络"（appetite regulation network，ARN）。下丘脑的"食欲调节网络"通过各种食欲调节因子（包括食欲促进因子和食欲抑制因子）的信号传递作用，对哺乳动物的食欲进行综合调节。

运动可导致下丘脑中胰岛素的增加，抑制下丘脑的神经肽Y（NPY）的mRNA的表达，减少其含量，抑制其活性，减少摄食量。有研究显示，胖人和瘦人进行功率自行车运动后，瘦人会通过增加食物摄取量来弥补运动时的能量消耗，而胖人食欲下降，摄食量减少。

（三）运动与骨质疏松症

骨质疏松症（osteoporosis，OP）是老年人和绝经期妇女的常见病、多发病，近年来已成为全世界范围内流行的疾病。可分为原发性骨质疏松症、继发性骨质疏松症和特发性骨质疏松症。2001年世界卫生组织（WHO）将骨质疏松症定义为是以骨强度降至使机体增加骨折风险为特征的骨骼疾病。

1989年WHO提出防治骨质疏松症的三大原则是补钙、运动疗法和饮食调节。1992年北京国际骨质疏松症会议再次肯定了上述三大防治措施。运动对维持骨的健康是必需的，可以增加生长发育期的峰值骨量，减缓由老龄化引起的骨量丢失，通过增强肌肉力量和平衡减少跌倒危险等方面的作用，来减少骨质疏松性骨折的危险。因此，运动在初级（减少危险因素）和二级（治疗）预防中发挥着重要作用。运动防治骨质疏松症的生理学机制有：

1. **提高性激素效应**　性激素与骨代谢关系密切。睾酮和雌二醇能促进成骨细胞的活性、促进骨胶原和骨基质的形成，雌激素抑制骨量的丢失。一旦上述激素分泌不足，骨密度就会随之下降，导致骨质疏松。性激素的分泌量与骨质疏松的发生成正相关。

研究表明中等强度的运动，特别是各种力量训练能促进睾酮和雌二醇水平明显升高，从而刺激成骨细胞的增殖，促进新骨形成，使骨密度增加。相反，长期进行大强度的运动，特别是过度的耐力性运动反而导致机体内雌、雄激素的下降。

2. **增加骨的机械应力效应**　研究认为，在骨细胞和骨祖细胞中存在着一种机械刺激的感应传感器，运动的机械刺激借助于这个传感器可促进骨祖细胞的增殖和分化，对骨的形成起到促进作用。

3. **对钙和钙调激素的影响**　钙是骨骼系统的重要营养和组成元素，钙调激素是与骨质疏松密切相关的激素。研究认为合适的运动可通过性激素及钙调激素分泌释放的调节，减缓因年龄增长而发生的骨量丢失，起到预防老年性骨质疏松的作用。

（四）运动与血脂代谢紊乱

血脂主要是指血浆中总胆固醇（total cholesterol，TC）、甘油三酯（triglyceride，TG）、低密度脂蛋白胆固醇（1ow density lipoprotein-cholesterol，LDL-C）和高密度脂蛋白胆固醇（high density lipoprotein-cholesterol，HDL-C）。当其中一项或几项水平异常时，称为血脂异常。

血脂异常引起动脉粥样硬化的机制是目前研究的热点。现有研究结果证实，高胆固醇血症最主要的危害是易引起冠心病及其他动脉粥样硬化性疾病。LDL是致动脉粥样硬化的基本因素。HDL被视为是人体内具有抗动脉粥样硬化的脂蛋白。运动改善血脂异常的机制是：①运动能够促进机体的脂质代谢，减轻体重；②激活骨骼肌和脂肪组织中的脂蛋白脂酶，加速脂质的转运、分解和代谢；③增加胰岛素的敏感性。研究结果显示运动对血液总TC水平影响不大，但对TG、LDL-C和HDL-C的改变明显。

三、 运动对机体免疫功能康复的生理学基础

经常参加运动的人群抵抗力（即免疫能力）增强，患病率尤其是患有慢性非传染性疾病的发病率明显降低，使人的寿命延长。运动对免疫系统的影响存在两面性，与运动强度、持续时间、运动方式等密切相关。适量运动可增强机体的抗病能力，过量运动（如过度训练、频繁比赛等）会使机体抵抗力下降，增加感染疾病的可能性，影响运动能力，甚至终止训练或退出比赛。

运动对免疫系统影响的理论和假说很多，如"J"型模型理论、"开窗"理论、"神经-内分泌-

免疫网络学说"、"免疫抑制因子调节"学说、自由基学说、营养物质耗竭学说、心理应激学说等。其中"开窗"理论主要描述的是在一个大强度、持续时间长的急性运动中和运动后的短时间内会激活机体的免疫功能，在激活后常常伴随较长时间（3~72 小时）的免疫功能削弱的"开窗"期。在此期间，机体免疫系统的多项指标会出现不良的变化，细菌、病毒就会趁机而入，增加机体感染的危险。此期时间的长短与运动类型、强度、持续时间有关。

（一）运动与白细胞

运动对免疫系统最明显的影响是引起外周血白细胞的增多。其变化曲线呈双峰型，表现为运动后几分钟白细胞开始增多，然后随运动强度的增加数量逐渐增多，运动停止后 10 分钟，白细胞开始逐渐下降，30min 时恢复到运动前水平，2~3 小时后会再次上升，24 小时完全恢复正常。

运动诱发白细胞增多的机制与血浆儿茶酚胺分泌增加有关。血浆儿茶酚胺使血管壁内皮细胞吸附的白细胞游离出来，使白细胞从肝、脾、淋巴结和胸腺等白细胞池的释放，影响了血液中白细胞数量的增多。

运动引起白细胞增多主要是中性粒细胞和淋巴细胞。随运动训练时间长短的不同，两种细胞在白细胞中所占相对比例有明显变化。经常运动者运动后会出现淋巴细胞比例的下降，不经常运动者淋巴细胞相对比例会上升。

自然杀伤细胞（natural killer cell，NK）是一群具有自然杀伤靶细胞能力的淋巴细胞，属于非 T、非 B 淋巴细胞。NK 不需要抗原预先刺激，也不需要抗体参与就能直接识别、杀伤癌细胞、病毒感染的细胞和移植的组织细胞。运动强度和运动持续时间是调节 NK 细胞活性的重要因素。有研究显示，在以 75%~80% 的运动强度进行运动时，NK 的活性会增加；短时间极量运动和亚极量运动后即刻，NK 细胞数量和活性明显升高。长时间力竭运动后会出现 NK 细胞活性下降，一般在运动后 1.5~2 小时降至最低，然后逐渐升高，24 小时接近运动前安静水平。

（二）运动与免疫球蛋白

免疫球蛋白主要包括 IgA、IgG、IgM 等。皮肤黏膜免疫系统是防止病原体入侵机体的第一道防线，分泌型 IgA（sIgA）是防止局部感染的主要抗体，与呼吸道抗感染能力密切相关。耐力运动员安静状态下的血清 IgA、IgG、IgM 水平正常，运动时血清 IgA、IgG、IgM 水平可升高，运动停止后不久即可恢复正常。

（三）运动与细胞因子

细胞因子（cytokines，CK）是由免疫细胞和非免疫细胞合成和分泌的一类具有免疫调节作用的多功能小分子蛋白质。对机体起重要作用的细胞因子有干扰素（INF）、白细胞介素（IL）、肿瘤坏死因子（tumor necrosis factor，TNF）和集落刺激因子（CSF）等。其中 IL 又分为 IL-1、IL-2 和 IL-6。

长期的耐力运动可引起血浆 IL-1 水平的升高、IL-2 水平的降低。有研究报道，马拉松运动员长跑后血清 IL-6 活性增高。

（四）不同运动负荷与机体的抗病能力

运动与机体抗病能力的关系非常复杂，并非只要运动就能提高机体的抗病能力。有研究表明适量的运动负荷对机体的免疫功能有提高作用、降低感染性疾病的风险，而大强度运动对机体的免疫功能却有抑制作用。

1. **适量运动增强机体的抗病能力**　一个为期 3 个月的运动项目使老年人的免疫能力增强，因呼吸系统感染而住院的天数比同龄对照组明显减少。坚持运动 10 年以上的老年人血浆白细胞介素 -1 的活性比普通老年对照组明显增强。大量研究均显示长期规律运动可以增强机体的免疫功能，提高抗病能力。

2. **过量运动降低机体的抗病能力**　运动员在训练或比赛期间容易发生呼吸道感染的原因主要是过度训练引起机体免疫功能下降。大量的研究证实，长期大负荷运动后对机体免疫功能产生负面影响，主要引起下列变化：①免疫球蛋白 IgA、IgG 的含量显著降低，尤其是分泌型 IgA（sIgA）的降低；②淋巴细胞数量减少，细胞免疫功能受到损害；③过量运动导致肌细胞受损，释放出大量炎性和抗炎性细胞因子；④鼻腔中性粒细胞吞噬作用降低，血液粒细胞氧化活性降低。

思考题

1. 简述运动对健康促进的生理学机制。
2. 简述运动处方制定的科学依据。
3. 简述运动对冠心病康复作用的生理学机制。
4. 简述运动对糖尿病康复作用的生理学机制。

（王　艳）

推荐阅读

［1］朱大年，王庭槐．生理学．8 版．北京：人民卫生出版社，2013.

［2］王瑞元．生理学．2 版．北京：人民卫生出版社，2013.

［3］王瑞元．运动生理学．北京：人民体育出版社，2011.

［4］韩济生．神经科学．3 版．北京：北京大学医学出版社，2009.

［5］姚泰．生理学．北京：人民卫生出版社，2010

［6］朱妙章．大学生理学．北京：高等教育出版社，2013

［7］南登昆，黄晓琳．实用康复医学．北京：人民卫生出版社，2009.

［8］陈峥嵘．现代骨科学．上海：复旦大学出版社，2010.

［9］于长隆．骨科康复学．北京：人民卫生出版社，2010.

［10］朱妙章，袁文俊，吴博威，等．心血管生理与临床．北京：高等教育出版社，2004.

［11］Widmaier EP. TEXTBOOK OF PHYSIOLOGY. 北京：科学出版社，2008.

［12］朱蕾．临床肺功能．2 版．北京：人民卫生出版社，2014.

［13］孟申．肺康复．北京：人民卫生出版社，2007.

［14］Guyton AC，Hall JE. Textbook of Medical Physiology. 12th ed. Philadelphia：Saunders，2011.

［15］罗怀青．生理学．北京：人民卫生出版社，2017.

［16］王绮如，谭孟群，程腊梅．造血生理学．长沙：中南大学出版社，2005.

［17］丁报春．生理学．北京：北京大学医学出版社，2009.

［18］管又飞，刘传勇．医学生理学．3 版．北京：北京大学医学出版社，2013.

［19］唐四元．生理学．4 版．北京：人民卫生出版社，2017.

［20］王建军、王晓民．生理科学进展．北京：高等教育出版社，2014.

［21］朱进霞．医学生理学．北京：高等教育出版社，2015.

［22］Hall JE. 医学生理学（英文影印版）．12 版．北京：北京大学医学出版社，2012.

［23］燕铁斌．内脏疾病康复学．北京：人民卫生出版社，2012.

［24］张建，范利．老年医学．2 版．北京：人民卫生出版社，2014.

［25］朱启文，高东明．生理学（案例版）．2 版．北京：科学出版社，2012.

［26］杜友爱．生理学．北京：人民卫生出版社．2013.

［27］高文元等．听觉生理学．北京：人民军医出版社．2004.

［28］胡永善．运动疗法应用研究进展．北京：人民卫生出版社，2009.

［29］邓树勋，王健，乔德才．运动生理学．北京：高等教育出版社，2015.

［30］王正珍．ACSM 运动测试与运动处方指南．北京：人民卫生出版社，2015.

［31］桑爱军，俞承荣．男性不育诊疗指南．北京：中国医药科技出版社，2010.

［32］唐强，张安仁．临床康复学．北京：人民卫生出版社，2012.